Doenças da Vulva

Atlas, Diagnóstico e Tratamento

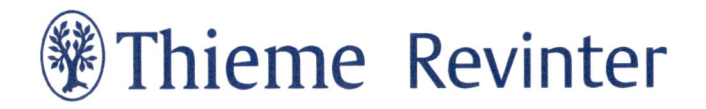

Thieme Revinter

Coeditores

Caroline Oliveira
Mestre em Ciências pelo Instituto Fernandes Figueira da
Fundação Oswaldo Cruz (Fiocruz)
Doutora em Ciências Médicas pela Universidade Federal Fluminense (UFF)
Professora Adjunta do Departamento Materno-Infantil da UFF
Médica Responsável pelo Ambulatório de Genitoscopia do Hospital Federal de
Bonsucesso – Ministério da Saúde
Fellow da International Society for the Study of Vulvovaginal Disease (ISSVD)

Isabel Val
Doutora em Medicina pela Universidade Federal do Rio de Janeiro (UFRJ)
Professora Associada do Departamento Materno-Infantil da Faculdade de
Medicina da Universidade Federal Fluminense (UFF)
Professora Permanente do Programa de Pós-graduação em
Ciências Médicas da UFF
Coordenadora do Setor de Patologia do Trato Genital Inferior e Colposcopia do
Hospital Universitário Antônio Pedro da UFF
Membro do Board da International Federation of Cervical Pathology and
Colposcopy (IFCPC)
Fellow da International Society for the Study of Vulvovaginal Diseases (ISSVD)

Susana Aidé
Mestre e Doutora em Ciências pela Universidade Federal do Rio de Janeiro (UFRJ)
Professora Associada do Departamento Materno-Infantil da Faculdade de
Medicina da Universidade Federal Fluminense (UFF)
Subcoordenadora do Setor de Patologia do Trato Genital Inferior e Colposcopia
do Hospital Universitário Antônio Pedro da UFF
Professora Permanente do Programa de Mestrado Profissional em Saúde
Materno-Infantil da UFF
Fellow da International Society for the Study of Vulvovaginal Disease (ISSVD)

Yara Furtado
Doutora em Ciências pela Universidade Federal do Rio de Janeiro (UFRJ)
Professora Adjunta do Departamento de Ginecologia e Obstetrícia da
Faculdade de Medicina da UFRJ
Professora Adjunta do Departamento de Ginecologia da Faculdade de
Medicina da Universidade Federal do Estado do Rio de Janeiro (Unirio)
Coordenadora da Graduação do Departamento de Ginecologia da UFRJ
Chefe do Ambulatório de Colposcopia do Instituto de Ginecologia da UFRJ
Chefe dos Ambulatórios de Colposcopia e de Patologia Vulvar do
Hospital Universitário Gaffrée e Guinle, RJ

Doenças da Vulva

Atlas, Diagnóstico e Tratamento

Editores

Gutemberg Almeida
Doutor em Ciências pela Universidade Federal do Rio de Janeiro (UFRJ)
Professor Adjunto do Departamento de Ginecologia e Obstetrícia da
Faculdade de Medicina da UFRJ
Diretor do Instituto de Ginecologia UFRJ
Diretor de Divisão de Ensino e Pesquisa do Instituto de Ginecologia da UFRJ
Ex-Chefe do Departamento de Ginecologia e Obstetrícia da
Faculdade de Medicina da UFRJ
Vice-Coordenador do Programa de Pós-Graduação em Ciências Cirúrgicas da
Faculdade de Medicina da UFRJ
Chefe do Ambulatório de Patologia Vulvar do Instituto de Ginecologia da UFRJ
Ex-Vice-Presidente da Associação de Ginecologia e Obstetrícia do Estado do
Rio de Janeiro (SGORJ)
Tesoureiro da Associação Brasileira de Patologia do Trato Genital Inferior e
Colposcopia – Capítulo Rio de Janeiro
Fellow da International Society for the Study of Vulvovaginal Disease (ISSVD)

Mauro Romero Leal Passos
Doutor em Microbiologia pela Universidade Federal Fluminense (UFF)
Professor Titular do Departamento de Microbiologia e Parasitologia (MIP) da UFF
Chefe do Setor de Doenças Sexualmente Transmissíveis da UFF
Editor Chefe do Jornal Brasileiro de DST
Primeiro Presidente da Sociedade Brasileira de DST
Curador Emérito da Exposição Sífilis, Ciência, Arte (Paço Imperial, Rio de Janeiro)

Thieme
Rio de Janeiro • Stuttgart • New York • Delhi

Dados Internacionais de Catalogação na Publicação (CIP)
(eDOC BRASIL, Belo Horizonte/MG)

A447d

    Almeida, Gutemberg.
        Doenças da vulva: atlas, diagnóstico e tratamento/ Gutemberg Almeida, Mauro Romero Leal Passos. – Rio de Janeiro, RJ: Thieme Revinter, 2023.

        242 p.: il.
        Inclui bibliografia.
        ISBN   978-65-5572-169-0
        eISBN 978-65-5572-170-6

        1. Ginecologia. 2. Vulva – Doenças – Atlas. I. Passos, Mauro Romero Leal. II. Título.

                                          CDD: 618.16

Elaborado por Maurício Amormino Júnior – CRB6/2422

Contato com o autor:
Gutemberg Almeida
gutembergalmeidaf@gmail.com

Nota: O conhecimento médico está em constante evolução. À medida que a pesquisa e a experiência clínica ampliam o nosso saber, pode ser necessário alterar os métodos de tratamento e medicação. Os autores e editores deste material consultaram fontes tidas como confiáveis, a fim de fornecer informações completas e de acordo com os padrões aceitos no momento da publicação. No entanto, em vista da possibilidade de erro humano por parte dos autores, dos editores ou da casa editorial que traz à luz este trabalho, ou ainda de alterações no conhecimento médico, nem os autores, nem os editores, nem a casa editorial, nem qualquer outra parte que se tenha envolvido na elaboração deste material garantem que as informações aqui contidas sejam totalmente precisas ou completas; tampouco se responsabilizam por quaisquer erros ou omissões ou pelos resultados obtidos em consequência do uso de tais informações. É aconselhável que os leitores confirmem em outras fontes as informações aqui contidas. Sugere-se, por exemplo, que verifiquem a bula de cada medicamento que pretendam administrar, a fim de certificar-se de que as informações contidas nesta publicação são precisas e de que não houve mudanças na dose recomendada ou nas contraindicações. Esta recomendação é especialmente importante no caso de medicamentos novos ou pouco utilizados. Alguns dos nomes de produtos, patentes e design a que nos referimos neste livro são, na verdade, marcas registradas ou nomes protegidos pela legislação referente à propriedade intelectual, ainda que nem sempre o texto faça menção específica a esse fato. Portanto, a ocorrência de um nome sem a designação de sua propriedade não deve ser interpretada como uma indicação, por parte da editora, de que ele se encontra em domínio público.

© 2023 Thieme. All rights reserved.

Thieme Revinter Publicações Ltda.
Rua do Matoso, 170
Rio de Janeiro, RJ
CEP 20270-135, Brasil
http://www.ThiemeRevinter.com.br

Thieme USA
http://www.thieme.com

Design de Capa: © Thieme

Impresso no Brasil por Forma Certa Gráfica Digital Ltda.
5 4 3 2 1
ISBN 978-65-5572-169-0

Também disponível como eBook:
eISBN 978-65-5572-170-6

Todos os direitos reservados. Nenhuma parte desta publicação poderá ser reproduzida ou transmitida por nenhum meio, impresso, eletrônico ou mecânico, incluindo fotocópia, gravação ou qualquer outro tipo de sistema de armazenamento e transmissão de informação, sem prévia autorização por escrito.

Este livro é, afetuosamente, dedicado a:
Suely (in memoriam), Carolina e Mariana.
Luciana, Renata, João Paulo e Pedro.
Gutemberg

Eliane, Mariana e Felipe.
Renata, Paula, Carolina e Gabriel.
Mauro

DEDICATÓRIA ESPECIAL A PAULO VIEIRA DA COSTA LOPES

No início da década de 1980, no Instituto de Ginecologia da Universidade Federal do Rio de Janeiro, éramos dois alunos que se identificaram com um mestre. Um mestrando e um especializando que reconheceram no Professor Paulo Lopes um entusiasta do estudo das doenças da vulva e, em especial, das Doenças Sexualmente Transmissíveis.

Logo, os alunos e o professor tornaram-se amigos inseparáveis. Três anos depois, juntos, decidem criar o Setor de Patologia Vulvar e Doenças Sexualmente Transmissíveis que se transformou, mais tarde, no atual Ambulatório de Patologia Vulvar do Instituto de Ginecologia da UFRJ.

Paulo tinha a seu favor a sabedoria e as ideias, e nós tínhamos a juventude, a paixão e o desejo de aprender. Bebíamos no rio caudaloso de sua experiência e ele sorvia na nossa fonte. Crescíamos em admiração, amizade, respeito e trabalho em comum. A simbiose perfeita aconteceu com naturalidade e alegria.

Paulo é médico, professor, ginecologista e obstetra com incríveis habilidades para operar, clinicar, conversar, escrever, contar histórias e fazer amigos. Marcou a nossa trajetória médica, acadêmica e docente. É transparente, alegre, amigo e companheiro – uma fonte de água pura e cristalina a saciar a nossa sede.

Paulo teve muita importância na evolução da nossa vida médica, acadêmica e docente. Crescemos com seu conhecimento e ensinamentos e seguimos aprendendo, estudando, pesquisando e ensinando sobre as doenças da vulva.

Fortalecemos nossa amizade e juntos escrevemos artigos, livros e, paralelamente, reunimos muita história para contar – tornamo-nos como irmãos. Ao sair da Universidade, Paulo nos deixou prontos e seguros para trilhar o caminho que ele abrira. Aos 83 anos ainda é um jovem aprendiz, vibrante e atento.

Hoje, agradecemos por continuar em nossa vida.

Paulo, este livro é em honra a você, querido amigo.

Gutemberg e Mauro

AGRADECIMENTOS

Um livro como este não se faz sozinho e nem de repente. Esta obra é resultado de aprendizado nos livros, nos artigos e na troca de conhecimentos nos cursos e nos congressos nacionais e internacionais da especialidade.

É o resultado, sobretudo, do cuidado direto de nossas pacientes e da experiência adquirida durante anos de assistência no Ambulatório de Patologia Vulvar criado, em 1983, no Instituto de Ginecologia da Universidade Federal do Rio de Janeiro

O primeiro agradecimento é para o mestre Paulo Lopes, que teve a ideia inicial, envolveu-nos, convenceu-nos e incentivou-nos a realizar o seu (nosso) sonho.

Agradecemos às queridas auxiliares de enfermagem que nos atenderam durante todo esse tempo: Doracy Faustino, Helena Moutinho e Ariete Teles, a que permanece cuidando do nosso "cantinho";

Às médicas colaboradoras, em distintas fases, ao longo dos anos: Célia Pedrosa e Nathalie Raibolt;

Aos "primeiros" patologistas Nísio Marcondes (*in memoriam*) e Consuelo Gondim responsáveis por inesquecíveis imagens de doenças da vulva;

Aos "atuais" patologistas Roberto Lima, Andréa Dale e Nereu Neto, que ratificam as nossas certezas e esclarecem as nossas incertezas e cotidianas dúvidas diagnósticas.

Agradecemos o auxílio precioso, troca de conhecimentos e de experiências de Adriana Correa, de quem extraímos todo o nosso aprendizado em Dermatologia;

Às novas professoras colaboradoras do setor Yara Furtado, Michele Toledo e Livia Migowski, credenciadas a representar o futuro da Patologia Vulvar no Instituto de Ginecologia;

Aos alunos da graduação, do internato e da residência médica que aprendem conosco e, sem suspeitar, incentivam-nos e ensinam também;

Aos ex-alunos de mestrado e de doutorado que, como egressos, criaram centros de atendimento em suas respectivas Universidades e disseminam a assistência, o ensino e a pesquisa em Patologia Vulvar. Hoje, quase todos, fazem parte como autores desta obra. No Instituto de Ginecologia construíram seus projetos, desenvolveram suas pesquisas e escreveram suas dissertações, suas teses e seus artigos publicados em periódicos no Brasil e no exterior: Marta Vasconcelos, Isabel do Val, Susana Aidé, Yara Furtado, Renata Fonseca, Débora Rosa e Jorge Sainz;

Aos novos alunos, João Seixas e Andréa Cytryn, que, neste momento, desenvolvem suas pesquisas e animam o atendimento no setor;

Aos estagiários de outros serviços do Brasil e, mesmo do exterior, que aqui vêm buscar e trocar conhecimentos.

Agradecemos, por fim, à editora Thieme Revinter pela oportunidade da publicação e pela espera paciente desta obra que será, segundo nosso desejo e total imodéstia, importante para todos aqueles que se interessam pelo estudo das doenças da vulva.

Neste especial momento, de lançamento desta obra, sentimo-nos orgulhosos, recompensados e convictos de que a Patologia Vulvar do Instituto de Ginecologia da UFRJ respira, pulsa, vibra, vive, dará novos frutos e sobreviverá ao tempo.

A todos muitíssimo obrigado.

Gutemberg Leão de Almeida Filho e Mauro Romero Leal Passos

APRESENTAÇÃO

As doenças vulvares têm sido cronicamente negligenciadas, começando o problema nas escolas médicas e agravando-se na formação pós-graduada. Território de várias especialidades e, paradoxalmente, terra de ninguém.

Poderíamos estar a falar de patologia rara, de uma minoria, de pouca monta – nos antípodas. Explicação? Falta-nos a sagacidade para compreender tal mistério. Não faltou, contudo, aos editores e autores para dar à estampa esta obra. A sua chancela é garantia segura de qualidade: anos de experiência e estudo, virtuosamente colocados à disposição de quem quiser abraçar a esta disciplina. Reforcemos a importância da experiência, o tempero ideal para o conhecimento.

Ao longo de 21 capítulos podemos viajar por toda a Patologia Vulvar, da benigna à maligna, não esquecendo os mistérios da vulvodinia. Informação precisa e atualizada, em linguagem clara, complementada por uma abundante iconografia, seguindo escrupulosamente as classificações da *International Society for the Study of Vulvovaginal Disease (ISSVD)*. Uma obra escrita em língua portuguesa (não uma tradução!), que em muito contribuirá para melhorar os cuidados nesta área. Somos mais de 250 milhões no mundo a falar português. Nos tempos do digital e do efêmero, valerá a pena imprimir livros? Indo além do hedonismo (o folhear, o cheiro das tintas), respondemos: vale! O texto ficará desatualizado, à custa de novas teorias, descobertas e tratamentos. Inevitável, felizmente. Mas, as imagens serão professoras eternas – tão válidas hoje como daqui a um século! Na minha estante há sempre lugar para "mais um" livro de Patologia Vulvar – prioridade aos ricamente adornados. Por muito que conheçamos a teoria, o treino para o reconhecimento de padrões é insubstituível!

O saber existe, ainda que cada vez mais protegido por palavras-passe e pagamentos mais ou menos exorbitantes. Novos estudos e artigos, de melhor ou pior qualidade, brotam diariamente, enriquecendo editoras (e empobrecendo investigadores e instituições). A síntese desse conhecimento, numa obra prática, clara e útil é um ato de altruísmo e abnegação. Abençoados os "Prometeus" do século XXI que devolvem o conhecimento ao Homem-médico!

É, pois, com grande satisfação que faço a apresentação desta obra aos que falam português e recomendo-a, com entusiasmo, a todos aqueles interessados no estudo das doenças da vulva.

Pedro Vieira Baptista
Responsável pela Unidade de Trato Genital Inferior do Centro Hospitalar de São João. Porto – Portugal
Secretário Geral da International Society for the Study of Vulvovaginal Disease (ISSVD)

PREFÁCIO

Representa para mí una distinción que especialistas de renombrado nivel internacional, y de calibre humano y profesional, me hayan invitado a escribir el prefacio su este libro.

En los últimos años hemos notado un creciente interés por el estudio de enfermedades que afectan la piel y mucosa vulvar. Esto llevó a que muchos médicos se dedicaran al diagnóstico y tratamiento de las mismas. Especialistas en diferentes áreas son necesarios para comprender y manejar correctamente las enfermedades vulvares. Es así como dermatólogos, ginecólogos y patólogos comenzaron a trabajar en equipo.

Al tomar conciencia del impacto psicosocial y psicosexual que las enfermedades vulvares tienen, llevó a que otros especialistas se involucren, particularmente los psiquiatras, psicólogos, terapeutas psicosexuales y fisiatras.

Las enfermedades de la vulva y vagina son una fuente de angustia para la pobre paciente. Provoca múltiples consultas con diferentes médicos de diferentes especialidades. Esto se debe a que en general es un área de difícil diagnóstico para los ginecólogos, dermatólogos y patólogos. Algunos ginecólogos pueden no estar familiarizados con los diversos problemas de la vulva. Su formación y experiencia no abarcar el espectro de las enfermedades dermatológicas. Por otro lado, los que más saben de estas enfermedades de piel, los Dermatólogos, no cuentan con las pacientes y no están familiarizados con las enfermedades que suelen ver los ginecológicos. Es por esto que el enfoque interdisciplinario es fundamental.

Este libro sin duda alguna se convertirá en una fuente de consulta imprescindible para médicos interesados en las enfermedades vulvovaginales. La iconografía, la calidad de las imágenes, los algoritmos y la diversidad de temas, hacen que esta sea una obra imperdible.

Representa la cultura del esfuerzo, el trabajo y la entrega desinteresada, poniendo en juego sus mejores recursos y capacidades para lograr una obra impecable, que sin duda dejará una huella imborrable en la historia de nuestra querida subespecialidad. Todos conocemos el esfuerzo que representa escribir un libro, las dificultades que trae aparejada la escritura, el tiempo que lleva sus correcciones y los riesgos de desactualización si no se emprende un trabajo constante. El mérito es inmenso.

Es un honor para mí como *Past President* de la ISSVD y Vicepresidente de SIAVV, que gente tan experta quiera compartir sus conocimientos con la comunidad médica y no médica ávida de nuevos aportes sobre el tema.

Les deseo todo lo mejor.

Claudia Marchitelli
Past President de la *International Society for the Study of Vulvovaginal Disease (ISSVD)*
Vicepresidente de Sociedad Iberoamericana de Vulva y Vagina (SIAVV)
Jeja del servicio de Ginecología del Hospital Italiano – Buenos Aires - Argentina
Jefa del sector de Patología Vulvar del Hospital Italiano – Buenos Aires - Argentina
Profesora Asociada del Instituto Universitario del Hospital Italiano – Buenos Aires - Argentina
Directora de la carrera de Especialista de Ginecología del Hospital Italiano – Buenos Aires - Argentina

COLABORADORES

ADRIANA DE CARVALHO CORREA
Doutorado em Dermatologia pela Universidade Federal do Rio de Janeiro (UFRJ)
Médica Dermatologista do Ambulatório de Patologia Vulvar do Instituto de Ginecologia da UFRJ
Professora Colaboradora da Pós-Graduação em Dermatologia do Hospital Universitário Pedro Ernesto da Universidade do Estado do Rio de Janeiro (UERJ)
Professora Colaboradora da Pós-Graduação do Instituto de Dermatologia Professor Rubem David Azulay (IDPRDA) da Santa Casa de Misericórdia do Rio de Janeiro

ADRIENE DE LIMA VICENTE FERREIRA
Médica do Serviço de Obstetrícia do Hospital Universitário Antônio Pedro da Universidade Federal Fluminense (UFF)
Residência Médica em Ginecologia e Obstetrícia no Hospital Universitário Antônio Pedro da UFF
Pós-Graduação em Clínica da Dor pelo Albert Einstein Instituto Israelita de Ensino e Pesquisa

ANDRÉA DALE FIGUEIREDO
Divisão de Patologia Ginecológica e Serviço de Anatomia Patológica Instituto de Ginecologia da Universidade Federal do Rio de Janeiro (UFRJ)
Professora Assistente do Departamento de Ginecologia e Obstetrícia da Faculdade de Medicina da UFRJ

ANDRÉA CYTRYN
Mestre em Saúde da Criança e da Mulher pelo Instituto Fernandes Figueira da Fundação Oswaldo Cruz (Fiocruz)
Residência Médica em Ginecologia e Obstetrícia pelo Hospital Universitário Pedro Ernesto da Universidade do Estado do Rio de Janeiro (UERJ)
Residência Médica em Patologia do Trato Inferior e Colposcopia do Instituto Fernandes Figueira da Fiocruz
Título de Especialista em Ginecologia e Obstetrícia (TEGO) pela AMB
Título de Qualificação em Colposcopia pela Associação Brasileira de Patologia do Trato Genital Inferior e Colposcopia (ABPTGIC)
Médica Ginecologista do Setor de Patologia do Trato Genital Inferior e Colposcopia do Hospital Federal de Ipanema/MS, RJ

BRUNA OBEICA VASCONCELLOS
Mestre Profissional em Saúde Materno-Infantil da Universidade Federal Fluminense (UFF)
Professora Auxiliar da Fundação Técnico-Educacional Souza Marques
Pós-Graduação em Tocoginecologia pela UFF
Pós-Graduação em Reprodução Humana pela Universidade do Grande Rio (Unigranrio)

CARMEN LUCIA DE ABREU ATHAYDE
Doutora em Ciências da Saúde pelo Instituto Fernandes Figueira da Fundação Oswaldo Cruz (Fiocruz)
Médica do Serviço de Ginecologia do Hospital Universitário Antonio Pedro da Universidade Federal Fluminense (UFF)
Médica do Serviço de Obstetrícia do Hospital Universitário Antonio Pedro da UFF
Responsável pelo Ambulatório de Atendimento Ginecológico às Vítimas de Violência Sexual do Hospital Universitário Antonio Pedro da UFF

CAROLINA AQUINO GUEDES RAMOS
Mestre em Saúde Perinatal pelo Instituto Fernandes Figueira da Fundação Oswaldo Cruz (Fiocruz)
Residência Médica em Ginecologia e Obstetrícia pela Universidade Federal do rio de Janeiro (UFRJ)
Especialização em Medicina Fetal pelo Instituto Fernandes Figueira da Fundação Oswaldo Cruz (Fiocruz)
Médica Obstetra da Clínica Perinatal
Médica Obstetra do Hospital Caxias D'Or, RJ

CÁTIA BARCELOS
Mestre em Saúde Pública – Epidemiologia do Câncer pela Escola Nacional de Saúde Pública (ENSP) da Fundação Oswaldo Cruz (Fiocruz)
Fellow em Patologia Vulvar pelo Institute Tarnier – Paris, França
Chefe do Ambulatório de Patologia Vulvar do Hospital Universitário Pedro Ernesto da Universidade do Estado do Rio de Janeiro (UERJ)

CLÁUDIA MÁRCIA DE AZEVEDO JACYNTHO
PhD em Tocoginecologia pela Universidade Estadual de Campinas (UNICAMP)
Membro Titular da Academia de Medicina do Rio de Janeiro (AMRJ)
Ex-Chefe do Ambulatório de Patologia do Trato Genital Inferior e Colposcopia – Hospital Federal dos Servidores do Estado do Rio de Janeiro (HFSE) – Ministério da Saúde

DANIEL LAGO OBADIA
Membro Titular da Sociedade Brasileira de Dermatologia da AMB
Professor de Dermatopatologia do Hospital Universitário Pedro Ernesto da Universidade do Estado do Rio de Janeiro (UERJ)
Médico do Hospital Central do Exército

DANIELA DA SILVA ALVES MONTEIRO
Mestre Profissional em Saúde Materno-Infantil pela Universidade Federal Fluminense (UFF)
Professora Substituta do Departamento de Ginecologia e Obstetrícia da Universidade Federal do Rio de Janeiro (UFRJ)
Residência Médica em Ginecologia e Obstetrícia pelo Programa de Residência Médica da UFF
Especialização em Endoscopia Ginecológica pelo Programa de Residência Médica da UFF

COLABORADORES

DÉBORA RAMOS ROSA
Mestre em Medicina pela Universidade Federal do Rio de Janeiro (UFRJ)
Título de Especialista em Patologia do Trato Genital Inferior e Colposcopia pela Associação Brasileira de Patologia do Trato Genital Inferior e Colposcopia (ABPTGIC)
Ex-Médica Ginecologista do Hospital Universitário Antônio Pedro da Universidade Federal Fluminense (UFF)

DOMINIQUE RODAS DA COSTA
Residência Médica em Clínica Médica pelo Hospital Universitário da UFAL

EDILBERT PELLEGRINI NAHN JUNIOR
Mestre em Dermatologia pela Universidade Federal Fluminense (UFF)
Professor Assistente de Medicina Interna da Universidade Federal do Rio de Janeiro (UFRJ), campus Macaé
Professor Auxiliar de Dermatologia da Faculdade de Medicina de Campos (FMC)

FABIANA RESENDE RODRIGUES
Professora Adjunta do Departamento de Patologia da Universidade Federal Fluminense
Médica Patologista do Instituto Nacional do Câncer/Ministério da Saúde
Chefe da Seção Integrada de Tecnologia em Citopatologia da DIPAT do Instituto Nacional do Câncer/MS

FILOMENA ASTE SILVEIRA
Doutora em Ciências pela Universidade Federal do Rio de Janeiro (UFRJ)
Professora Titular da Disciplina de Ginecologia da Faculdade de Medicina de Valença, RJ
Professora Titular da Disciplina de Obstetrícia da Faculdade de Medicina de Valença, RJ
Médica Ginecologista do Instituto de Ginecologia da Universidade Federal do Rio de Janeiro (UFRJ)
Chefe do Ambulatório de Ginecologia Infanto-Puberal do Instituto de Ginecologia da UFRJ
Chefe do Ambulatório de Ginecologia de Adolescentes do Instituto de Ginecologia da UFRJ

FLÁVIA MENEZES
Residência Médica em Ginecologia e Obstetrícia pela Universidade Federal do Rio de Janeiro (UFRJ)
Título de Especialista em Ginecologia e Obstetrícia (TEGO) pela Associação Médica Brasileira (AMB)
Habilitação em Genitoscopia pela Associação Brasileira de Genitoscopia (ABPTGIC)

GIULLIANA MORALEZ
Mestre em Medicina pela Universidade Federal do Rio de Janeiro (UFRJ)
Residência Médica em Cirurgia Oncológica pelo Instituto Nacional de Câncer do Ministério da Saúde

JULIANA BRASIL DE OLIVEIRA
Médica Clínica e Hepatologista do Hospital Universitário Professor Alberto Antunes da Universidade Federal de Alagoas (UFAL)

JULIO CESAR NUNES
Médico Graduado pela Universidade Federal do Rio De Janeiro (UFRJ)
Research Fellow do Psychiatry And Behavioral Science Departament da Stanford University – California, USA
Revisor Técnico de Língua Inglesa. Cambridge Certification

LÍVIA SEIXAS MIGOWSKI
Mestre em Ciências pelo Instituto Fernandes Figueira da Fundação Oswaldo Cruz (Fiocruz)
Professora Assistente do Departamento de Ginecologia e Obstetrícia da Faculdade de Medicina da Universidade Federal do Rio De Janeiro (UFRJ)
Residência Médica em Ginecologia e Obstetrícia pelo Instituto Fernandes Figueira da Fiocruz

MARTA MARIA VASCONCELOS DE ARAÚJO
Professora Associada da Faculdade de Medicina da Universidade Federal de Alagoas (UFAL)
Chefe da Unidade de Atenção à Saúde da Mulher do Hospital Universitário Professor Alberto Antunes da UFAL

MAYRA CARRIJO ROCHAEL
Doutorado em Anatomia Patológica pela Universidade Federal Fluminense (UFF)
Professora Titular do Departamento de Anatomia Patológica da Faculdade de Medicina da UFF
Especialização em Dermatopatologia pela Sociedade Internacional de Dermatopatologia

MICHELLE GOMES SOARES TOLEDO
Residência Médica em Ginecologia e Obstetrícia pelo Hospital Universitário Gaffrée Guinle, RJ
Professora Substituta do Departamento de Ginecologia e Obstetrícia da Faculdade de Medicina da Universidade Federal do Rio de Janeiro (UFRJ)

NATHALIE RAIBOLT
Mestre em Ciências pelo Instituto Fernandes Figueira da Fundação Osvaldo Cru (Fiocruz)
Especialista em Patologia Cervical e Colposcopia pelo Instituto Fernandes Figueira da Fiocruz
Ex-Professora Substituta do Departamento de Ginecologia e Obstetrícia da Faculdade de Medicina da Universidade Federal do Rio de Janeiro (UFRJ)

NEREU GILBERTO DE MORAES GUERRA NETO
Mestre em Engenharia Biomédica pelo Instituto Alberto Luiz Coimbra de Pós-Graduação e Pesquisa em Engenharia (COPPE)
Residência Médica em Patologia pela Universidade Federal do Rio de Janeiro (UFRJ)
Especialização em Medicina Legal pela SBML
Médico da Divisão de Patologia Ginecológica e Serviço de Anatomia Patológica do Instituto de Ginecologia da UFRJ
Professor de Anatomia Patológica da Universidade do Grande Rio (Unigranrio)
Membro da Câmara Técnica de Medicina Legal e Perícias Médicas do CREMERJ
Ex-Professor do Departamento de Patologia da UFRJ
Ex-Perito Legista do IMLAP do Rio de Janeiro

RAQUEL PIRES DE ALMEIDA
Residência Médica em Ginecologia e Obstetrícia no Hospital Universitário Pedro Ernesto da Universidade do Estado do Rio de Janeiro (UERJ)
Título de Especialista em Ginecologia e Obstetrícia (TEGO)
Professora Auxiliar da Universidade do Grande Rio (UNIGRARIO)
Professora Auxiliar da Faculdade de Medicina de Valença, RJ

RENATA DO VAL GUIMARÃES
Residência Médica em Dermatologia no Hospital Universitário Pedro Ernesto da Universidade do Estado do Rio de Janeiro (UERJ)
Membro Titular da Sociedade Brasileira de Dermatologia/AMB

ROBERTO JOSÉ DE LIMA
Chefe da Divisão de Patologia Ginecológica e Serviço de Anatomia Patológica do Instituto de Ginecologia da Universidade Federal do Rio de Janeiro (UFRJ)
Professor Assistente do Departamento de Patologia da Faculdade de Medicina da UFRJ

VERA LÚCIA MOTA DA FONSECA
Mestre em Ginecologia pela Universidade Federal do Rio de Janeiro (UFRJ)
Chefe do Setor de Patologia do Trato Genital Inferior do Hospital Universitário Clementino Fraga Filho da UFRJ
Membro Titular da Academia de Medicina do Rio de Janeiro (AMRJ)
Professora e Coordenadora dos Cursos de Saúde da Mulher e da Gestante da Universidade Estácio de Sá – Campus Citta América
Fellow da International Society for the Study of Vulvovaginal Disease (ISSVD)
Diretora da Associação de Ginecologia e Obstetrícia do Estado do Rio de Janeiro e da Associação Brasileira de Patologia do Trato Genital inferior e Colposcopia – Capítulo Rio de Janeiro

SUMÁRIO

1 ANATOMIA DA VULVA 1
2 LESÕES DA PELE 9
3 CISTOS 17
4 INFECÇÕES 27
5 DERMATOSES 41
6 DOENÇAS INFLAMATÓRIAS 63
7 ÚLCERAS RELACIONADAS COM INFECÇÕES SEXUALMENTE TRANSMISSÍVEIS (IST) 81
8 ÚLCERAS NÃO LIGADAS ÀS INFECÇÕES SEXUALMENTE TRANSMISSÍVEIS 101
9 ALTERAÇÕES MELANOCÍTICAS 107
10 DOR VULVAR E VULVODÍNIA 111
11 NEOPLASIA INTRAEPITELIAL VULVAR ESCAMOSA 117
12 NEOPLASIA INTRAEPITELIAL VULVAR NÃO ESCAMOSA 127
13 TUMORES EPITELIAIS BENIGNOS 135
14 TUMORES NÃO EPITELIAIS BENIGNOS 141
15 TUMORES EPITELIAIS MALIGNOS 151
16 TUMORES NÃO EPITELIAIS MALIGNOS 157
17 DOENÇAS BOLHOSAS 163
18 TRAUMA 169
19 MISCELÂNEA 177
20 DOENÇAS VULVARES NA INFÂNCIA 187
21 CORTICOSTEROIDES: CLASSIFICAÇÃO, MODO DE AÇÃO, DOSAGEM 197
   GLOSSÁRIO 203
   ÍNDICE REMISSIVO 209

Doenças da Vulva

Atlas, Diagnóstico e Tratamento

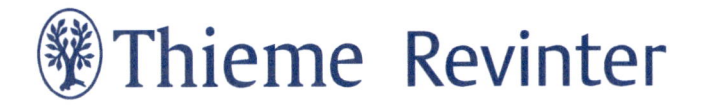

Thieme Revinter

ANATOMIA DA VULVA

O conhecimento da anatomia da vulva e de suas variantes normais é de grande importância para o reconhecimento das alterações patológicas. O epitélio da vulva é variável, assim como os tecidos subcutâneos e apêndices cutâneos. Algumas patologias dermatológicas afetam prioritariamente a vulva, como o líquen escleroso, e outras se apresentam de forma singular e têm fatores de risco distintos, como o melanoma e o carcinoma basocelular.

VULVA

A **vulva** se estende desde a porção anterior do monte pubiano até a região posterior do períneo e da região lateral das pregas crurais até a porção medial do hímen e anel himenal. É composta por estruturas mucocutâneas: vestíbulo, clitóris, grandes lábios (ou lábios maiores), pequenos lábios (ou lábios menores) e monte púbico. (Figs. 1-1 e 1-2c).

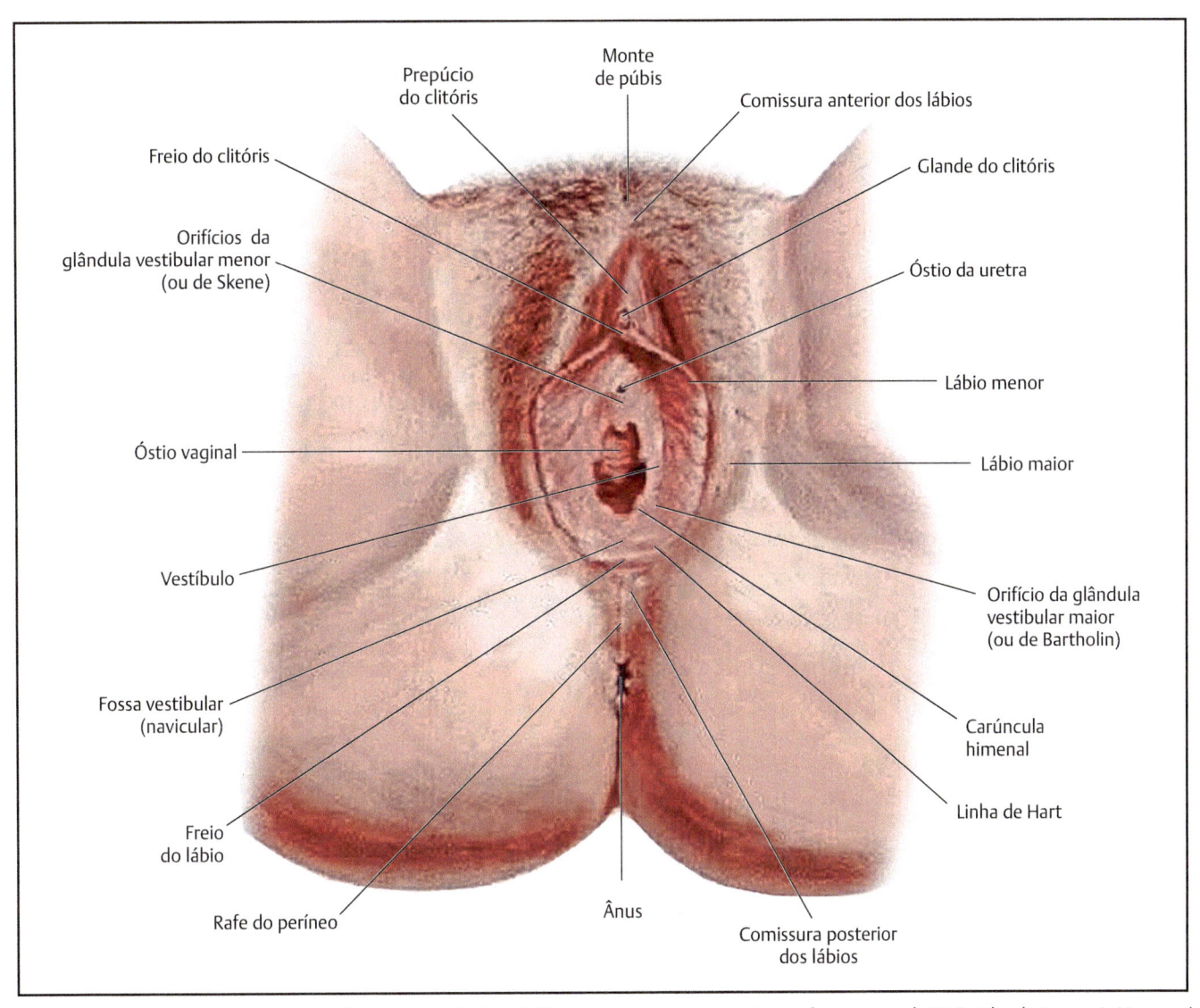

Fig. 1-1. Anatomia da vulva e do períneo. (Adaptado de: Netter, F. Atlas de Anatomia Humana. Porto Alegre: Artmed, 1998. Atlas de Anatomia Humana.)

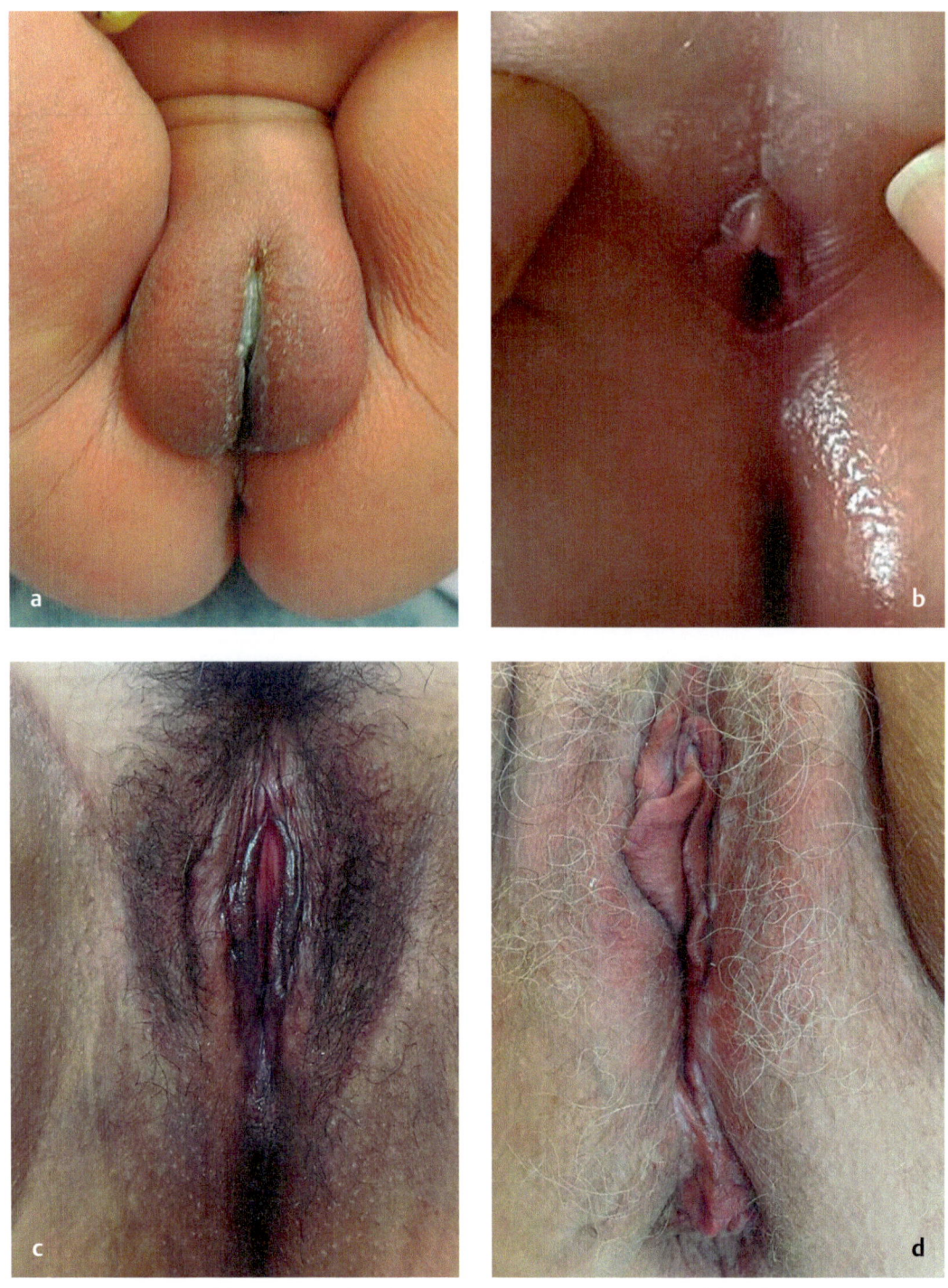

Fig. 1-2. (a) Vulva normal de recém-nascida. Observar o intumescimento dos grandes lábios devido ao efeito hormonal materno (Imagem cedida pela Dra. Elisa Fontenelli). **(b)** Vulva de aspecto normal de criança com 9 meses de idade. **(c)** Vulva aspecto normal de mulher no menacme, 40 anos de idade. **(d)** Vulva normal de mulher no climatério, pós-menopausa, 60 anos de idade.

ANATOMIA DA VULVA

A aparência da genitália externa feminina modifica-se no decorrer do ciclo vital da mulher, considerando nascimento, infância, vida reprodutiva e senilidade, relacionados principalmente com o *status* hormonal (Fig. 1-2a-d).

O **vestíbulo** é a porção da vulva que se estende da superfície externa do hímen ao freio do clitóris anteriormente, à fúrcula posteriormente e à linha de Hart lateralmente. É recoberto pela junção do epitélio escamoso não queratinizado com o epitélio queratinizado das áreas periféricas (Fig. 1-3). A mucosa escamosa não queratinizada do vestíbulo é glicogenada nas mulheres em idade reprodutiva, sofre ação estrogênica e assemelha-se à mucosa vaginal e à da ectocérvice do colo uterino. O vestíbulo contém glândulas secretoras de muco que se apresentam como depressões rasas revestidas por células secretoras e se abrem ao redor da face externa do anel himenal e entre o hímen e a uretra. As glândulas de Bartholin estão localizadas na porção posterior do vestíbulo, com abertura dos ductos nas posições de 4 e 8 horas. As glândulas de Skene desembocam na uretra distal.

O **clitóris** é homólogo ao corpo cavernoso do pênis masculino. O clitóris é composto por duas cruras e uma glande. As cruras são compostas de tecido erétil envolto por uma túnica albugínea. Ele está lateralmente ligado aos pequenos lábios por meio do freio. Seu comprimento é de 16 ± 1,4 mm, com 3,4 ± 1 mm de diâmetro transverso e 5,1 ± 1,4 mm de diâmetro longitudinal em mulheres adultas. É revestido por uma mucosa escamosa sem glândulas, pregas ou papila dérmica. Além disso, é rico em receptores sensoriais, assim como os pequenos e grandes lábios (Fig. 1-4).

Os **pequenos lábios** (ou lábios menores) são separados lateralmente dos grandes lábios pelos sulcos interlabiais. São homólogos ao corpo esponjoso peniano. Têm em torno de 5 cm de comprimento e 0,5 cm de espessura, podendo variar consideravelmente. Anteriormente se dividem para se unirem abaixo do clitóris, com o freio, e acima do clitóris para formar o prepúcio. Os pequenos lábios são pregas finas de tecido conectivo e compostos por epitélio parcialmente queratinizado externamente e mucoso internamente, sem pelos, porém com sutis folículos pilosos (Fig. 1-5). Há glândulas sudoríparas apócrinas e sebáceas na face medial destas dobras cutâneas. As glândulas sebáceas apresentam-se como pequenas pápulas lobulares, de coloração amarela e branca que quase se confluem (Fig. 1-6). Uma linha de demarcação (linha de Hart) é evidente na base da face medial de cada pequeno lábio, separando a membrana mucosa parcialmente queratinizada da mucosa do vestíbulo (Fig. 1-7).

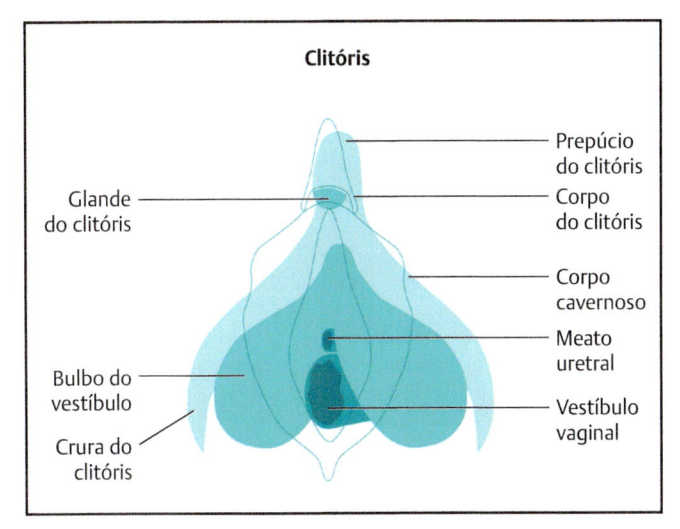

Fig. 1-4. Anatomia do clitóris.

Fig. 1-3. Mucosa vestibular. Mucosa constituída por epitélio escamoso pluriestratificado e tecido subdérmico com fibras colágenas (HE, 100x).

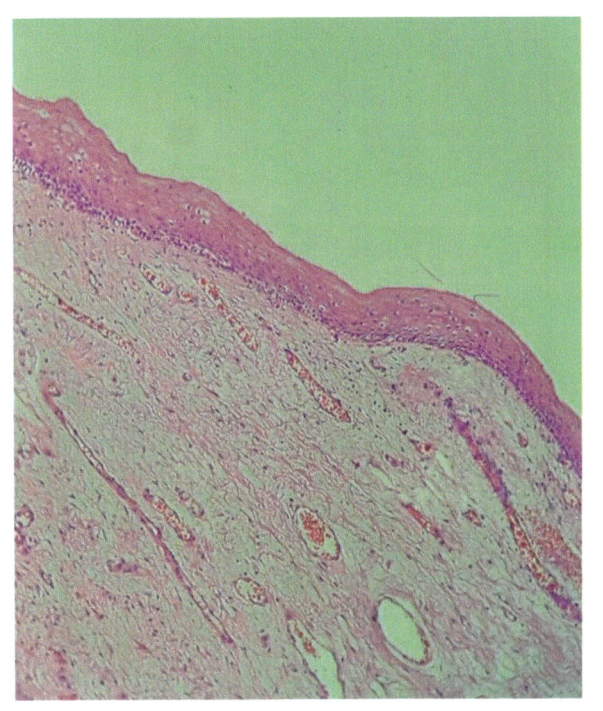

Fig. 1-5. Pequeno lábio. Pele com epiderme constituída por epitélio escamoso pluriestratificado não-queratinizado sobre estroma conjuntivo. Observar a ausência de folículos pilossebáceos (HE, 10x).

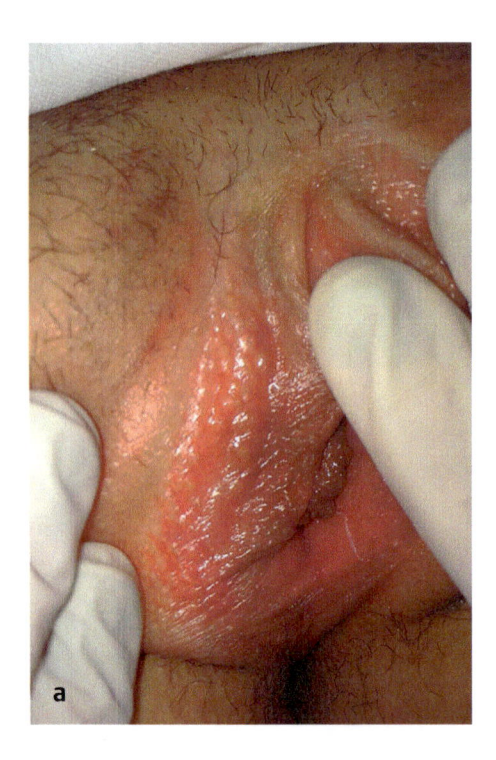

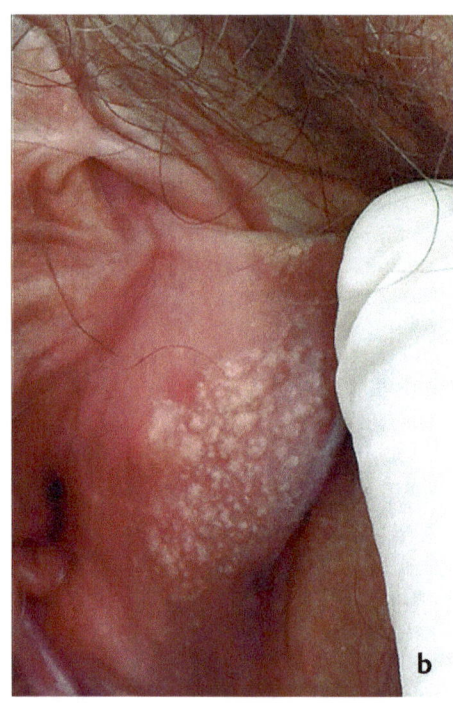

Fig. 1-6. (**a**) Glândulas de Fordyce: glândulas sebáceas dilatadas no sulco interlabial direito. (**b**) Glândulas de Fordyce: glândulas sebáceas proeminentes, de cor branca/amarelada na face medial do pequeno lábio esquerdo.

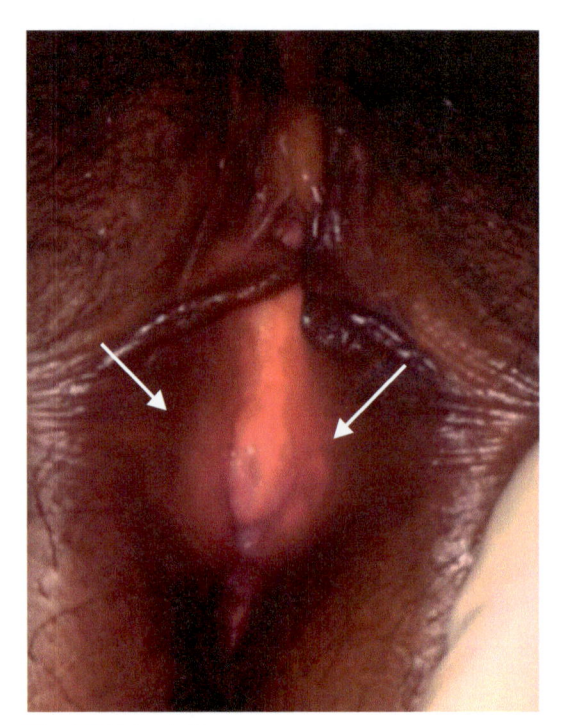

Fig. 1-7. Linha de Hart.

A papilomatose vestibular tem sido descrita como múltiplas papilas que ocorrem na região vestibular, sendo uma variante do epitélio genital normal. Sua origem tem controvérsias. Muitas vezes as pacientes são assintomáticas. Alguns descrevem sintomas como prurido ou queimação, geralmente associados ao coito. Verificam-se pequenas projeções papilares em vestíbulo e não requer tratamento. O principal diagnóstico diferencial está relacionado com as papilas geradas pela infecção do vírus do papiloma humano (HPV). As papilas vulvares diferem do condiloma acuminado por serem simétricas e lineares, sua consistência ser macia, suas pontas arredondadas e não acuminadas, de coloração rósea, a mesma da mucosa, e sua base ser individual. Além disso, no teste do ácido acético a 2%-5% não apresenta acetorreatividade, apesar de essa reação hoje ser considerada inespecífica, podendo corresponder à infecção pelo HPV, mas também podendo surgir na presença de hiperceratose ou espessamento da pele (Fig. 1-8).

Os **grandes lábios** (ou lábios maiores) são circundados medialmente pelos sulcos interlabiais, lateralmente pelas pregas crurais, separando-os da coxa, anteriormente se fundem com o monte púbico e posteriormente com o corpo perineal. Os grandes lábios são recobertos por epitélio escamoso queratinizado com pelos nas porções laterais e sem pelos na porção medial. Há presença de glândulas sebáceas e sudoríparas (apócrinas) nas unidades pilossebáceas e, onde não há pelos, as glândulas (écrinas) introjetam-se diretamente no epitélio (Fig. 1-9). Nos grandes lábios, assim como nos pequenos lábios, as glândulas sebáceas podem estar proeminentes na coloração branco/amarelada, chamadas de glândulas (ou grânulos) de de Fordyce.

O **monte pubiano** é uma proeminência adiposa arredondada localizada sobre a sínfise púbica. O epitélio é escamoso estratificado com pelos, semelhante ao dos grandes lábios, com unidades pilossebáceas distribuídas pela superfície. A profundidade dos folículos pilosos pode atingir até 2,72 mm. O tecido subjacente é predominantemente gorduroso. Os pelos do monte pubiano, assim como dos grandes lábios, tornam-se grossos com a puberdade.

O **períneo** é composto por músculos e aponeuroses fechando a cavidade pélvica inferiormente. Os principais músculos do assoalho pélvico são o levantador do ânus e o músculo coccígeo. Outros músculos que participam do revestimento da cavidade pélvica são o obturador interno e o piriforme. Os músculos do períneo anterior são: o transverso superficial do

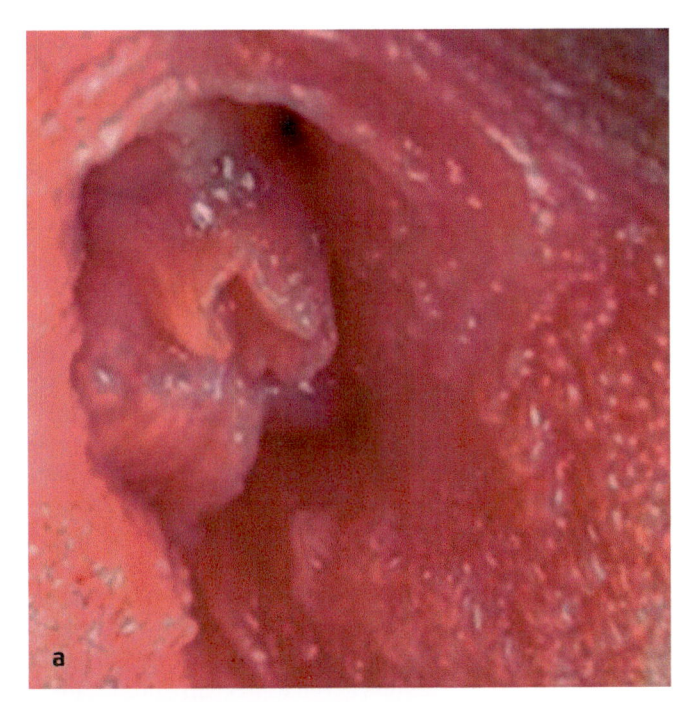

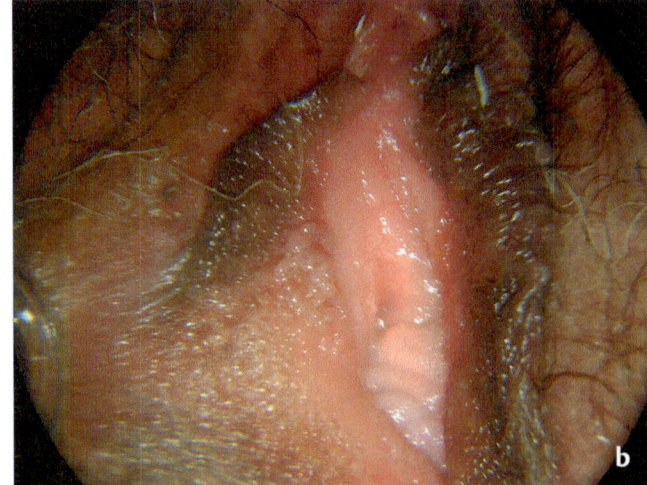

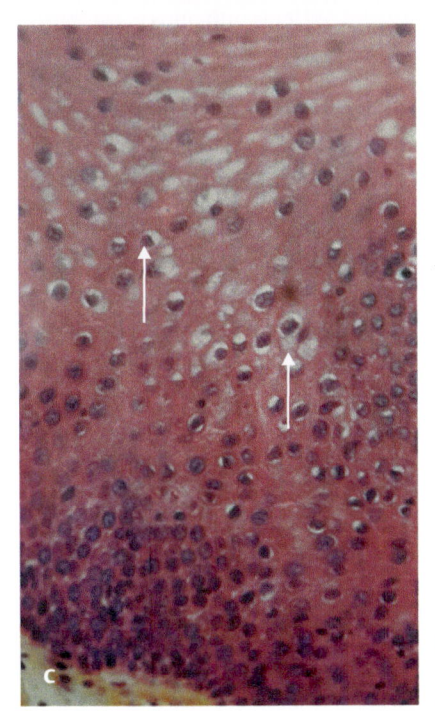

Fig. 1-8. (a,b) Papilomatose vestibular. (c) Aspecto microscópico da papilomatose vestibular. Verifica-se papilomatose, acantose e paraceratose focal. As células podem ter um halo perinuclear que corresponde a vacúolos de glicogênio que mimetizam coilócitos.

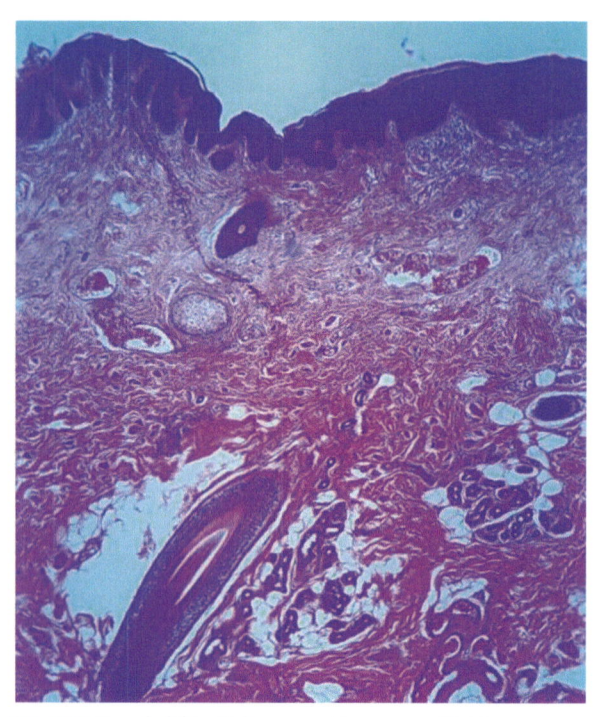

Fig. 1-9. Grande lábio. Pele com epiderme constituída por epitélio escamoso queratinizado, pluriestratificado e, na derme, presença de folículos pilossebáceos e glândulas sudoríparas (HE, 40x).

períneo, o ísquio cavernoso e o bulbo cavernoso, os profundos são o transverso profundo e o esfíncter externo da uretra. No triângulo urogenital estão incluídas as estruturas genitais externas e a abertura uretral. Estas estruturas externas cobrem os espaços superficial e profundo do períneo que formam a vulva (Fig. 1-10).

O trato urogenital feminino deriva de três camadas embrionárias: o ectoderma, o endoderma e o mesoderma. De forma sumária podemos dizer que a pele queratinizada deriva do ectoderma, o vestíbulo do endoderma dando origem também à vagina e ao útero, porém as tubas se originam do mesoderma. Durante o período embrionário, na 11ª semana, na ausência de androgênios e na presença de estrogênio, inicia-se a feminização da genitália externa. Os ductos paramesonéfricos e o seio urogenital (parte superior) formam a vagina, e a parte inferior do seio urogenital dá origem ao vestíbulo. Os grandes e pequenos lábios também se originam do seio urogenital e o clitóris tem sua origem no tubérculo genital. Na recém-nascida, a genitália ainda está sob os efeitos dos hormônios maternos e os pequenos e grandes lábios apresentam-se tumefeitos e aumentados de tamanho. Na puberdade, os ovários e as adrenais iniciam a produção de hormônios sexuais, aparecem os pelos pubianos e a genitália externa apresenta aspecto mais definido. A pigmentação se altera e a introdução de tecido gorduroso dá o aspecto mais adulto a esta genitália. A concentração de glicogênio vaginal

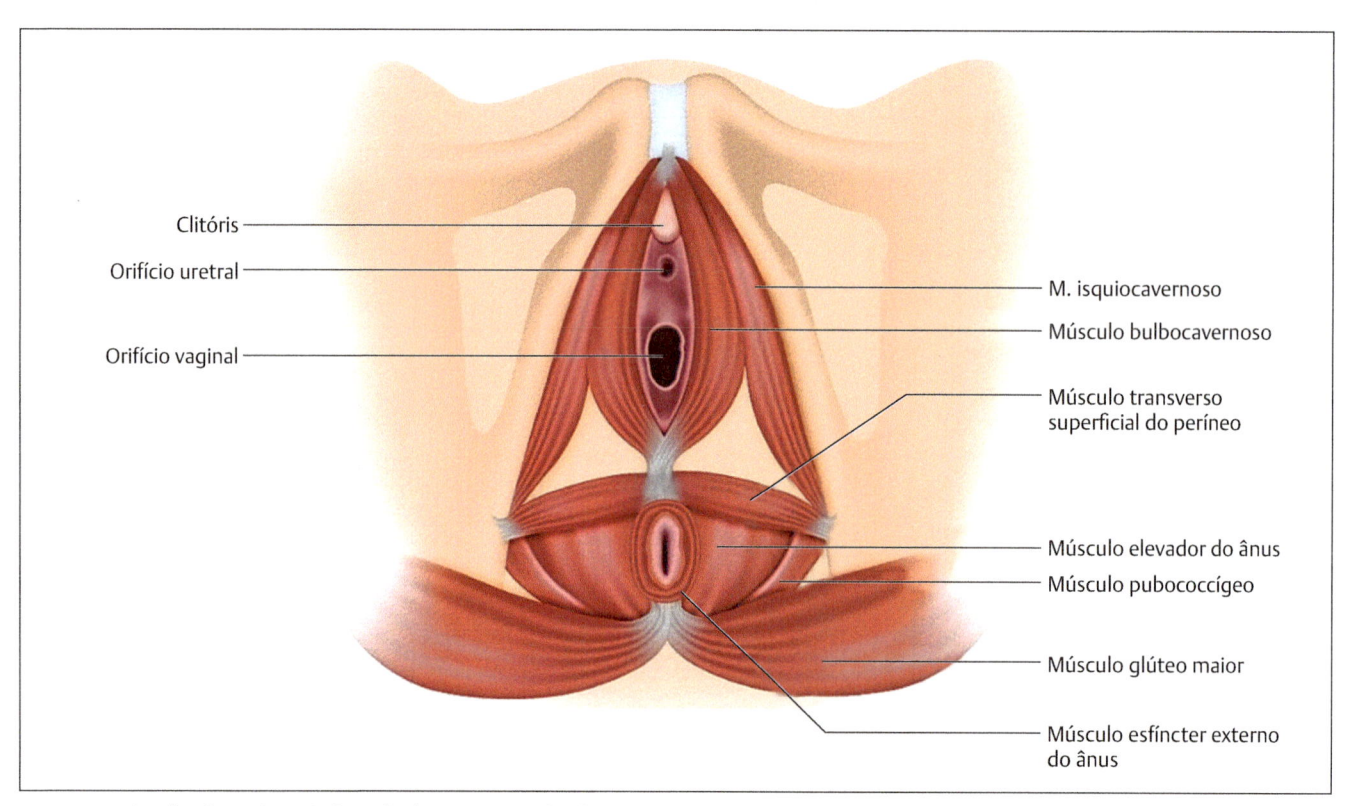

Fig. 1-10. Músculos do períneo. (Adaptado de: Netter, F. Atlas de Anatomia Humana. Porto Alegre: Artmed, 1998. Atlas de Anatomia Humana.)

também aumenta favorecendo a proliferação de lactobacilos, ocasionando uma descarga vaginal fluida. Nos anos reprodutivos as dobras estão mais definidas, diferenciando os grandes dos pequenos lábios. As glândulas sebáceas e seus folículos já podem ser visualizados. Durante a gravidez a coloração da vulva se modifica, o fluxo sanguíneo também aumenta, o tecido conjuntivo e as fibras musculares da parede da vagina sofrem alterações. Na senilidade, com o decréscimo dos hormônios, a vulva sofre importantes alterações: os pelos pubianos alteram sua coloração e tornam-se esparsos. O aspecto róseo desaparece, a mucosa vaginal sofre diminuição de sua estratificação e torna-se seca e irritável. A perda da tonicidade leva a maior fragilidade muscular, acarretando assim em algumas mulheres, o prolapso genital e a incontinência urinária.

A **vascularização** da vulva é proveniente principalmente da artéria pudenda interna (ramo da artéria ilíaca interna) e a artéria pudenda externa (ramo da artéria femoral), ambas são responsáveis pelo suprimento sanguíneo dessa região. O retorno venoso ocorre através de veias que correspondem em nome e posição às artérias.

A **drenagem linfática** da vulva se faz para os linfonodos inguinais superficiais, em seguida para os inguinais profundos (ou femorais) e finalmente para os linfonodos intrapélvicos (obturadores e ilíacos).

A vulva possui inervações simpática, parassimpática e somática, responsáveis pela resposta sensitiva. A estimulação parassimpática determina a dilatação das arteríolas do tecido erétil genital e a constrição do retorno venoso, enquanto o estímulo simpático causa redução do fluxo arterial para os tecidos eréteis, fazendo com que seus tamanhos diminuam até aqueles anteriores ao da parassimpática.

BIBLIOGRAFIA

Edwards L, Lynch PJ. Atlas de dermatologia genital. Rio de Janeiro: Revinter. 2. ed.; 2012.
Laufer MR, Makai GM. Updated guidelines. Evaluation and management of female lower genital tract trauma. 2016.
Leibowitch M, Staughton R, Neil S, Barton S, Marwood R. A combined and dermatological, gynaecological and venereological approach. An atlas of vulvar disease. 1996. Martin Dunitz LTD. (1):5;(3):13.
Netter F. Atlas de Anatomia Humana. Porto Alegre: Artmed; 1998.
Sacher BC. The normal vulva, vulvar examination and evaluation tools. Clincal Obstetrics and Gynecology. 2015;58 (3);442-452.
Schober JM, Alguacil NM, Cooper RS, Pfaff DW, Meyer-Balhburg HFL. Self-Assessment of anatomy, sexual sensivity, and function of the labia and vagina. Clinical Anatomy. 2015;28:355-352.
Sobotta J. Atlas de Anatomia Humana. Rio de Janeiro: Guanabara Koogan. 21. ed.; 2000.
Wilkison EJ, Stone IK. Atlas de doenças da vulva. Rio de Janeiro: Revinter. 2. ed.; 2011.

LESÕES DA PELE

LESÕES ELEMENTARES DA PELE
Lesões elementares consistem em padrões de alteração no tegumento cujo reconhecimento possibilita a elaboração de hipóteses diagnósticas.

Lesões Primárias
Mancha ou Mácula
Lesão plana, não palpável, área < 1 cm ou < 1,5 cm (de acordo com a Sociedade Internacional para o Estudo das Doenças Vulvovaginais – ISSVD) de diâmetro com alteração da coloração da pele. Pode ser hipopigmentada ou hiperpigmentada (Figs. 2-1 a 2-3).

Por ex.: vitiligo, nevo.

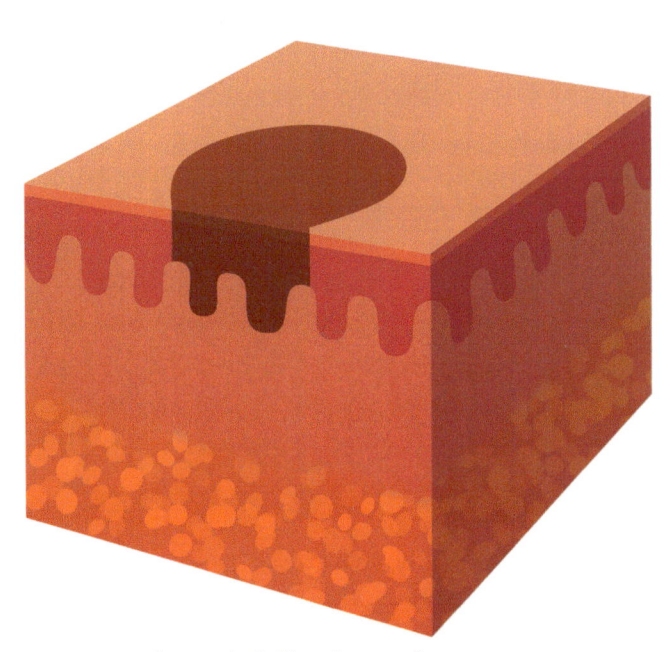

Fig. 2-2. Mancha ou mácula hiperpigmentada.

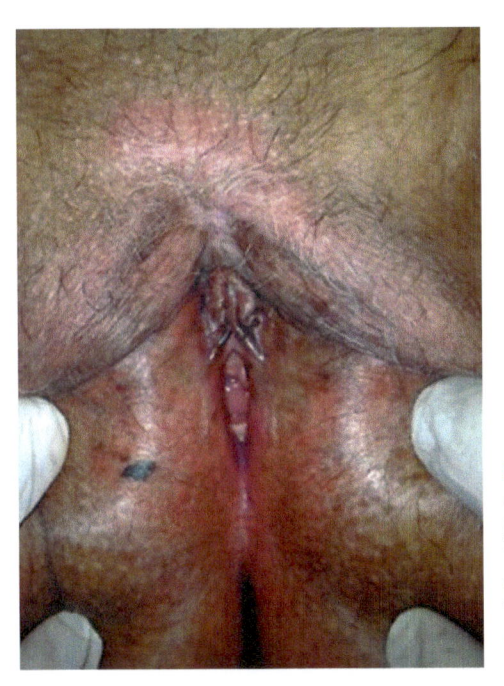

Fig. 2-1. Nevo melanocítico juncional na face interna do grande lábio da vulva de mulher com líquen escleroso.

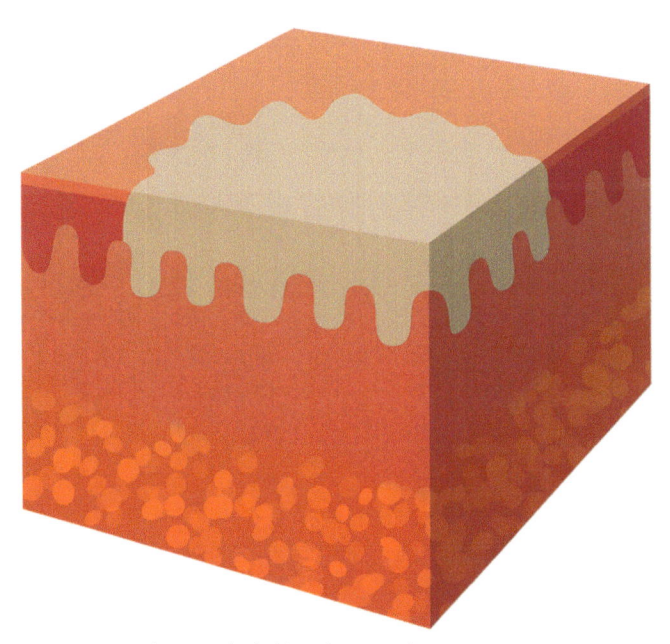

Fig. 2-3. Mancha ou mácula hipopigmentada.

CAPÍTULO 2

Pápula
Lesão elevada, circunscrita, área < 1 cm ou < 1,5 cm (de acordo com a ISSVD) de diâmetro, sólida e superficial (Figs. 2-4 e 2-5).
   Por ex.: molusco, verruga.

Placa
Lesão elevada, circunscrita, área > 1 cm ou > 1,5 cm (de acordo com a ISSVD) de diâmetro. Pode ser uma confluência de pápulas (Figs. 2-6 e 2-7).
   Por ex.: líquen simples crônico, líquen escleroso, psoríase.

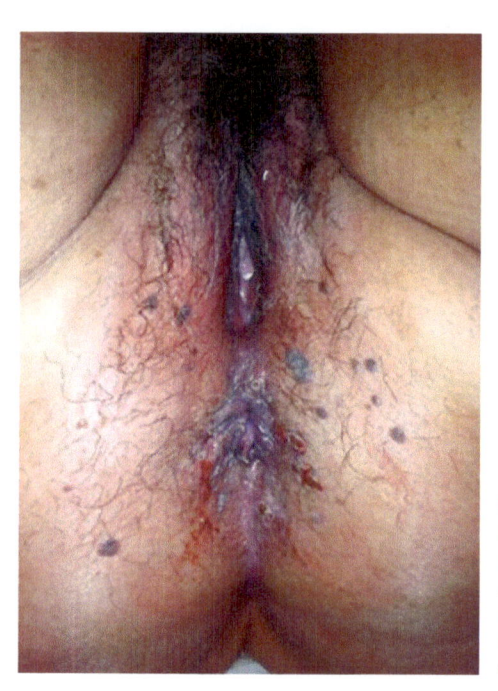

Fig. 2-4. Múltiplas pápulas enegrecidas em mulher com lesão de alto grau vulvar.

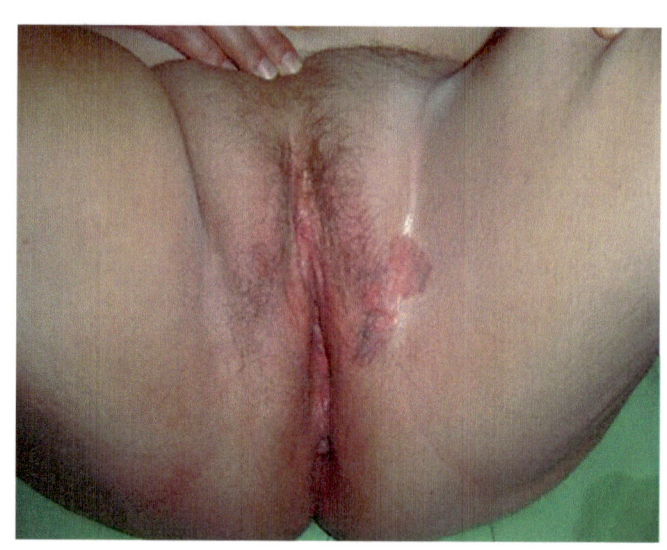

Fig. 2-6. Placa eritematosa com áreas de hiperpigmentação em mulher com lesão de alto grau vulvar.

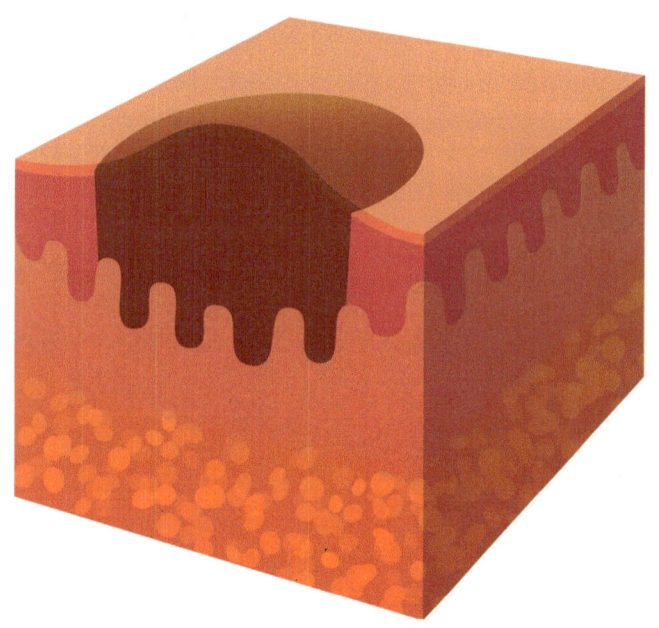

Fig. 2-5. Pápula.

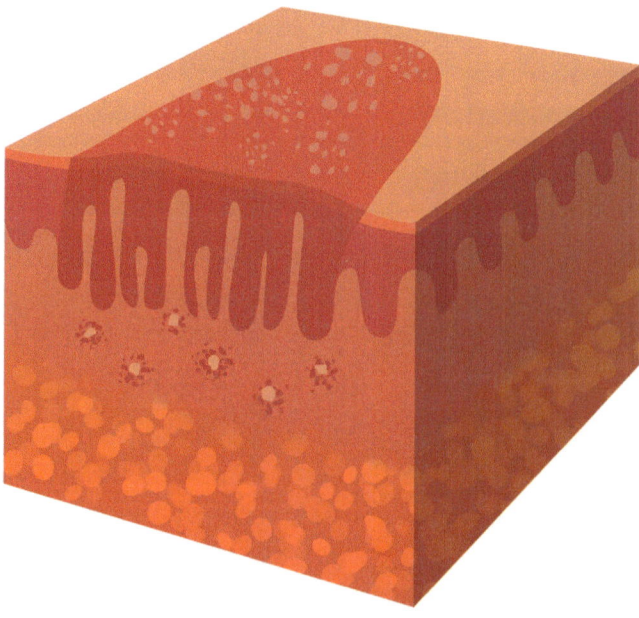

Fig. 2-7. Placa.

Nódulo
Lesão elevada, circunscrita, área > 1,5 cm de diâmetro. Acomete a derme. Pode ser compressível ou firme à palpação. Geralmente mais palpável do que visível (Figs. 2-8 a 2-10).

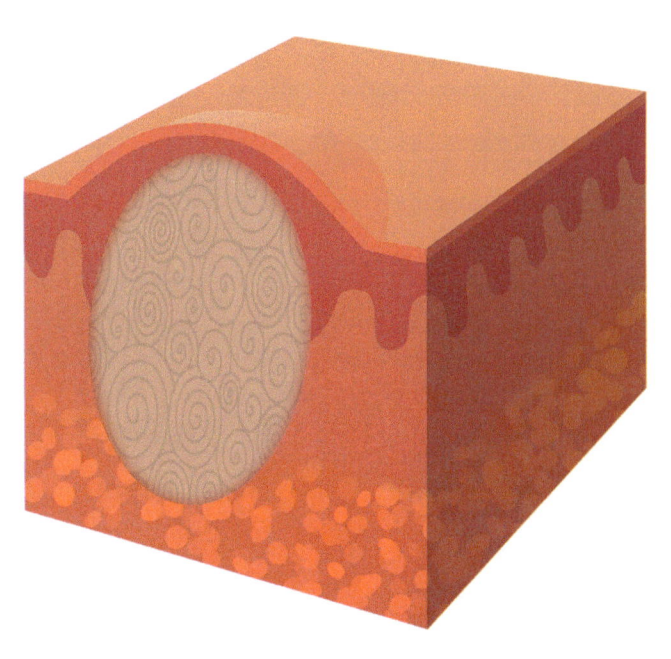

Fig. 2-10. Nódulo.

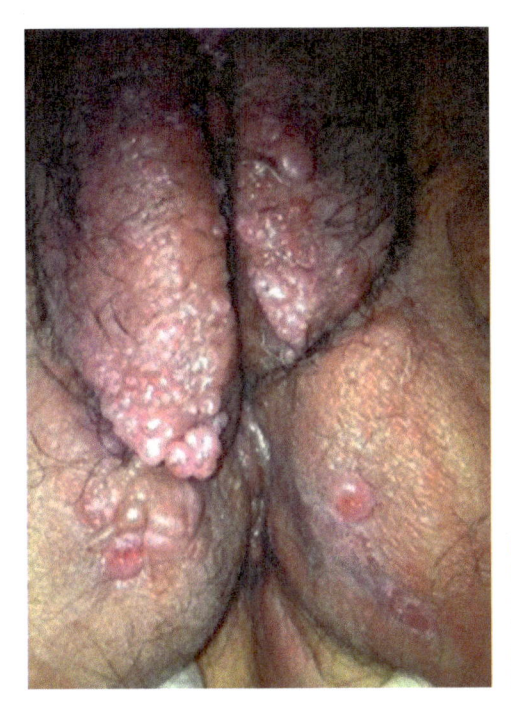

Fig. 2-8. Nódulos císticos e múltiplas vesículas em mulher com linfangioma.

Vesícula
Lesão elevada, circunscrita, área < 1 cm ou < 0,5 cm (de acordo com a ISSVD) de diâmetro, de conteúdo líquido contido pelo teto da lesão (Figs. 2-11 e 2-12).

Por ex.: herpes simples.

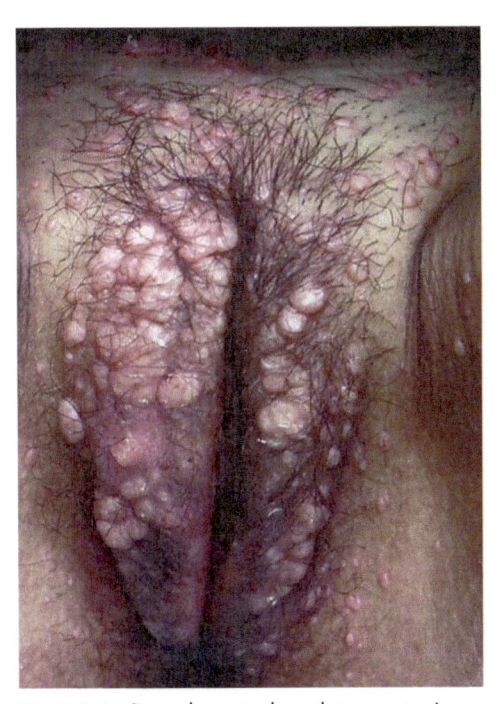

Fig. 2-9. Lesão exuberante de molusco contagioso com nódulos e pápulas coalescendo em mulher imunocomprometida.

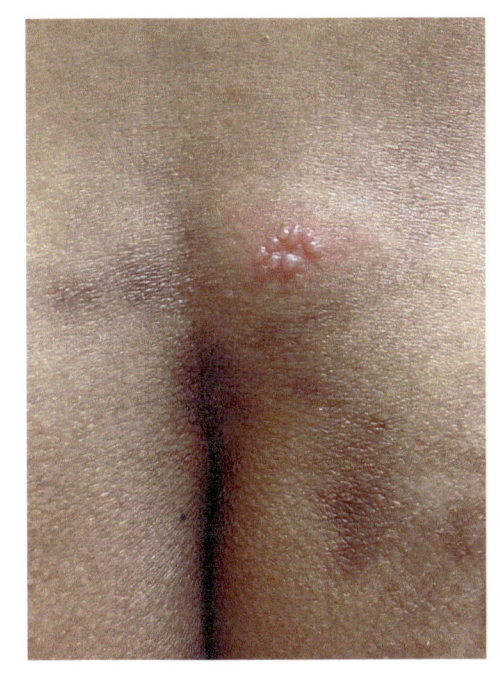

Fig. 2-11. Vesículas em base hiperemiada em mulher com herpes vírus.

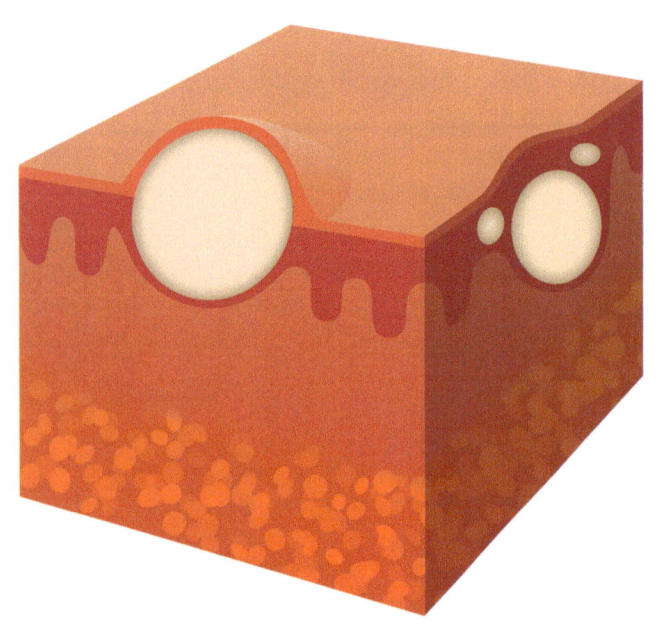

Fig. 2-12. Vesícula.

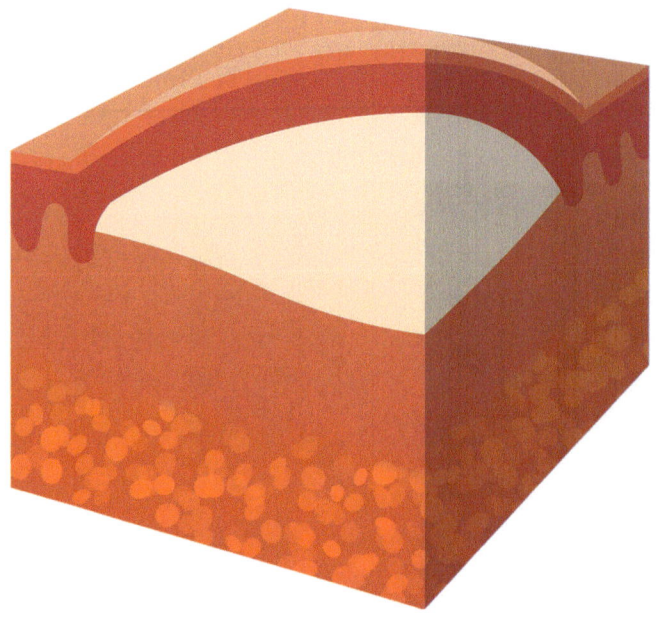

Fig. 2-14. Bolha.

Bolha
Lesão elevada, circunscrita, área > 1 cm ou > 0,5 cm (de acordo com a ISSVD) de diâmetro. Apresenta coleção líquida que pode ser subepidérmica ou intraepidérmica. Pode haver material seroso ou sanguinolento (Figs. 2-13 e 2-14).
　Por ex.: impetigo bolhoso.

Pústula
Lesão elevada, circunscrita, área < 0,5 cm. Apresenta coleção de células polimorfonucleares (neutrófilos) associada a material serofibrinoide, localizada abaixo da camada córnea (Figs. 2-15 e 2-16).
　Por ex.: foliculite.

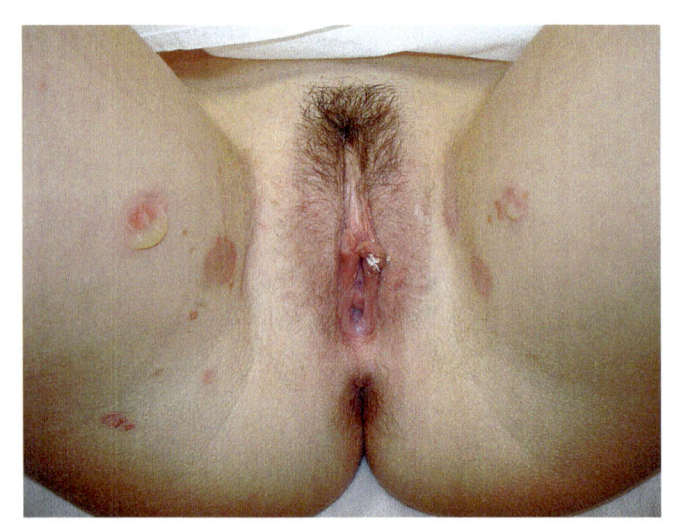

Fig. 2-13. Bolhas em região vulvar até raízes de coxa, algumas já rompidas, por impetigo bolhoso.

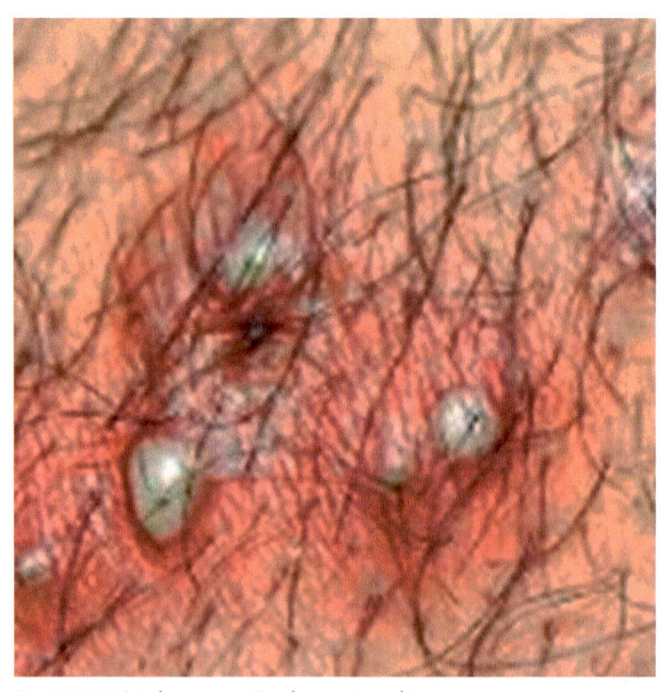

Fig. 2-15. Pústulas em região de monte pubiano.

LESÕES DA PELE

Esclerose
Espessamento da pele ocasionado por proliferação de fibras colágenas na derme reticular tornando-a inelástica (Fig. 2-18).

Liquenificação
Espessamento da epiderme com acentuação dos sulcos naturais da pele. É consequência da coçadura frequente (Fig. 2-19).

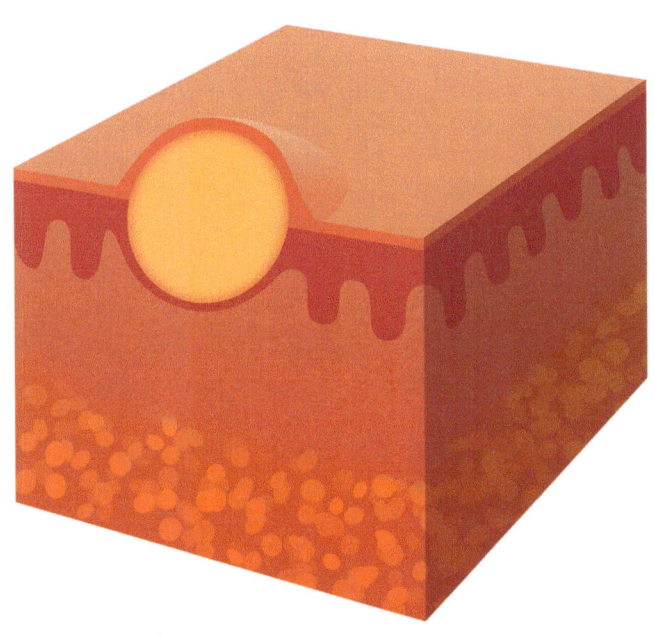

Fig. 2-16. Pústula.

Lesões Secundárias
Vegetação
Hipertrofia das papilas dérmicas e cones interpapilares, promovendo eflorescência para o exterior. Caracterizando-se por elevações pequenas, múltiplas e agrupadas. Pode ser verrucosa (seca) ou condilomatosa (úmida) (Fig. 2-17).

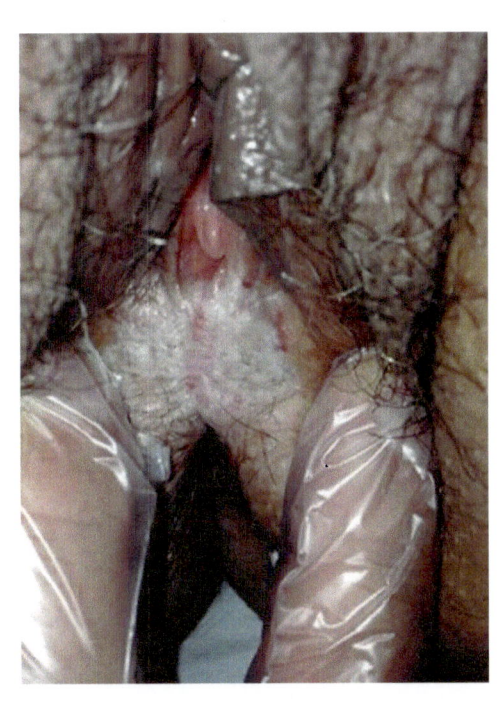

Fig. 2-18. Placa de esclerose em paciente com lesão vulvar de alto grau.

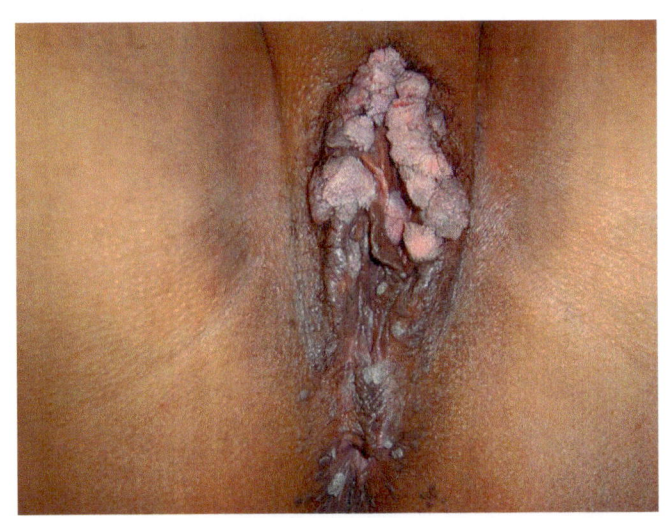

Fig. 2-17. Condiloma acuminado. Lesões condilomatosas atingindo vulva e pequenas lesões satélites perineais e perianais.

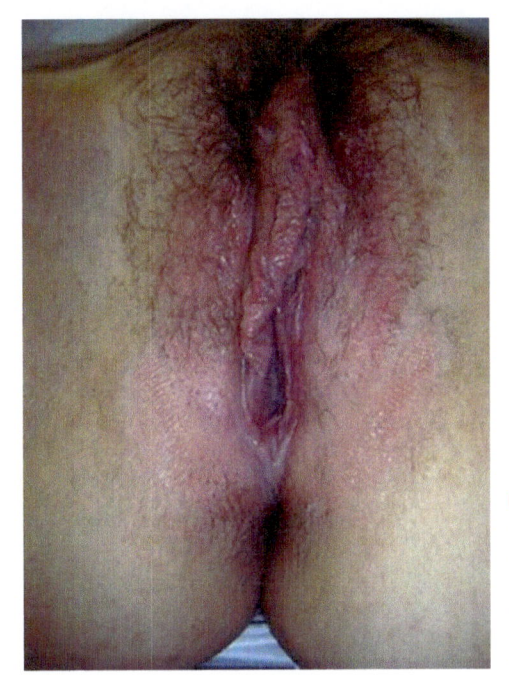

Fig. 2-19. Área de liquenificação por coçadura em mulher com candidíase vulvar.

Erosão
Solução de continuidade com perda parcial da camada superior da epiderme, com epitélio basal intacto (Fig. 2-20).

Exúlcera
Solução de continuidade com perda da epiderme e que atinge a derme papilar (Fig. 2-21).

Úlcera
Perda de epitélio, associada à perda da derme superficial até hipoderme. É mais profunda do que a erosão e a exúlcera (Fig. 2-22).

Fissura ou Rágade
Fenda linear e estreita na pele, dolorosa. Ocorre na pele ressecada e com perda da elasticidade (Fig. 2-23).

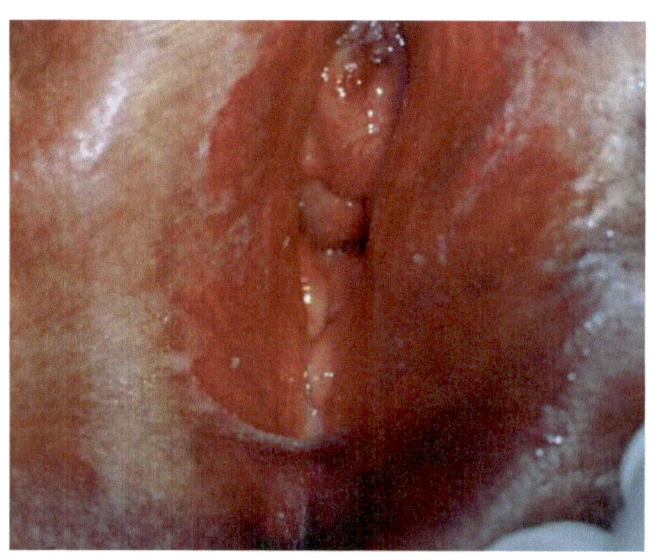

Fig. 2-20. Extensa erosão eritematosa no vestíbulo em mulher com líquen plano erosivo.

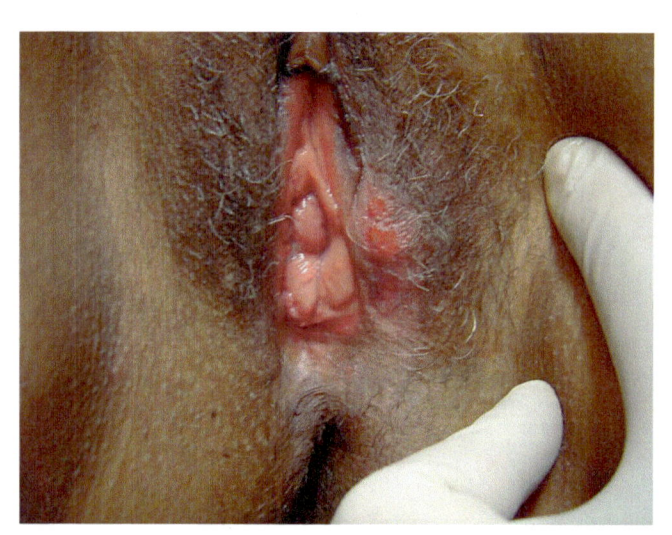

Fig. 2-21. Exúlceras dolorosas na extremidade caudal do pequeno lábio esquerdo em mulher com surto herpético secundário.

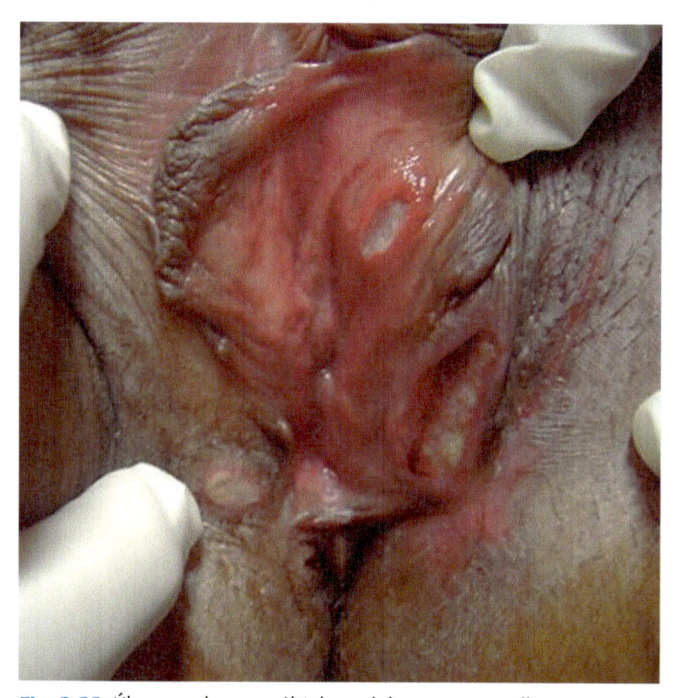

Fig. 2-22. Úlceras vulvares múltiplas e dolorosas em mulher com doença de Behçet.

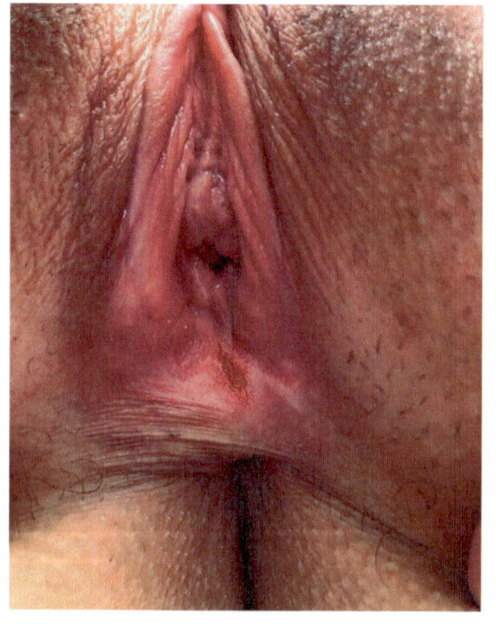

Fig. 2-23. Fissura de fossa navicular. Perda de substância linear adquirida após cada coito.

Fístula
Solução de continuidade que se inicia de estruturas profundas, eliminando material necrótico na epiderme (Fig. 2-24).

Escama
Acúmulo da camada córnea, com lamínulas epidérmicas desprendendo-se continuamente (Fig. 2-25).

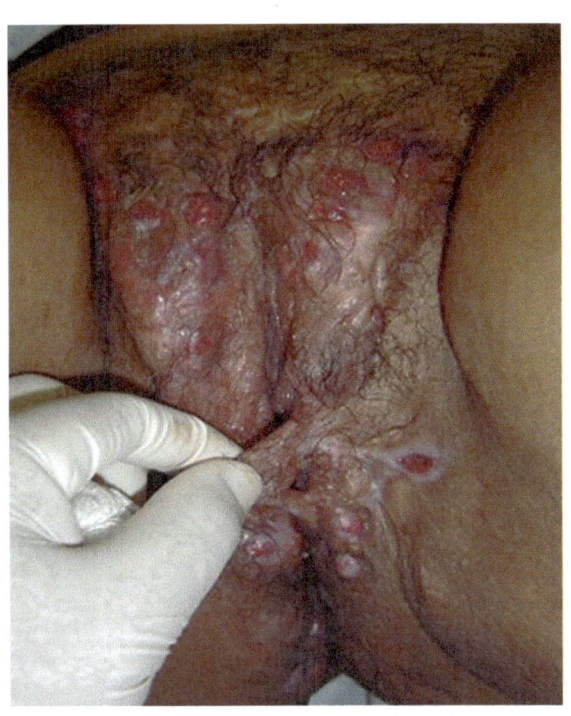

Fig. 2-24. Hidradenite supurativa com fístulas e úlceras.

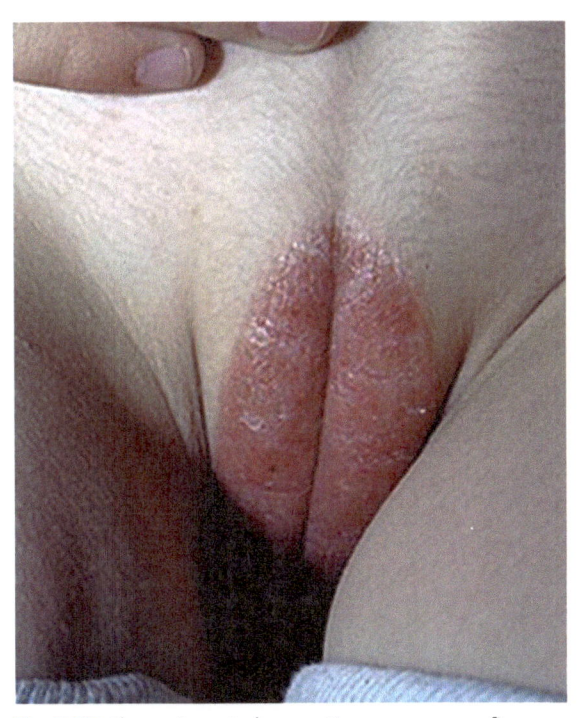

Fig. 2-25. Placa eritematodescamativa, com escama fina, nos grandes lábios de criança com psoríase invertida.

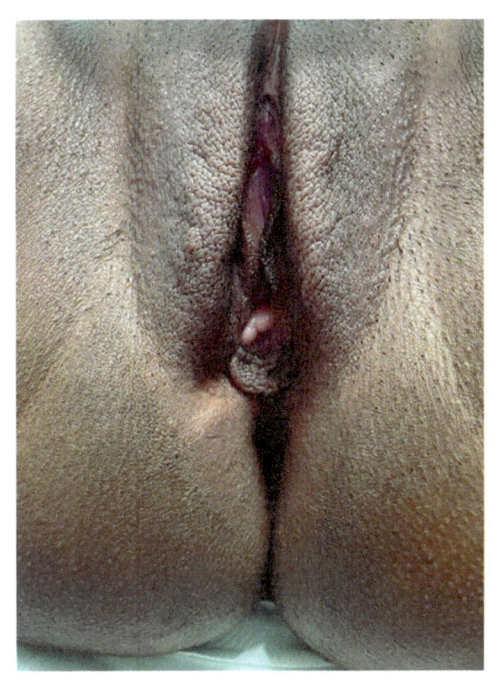

Fig. 2-26. Cicatriz em região de episiotomia à direita.

Crosta
Estrutura decorrente do ressecamento de exsudatos na superfície cutânea. É facilmente destacável. Podem ser de sangue (crosta hemática) ou de pus (crosta melicérica) ressecados na superfície da lesão.

Cicatriz
Proliferação de tecido fibroso em local com dano prévio. Desprovida de sulcos, poros ou pelos. Pode ser atrófica, hipertrófica ou queloideana (Fig. 2-26).

BIBLIOGRAFIA
Azulay RD, Azulay DR, Azulay-Abulafia L. Dermatologia. 6 ed. Guanabara Koogan; 2013.
Bolognia JL. Dermatologia Essencial. 1. ed. Elsevier; 2015.
Bornstein J, Sideri M, Tatti S, Walker P, Prendiville W, Haefner HK. 2011 Terminology of the Vulva of the International Federation for Cervical Pathology and Colposcopy. J Low Genit Tract Dis. 2012 Jul;16(3):290-5.
Rapini RP. Dermatopatologia Prática. 2. ed. Elsevier, 2013.
Rivitti EA. Manual de Dermatologia Clínica de Sampaio e Rivitti. 1. ed. Artes Médicas; 2014.

CISTOS

CISTO DE BARTHOLIN
Definição
As glândulas de Bartholin são as maiores glândulas vestibulares, localizadas profundamente na região posterior dos grandes lábios, seus ductos se abrem no vestíbulo vulvar bilateralmente nas posições de 4 e 8 horas, logo abaixo do hímen. Cada glândula de Bartholin tem aproximadamente 0,5 a 1 cm, produz muco excretado através do ducto de Bartholin com 2,5 cm de comprimento, para lubrificação da vagina e da vulva durante o coito.

O bloqueio dos ductos de Bartholin é a causa mais comum de massa vulvar. As lesões mais frequentes que acometem as glândulas de Bartholin são os cistos e abscessos, responsáveis por 2% das consultas ginecológicas. Os abscessos são três vezes mais frequentes que os cistos estéreis. Os tumores benignos e carcinomas da glândula de Bartholin são raros.

Fisiopatologia
Quando o orifício da glândula é obstruído por edema local ou difuso da vulva, o muco produzido é acumulado, causando o cisto de Bartholin. A formação do abscesso pode ou não ter relação com um cisto preexistente que infecta. Os patógenos mais frequentemente envolvidos na microbiologia do abscesso eram relacionados com as infecções sexualmente transmissíveis (IST), *Neisseria gonorrhea* e *Chlamydia trachomatis*. Atualmente o patógeno mais frequentemente responsável é a *Escherichia coli*, seguida por *Staphylococcus, Streptococcus, Enterococcus*, anaeróbio *Bacteroides fragilis* e infecção polimicrobiana. A frequência de abscessos polimicrobianos e causados por IST diminuiu e os causados por *Staphylococcus aureus* resistente à meticilina (MRSA) aumentaram.

Apresentação Clínica
O cisto de Bartholin geralmente é assintomático, indolor, unilateral e varia de 1 a 3 cm (Figs. 3-1 a 3-4). Quando volumosos, podem causar desconforto durante a relação sexual, em repouso ou à deambulação. Já o abscesso de Bartholin apresenta aumento súbito do volume, vermelhidão, calor local, dor intensa e incapacitante, área flutuante ou drenagem de material purulento e induração ao redor. Em 27% a 38% dos casos pode recidivar após tratamento. As complicações mais graves são sepse e fascite necrotizante, com sintomas de febre e instabilidade hemodinâmica, principalmente em mulheres com comorbidades.

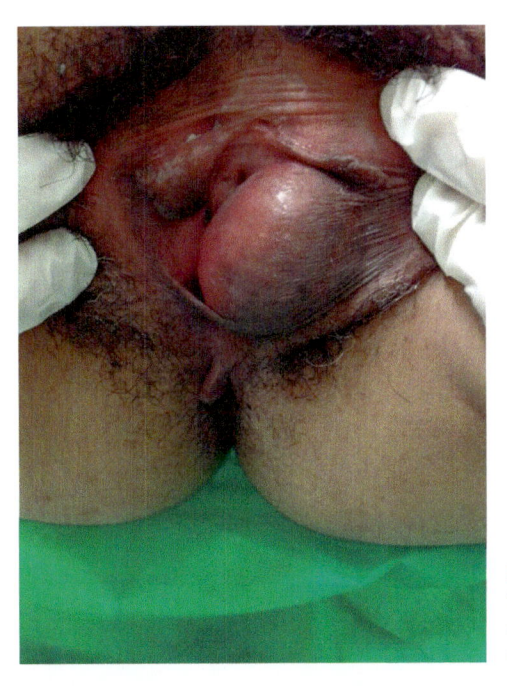

Fig. 3-1. Volumoso cisto de Bartholin à esquerda.

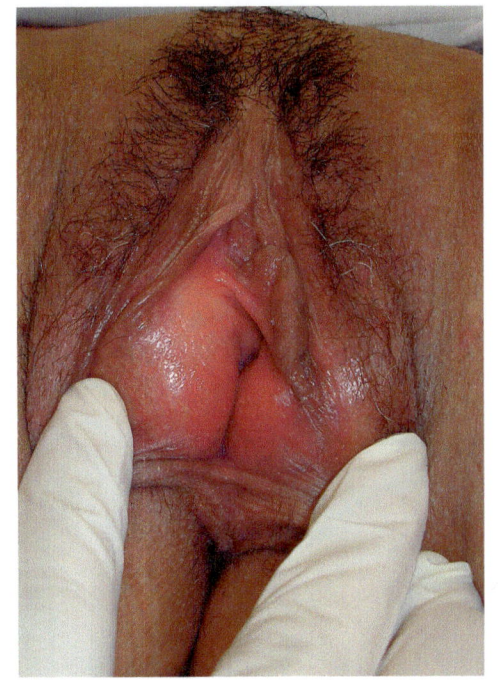

Fig. 3-2. Volumoso cisto de Bartholin bilateral.

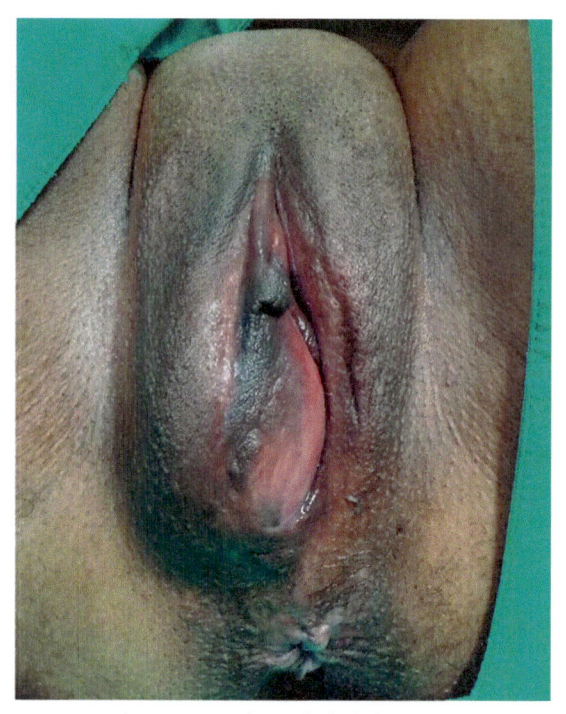

Fig. 3-3. Volumoso cisto de Bartholin à direita.

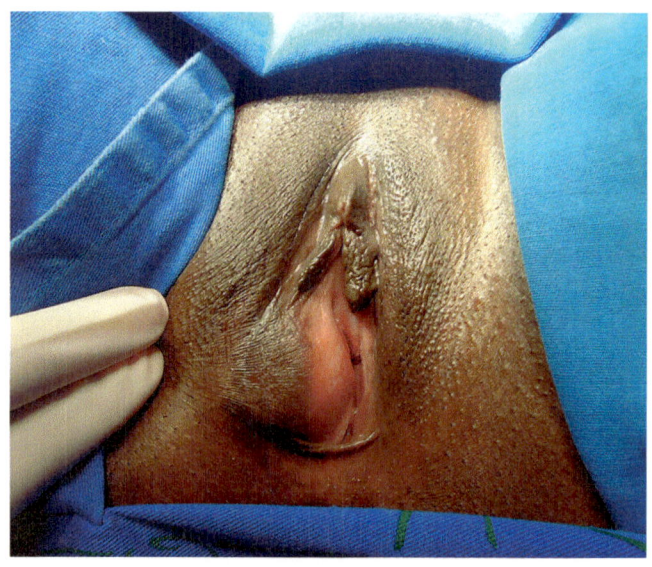

Fig. 3-4. Cisto de Bartholin à direita no momento do procedimento cirúrgico.

Achados Microscópicos

O cisto de Bartholin tem sua parede revestida pelos epitélios da glândula, o corpo por epitélio cilíndrico mucoso, o ducto por epitélio de transição e o orifício pelo epitélio escamoso. O conteúdo do cisto de Bartholin é um muco claro, translúcido e sem bactérias.

Diagnóstico

O diagnóstico do cisto e do abscesso de Bartholin é clínico, inclui anamnese e exame ginecológico. Na anamnese pergunta-se o tempo de evolução da massa, dor, febre, história prévia de lesões vulvares e a cor do conteúdo em caso de drenagem espontânea. No exame ginecológico, observa-se massa palpável na parte posterior do vestíbulo vulvar, em topografia clássica do ducto e da glândula de Bartholin. O conteúdo do abscesso pode ser enviado para cultura, principalmente na suspeita de infecção por *Staphilococcus aureus metilicina* resistente (MRSA). Em mulheres com 40 anos ou mais, avaliar a necessidade de biópsia em casos de massa nodular, irregular e induração periférica persistente.

Diagnóstico Diferencial

Os diagnósticos diferenciais são principalmente relacionados com outras patologias que acometem a glândula de Bartholin, os tumores benignos incluem hiperplasia nodular, adenomas e hamartomas e os tumores malignos. Outros diagnósticos diferenciais são lipoma, fibroma, angiomixoma, hidradenoma papilífero, cisto mucoso, cisto de inclusão epidérmica, cisto do canal de *Nuck*, abscesso isquiorretal e hérnia inguinal.

Tratamento

Cisto

A conduta é expectante em cistos assintomáticos. A intervenção cirúrgica é indicada para cisto volumoso, sintomático ou recorrente. O tratamento cirúrgico é a marsupialização (Figs. 3-5 a 3-7), realiza-se incisão vertical ou em cruz ou em elipse de 1 a 2 cm sobre o cisto na face interna do vestíbulo, abertura separadamente da parede do cisto para facilitar a identificação das estruturas e sutura da cápsula evertida do cisto na mucosa vestibular com pontos separados, de categute simples, monocryl ou poliglactina 4-0 para manter o novo orifício de drenagem da glândula pérvio. As complicações são hematoma, dor, infecção, cicatriz e dispareunia. A recorrência é de 2% a 17%. Este procedimento pode ser realizado no ambulatório ou em centro cirúrgico.

A exérese completa da glândula de Bartholin (bartholinectomia) é o tratamento definitivo quando outros métodos falharam. A incisão é feita sobre o cisto sem abertura deste, dissecção do cisto íntegro mantendo-o sob tração, hemostasia rigorosa, ligadura dos vasos no leito do cisto, retirada do mesmo e sutura da mucosa com fio absorvível, categute simples, monocryl ou poliglactina 4-0. Este procedimento deve ser realizado somente em centro cirúrgico pelo risco de hemorragia abundante, lesão de reto e de bexiga.

Outros procedimentos descritos são a inserção do cateter de Word, ablação com nitrato de prata, *laser* de CO_2, radiofrequência, escleroterapia com álcool 70%, anel de Jacobi. O cateter de Word é usado nos EUA para cisto ou abscesso, inserido ambulatorialmente. É um cateter de silicone de 5,5 cm de comprimento e com balão de 3 cm, introduzido dentro do cisto ou abscesso de Bartholin para a drenagem contínua do cisto e epitelização de um trato fistuloso do cisto ao vestíbulo para futura drenagem. O cateter deve permanecer por 4 a 8 semanas. A taxa de recidiva é a mesma que a da marsupialização.

CISTOS

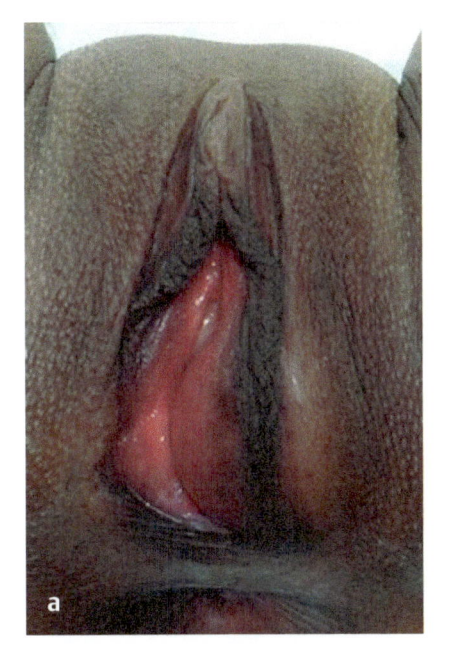

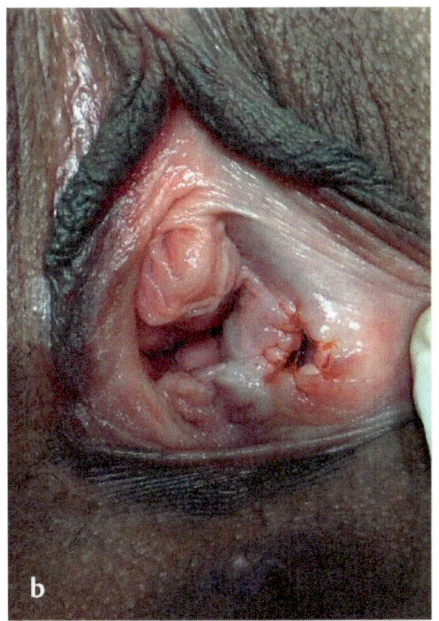

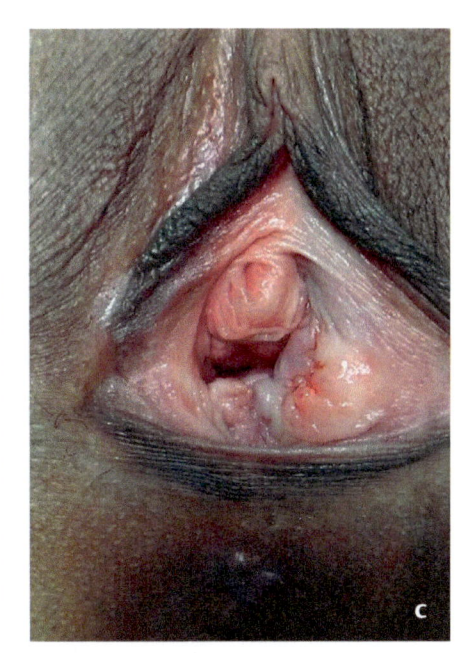

Fig. 3-5. (**a**) Cisto de Bartholin à esquerda. (**b,c**) Resultado final no ato operatório da marsupialização.

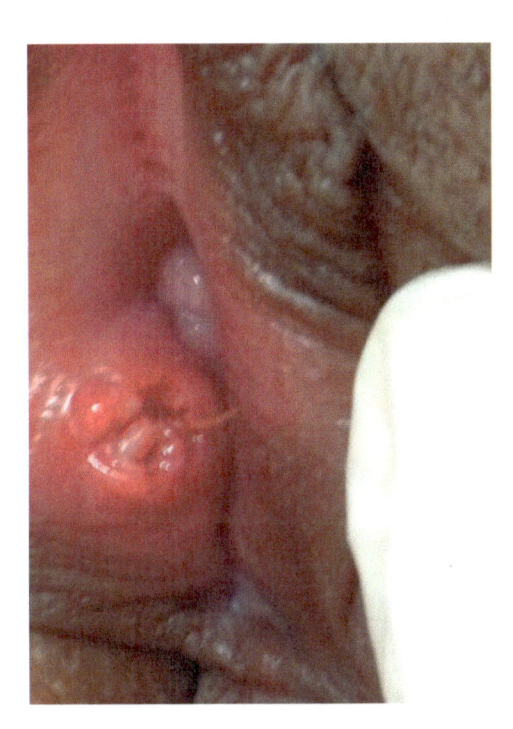

Fig. 3-6. Cicatriz de marsupialização após 15 dias do procedimento.

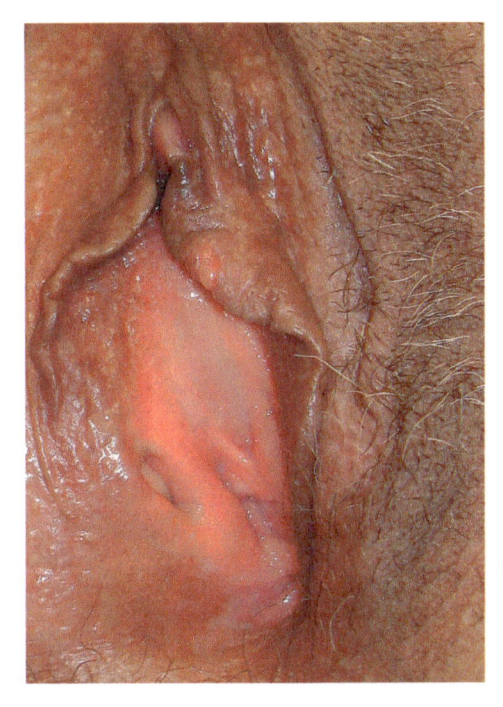

Fig. 3-7. Cicatriz de marsupialização após 30 dias do procedimento.

Abscesso

Na presença de abscesso (Fig. 3-8a), deve-se fazer a incisão de 5 mm sobre a área de flutuação do abscesso, drenar todo conteúdo purulento e lavar abundantemente (Fig. 3-8b, c). Pode-se enviar o conteúdo para cultura e antibiograma. Em casos de abscessos muito pequenos para drenar ou, se ocorreu a drenagem espontânea, deve-se recomendar compressa morna local ou banho de assento.

Em casos de abscessos pequenos sem fatores de risco, a antibioticoterapia associada à drenagem ainda é controversa. A antibioticoterapia está indicada para mulheres com fator de risco para falha da terapia, risco aumentado de sepse, abscesso maior que 5 cm e abscesso de Bartholin recorrente. O tratamento deve cobrir bactérias aeróbias entéricas Gram-negativas e MRSA. Na suspeita de *Chlamydia*, recomenda-se doxiciclina 100 mg, duas vezes por dia por 7 dias ou azitromicina 1 g via oral dose única.

As mulheres com quadro de sepse, falha no tratamento ou impossibilitadas à administração medicamentosa por via oral, requerem antibioticoterapia parenteral com cobertura para MRSA, aeróbios entéricos Gram-negativos e anaeróbios. A duração da antibioticoterapia deverá ser até a melhora dos sintomas locais e sistêmicos, em média 7 a 10 dias.

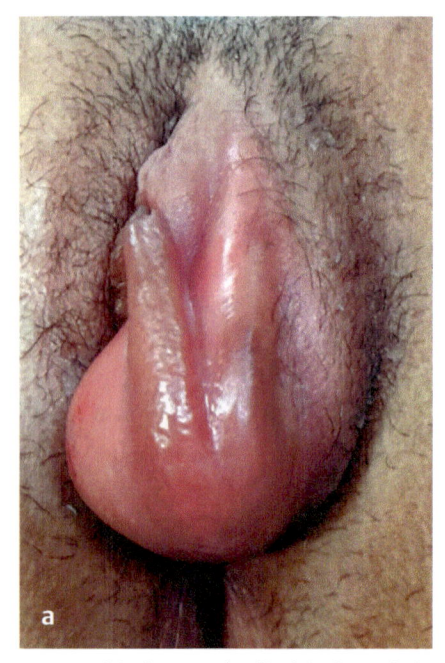

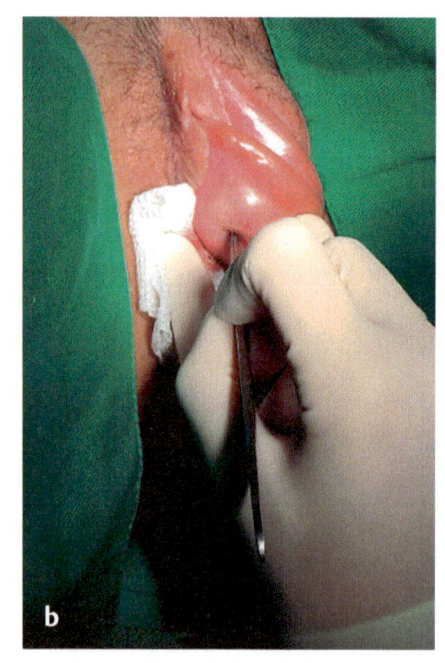

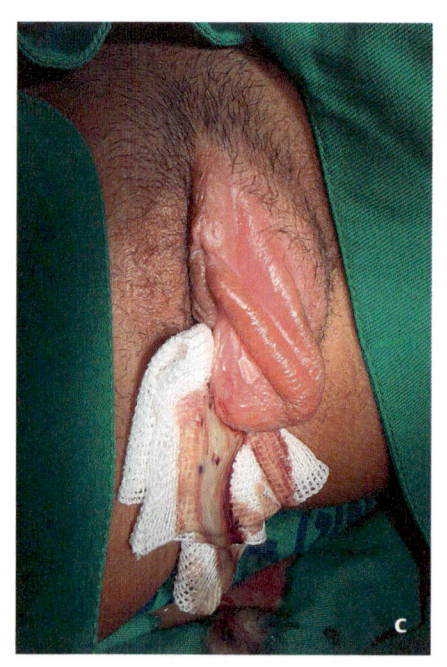

Fig. 3-8. (a) Abscesso de glândula de Bartholin à esquerda. (b) Incisão da mucosa para drenagem de abscesso de glândula de Bartholin. (c) Drenagem de conteúdo purulento de abscesso de glândula de Bartholin.

CISTO DE SKENE

Definição
O cisto de Skene é uma lesão cística das glândulas parauretrais bilaterais, inferiores e laterais à uretra. Os óstios dos ductos de Skene geralmente são visíveis ao exame. O cisto pode ser congênito ou adquirido, raro em mulheres de qualquer idade, especialmente em neonatos. Existem glândulas parauretrais ao longo da uretra, com seus próprios ductos que excretam secreção mucosa no meato uretral e ajudam na sua lubrificação. Há estímulo da produção de muco durante a relação sexual.

Fisiopatologia
O cisto de Skene é secundário à obstrução do ducto da glândula de Skene por infecção, inflamação ou degeneração cística de remanescentes embrionários das glândulas parauretrais.

Em neonatos, há ação do estrogênio materno que estimula a produção de muco pela glândula de Skene e formação do cisto; ou a obstrução ocorre pelo deslocamento do urotélio da área adjacente.

Apresentação Clínica
O cisto pode apresentar sintomas na presença de infecção ou grande volume como, massa palpável, dor, dispareunia, saída de secreção, disúria, fluxo miccional espalhado, dificuldade miccional. Pode ocorrer em neonatos como uma massa interlabial (Figs. 3-9 e 3-10).

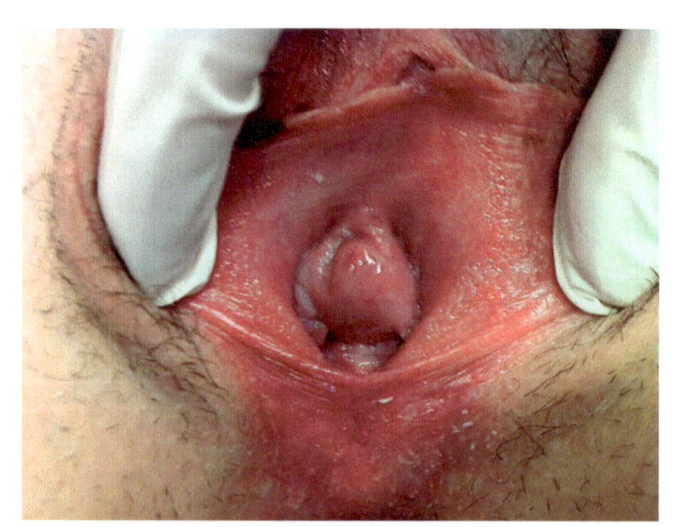

Fig. 3-9. Cisto de Skene à esquerda.

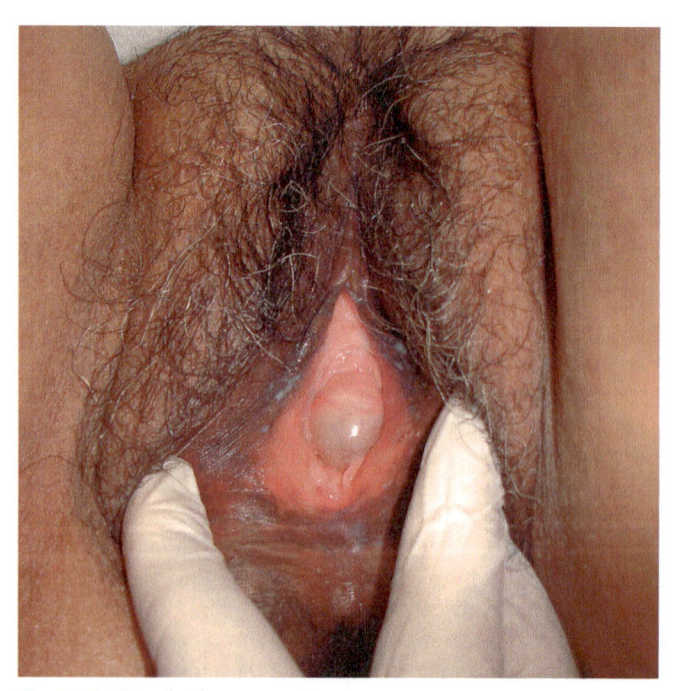

Fig. 3-10. Cisto de Skene posterior.

Achados Microscópicos
Os ductos do cisto de Skene são revestidos por epitélio de transição e as glândulas por epitélio colunar mucossecretor, derivado do seio urogenital.

Diagnóstico
O diagnóstico é clínico pelas características e topografia do cisto. O cisto de Skene tem forma abaulada adjacente à uretra, unilateral. A glândula de Skene tem normalmente menos que 1,5 cm de comprimento, na presença de cisto o tamanho varia de 2 a 3 cm em média. A uretrocistoscopia e uretrocistografia retrógrada são exames úteis para excluir a comunicação com a uretra.

Diagnóstico Diferencial
Os diagnósticos diferenciais são divertículo de uretra, uretrocele e tumor parauretral. O divertículo de uretra apresenta sintomas urinários distintos, como gotejamento pós-miccional e cistite recorrente. Em neonatas, o diagnóstico diferencial inclui hímen imperfurado, cisto de Gartner, cisto do ducto mulleriano, prolapso uretral, pólipo de uretra, lipoma congênito, prolapso de vagina e rabdomiossarcoma de vagina, cisto de inclusão vaginal (Fig. 3-11).

Tratamento
As condutas possíveis perante o cisto de Skene são: expectante, aspiração por agulha, drenagem com incisão, marsupialização ou exérese cirúrgica, escolhida em função do tamanho do cisto e sintomas associados. A punção do cisto pode ter recidiva e infecção. Dependendo do tamanho do cisto, pode ser tomada a conduta expectante e observar sua regressão ou rotura espontânea. Na exérese cirúrgica, realiza-se a cateterização da uretra com cateter de Foley, incisão da mucosa sobre o cisto, dissecção e exérese do mesmo seguida de sutura com pontos separados de categute simples, monocryl ou poliglactina 4-0 (Fig. 3-12). Uma possível complicação cirúrgica é a lesão de uretra, em 10% dos casos. Em neonata, preferencialmente, opta-se pela drenagem do cisto, caso não regrida em 4 semanas.

CISTO DE INCLUSÃO EPIDÉRMICA
Definição
O cisto de inclusão epidérmica pode estar presente em diversas partes do corpo, como em região vulvar e perineal. É um cisto benigno, móvel, de crescimento lento e com conteúdo sebáceo. Pode ser consequência tardia da amputação genital feminina, prática ainda existente na África, Oriente Médio e Ásia. Outras causas são trauma, episiotomia, idiopática, *piercing*, cauterização vulvar, introdução na vagina de substâncias corrosivas ou herbais para causar sangramento.

Fisiopatologia
O cisto de inclusão epidérmica ocorre quando o epitélio escamoso estratificado vulvar é invaginado na derme e acumula material sebáceo e descamativo dentro do cisto.

Apresentação Clínica
O cisto é facilmente visível e palpável pela sua superficialidade. Geralmente o cisto é único e assintomático. Alguns sintomas que podem estar presentes são: dor local, dispareunia, saída de secreção, distúrbios miccionais e impacto psicológico. Raramente, pode haver infecção secundária do cisto (Figs. 3-13 a 3-14).

Achados Microscópicos
Microscopicamente, o cisto é unilocular, com parede fina revestida de epitélio escamoso com debris de queratina no interior.

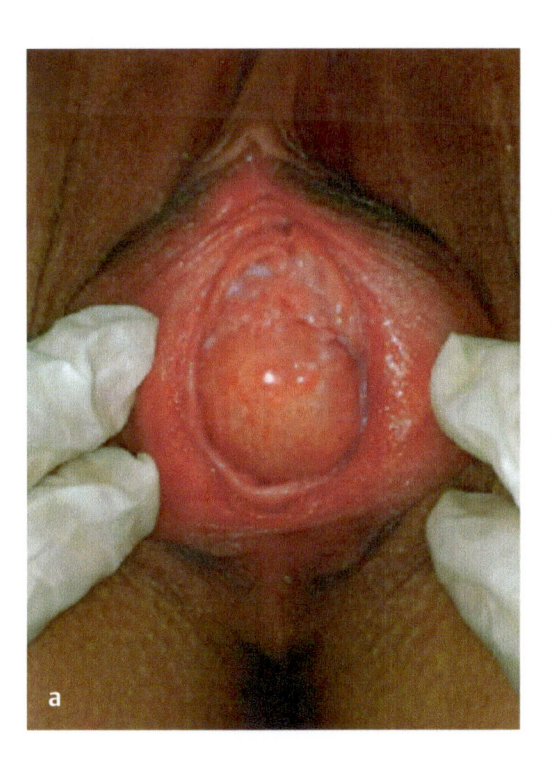

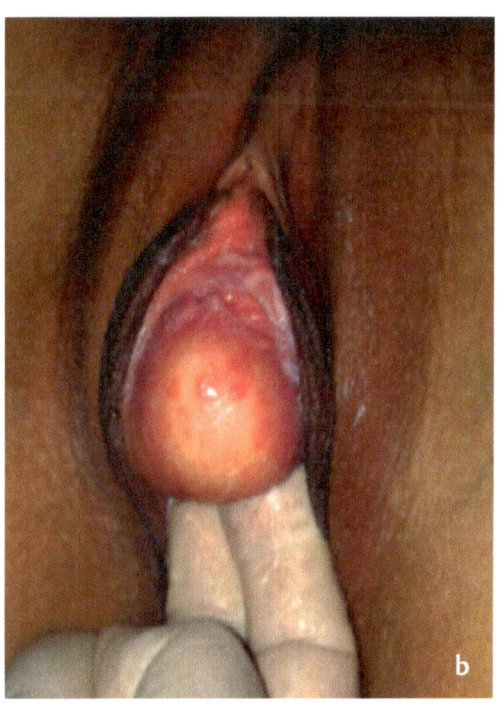

Fig. 3-11. (a) Cisto de inclusão vaginal. (b) Cisto de inclusão vaginal exposto pelos dedos do examinador.

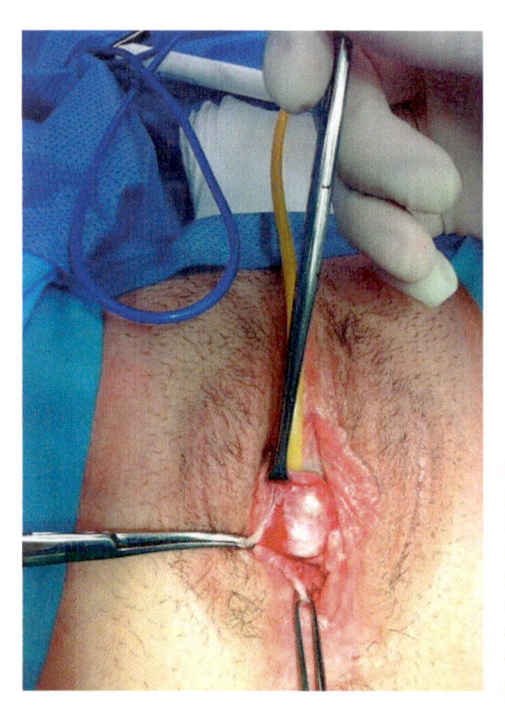

Fig. 3-12. Procedimento cirúrgico para exérese de cisto de Skene – observa-se cisto após incisão de mucosa periuretral.

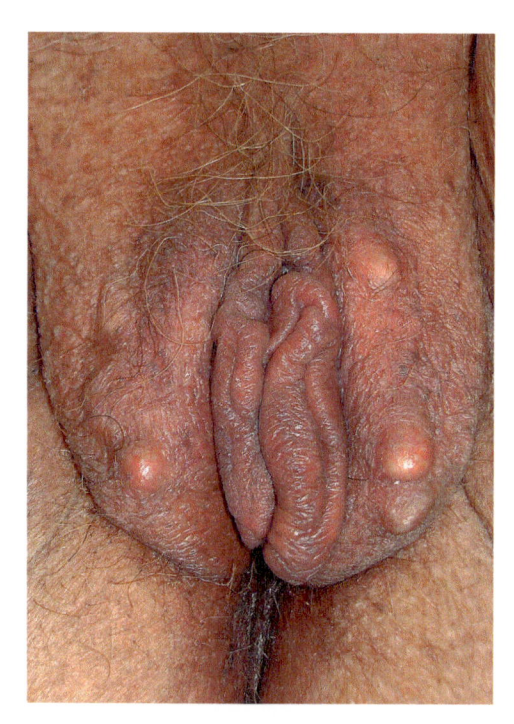

Fig. 3-13. Cistos de inclusão epidérmica em grandes lábios direito e esquerdo.

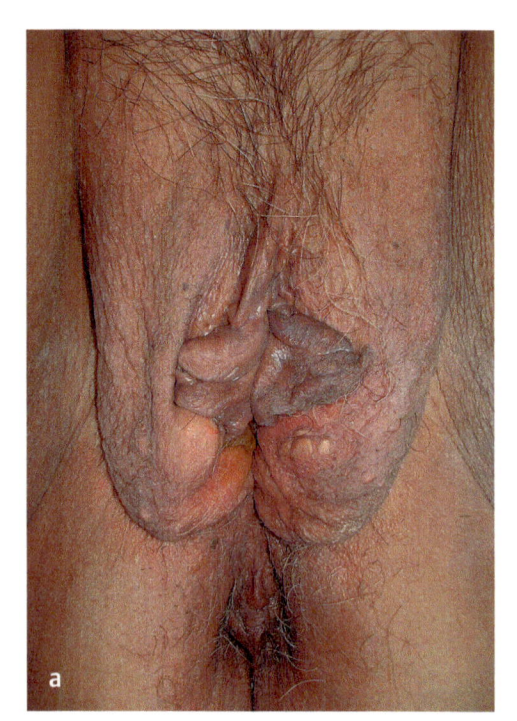

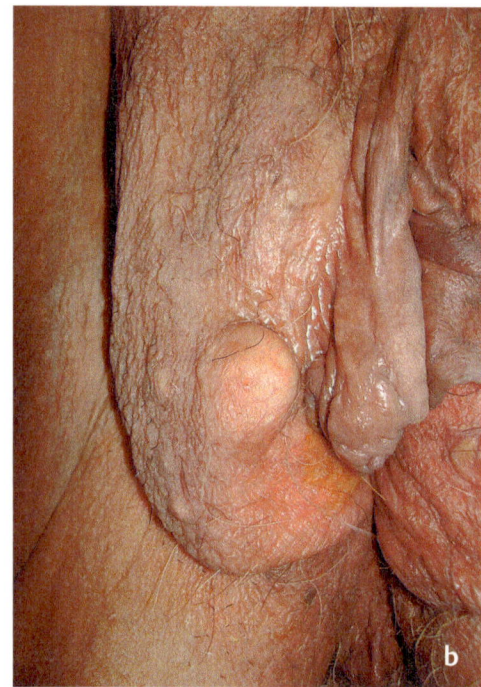

Fig. 3-14. (**a**) Cistos de inclusão epidérmica em grandes lábios direito e esquerdo. (**b**) Com destaque para o cisto do lábio direito.

Diagnóstico

A hipótese diagnóstica do cisto de inclusão epidérmica é clínica, pela localização superficial, móvel e consistência firme. A confirmação diagnóstica é histopatológica.

Diagnóstico Diferencial

Os diagnósticos diferenciais são: molusco contagioso, nevos, pólipo fibroepitelial, lipoma, neurofibromatose, tumor de célula granular, hemangioma, hidradenoma papilífero e tumor maligno. Caso o cisto esteja em região de clitóris, devem-se excluir causas envolvendo hiperandrogenismo como na hiperplasia adrenal congênita, uso de anabolizantes ou tumor ovariano de células de Leydig.

Tratamento

A indicação do tratamento depende do tamanho do cisto, sintomas associados e desejo da paciente. Em geral o cisto de inclusão epidérmica não requer terapia. A drenagem do cisto não é terapêutica e o cisto poderá recidivar. Quando necessário, o tratamento é a excisão cirúrgica do cisto subcutâneo encapsulado. O procedimento pode ser realizado em ambulatório sob anestesia local ou no centro cirúrgico. A técnica cirúrgica é a incisão vertical da pele sobrejacente ao cisto, dissecção no plano de clivagem bem demarcado entre a parede do cisto e a pele sobrejacente, excisão do cisto, hemostasia, retirada da pele redundante e síntese da pele com pontos separados de mononylon 4-0 (Figs. 3-15 e 3-16a,b). O risco de recorrência é mínimo.

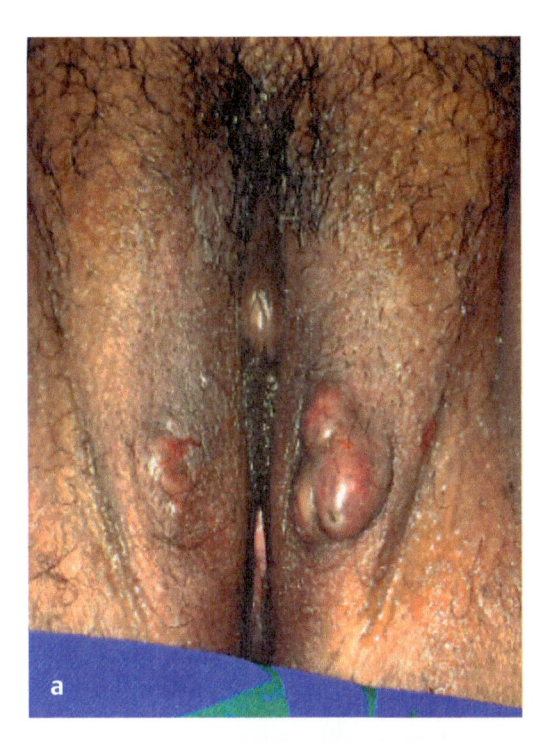

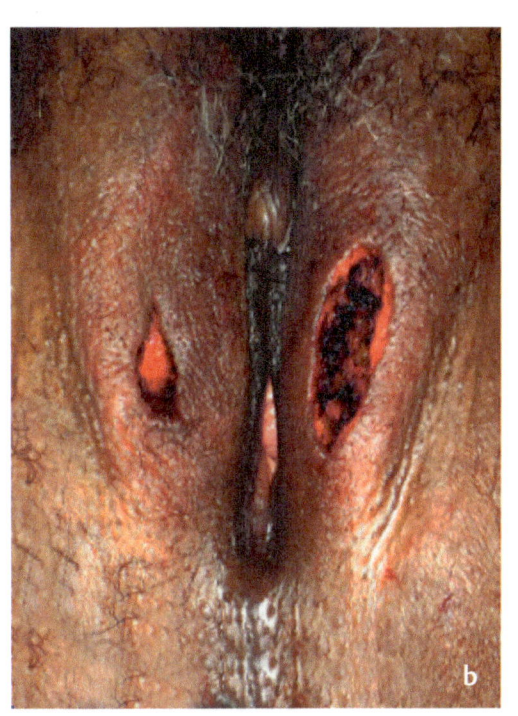

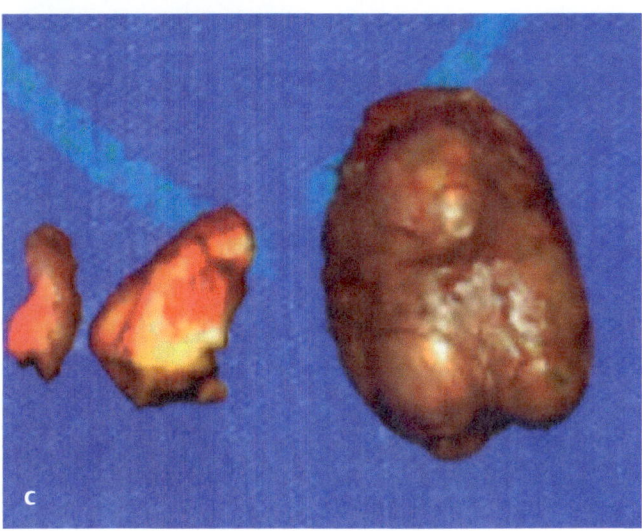

Fig. 3-15. (a) Cistos de inclusão epidérmica submetidos à exérese em centro cirúrgico. (b) Incisão em elipse bilateral, com hemostasia e sutura. (c) Peças cirúrgicas.

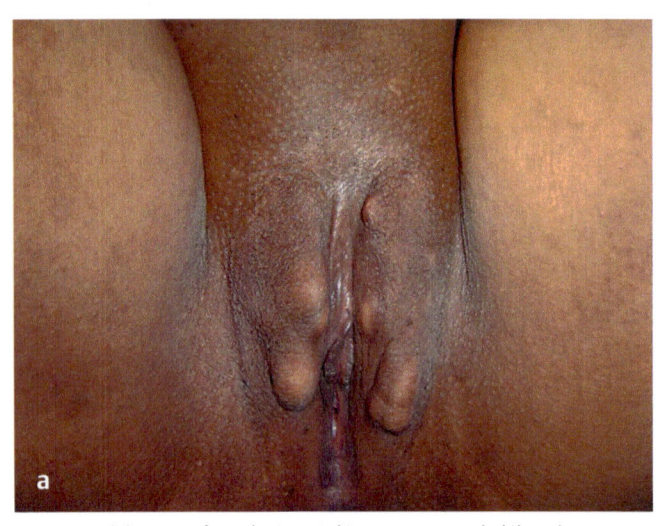

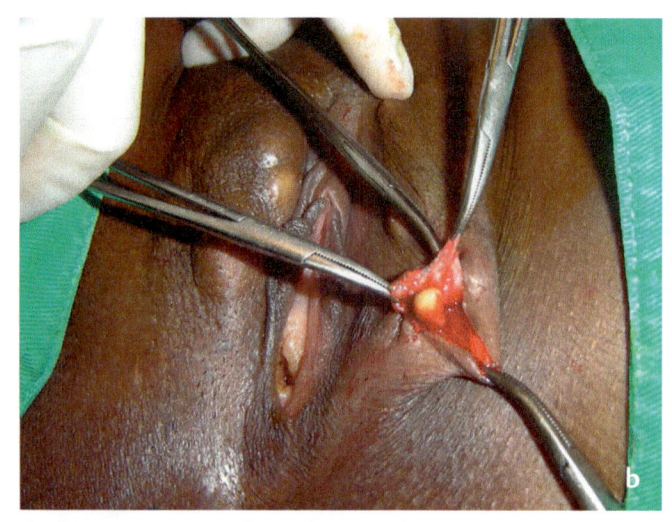

Fig. 3-16. (a) Cistos de inclusão epidérmica no grande lábio direito e esquerdo. (b) Excisão cirúrgica de um dos cistos de inclusão epidérmica.

CISTO MUCOSO

Definição
O cisto mucoso é um cisto benigno, macio, translúcido, mais frequentemente único, mas pode ser multiloculado com 2 a 30 mm de diâmetro. Causado por acúmulo de muco nas glândulas vestibulares menores localizadas na região vestibular e na face medial dos pequenos lábios.

Fisiopatologia
A fisiopatologia é desconhecida, sugere-se que seja pela obstrução dos orifícios glandulares vestibulares menores pelo epitélio escamoso estratificado da junção dos epitélios no vestíbulo vulvar ou por defeito na embriogênese do epitélio mesonéfrico, paramesonéfrico ou urogenital. Estes cistos têm receptores de estrogênio, com maior significância clínica em mulheres após a puberdade, durante a gestação ou em vigência do uso de contraceptivos hormonais.

Apresentação Clínica
O cisto mucoso é móvel, indolor, superficial, de superfície translúcida pela proximidade com a epiderme e conteúdo desta cor. Raramente produzem sintomas, estes ocorrem na vigência de infecção ou quando volumosos (Figs. 3-17 a 3-19).

Achados Microscópicos
O cisto mucoso é submucoso, com parede revestida de epitélio colunar e mucossecretor com conteúdo mucoso dentro do cisto.

Diagnóstico
A suspeita diagnóstica é clínica, pelo aspecto do cisto e pela saída de material mucoso quando incisado. A confirmação diagnóstica é histopatológica.

Diagnóstico Diferencial
Os principais diagnósticos diferenciais são o cisto de Skene e de Bartholin, dependendo da localização do cisto mucoso.

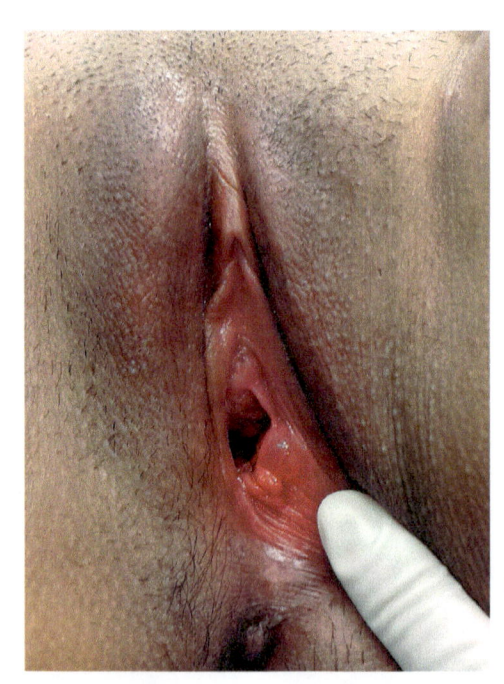

Fig. 3-17. Cisto mucoso em introito vaginal às 4 h.

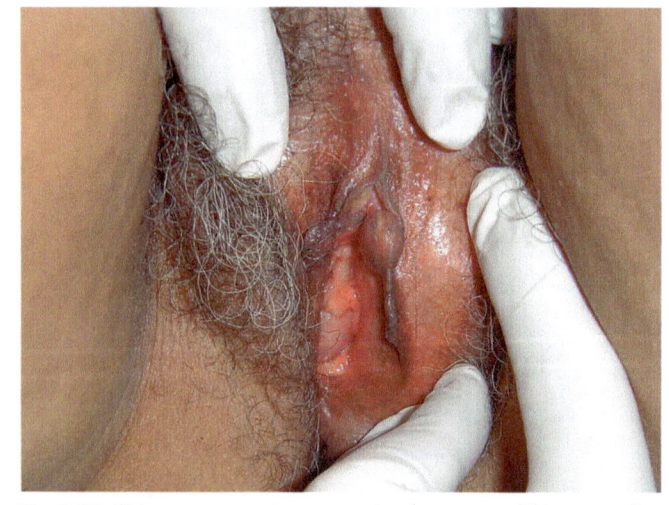

Fig. 3-18. Cisto mucoso em terço superior do pequeno lábio esquerdo da mesma coloração da pele.

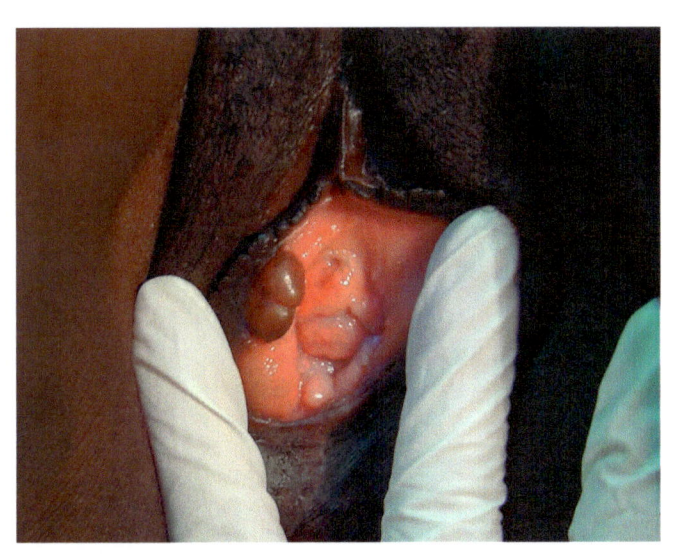

Fig. 3-19. Cisto mucoso bilocular do vestíbulo.

Tratamento

O tratamento é necessário somente se o cisto for sintomático ou por desejo da paciente. O tratamento definitivo é a excisão cirúrgica do cisto seguida de sutura da mucosa com pontos separados com fio de categute simples ou monocryl 4-0.

BIBLIOGRAFIA

Asante A, Omurtag K, Roberts C. Epidermal inclusion cyst of the clitoris 30 years after female genital mutilation. Fertil Steril.2010;94(3):1097.e1-1097.e3.

Bhide A, Nama V, Patel S, Kalu E. Microbiology of cysts/abscesses of Bartholin's gland: review of empirical antibiotic therapy against microbial culture. J Obstet Gynaecol. 2010;30(7):701-3.

Ceyhan M, Nural M, Oztas T, Bayrak İ, Rizalar R. Paraurethral cyst: a case report. Open Med. 2010;5(2):243-5.

Chen KT. Bartholin gland masses: Diagnosis and management In: UpToDate, Post, TW (Ed), UpToDate, Waltham, MA, 2016.

Dun EC, Ackerman C, Cutler A, Lakhi NA. Excision of an epidermal inclusion cyst: Correction of a long-term complication of female genital circumcision. Am J Obstet Gynecol; 2016;1-2.

Goldstein AO. Overview of benign lesions of the skin. In: UpToDate, Post, TW (Ed), UpToDate, Waltham, MA, 2016.

Gómez EB, García VM, Romero ALF, Pérez USP. Caso clínico Quiste de Skene: reporte de un caso y revisión de la bibliografía. 2013;81:608–611.

Marzano DA, Haefner HK. The Bartholin Gland Cyst: past, present and future. J lower genital Dis 2004;8:195-204.

Miquel VD. Vulvar epidermal inclusion cyst as a longterm complication of female genital mutilation 2016;1:8-9.

Oi RH, Munn R. Mucous cysts of the vulvar vestibule. Hum Pathol. 1982;13(6):584-6.

Reif P, Ulrich D, Bjelic-Radisic V, Häusler M, Schnedl-Lamprecht E, Tamussino K. Management of Bartholin's cyst and abscess using the Word catheter: Implementation, recurrence rates and costs. Eur J Obstet Gynecol Reprod Biol. 2015;190:81-4.

Rouzi AA, Sindi O, Radhan B. Epidermal clitoral inclusion cyst after type I female genital mutilation. Am J Obstet Gynecol. 2001;185(3):569-71.

Schober MS, Hendrickson BW, Alpert SA. Spontaneous clitoral hood epidermal inclusion cyst mimicking clitoromegaly in a pediatric patient. Urology. 2014;84(1):206-8.

Scurry J, McGrath G. Multiple mucinous cysts on the anterior of Hart's lines of the vulva. Pathol; 2012;44(5):479-80.

Soper DE. Vulvar Abscess. In: UpToDate, Post, TW (Ed), UpToDate, Waltham, MA, 2016.

Speck NM de G, Boechat KPR, Santos GML dos, Ribalta JCL. Treatment of Bartholin gland cyst with CO2 laser. Einstein. 2016;14(1):25-9.

INFECÇÕES

CAPÍTULO 4

CANDIDÍASE

Definição

A candidíase vulvar é uma infecção causada pela presença da *Candida* sp. não é considerada uma infecção sexualmente transmissível. Acomete mulheres em idade reprodutiva e estima-se que 75% das mulheres terão, ao longo da vida, pelo menos um episódio de candidíase vulvovaginal e 40% a 45% terão dois ou mais episódios. A candidíase vulvovaginal recorrente (CVVR) é definida por quatro ou mais episódios de infecção sintomática em 1 ano, e afeta menos de 5% das mulheres.

Fisiopatologia

A *Candida* sp. está presente na vagina de 30% das mulheres sob a forma de esporos. Quando há desequilíbrio da microbiota por alteração do pH vaginal ou alteração hormonal, ocorre sua multiplicação (forma de hifas) e surgem os sintomas. A *Candida albicans* é responsável por 85% dos casos de candidíase vulvovaginal, no restante dos casos o patógeno é *C. glabrata* (13%), *C. Krusei, C. tropicallis, C. guillermondii, C. lusitaniae* ou *C. parapsilosis*.

Apresentação Clínica

A candidíase pode ser não complicada ou complicada. A candidíase não complicada é esporádica ou infrequente, tem sintomas leves a moderados, é causada pela *Candida albicans*, acomete mulheres imunocompetentes. Já a candidíase complicada é caracterizada por manifestação recorrente, sintomas severos, causada por *Candida não albicans*, acomete mulheres diabéticas, gestantes, imunocomprometidas ou em uso prolongado de antibióticos ou corticoides. A infecção manifesta-se frequentemente com prurido vulvar, edema, dor, dispareunia, disúria e secreção vaginal branca, inodora, aderente às paredes vaginais. Os sinais variam entre edema, eritema, ressecamento, descamação, liquenificação vulvar, fissuras e escoriações causadas por coçadura. Em casos severos, a lesão se estende para a região perianal e parte interna da raiz da coxa (Figs. 4-1 a 4-6).

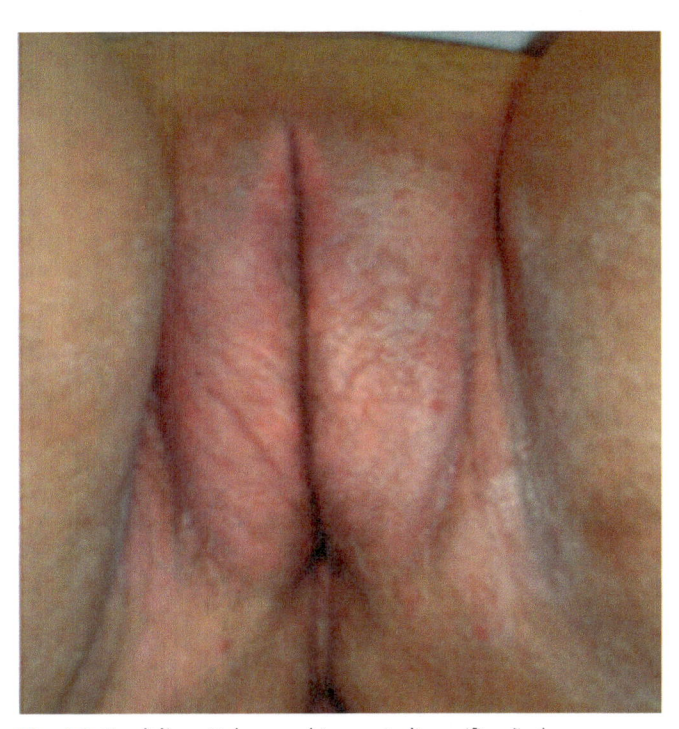

Fig. 4-1. Candidíase. Vulva com hiperemia, liquenificação (pregas vulvares mais demarcadas) e descamação que atinge raízes de coxas.

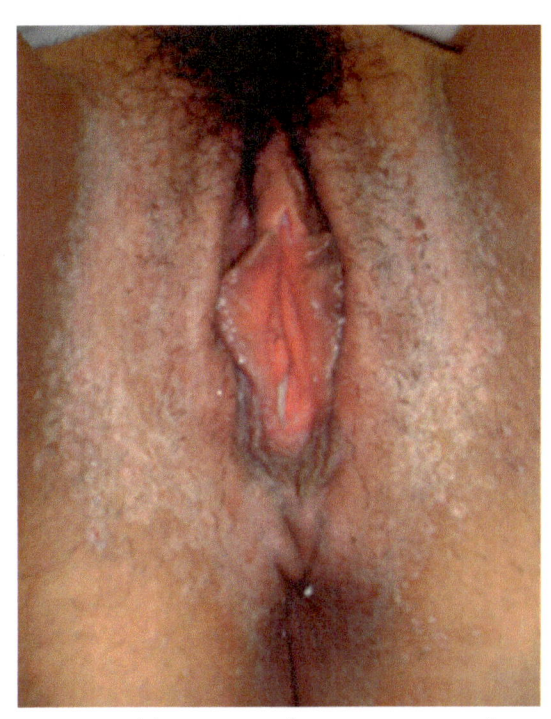

Fig. 4-2. Candidíase. Secreção branca se exteriorizando pelo intróito vaginal. Vulva descamativa atingindo regiões inguinais, perineal e perianal.

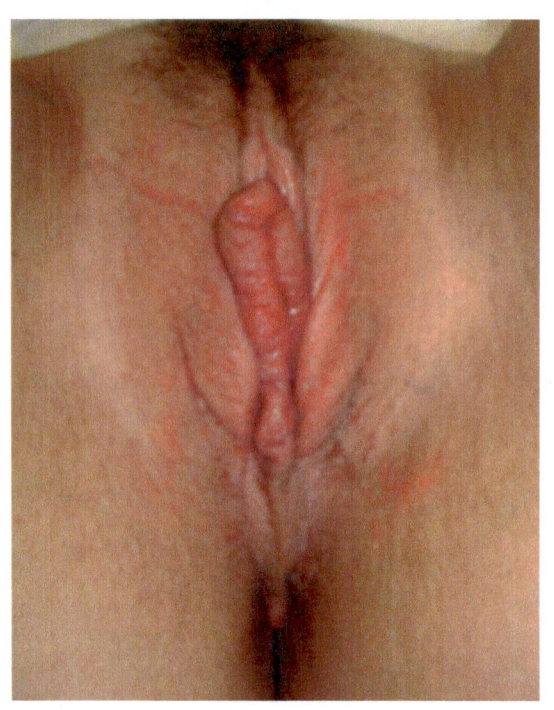

Fig. 4-3. Candidíase. Vulva hiperemiada, edema de pequenos lábios e escoriações em pequenos e grandes lábios provocadas pela coçadura.

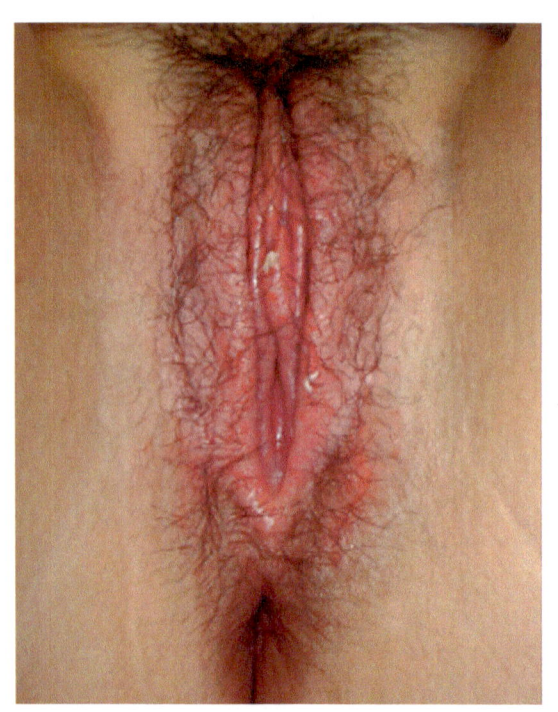

Fig. 4-4. Candidíase. Hiperemia central em vulva até região perianal. Discreto edema de pequenos lábios. Vários pontos de escoriações pela coçadura o que faz intensificar a ardência na vulva.

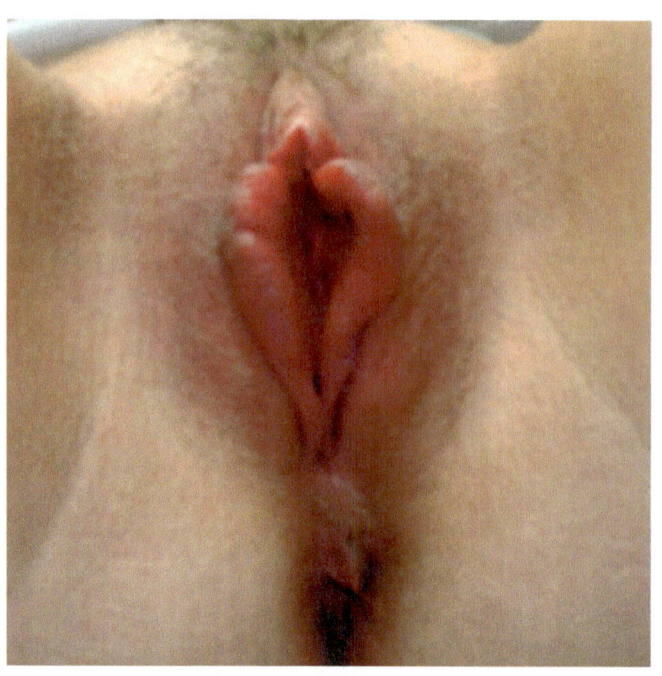

Fig. 4-5. Candidíase. Edema e hiperemia em pequenos lábios e região vestibular.

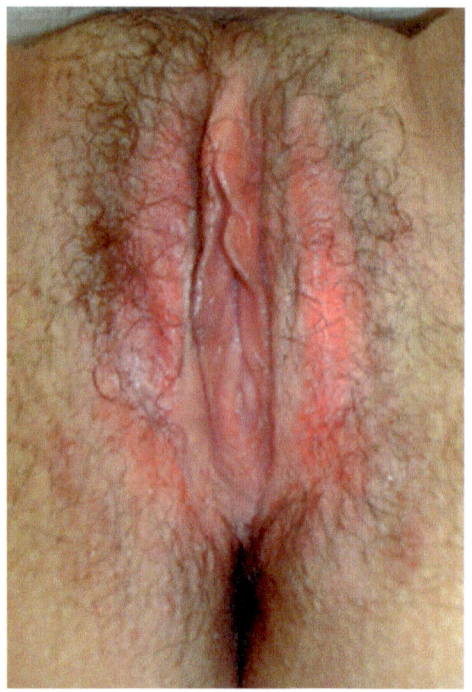

Fig. 4-6. Candidíase. Hiperemia com pontos de escoriações principalmente em grandes lábios.

Achados Microscópicos

A microscopia a fresco realizada com hidróxido de potássio a 10%, melhora a visualização das hifas e micélios por edemaciá-los, por romper as hemácias, os leucócitos e os núcleos das células epiteliais mantendo íntegra e visível apenas a membrana citoplasmática das células epiteliais do conteúdo vaginal. A microscopia com coloração de Gram revela esporos, hifas e pseudo-hifas. A *C. glabrata* não forma hifas ou pseudo-hifas. A candidíase vulvovaginal não está associada à redução dos lactobacilos.

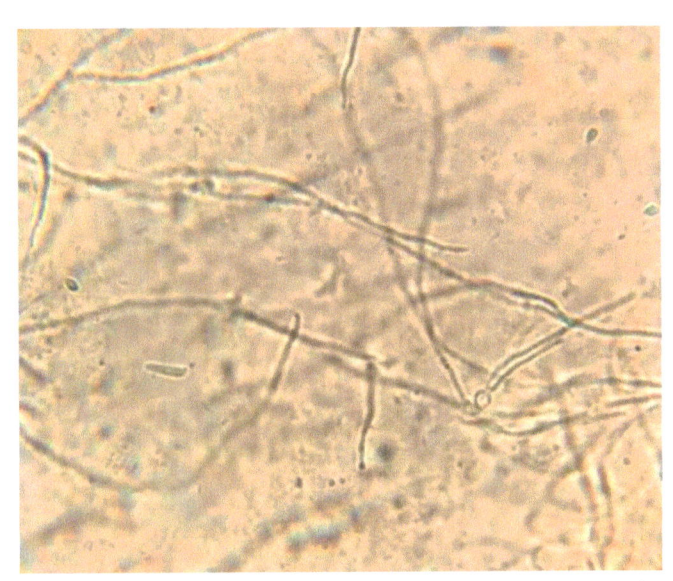

Fig. 4-7. Exame microscópico a fresco de conteúdo vaginal com hidróxido de potássio a 10%. Lise das hemácias, leucócitos e núcleos celulares com melhor visualização das hifas e esporos da *Candida albicans*.

Diagnóstico

O diagnóstico é clínico, com base em anamnese, exame físico e microscopia a fresco com soro fisiológico a 0,9% e hidróxido de potássio a 10% (Fig. 4-7). A lesão se caracteriza por placas e manchas vermelhas brilhantes, pode apresentar pústulas de 1 a 2 mm, erosões e descamação. A presença de vaginite associada é frequente, representada por corrimento vaginal esbranquiçado, grumoso, placas brancas aderidas frouxamente às paredes vaginais e pH menor que 4,5. O teste das aminas com hidróxido de potásssio a 10% (*whiff test*) é negativo. O diagnóstico de candidíase vaginal corrobora o diagnóstico de candidíase vulvar. O exame a fresco deve ser feito em todas as mulheres com sintomas sugestivos de candidíase. A cultura em meio de *Sabouraud* específico para *Candida* sp. deve ser realizada na ausência de diagnóstico, em mulheres com sintomas característicos e microscopia a fresco negativa. Embora 10% a 20% das mulheres apresentem cultura para *Candida* sp. positiva, não existe indicação de tratamento em mulheres assintomáticas.

Diagnóstico Diferencial

O diagnóstico diferencial deve ser feito com outras lesões de manchas ou placas eritematosas, como dermatite atópica, líquen simples crônico, seborreia, doença de *Paget* ou vulvite de *Zoon*.

Tratamento

Para candidíase não complicada, o tratamento em dose única ou regimes curtos de 1 a 3 dias são eficazes, e os azóis têm melhor resposta terapêutica do que os poliênicos como a nistatina. Não há indicação de tratar o parceiro. O tratamento oral recomendado é o fluconazol 150 mg em dose única. Há outros regimes alternativos orais ou tópicos descritos na literatura.

A candidíase vulvovaginal recorrente (CVVR) é causada, principalmente, pela *Candida albicans*, mas também pode ser em decorrência de fungos resistentes, selecionados ao longo do tempo, por falha diagnóstica, por *Candidas não albicans*, uso incorreto dos azóis e autoprescrição. O tratamento de ataque da CVVR é fluconazol 150 mg, um comprimido a cada 72 h, total de três doses. Para o tratamento de manutenção, fluconazol 150 mg semanal por 6 a 12 meses. Contudo, 40% a 50% das mulheres terão recorrência em 6 meses e 5% em 12 meses após suspensão da terapia de manutenção. A recorrência ocorre sempre com o mesmo fungo. Neste caso, deve-se voltar ao tratamento de ataque e, em seguida, continuar com o tratamento de manutenção.

A candidíase complicada causada por *C. glabrata* resistente a azóis, pode ser tratada com cápsulas de ácido bórico 600 mg, via vaginal, uma vez ao dia, por 14 dias. Não existe evidência que suporte o uso de probióticos para o tratamento.

TINEA CRURIS

Definição

Tinea cruris é uma dermatofitose que acomete a dobra crural. Mais frequente em homens do que em mulheres.

Fisiopatologia

O patógeno mais comum é a *Trichophyton rubrum* e outros *Epidermophyton floccosum* e *Trichophyton interdigitale* (*Trichophyton mentagrophytes*). Os fatores de risco são umidade do local, obesidade, diabetes e imunodeficiência.

Apresentação Clínica

O principal sintoma é o prurido, mas em alguns casos pode ser assintomática. A *tinea cruris* se apresenta como manchas ou placas de bordas levemente elevadas, eritematosas, bruscamente demarcadas, podendo ter minúsculas vesículas e tem aspecto anelar, com porção central clara, com aparência de pele normal. Frequentemente se localiza nas faces mediais das raízes das coxas bilateralmente, podendo se estender para as nádegas, sulco glúteo, região perineal e perianal. Os grandes lábios são tipicamente poupados (Figs. 4-8 a 4-10).

Achados Microscópicos

A microscopia do raspado da lesão com hidróxido de potássio a 10% mostra hifas segmentadas típicas. A histologia da biópsia mostra presença de neutrófilos e hifas intracórneas na epiderme, dermatite espongiótica vesicular ou psoriasiforme, com infiltrado inflamatório perivascular moderado a acentuado na derme papilar composto por linfócitos e alguns histiócitos, hiperceratose ou paraceratose.

Diagnóstico

O diagnóstico clínico é confirmado pela microscopia do raspado da borda da lesão ou cultura para fungos.

Diagnóstico Diferencial

O diagnóstico diferencial é feito com outras lesões eritematosas na região inguinal, como psoríase inversa, eritrasma e dermatite seborreica.

Tratamento

O tratamento é feito com antifúngicos tópicos como os azóis, terbinafina 250 mg dia, por 1 a 2 semanas, ciclopirox olamina

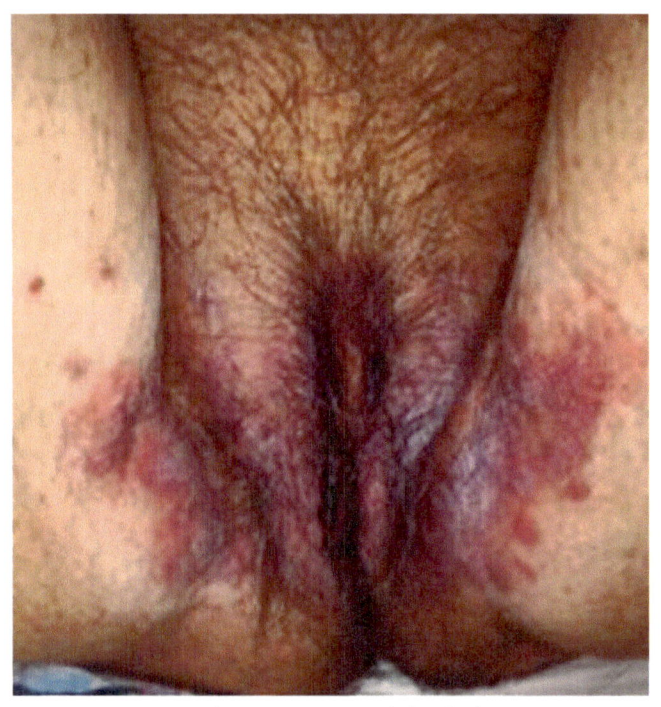

Fig. 4-8. *Tinea cruris.* Placas eritematosas de bordas levemente elevadas, bruscamente demarcadas, estendendo-se até as raízes das coxas.

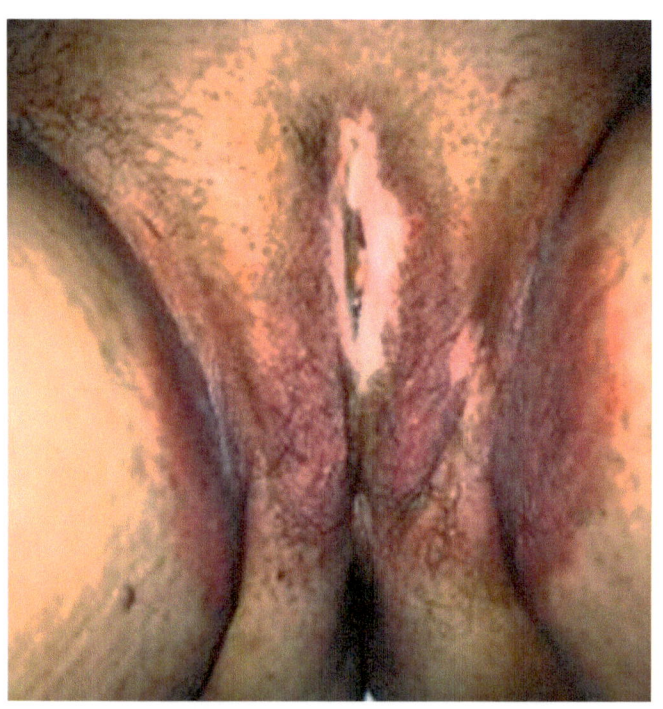

Fig. 4-9. *Tinea cruris.* Machas e placas eritematosas de bordas levemente elevadas, demarcadas, estendendo-se até as raízes das coxas. Presença de mancha hipocrômica central e em face externa de grande lábio esquerdo pelo líquen escleroso vulvar.

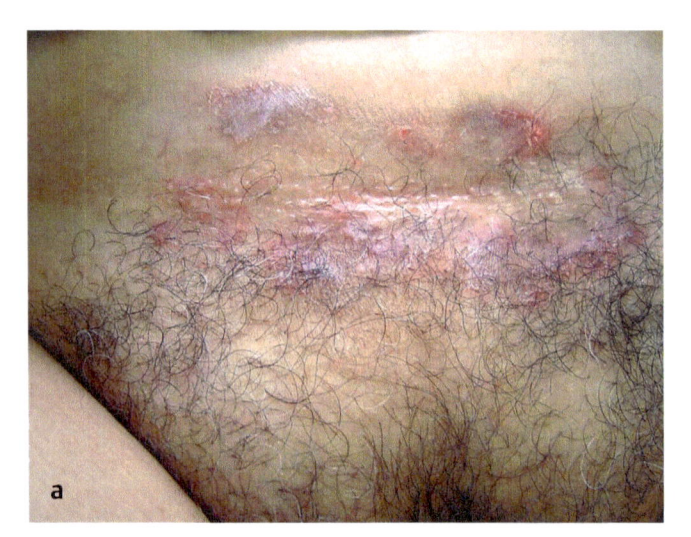

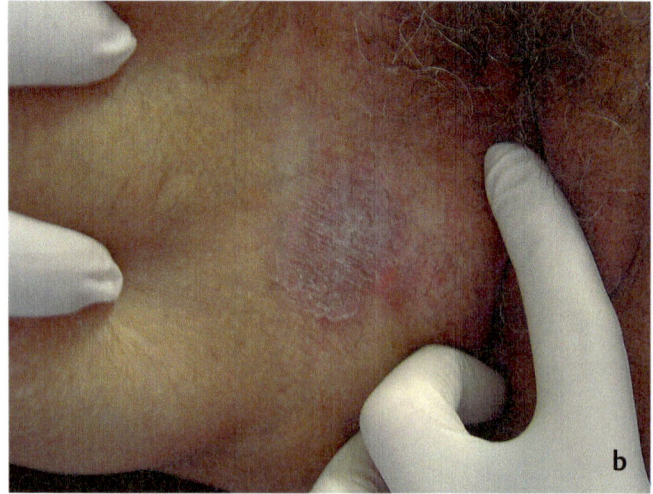

Fig. 4-10. (a,b) *Tinea cruris.* Manchas e placas eritematosas de bordas levemente elevadas, demarcadas, estendendo-se até o monte pubiano e as raízes das coxas.

e tolnaftato, 1 a 3 vezes por dia, por 1 a 3 semanas, até a melhora da lesão. A nistatina não é eficaz para dermatofitoses. Na tinea cruris extensa ou refratária ao tratamento, deve-se usar antifúngico oral, como a terbinafina 250 mg dia, por 1 a 2 semanas, itraconazol 200 mg dia, por 1 a 2 semanas, fluconazol 150 mg uma vez na semana por 2 a 4 semanas, griseofulvina 500 mg dia por 2 a 4 semanas. O uso combinado ao corticoide não é recomendado. A recorrência da infecção é comum.

MOLUSCO CONTAGIOSO

Definição

Doença viral transmitida pelo contato direto com a pele, podendo ocorrer autoinoculação. Apresenta-se clinicamente com lesões papulosas assintomáticas em número variável. O acometimento em adultos na região genitoanal pode caracterizar transmissão por via sexual.

Fisiopatologia

Tem como agente etiológico um *Poxvírus*, com quatro subtipos e capacidade de reproduzir-se no citoplasma de células infectadas. Apresenta um período de incubação de 3 semanas a 3 meses após a exposição.

Apresentação Clínica

Observam-se pápulas de 3 a 6 milímetros de diâmetro, semiesféricas, isoladas e bem delimitadas de coloração rósea ou igual à da pele, com centro umbilicado e base discretamente eritematosa. São geralmente assintomáticas, podendo haver discreto prurido ou eczema perilesional e encontradas no tronco e nas extremidades das crianças e na região genital nos adultos (Figs. 4-11 e 4-12). Presença de infecção bacteriana secundária não é incomum. Quadros com lesões atípicas, generalizadas e persistentes podem ocorrer em imunodeprimidos.

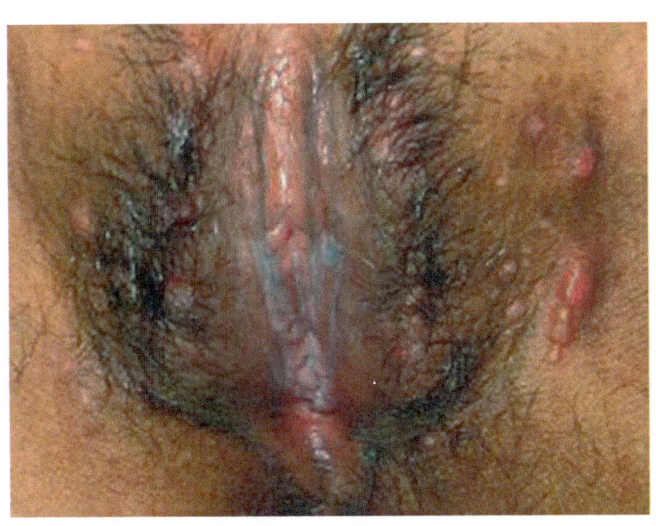

Fig. 4-11. Lesões de molusco contagioso. A paciente em voga estava sendo medicada equivocadamente para abordagem sindrômica de úlcera genital.

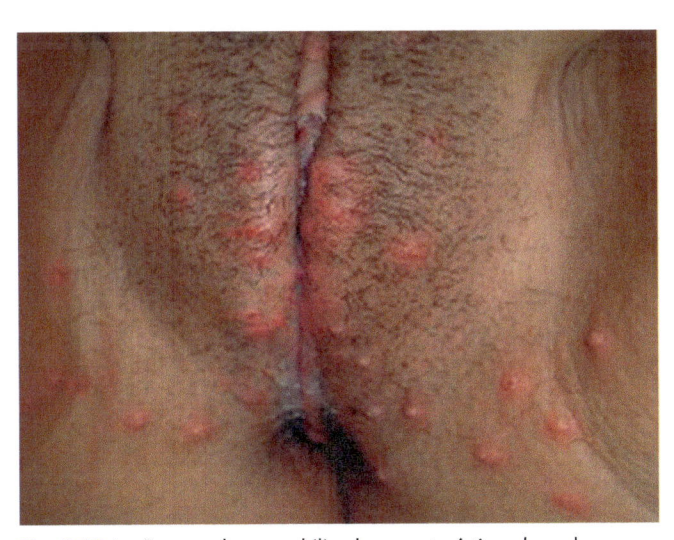

Fig. 4-12. Lesões papulosas umbilicadas características de molusco contagioso.

Diagnóstico

É essencialmente clínico. Aspectos dermatoscópicos característicos auxiliam no diagnóstico. Em casos duvidosos pode-se recorrer à citologia de Tzanck do material extraído por curetagem, identificando as inclusões citoplasmáticas denominadas de corpos de *Handeron-Patterson*, que também podem ser vistas ao exame histopatológico, este realizado excepcionalmente.

Diagnóstico Diferencial

É feito com miliária, verruga vulgar, condiloma acuminado e condiloma *latum* quando na região genital. Em pacientes com AIDS (síndrome da imunodeficiência adquirida), a criptococose cutânea pode simular o molusco contagioso.

Tratamento

Os tratamentos preconizados podem ser divididos entre aqueles realizados diretamente pelo médico assistente e aqueles aplicados domiciliarmente pelos pacientes:

- Aplicados pelo médico:
  - Curetagem das lesões: é o procedimento de eleição.
  - Ácido tricloroacético a 30%-50%: aplicações semanais sobre as lesões.
  - Crioterapia com nitrogênio líquido: mais utilizado nas lesões maiores.
- Autoaplicado pelo paciente:
  - Tretinoína a 0,025%-0,1% em creme: pode ocorrer irritação em áreas de dobra ou de exposição solar sem proteção.
  - Hidróxido de potássio a 5% ou 10% em solução: aplicações lesionais uma vez ao dia por até 1 semana.
  - Imiquimode a 5% em creme: aplicar por cerca de 8 horas, três vezes na semana (em dias alternados); contraindicado em gestantes e lactantes.

Muitas vezes o tratamento específico não é necessário, já que as lesões involuem espontaneamente em meses.

CONDILOMA ACUMINADO

Definição

Infecção causada pelo HPV (*human papilloma virus* – vírus do papiloma humano) consistindo na virose mais comum transmitida por via sexual, não se podendo, entretanto, definir com certeza o modo e o momento em que a contaminação ocorreu. É mais prevalente nas mulheres e está ligada às neoplasias intraepiteliais do colo uterino. É também denominado de condiloma acuminado ou verrugas anogenitais.

O período de incubação após o contágio varia de 3 semanas a 8 meses (média de 3 meses), mas com frequência não sendo possível determinar. Esta variabilidade pode estar relacionada com a competência imunológica do indivíduo.

Fisiopatologia

O HPV é um DNA-vírus, existindo mais de 200 tipos, sendo alguns específicos para o epitélio anogenital. Os tipos mais frequentes, de acordo com o aumento de risco para lesão intraepitelial escamosa (SIL), são classificados de:

- *Baixo risco:* HPV 6, 11, 42, 43, 44. São encontrados não integrados ao genoma da célula hospedeira. Estão mais presentes nas lesões condilomatosas (verrugas genitais).
- *Alto risco:* HPV 16, 18, 31, 33, 35, 39, 45, 51, 52, 56, 58, 59, 68. Podem estar integrados ao genoma da célula hospedeira e associados às lesões intraepitelais escamosas de baixo ou alto grau. Estas alterações não dependem exclusivamente do tipo viral, mas sim de um complexo, ainda não totalmente decifrado, sistema de mecanismos de agressão (patógeno) e defesa (hospedeiro).

Apresentação Clínica

As verrugas genitais apresentam-se como lesões vegetantes, condilomatosas, única ou múltiplas, distribuídas aleatoriamente, isoladas ou agrupadas, podendo desaparecer espontaneamente ou evoluir em número e tamanho até formarem grandes massas vegetantes com o aspecto de "couve-flor" (Figs. 4-13 a 4-15). O condiloma gigante é entidade conhecida como tumor de Buschke-Löwenstein e significa manifestação pelo HPV 6 ou 11 fortemente agressiva, entretanto, histopatologicamente, não é maligno (Figs. 4-16 a 4-18).

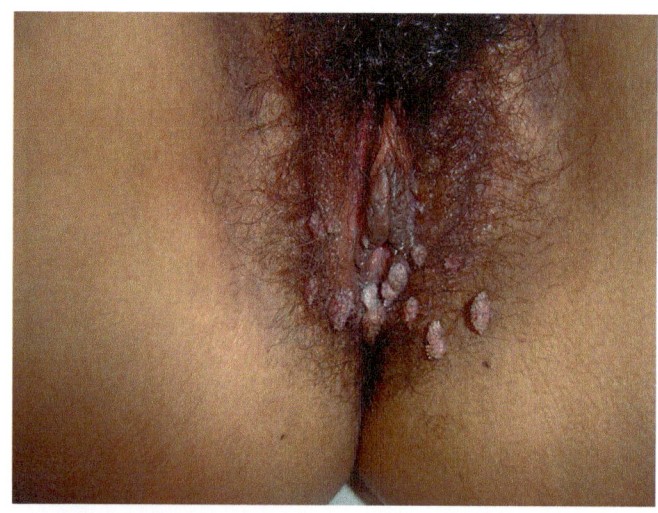

Fig. 4-13. Condiloma acuminado. Pequenas e múltiplas lesões condilomatosas isoladas em porção caudal da vulva e períneo.

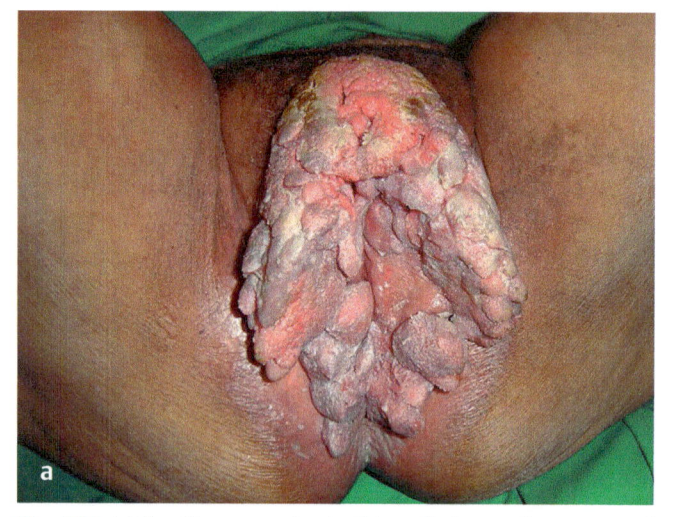

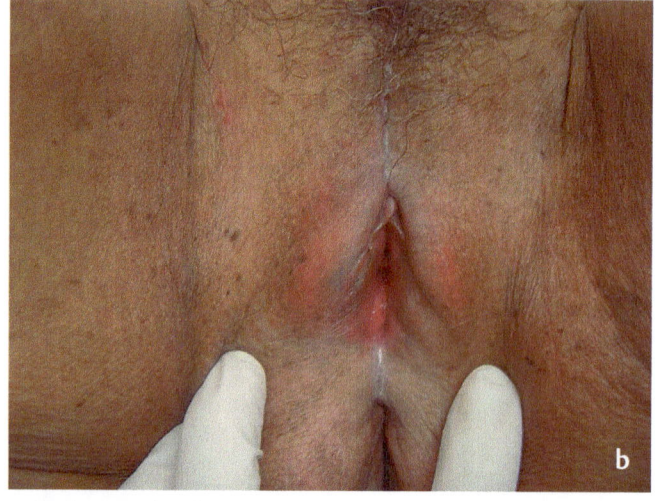

Fig. 4-14. (a) Condiloma acuminado. Extensa lesão condilomatosa em "couve-flor" ocupando vulva, períneo e região perianal. **(b)** Excisão completa da lesão no bloco operatório sob anestesia de bloqueio e cirurgia convencional. Aspecto final 12 meses após o procedimento.

INFECÇÕES

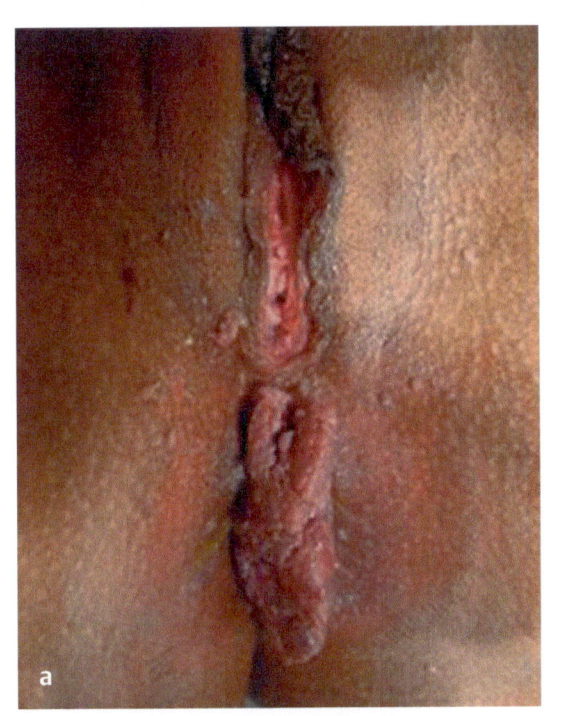

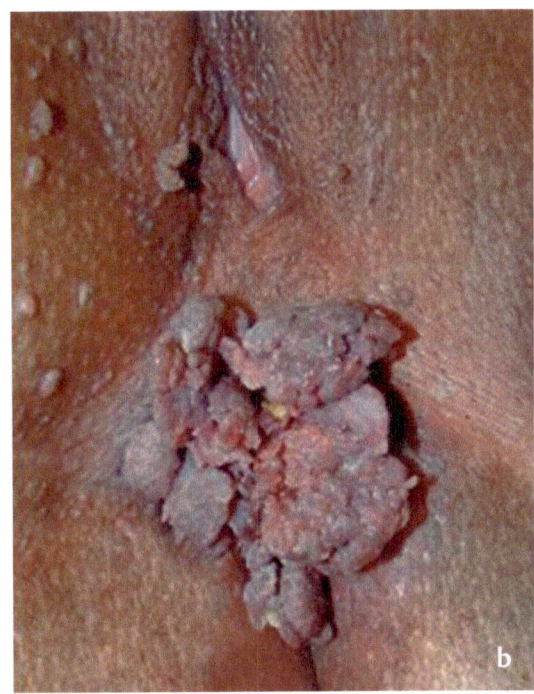

Fig. 4-15. (a,b) Volumosa lesão de condiloma acuminado perianal e outras menores em satélite. Paciente gestante com 15 anos de idade, justificando o crescimento clínico rápido.

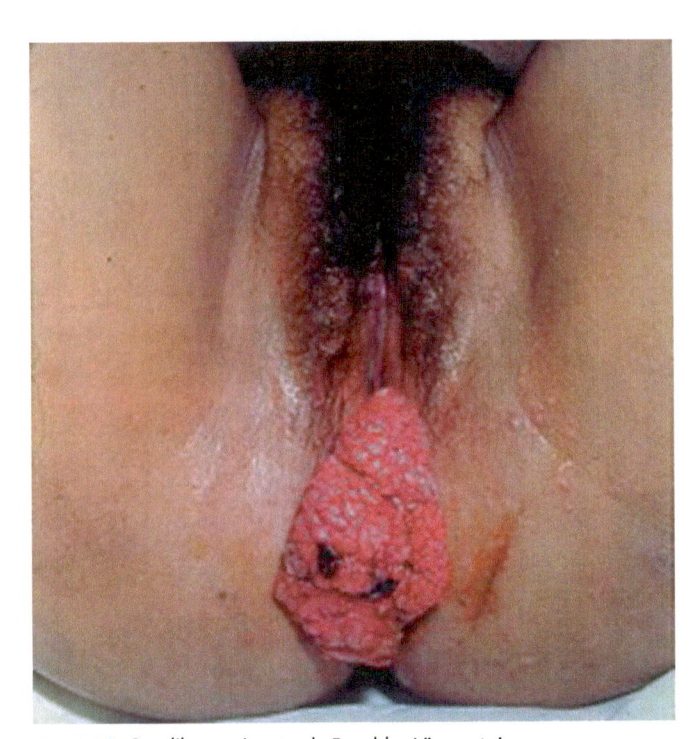

Fig. 4-16. Condiloma gigante de Buschke-Löwenstein.

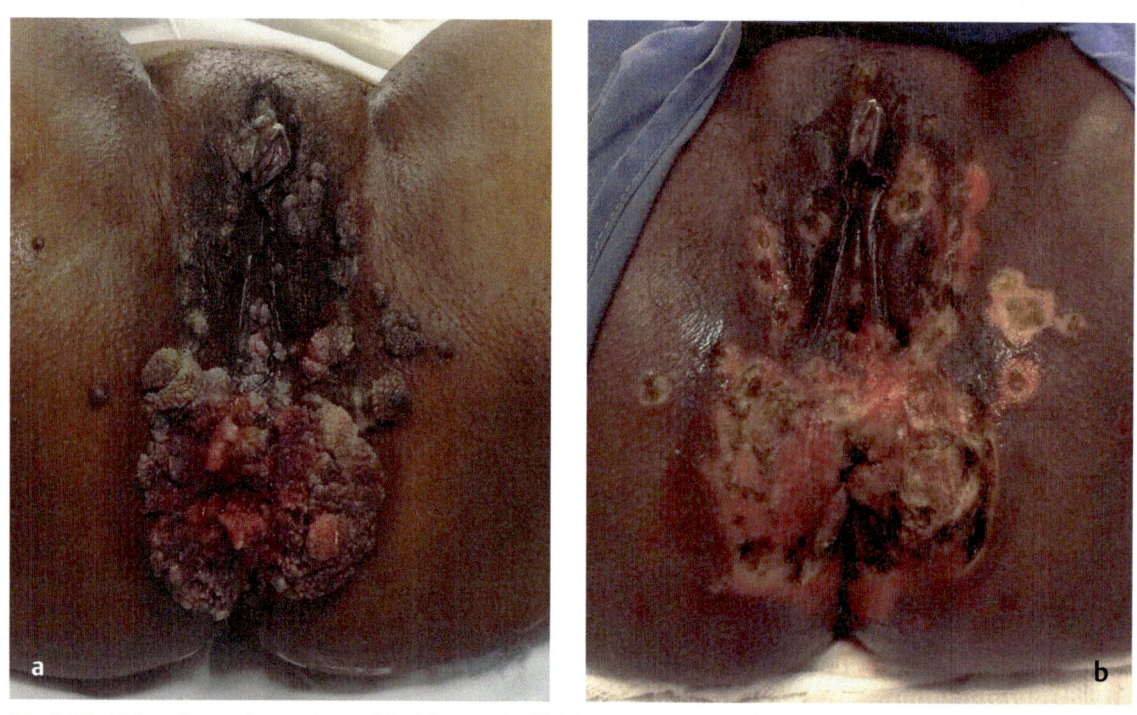

Fig. 4-17. (a) Condiloma gigante de Buschke-Löwenstein. (b) Pós-cauterização imediata.

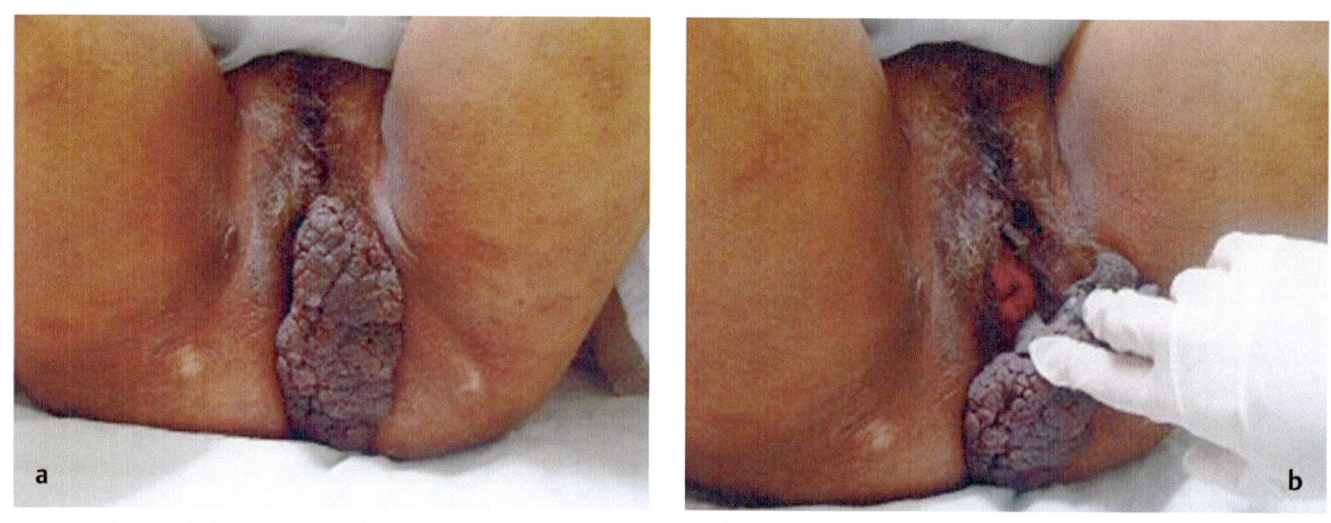

Fig. 4-18. (a,b) Paciente com 52 anos de idade apresentando lesão verrucosa vulvar com 8 meses de evolução. Diagnóstico de condiloma gigante de Buschke-Löwenstein.

As localizações mais comuns nas mulheres são: vulva, períneo, meato uretral e colo do útero. Em ambos os sexos ocorre, com frequência, envolvimento do ânus, períneo e, eventualmente, a boca (Figs. 4-19 a 4-21). A gravidez aparentemente facilita a expressão clínica tanto da infecção adquirida recentemente como da latente de longo tempo, podendo ocorrer rápido crescimento das lesões de HPV durante o período gestacional (Figs. 4-22 e 4-23).

INFECÇÕES

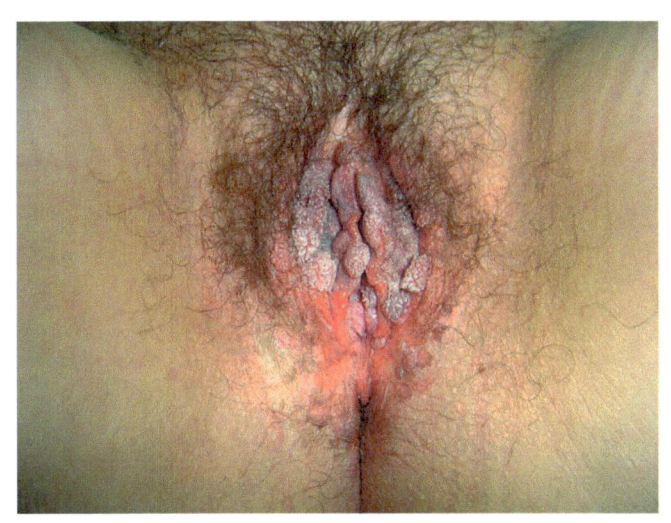

Fig. 4-19. Condiloma acuminado. Múltiplas lesões condilomatosas disseminadas em pequenos lábios, sulcos interlabiais e vestíbulo vaginal.

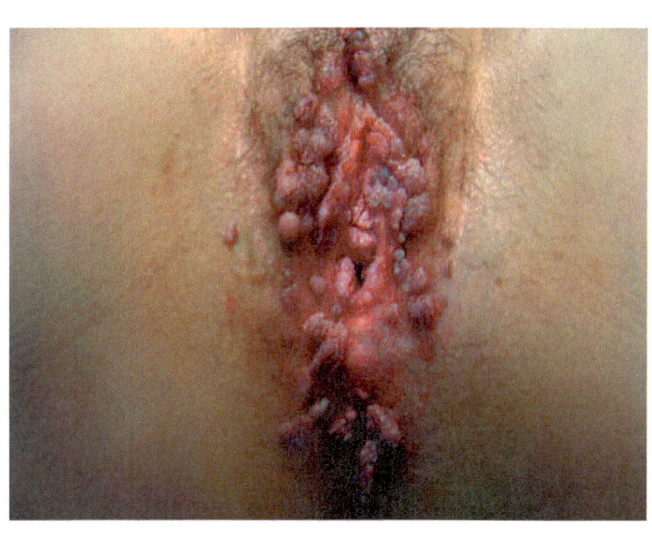

Fig. 4-20. Condiloma acuminado. Múltiplas lesões verrucosas, isoladas e agrupadas, distribuídas na vulva, períneo e região perianal.

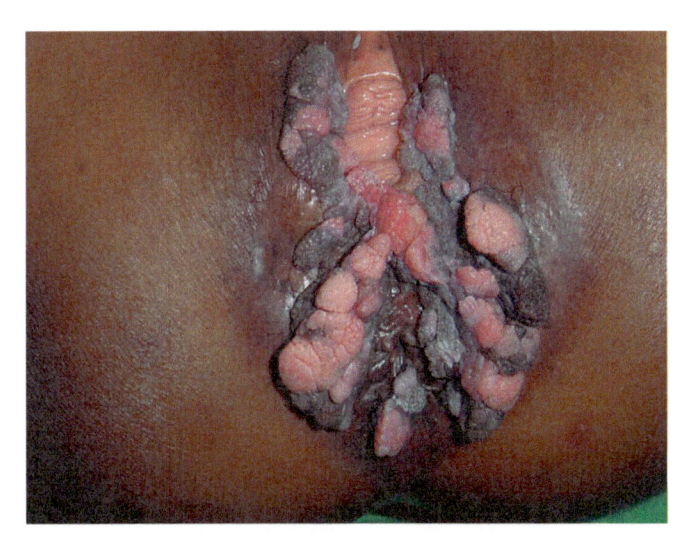

Fig. 4-21. Condiloma acuminado. Extensa lesão condilomatosa, coalescente, eritematosa, com áreas de pigmentação, distribuída na vulva, períneo e região perianal.

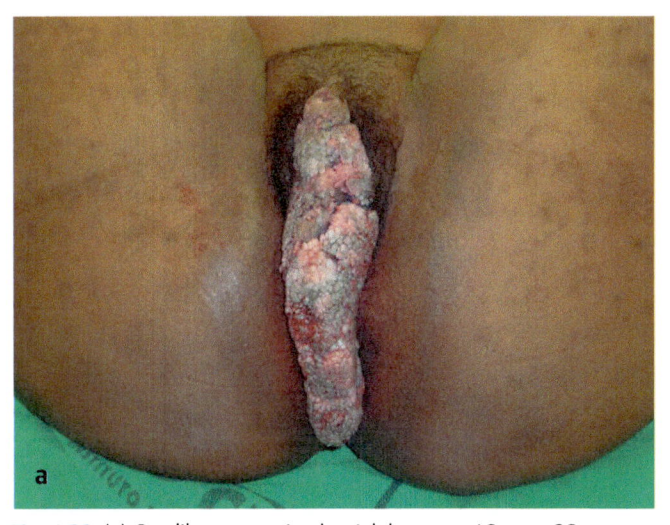

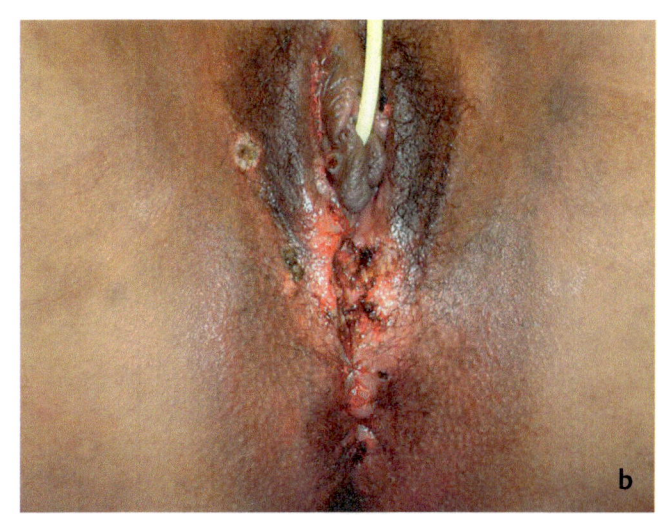

Fig. 4-22. (**a**) Condiloma acuminado. Adolescente, 16 anos, 26 semanas de gestação, moradora de rua. Sorologias VDRL e HIV positivas. Lesão condilomatosa vegetante, gigante atingindo vulva períneo e região perianal. (**b**) Excisão completa da lesão no bloco operatório, sob anestesia de bloqueio e cirurgia convencional. Aspecto final imediatamente após o procedimento.

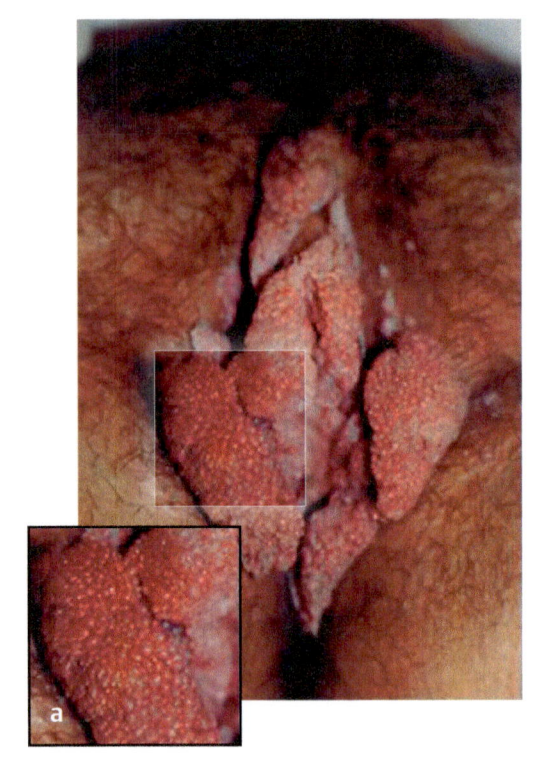

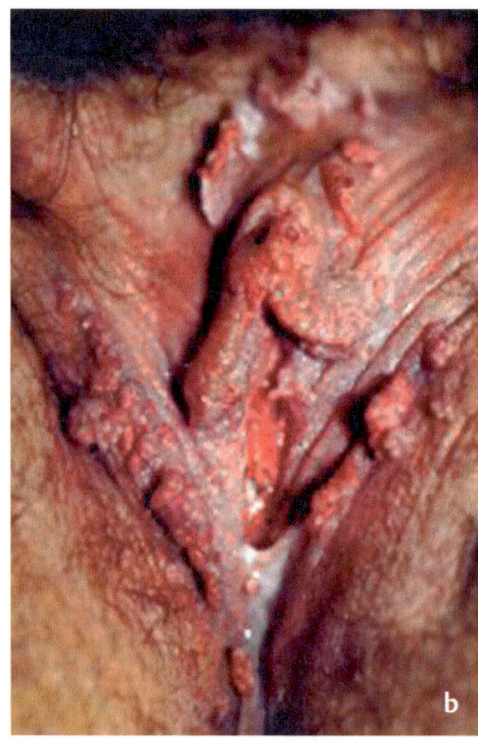

Fig. 4-23. (a,b) Condiloma acuminado em gestante. Francos sinais de involução espontânea após o parto.

O HPV está relacionado com lesões intraepiteliais do colo uterino, e em menor frequência, também, com as de vagina, vulva, pênis e ânus. Entretanto, 1% a 5% dos casos de neoplasia intraepitelial cervical (NIC) não se encontram HPV, e as de baixo grau, em sua maioria, tendem a sofrer involução espontânea. Sabe-se que a maioria dos cânceres tem etiologia multifatorial e o HPV sozinho parece ser insuficiente para produzir a transformação maligna. Vários fatores podem estar envolvidos: coinfecção (principalmente por clamídia e herpes vírus), tabagismo, múltiplos parceiros, entre outros.

Achados Microscópicos

A citologia e a histologia podem apontar o efeito citopático mais característico da infecção, a coilocitose, binucleação, disceratose, assim como outras consequências da ação viral, como, por exemplo, as alterações carcinomatosas. No histopatológico observa-se ainda proliferação epidérmica caracterizada por acantose e papilomatose.

Diagnóstico

A ação viral tecidual é somente observada nas manifestações clínicas e subclínicas da infecção através do exame citológico e histopatológico. Os resultados de colpocitologias com relato sugestivo de HPV devem ser encarados com prudência e exigem análises conjuntas com dados clínicos e colposcópicos. A detecção do vírus deve ser feita por PCR (reação em cadeia da polimerase) ou captura híbrida (CH). No primeiro caso há possibilidade de genotipagem para identificação de tipos específicos. Na captura híbrida são identificados grupos virais, de alto risco e de baixo risco. O exame histopatológico está indicado para elucidação diagnóstica ou quando há suspeita de degeneração carcinomatosa.

Para auxiliar na visualização de lesões subclínicas utiliza-se o ácido acético de 3% a 5%, que torna a área suspeita esbranquiçada (acetobranca). Entretanto, tal acetorreação não é patognomônica de infecção por HPV. Inúmeras razões podem conferir reação branca ao ácido acético sem significar doença por HPV. Manifestações subclínicas são mais bem visualizadas com a ajuda de instrumentos de magnificação (colposcópio) (Figs. 4-24 e 4-25).

Diagnóstico Diferencial

Principalmente com o condiloma *latum* da fase secundária da sífilis, mas também com o molusco contagioso, tumores cutâneos benignos e outras neoplasias de origem não viral.

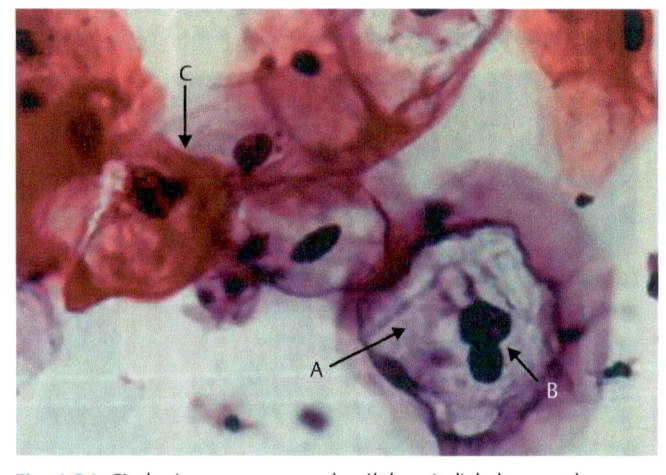

Fig. 4-24. Citologia com presença de célula epitelial observando nas A. setas coilocitose, B. binucleação e discariose e C. disceratose.

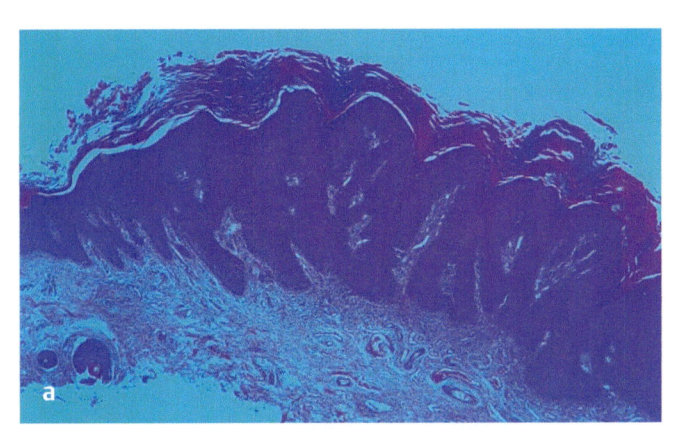

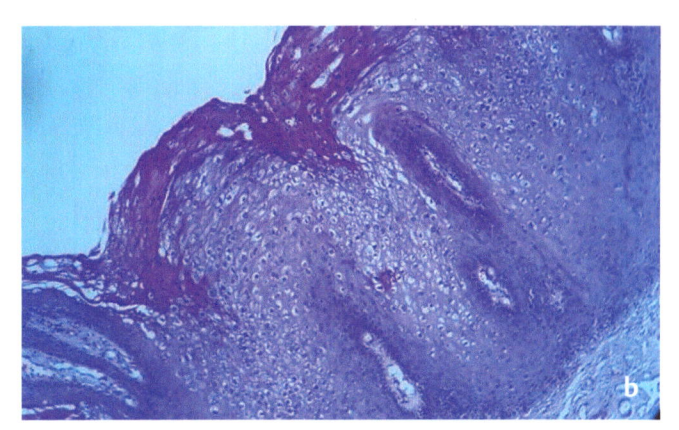

Fig. 4-25. (a) Condiloma acuminado. Observam-se acantose com hiperceratose, paraceratose e hipergranulose, configurando papilas com eixos conjuntivos alongados. (HE, 40x). (b) Alterações citopáticas relacionadas ao HPV. Observam-se coilocitose e paraceratose, núcleos hipercromáticos e irregulares na epiderme acantótica (HE, 100x).

Tratamento

São vários os tratamentos propostos, ficando a escolha na dependência do número, tempo de evolução, localização e tamanho das lesões; idade e estado imunológico do paciente e experiência do profissional assistente (Figs. 4-26 e 4-27).

- Autoaplicado pelos pacientes:
  - Imiquimode creme a 5% – aplicar nas lesões três vezes na semana (dias alternados), por 4 a 16 semanas, à noite e retirando pela manhã. Não há estudos que mostrem a segurança em gestantes.
  - Podofilotoxina creme a 0,15% – aplicar sobre as lesões duas vezes ao dia durante 3 dias, seguido de intervalo sem aplicação por 4 dias. Repetir por até 4 ciclos. Não há estudos que mostrem a segurança em gestante (Não mais disponível no Brasil.)
  - Sinecatequinas pomada a 10% – aplicar três vezes ao dia até o desaparecimento das lesões ou até no máximo 16 semanas. Tem efeito antiproliferativo. É preparado a partir das catequinas do chá verde. Sua substância ativa é o galato de epigalocatequina. Não pode ser usado em mucosa ou na gravidez. Ainda não está disponível no Brasil.

- Aplicados pelo médico:
  - Ácido tricloroacético de 30% a 90%. Aplicações semanais. Pode ser usado em gestantes.
  - Podofilina a 10%. Embora recomendada pelo fluxograma do Ministério da Saúde está proscrita durante a gravidez, por ser nefrotóxico e neurotóxicos e pela possibilidade de produzir queimaduras na pele sã ajacente.
  - Criocirurgia com nitrogênio líquido. Aplicações quinzenais ou mensais. Pode ser usado em gestantes.
  - Eletrocauterização. Aplicações quinzenais ou mensais. Pode ser usado em gestantes.
  - *Laser* de CO_2, argônio, Yag, érbio e di-iodo. Aplicações quinzenais ou mensais. Não há contraindicações estabelecidas de uso em gestantes.
  - Radiofrequência com função pulse. Aplicações quinzenais ou mensais. Não há contraindicações estabelecidas de uso em gestantes.

Grandes massas condilomatosas podem exigir cirurgias de grande porte, resultando em deformidades e cicatrizes permanentes. Todos os métodos terapêuticos possuem altos índices de recidiva (> 50%). Aconselha-se reexaminar os pacientes após 3 meses do desaparecimento das lesões. Observa-se remissão das lesões no pós-parto. É indicado o parto cesáreo somente se as lesões obstruírem o canal de parto.

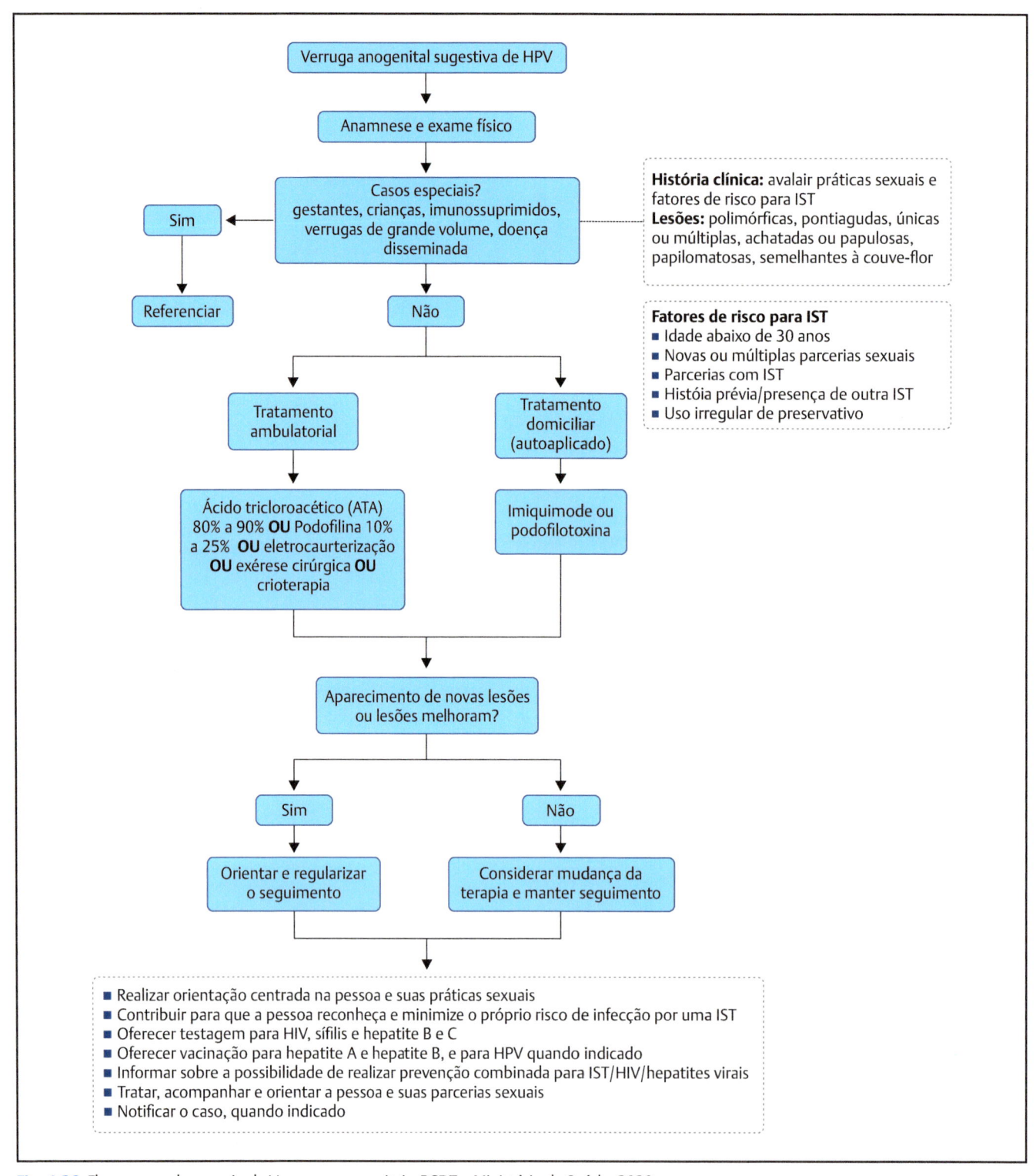

Fig. 4-26. Fluxograma de manejo de Verrugas anogenitais. PCDT – Ministério da Saúde, 2020.

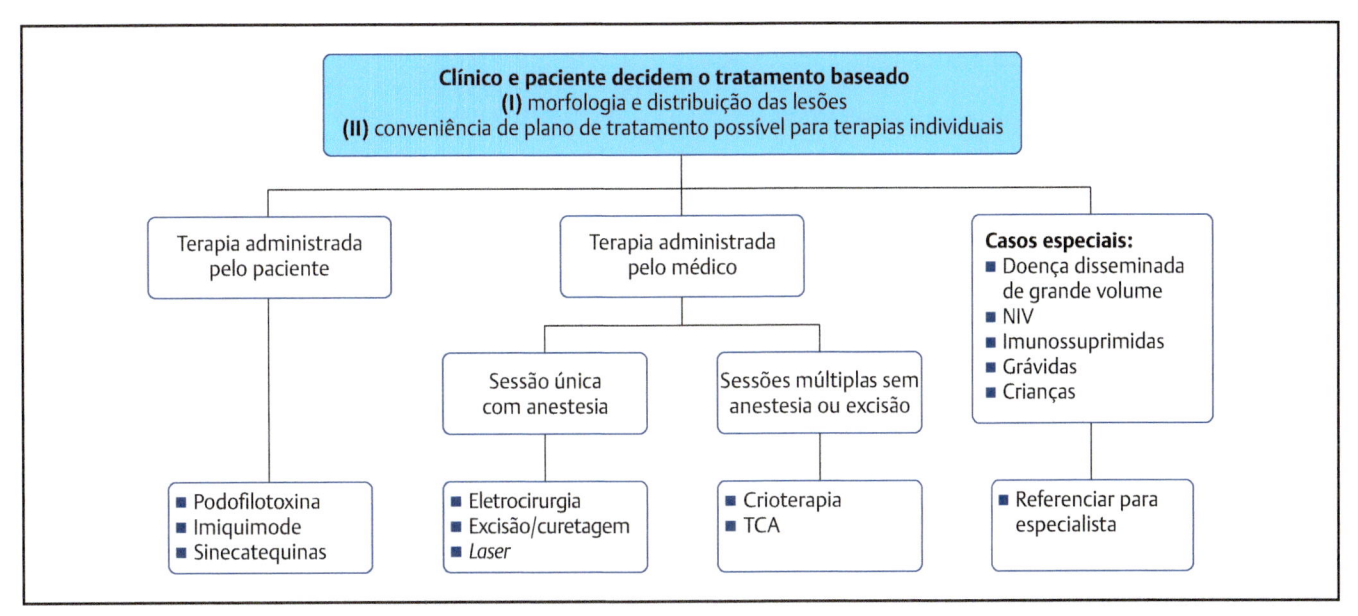

Fig. 4-27. Fluxograma de tratamento de verrugas genitais. (Fonte: Lacey et al; 2012.)

Vacina HPV

Atualmente no Brasil temos a vacina quadrivalente contra os HPV tipo 6, 11, 16 e 18 disponível. A eficácia, medida pela detecção sérica de anticorpos HPV específicos e a efetividade, avaliada pelo diagnóstico de doenças associadas aos HPV vacinais, foram evidenciadas como altas (> 95%). Convém esclarecer que as vacinas contra o HPV têm ação preventiva mas não curativa.

O Ministério da Saúde adotou a vacina contra HPV no Programa Nacional de Imunização (PNI) do Sistema Único de Saúde (SUS) a partir de 2014 utilizando a vacina quadrivalente, atualmente para meninas de 9 aos 14 anos e meninos de 11 aos 14 anos com esquema de duas doses da vacina (0 e 6 meses). Em 2021, o Ministério da Saúde ampliou a cobertura vacinal para mulheres imunossuprimidas (9 a 45 anos) e homens imunossuprimidos (9 a 26 anos). Nestes casos, o esquema deverá ser de três doses.

A vacina nonavalente, contra os HPV 6,11,16,18,31, 33,45,52,58 (MSD®), foi aprovada pela Food and Drug Administration (FDA) dos Estados Unidos em dezembro de 2014 e recomendada em fevereiro de 2015 pelo *Advisory Commitee on Immunization Practices* (ACIP). Ainda não foi disponibilizada no Brasil.

BIBLIOGRAFIA

Baykushev R, Ouzounova-Raykova V, Stoykova V, Mitov I. Reliable microbiological diagnosis of vulvovaginal candidiasis. Akush Ginekol (Sofia). 2014;53(4):17-20.

Centers for Disease Control and Prevention. 2015 Guidelines for treatment of sexually transmitted diseases. MMWR 2015;64(RR-3). Disponível em: http://www.cdc.gov/std/tg2015/

Centers for Disease Control. Vulvovaginal candidiasis. Atlanta (GA): CDC; 2015. Available at: https://www.cdc.gov/std/treatment-guidelines/default.htm.acessado em 21 de abril de 2022.

El Gohary M, van Zuuren EJ, Fedorowicz Z, Burgess H, Doney L, Stuart B, *et al*. Topical antifungal treatments for tinea cruris and tinea corporis. Cochrane Database Syst Rev 2014;8:CD009992.

Fan S, Liu X, Liang Y. Miconazole nitrate vaginal suppository 1,200mg versus oral fluconazole 150mg in treating severe vulvovaginal candidiasis. Gynecol Obstet Invest. 2015;80:113–8.

Fan S, Liu X, Wu C, Xu L, Li J. Vaginal nystatin versus oral fluconazole for the treatment for recurrent vulvovaginal candidiasis. Mycopathologia. 2015;179(1-2):95-101.

Goldstein AO, Goldstein BG. Dermatophyte (tinea) infections. In: UpToDate, Post, TW (Ed), UpToDate, Waltham, MA, 2016.

Goldstein BG, Levy ML. Trichophyton, Microsporum 2016;1-10.

Harper D, Franco E, Wheeler C, Ferris DG, Jenkins D, Schuind A, et al. Efficacy of a bivalent virus-like particle vaccine in prevention of infection with human papillomavirus types 16 and 18 in young women: a randomized controlled trial. Lancet 2004; 364:1757-65.

Lacey et al. European guideline for the manegement of anogenital warts. JEADV 2012;27:e263-e270.

Margesson JL, FRCPC, Haefner HK. Vulvar lesions: differential diagnosis based on Morphology. Post TW, ed. UpToDate, Walthan, MA: UpToDate. Inc. https://www.uptodate.com (Accessed on January 02, 2020.)

Ministério da Saúde do Brasil. Vacinação contra HPV. Disponível em: https://www.gov.br/saude/pt-br/assuntos/noticias/saude-amplia-vacinacao-contra-hpv-para-mulheres-imunossuprimidas-com-ate-45-anos. acessado em 21 de abril de 2022.

Nyirjesy, P. Management of Persistent Vaginitis. Obstet Gynecol 2014;124:1135-1146

Passos MRL, Almeida Filho GL. Atlas de DST e Diagnóstico Diferencial. 2. ed. Rio de Janeiro: Revinter; 2012.

Passos MRL, Almeida Filho GL, Coêlho ICB, Moreira LC, Nahn Jr EP, Eleutério Jr J. Atlas of Sexually Transmitted Diseases. Clinical Aspects and Differential Diagnosis. Switzerland. Springer. 2018.

Passos MRL. Deessetologia, DST, 5ª ed., Rio de Janeiro, Cultura Médica, 2011.

Petrosky E, Bocchini Jr JA, Hariri S, Chesson H, Curtis CR, Saraiya M, et al. Use of 9-Valent Human Papillomavirus (HPV) Vaccine: Updated HPV Vaccination Recommendations of the Advisory Committee on Immunization Practices. MMWR 2015;6(1):300.

Protocolo Clínico e Diretrizes Terapêuticas para Atenção Integral às Pessoas com Infecções Sexualmente Transmissíveis (IST)/ Ministério da Saúde, Secretaria de Vigilância e Saúde, Departamento de Doenças de Condições Crônicas e Infecções Sexualmente Transmissíveis. Brasília: Ministério da Saúde, 2020.

Sahoo AK, Mahajan R. Management of tinea corporis, tinea cruris, and tinea pedis: A comprehensive review. Indian Dermatol Online J 2016;7:77-86.

Fan S, Liu X, Liang Y. Miconazole Nitrate Vaginal Suppository 1,200 mg versus Oral Fluconazole 150 mg in Treating Severe Vulvovaginal Candidiasis. Gynecol Obstet Invest 2015;80:113-118.

Sobel JD, Faro S, Force RW, Foxman B, Ledger WJ, Nyirjesy PR, et al. Vulvovaginal candidiasis: epidemiologic, diagnostic, and therapeutic consideratios. Am J Obstet Gynecol 1988;178:203-11.

Sobel JD. Candida albicans. In: UpToDate, Post, TW (Ed), UpToDate, Waltham, MA, 2016.

Sobel JD. Epidemiology and pathogenesis of recurrent vulvovaginal candidiasis. Am J Obstet Gynecol. 1985;152(7 Pt 2):924-935.

Sobel JD. Recurrent vulvovaginal candidiasis. *Am J Obstet Gynecol.* 2016;214(1):15-21.

Sumitha A, Geetha M, Shashikala G, Somashekar H, Chandan K. Efficacy and safety of 1% terbinafine hydrochloride versus 2% sertaconazole cream in the treatment of tinea corporis. Int J Basic Clin Pharmacol 2015;4(3):474-8.

Villa LL, Costa RL, Petta CA, Andrade RP, Ault KA, Giuliano AR, et al. Prophylactic quadrivalent human papillomavirus (types 6, 11, 16, and 18) L1 virus-like particle vaccine in young women: a randomized double-blind placebo-controlled multicentre phase II efficacy trial. Lancet Oncol 2005;6:271-278.

DERMATOSES

CLASSIFICAÇÃO DAS DERMATOSES
A classificação formulada pela Sociedade Internacional de Estudos de Doenças Vulvovaginais (ISSVD – *International Society for the Study of Vulvovaginal Disease*) inclui as desordens vulvares não infecciosas e não neoplásicas mais comumente encontradas com padrão de nomenclatura histológico. As características morfológicas estão bem estabelecidas e mudam pouco com o passar do tempo, oferecendo a vantagem da estabilidade relativa. Com isso, a nova classificação foi projetada para auxiliar o clínico a fazer a correlação clinicopatológica. Dentro de oito padrões gerais mais comuns, há duas ou três doenças mais comuns e importantes em que aquela histologia seria encontrada na biópsia. Consequentemente, quando o clínico recebe um laudo de biópsia contendo apenas uma descrição histológica, em vez de um diagnóstico específico, ele irá até a classificação encontrar o padrão histológico e ver quais doenças compõem o diagnóstico diferencial para aquele padrão. Fazendo a correlação clinicopatológica, o clínico estabelecerá o diagnóstico mais provável (Quadro 5-1).

LÍQUEN ESCLEROSO VULVAR
Definição
O líquen escleroso (LE) é uma doença dermatológica, crônica, mediada por linfócitos e afeta a superfície cutânea com predileção por área anogenital de ambos os sexos, porém sendo mais comum em mulheres. Vários termos foram usados para descrever tal patologia no passado – ictiose, leucoplasia, craurose vulvar, distrofia hipoplástica, balanite xerótica obliterante (termo usado para o líquen escleroso em pênis) e líquen plano escleroso e atrófico.

Quadro 5-1. Classificação das Dermatoses Vulvares pela ISSVD 2016: Subtipos Patológicos e suas Correlações Clínicas

Padrão espongiótico
- Dermatite atópica
- Dermatite alérgica de contato
- Dermatite irritante de contato

Padrão acantótico (antigamente hiperplasia de células escamosas)
- Psoríase
- Líquen simples crônico
- Primário (idiopático)
- Secundário (sobreposto ao líquen escleroso, líquen plano ou outra doença vulvar)

Padrão liquenoide
- Líquen escleroso
- Líquen plano

Padrão esclerótico (homogeneização dérmica)
- Líquen escleroso

Padrão vesicobolhoso
- Tipo penfigoide, cicatricial
- Doença da imunoglobulina A linear

Padrão acantolítico
- Doença de Hailey-Hailey
- Doença de Darier
- Acantólise genitocrural papular

Padrão granulomatoso
- Doença de Crohn
- Síndrome de Melkersson-Rosenthal

Padrão de vasculopatia
- Úlceras aftosas
- Doença de Behçet
- Vulvite plasmocitária

Fisiopatologia

Diversos estudos têm mostrado forte associação entre o líquen escleroso e as doenças autoimunes, além da incidência familiar e ação hormonal (Figs. 5-1 e 5-2). A maior incidência da doença é observada no período fisiológico de baixa estrogênica, como as fases pré-puberal e pós-menopausa da mulher. Cinco por cento a 15% dos casos ocorrem em crianças, com uma prevalência estimada de pelo menos 1 em 900. A idade média de desenvolvimento dos sintomas é de 5 anos e a média de idade do diagnóstico de 6-7 anos.

As características clínicas e histológicas observadas no LE sugerem que haja uma reorganização significativa do tecido conectivo. Na pele normal, é observado um rigoroso controle entre a degradação e a síntese da matriz proteica extracelular. As metaloproteinases são as mais importantes enzimas responsáveis pela degradação da matriz. Elas estão envolvidas na remodelação tecidual e encontradas no reparo de feridas. A produção excessiva de metaloproteinases pode resultar na total destruição do tecido conectivo e da membrana basal, como observado na artrite, em tumores

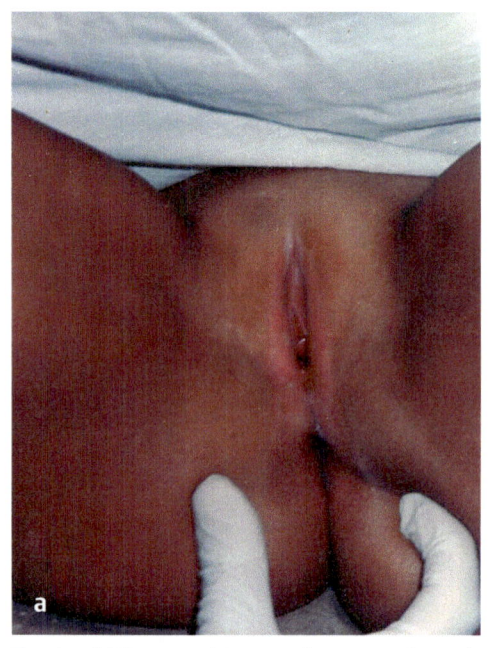

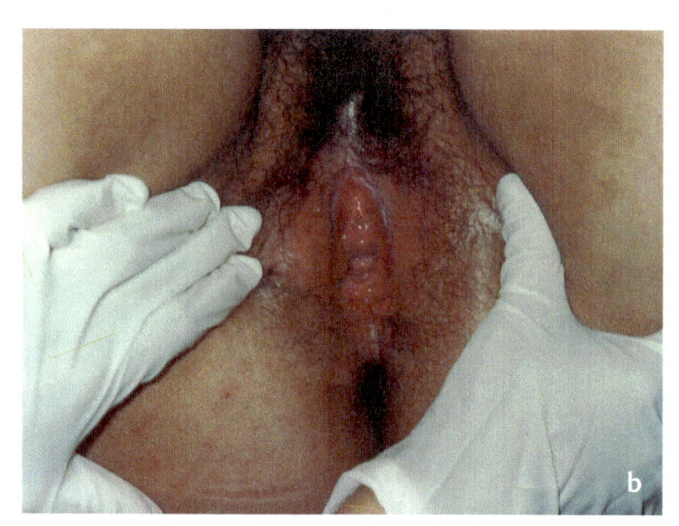

Fig. 5-1. (**a**) Fator genético: LE vulvar em paciente de 5 anos. Discromia tênue em face interna de grandes lábios e região perineal. Pele com textura diminuída. (**b**) LE vulvar na mãe da criança, aos 35 anos com líquen inicial.

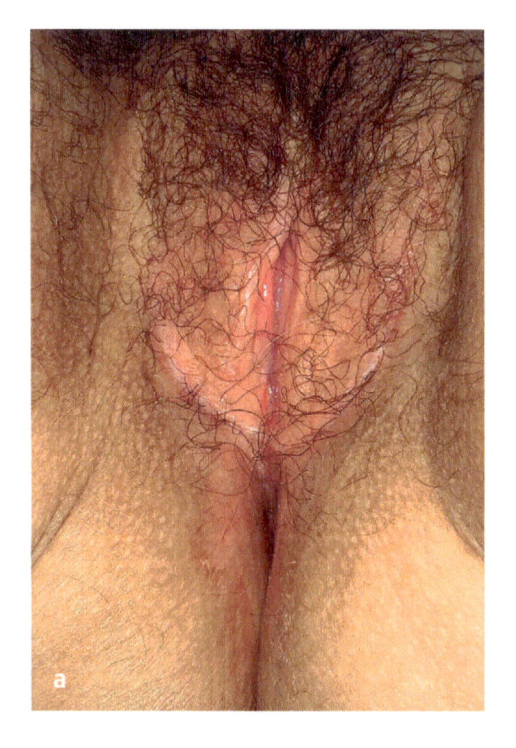

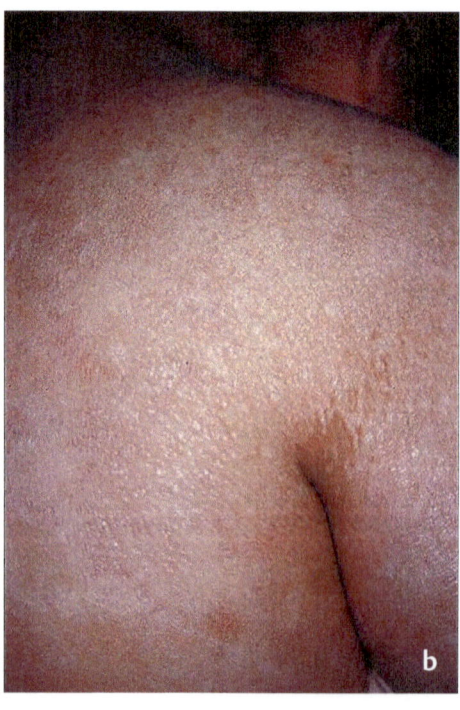

Fig. 5-2. (**a**) Fator imunológico: paciente de 17 anos com LE vulvar clássico e síndrome de Turner. (**b,c**) A mesma paciente apresenta líquen escleroso extragenital na região torácica posterior e na coxa. *(Continua.)*

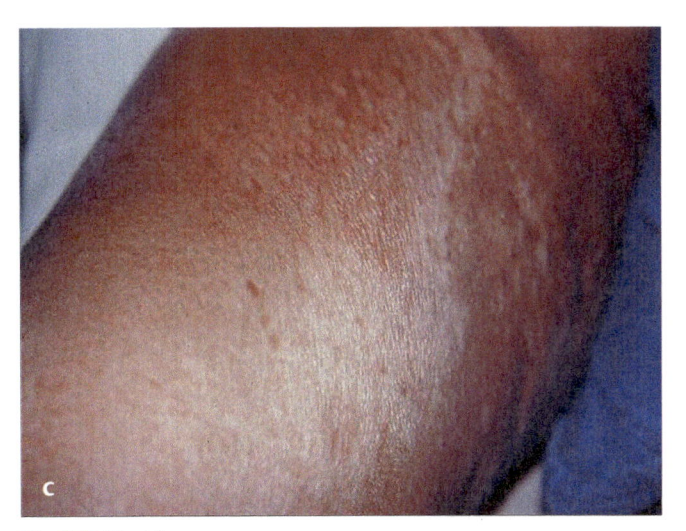

Fig. 5-2. *(Cont.)*

invasivos e em doenças inflamatórias. A tenascina e a fibronectina são os principais componentes da matriz extracelular e encontram-se aumentadas no LE. Elas estimulam a produção de metaloproteinases e, dessa forma, representam um papel significativo nas alterações observadas no tecido conectivo e na membrana basal do LE. Com relação ao sistema elástico, alguns autores têm relatado um decréscimo ou ausência das fibras elásticas, que é uma característica dessa doença, como resultado do aumento da atividade da enzima proteolítica elastase.

Apresentação Clínica

O líquen escleroso é visto em todas as faixas etárias, desde a infância até a senectude. A maioria dos casos ocorre em mulheres no período de pós-menopausa e, aproximadamente, 7% a 15% no período pré-puberal. A doença pode se autorresolver sem sequelas durante a puberdade ou permanecer além do período do menacme. A sua forma extragenital pode ser encontrada em 11% a 20% das pacientes (as áreas mais comuns de acometimento são os ombros, os braços, o tórax e a parte superior do dorso (Fig. 5-3). O principal foco da doença é na região anogenital. Os sítios comuns de acometimento são: clitóris, face interna dos grandes lábios, pequenos lábios, introito vaginal, regiões perineal e perianal; configurando a forma do número oito (Fig. 5-4).

O prurido é o sintoma mais comum, com a tendência de piorar à noite. Não há relação entre a extensão da lesão e a intensidade dos sintomas. A dispareunia é causada pela intensa atrofia do introito vaginal, com chance de impossibilitar o coito. Um terço das pacientes pode ser assintomático, mesmo na doença ativa.

As mudanças da pele vulvar são definidas como mudanças na coloração e na textura. A lesão primária é uma pápula branco-marfim, achatada, poligonal, uniforme, geralmente bem definida e com depressão central. As pápulas são dispersas ou agrupadas em placas (Figs. 5-3, 5-5 e 5-6). O termo líquen é proveniente dessas pápulas, que têm semelhança com a superfície musgosa do líquen das árvores. Embora a lesão possa aparecer sem atrofia, quando ela está presente, pode ocorrer absorção dos pequenos lábios, encarceramento

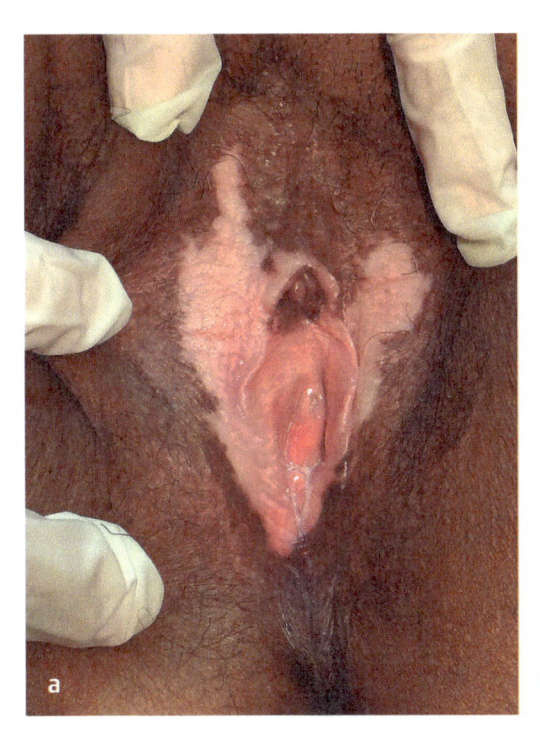

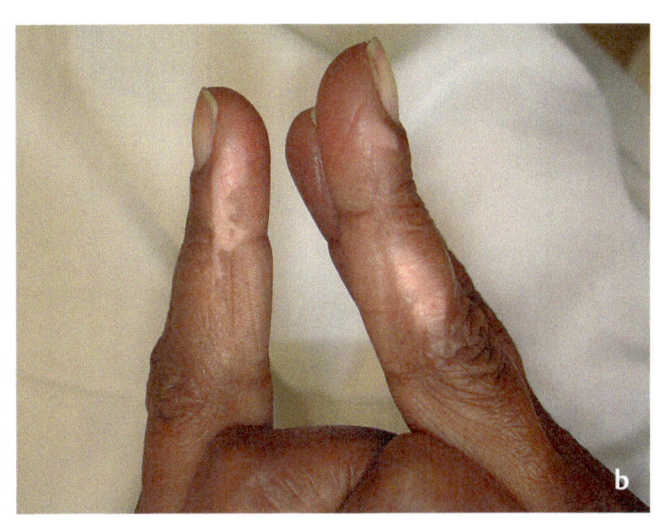

Fig. 5-3. (**a**) Hipopigmentação central com leve apagamento de pequenos lábios. (**b**) A mesma paciente com a forma extragenital do LE.

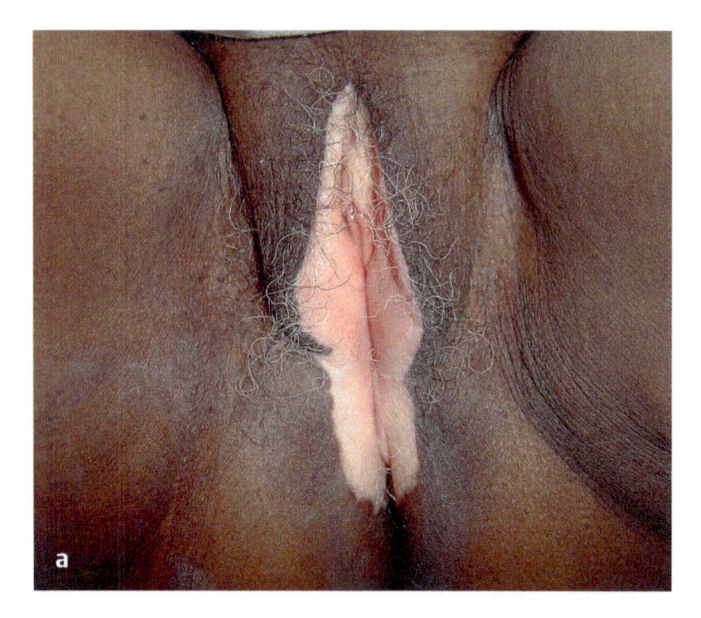

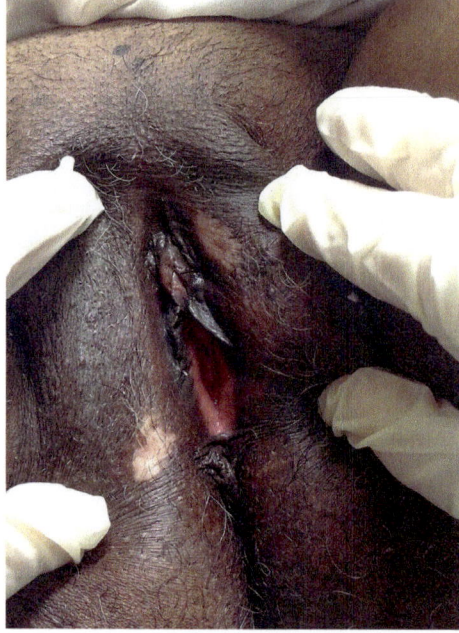

Fig. 5-5. Hipopigmentação isolada em duas áreas.

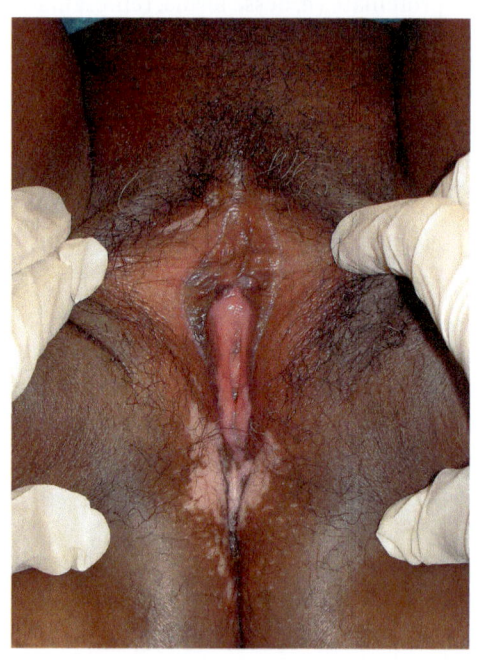

Fig. 5-6. Hipopigmentação isolada em face interna de grandes lábios direito e esquerdo e agrupada nas regiões perineal e perianal. Não há atrofia das estruturas da vulva.

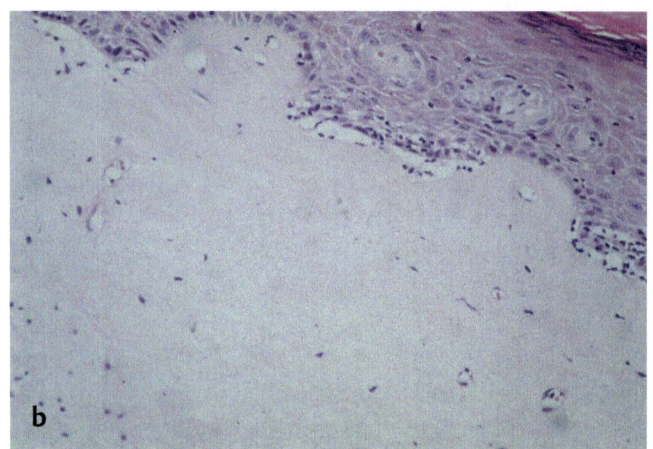

Fig. 5-4. (**a**) Mancha hipocrômica em face interna de pequenos e grandes lábios, região supraclitoriana, perineal e perianal configurando a forma de "oito". (**b**) Retificação da epiderme, vacuolização da camada basal, homogeneização do colágeno e infiltrado linfocitário.

parcial ou total do clitóris, estenose do introito vaginal com perda da arquitetura e fusão da linha média (Fig. 5-7). O estreitamento do introito ocorre por envolvimento da pele na junção da mucosa na região vestibular, uma vez que a doença afeta a pele vulvar e poupa a mucosa vaginal (Fig. 5-8). A pele vulvar pode encontrar-se atrofiada, esbranquiçada, brilhante e frágil, como aspecto de "papel de cigarro", gerando um padrão em forma de oito quando a vulva e a região perianal estão envolvidas. Também pode haver hiperqueratose levando ao espessamento da superfície (Figs. 5-9 a 5-11). As fissuras podem estar presentes principalmente na região perianal, causando dor à defecação (Fig. 5-12). Pode haver a presença de erosões, púrpuras, áreas de hemorragia e edema local que pode formar bolhas (Figs. 5-13 e 5-14). Estas alterações podem ser confundidas com indícios de abuso sexual em meninas. No LE infantil pode haver involução espontânea na puberdade (Fig. 5-15).

DERMATOSES

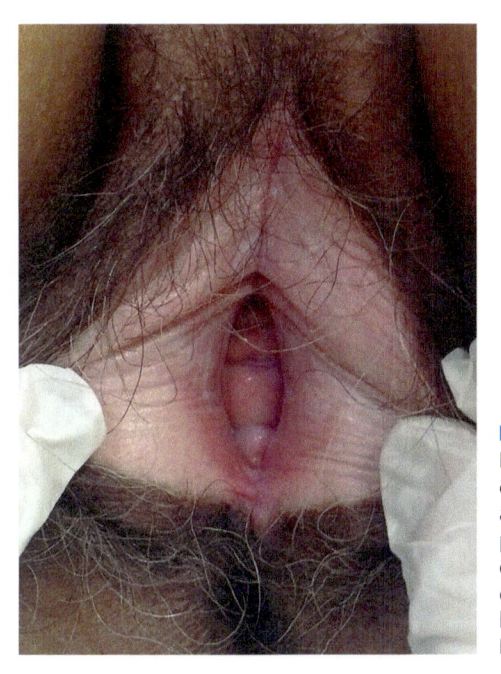

Fig. 5-7. Hipopigmentação central, apagamento dos pequenos lábios e encarceramento do clitóris. Pele brilhante e frágil. Brida anterior.

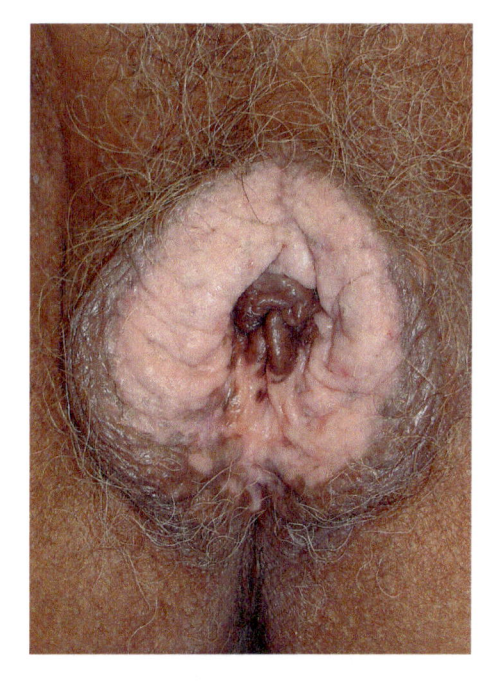

Fig. 5-9. Liquenificação com espessamento da pele vulvar.

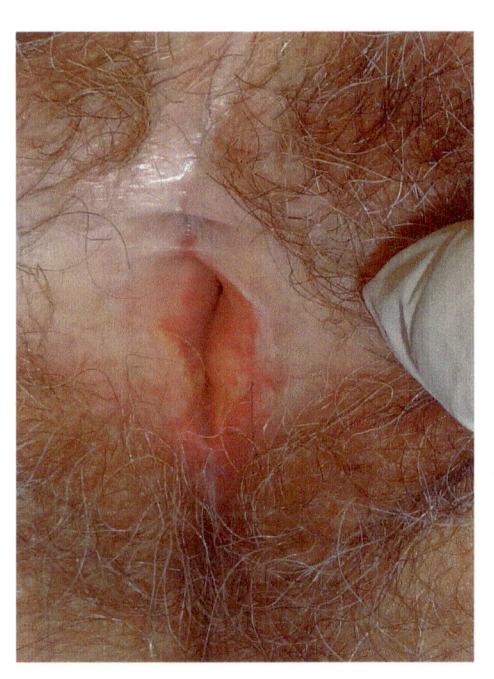

Fig. 5-8. Apagamento total dos pequenos lábios, sepultamento do clitóris, brida anterior, poupando mucosa.

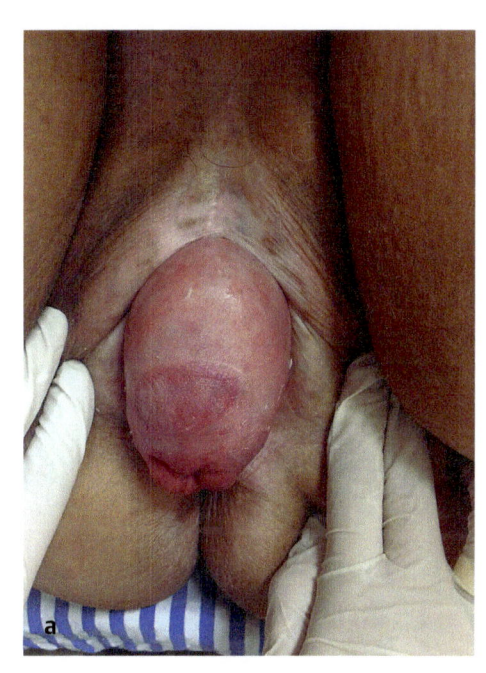

Fig. 5-10. (a) Hipopigmentação com prolapso genital. *(Continua.)*

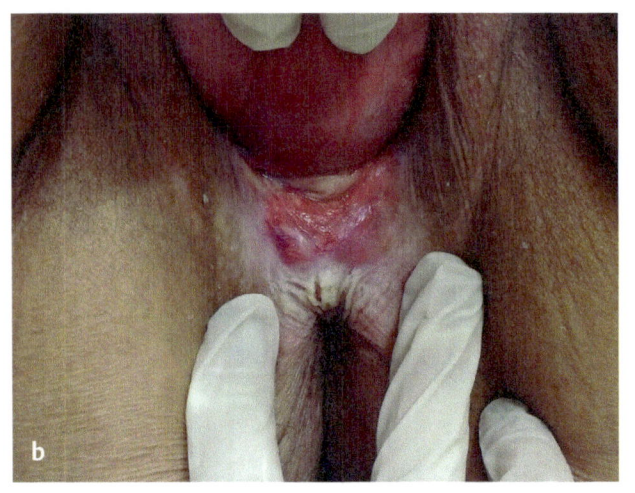

Fig. 5-10. *(Cont.)* (**b**) Erosão em fúrcula e região perineal por trauma do prolapso na pele fina do LE. Hiperceratose na região perianal. Uso do corticoide sem melhora. Biópsia realizada para descartar lesão pré-maligna apresentou somente LE.

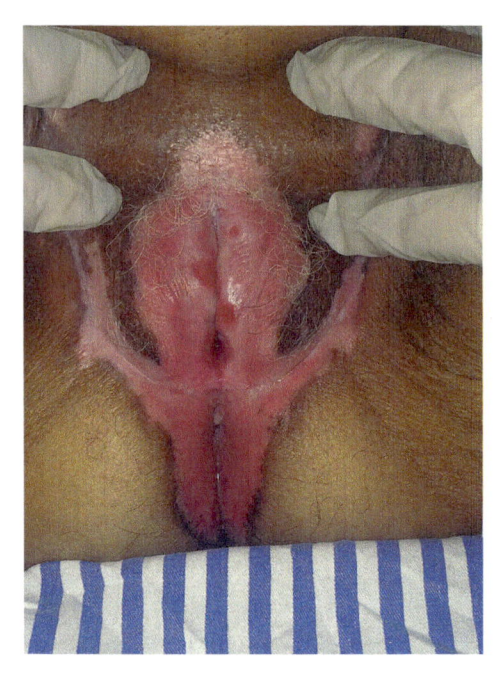

Fig. 5-11. Hipopigmentação com hiperemia e atrofia vulvar, perineal, perianal e atingindo pregas genitocrurais bilateralmente.

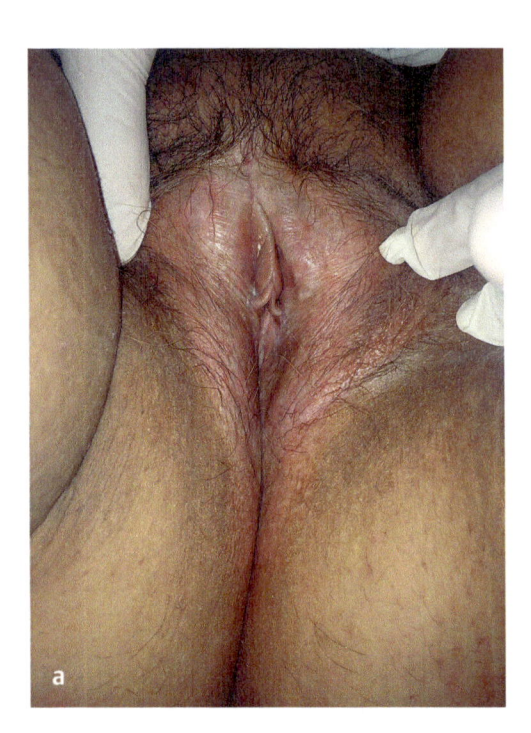

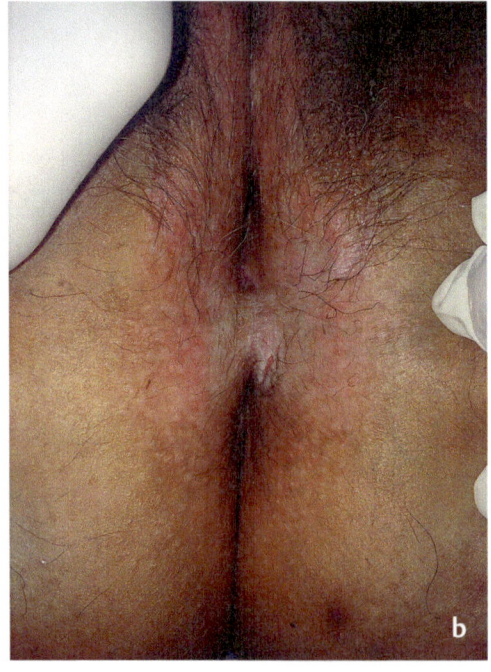

Fig. 5-12. (**a**) Hipopigmentação discreta, pele brilhante, ausência de atrofia das estruturas. (**b**) Fissura na região perianal. Dor à defecação.

DERMATOSES

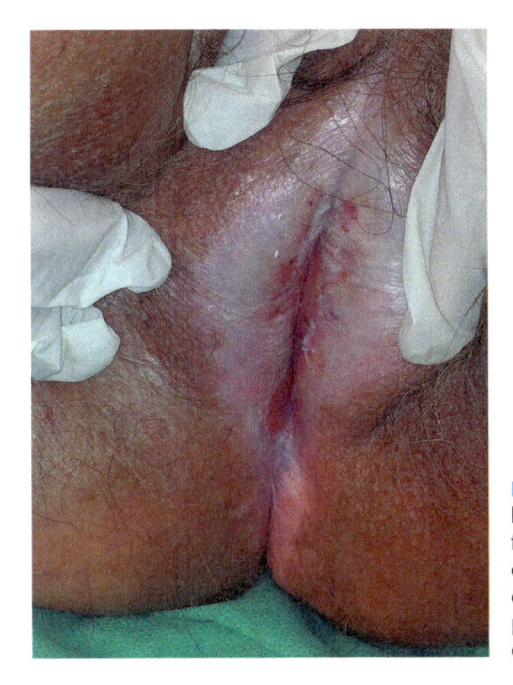

Fig. 5-13. Pele brilhante e frágil ("papel de cigarro") com erosões, petéquias e áreas de hemorragia.

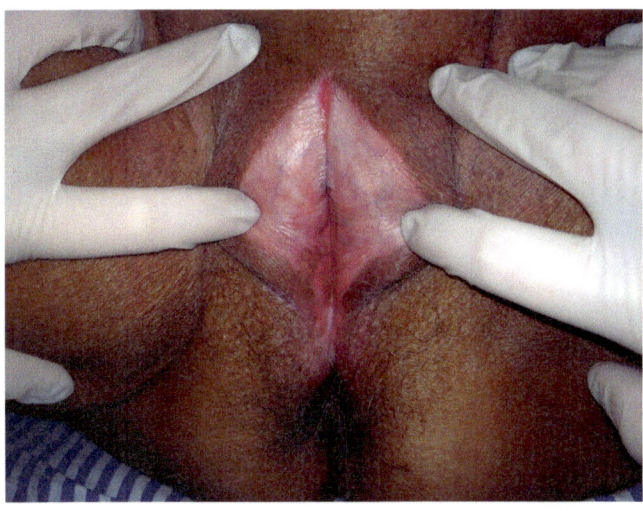

Fig. 5-14. Fissura anterior, atrofia das estruturas, pele frágil com áreas de erosão.

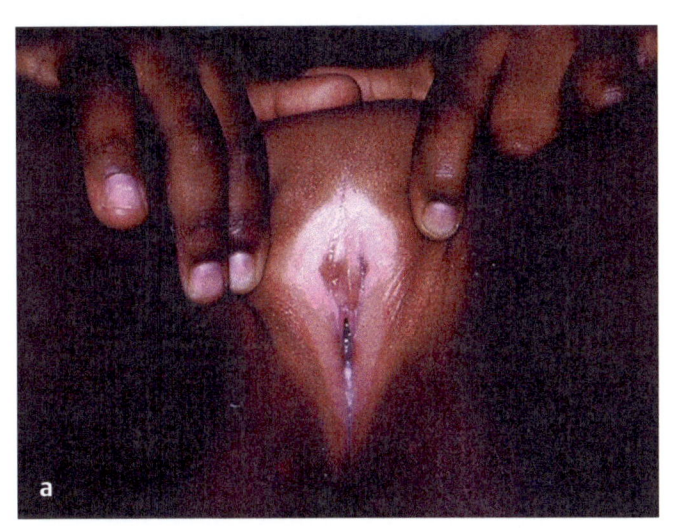

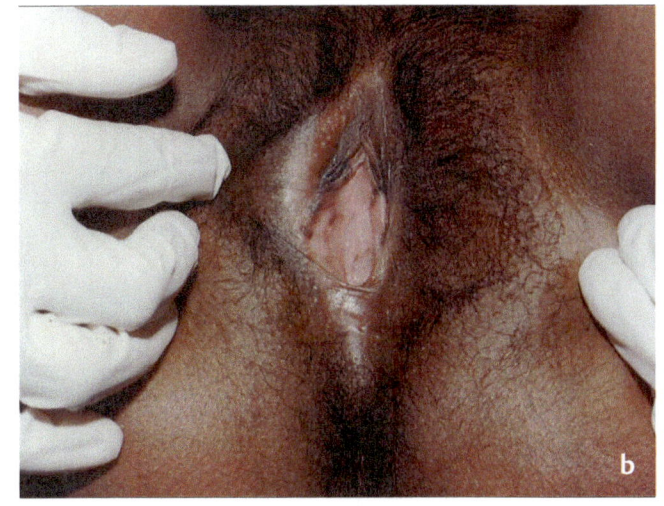

Fig. 5-15. (**a**) Fator hormonal: líquen escleroso vulvar clássico em criança de 5 anos. (**b**) Resolução espontânea da patologia com a puberdade.

O líquen escleroso é considerado fator de risco para o desenvolvimento de lesões pré-malignas e o câncer de vulva. Com tratamento, a chance de malignização do LE encontra-se entre 4% e 6%, isto é, suspeita-se, mas sem comprovação, que o controle dos sintomas pode ter um efeito protetor na malignização. Em mais de 60% dos casos de câncer vulvar, há presença de LE nas margens da lesão (Fig. 5-16).

A inflamação crônica parece atuar com importante papel, mas a exata patogênese da progressão maligna não está estabelecida. O perfil imunogenético, a alta expressão da proteína p53 e a presença da hiperplasia escamosa podem fazer parte dos determinantes para a transformação maligna.

Achados Microscópicos

Os achados microscópicos do LE estão relacionados com o tempo de evolução da doença e com as consequências da coçadura e atrito. Os aspectos consistem em perda das papilas dérmicas e derme superficial com aparência homogênea, além de edema, fibrina e diminuição do colágeno e da vascularização. Há infiltrado inflamatório crônico, predominantemente de linfócitos, abaixo da camada dérmica edemaciada. O epitélio pode estar fino e erosado/ulcerado ou espessado com superfície queratinizada. Pode haver espongiose com degeneração vacuolar nas células basais (Figs. 5-17 e 5-18). Estas alterações podem separar o epitélio da derme com bolhas locais. Além disso, pode haver sangue na derme superficial com pequenos hematomas. A ulceração e o sangramento são secundários ao atrito.

Diagnóstico

Embora o diagnóstico do LE possa ser feito clinicamente nos casos clássicos, a confirmação histopatológica é ideal para diferenciar de outras patologias. Entretanto, o procedimento pode ser deixado de lado em situações em que haja dificuldade de realizar biópsia, como em meninas pré-púberes. Por outro lado, como há a possibilidade de transformação maligna, na presença de placas leucoplásicas, erosões, úlceras e nódulos, a realização de biópsia faz-se necessária.

O LE na infância, em muitos casos, passa despercebido ou é erroneamente diagnosticado. São vários os fatores que contribuem para essa situação, dentre eles o fato de o LE ser, muitas vezes, assintomático, a relutância da criança ao exame dos genitais externos e, principalmente, a dificuldade no diagnóstico das lesões vulvares, especialmente as "brancas". Eventualmente, pode ser confundido com candidíase, herpes ou abuso sexual, dificultando o diagnóstico. As manchas brancas e o prurido levam a se pensar em candidíase, mesmo esta não sendo uma infecção comum em crianças. Apesar da semelhança da aparência entre os afetados e os casos de trauma por abuso sexual, vale ressaltar que os dois diagnósticos não são mutuamente exclusivos: trauma e infecção associados ao abuso sexual podem agir como gatilho para o desenvolvimento de LE (Figs. 5-19 a 5-22).

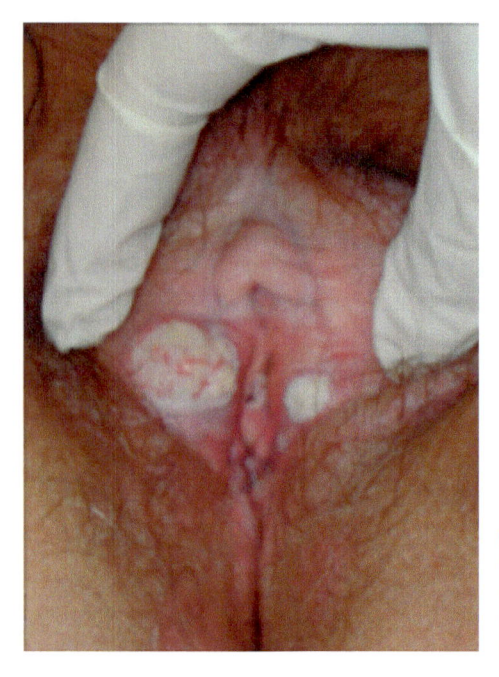

Fig. 5-16. Paciente com LE desenvolveu um carcinoma escamoso vulvar.

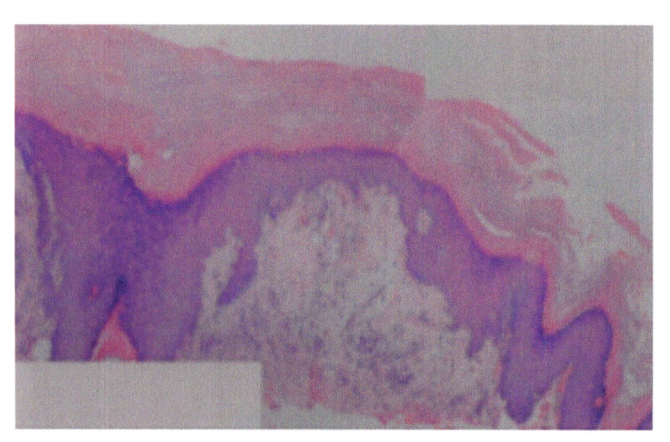

Fig. 5-17. Líquen escleroso. O epitélio é fino e bastante queratinizado. Infiltrado inflamatório linfocítico abaixo da derme.

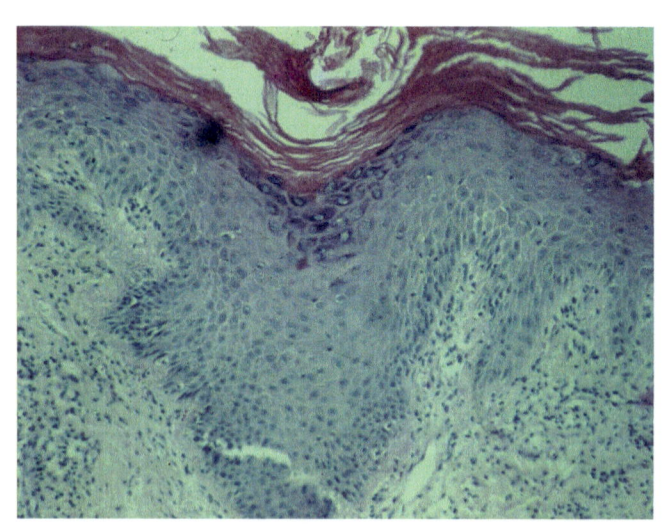

Fig. 5-18. Hiperplasia da epiderme, homogeneização do colágeno.

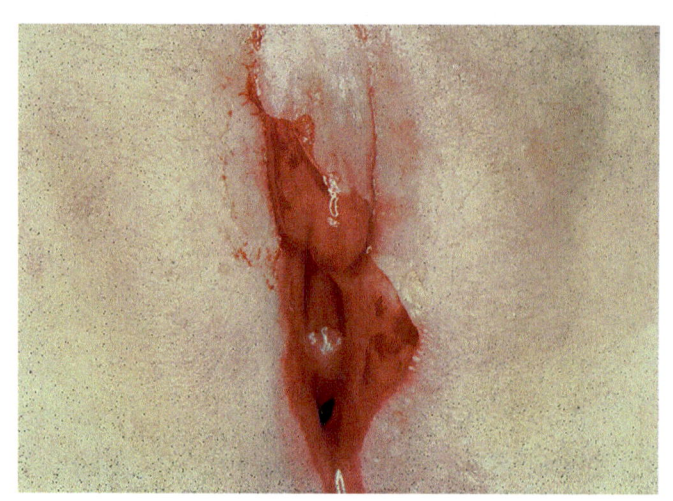

Fig. 5-19. Líquen hemorrágico. LE em paciente de 5 anos com hemorragia subepitelial.

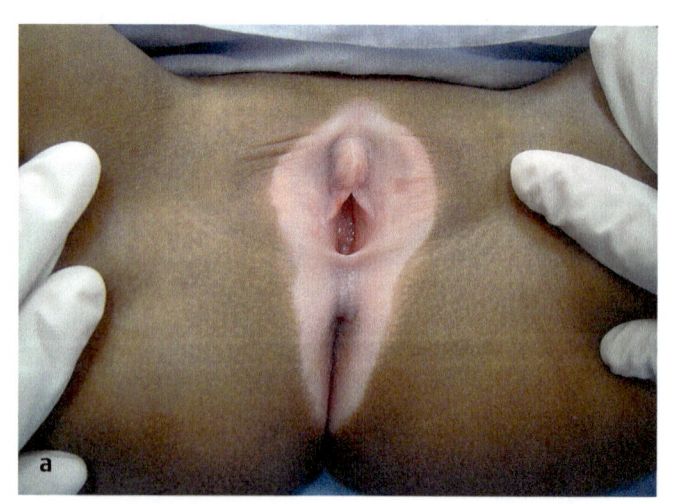

Fig. 5-20. (a,b) LE infantil. *(Continua.)*

Fig. 5-20. *(Cont.)*

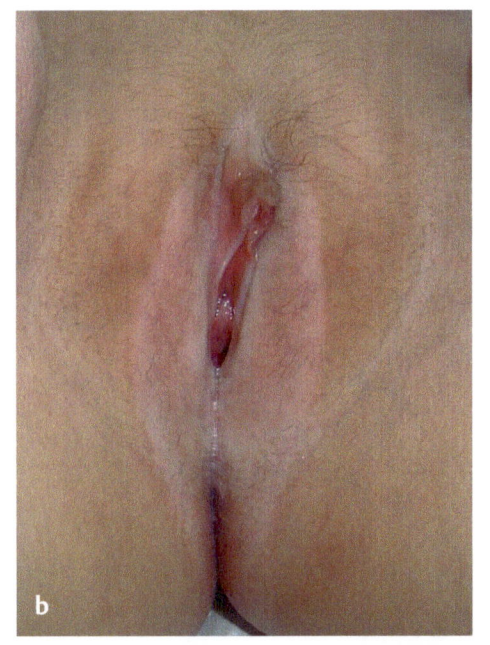

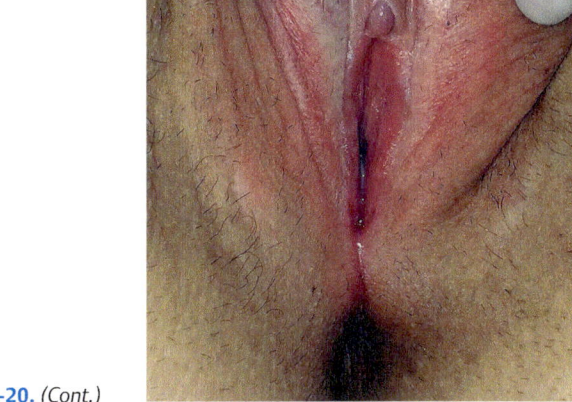

Fig. 5-21. Adolescente de 19 anos sem diagnóstico durante a infância. Assintomática. Hipocromia central com apagamento de pequenos lábios, fissura frequente em região perineal pela atrofia. Diagnóstico suspeitado pelo exame clínico. Local da biópsia realizada com *punch*.

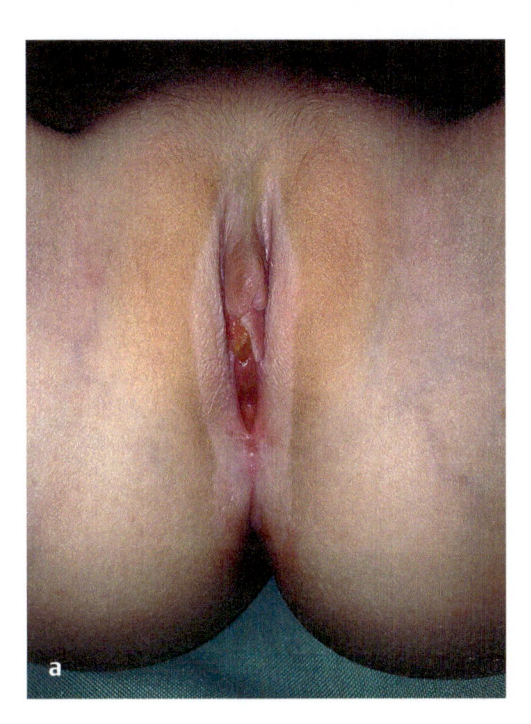

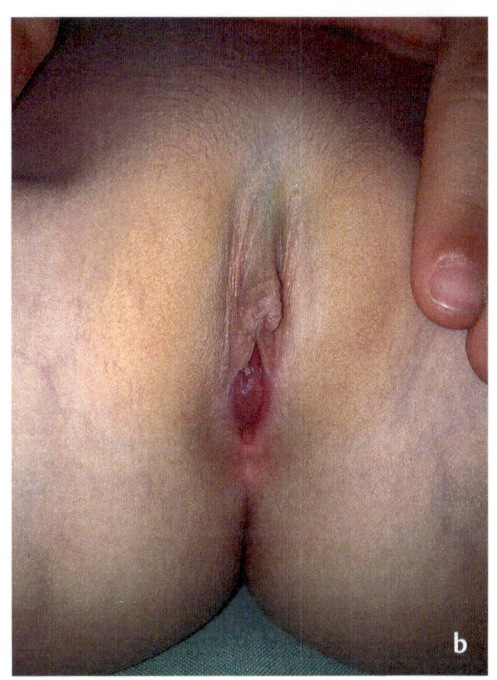

Fig. 5-22. (a,b) Criança com diagnóstico clínico de LE. (a) Antes do tratamento e (b) após 6 meses de tratamento com propionato de clobetasol. Observa-se melhora da hipocromia.

Diagnóstico Diferencial

O LE pode ser confundido com vitiligo, mas neste caso a pele não sofre atrofia. O líquen plano pode cursar com perda da arquitetura vulvar, assim como o LE. No entanto, o líquen plano apresenta componente erosivo vaginal e padrão reticulado no intróito.

Tratamento

O LE deve ser tratado para alívio dos sintomas e sinais, para evitar a progressão da doença e para diminuir a chance de malignização.

O tratamento de escolha é a pomada de corticosteroide tópico superpotente, ou seja, o propionato de clobetasol a 0,05%. A pomada é preferida por ser mais bem tolerada nos casos de fissuras e erosões, não conter o propilenoglicol na sua formulação, ser mais unguenta e menos alergênica do que a formulação em creme. Inicialmente a pomada é aplicada uma vez por dia, à noite, todos os dias. A sua frequência é gradualmente reduzida à medida que os sintomas e sinais desaparecem. Embora o uso de corticoide tópico seja evitado, os trabalhos mostram segurança em seu uso. Trinta gramas da pomada devem durar os primeiros 3 meses iniciais e esta mesma quantidade para os 6 a 12 meses de terapia de manutenção. As pacientes devem ser avaliadas trimestralmente para determinar a melhora do quadro clínico, os efeitos da atrofia da medicação e as possíveis infecções secundárias durante a terapia diária. Caso haja falha terapêutica, investigar o uso incorreto da medicação, a presença de diagnóstico cutâneo adicional (p. ex., dermatite de contato irritante por incontinência urinária e/ou fecal, infecções fúngicas), transformação pré-neoplásica ou neoplásica, entre outras. O monitoramento deve ser permanente, espaçando os intervalos à medida que haja controle do quadro clínico.

Outros Tratamentos Medicamentosos

O propionato de testosterona tópico não é mais usado no tratamento do LE. Os inibidores da calcineurina (tacrolimus 0,1% e pimecrolimus 0,1%) são usados na manutenção nos casos de resistência ou onde existam efeitos colaterais ao corticoide. Eles têm efeitos anti-inflamatório e imunossupressor. Sua ação corresponde a um corticoide de potência nível III. Entretanto, têm maior custo do que os corticoides e apresentam efeitos colaterais como sensação de ardor e hiperemia local que podem ser motivos de descontinuação do uso. Os retinoides tópicos e análogos da vitamina D são usados nos casos de hiperceratose. Também são descritas a fototerapia com UVA 1 e a terapia fotodinâmica.

Cirurgia

A cirurgia só está indicada nos casos de sinéquias, de importante estreitamento do intróito vaginal que interfira na função sexual, no pseudocisto esmegmático de clitóris sintomático ou no desenvolvimento de lesões pré-malignas (neoplasia intraepitelial vulvar) e malignas (Figs. 5-23 e 5-24).

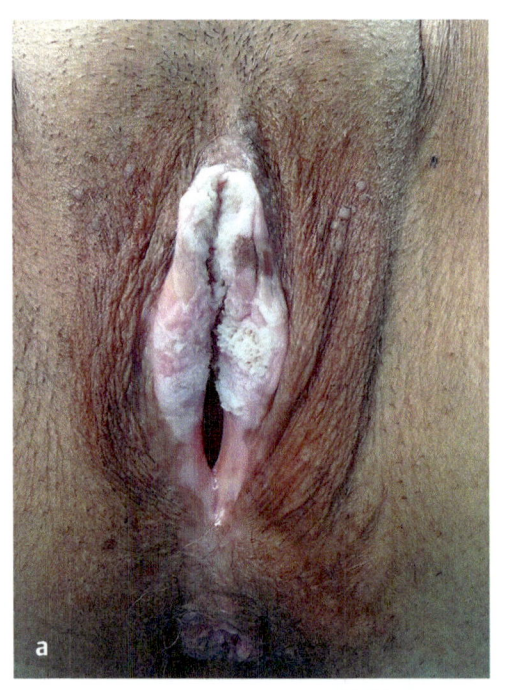

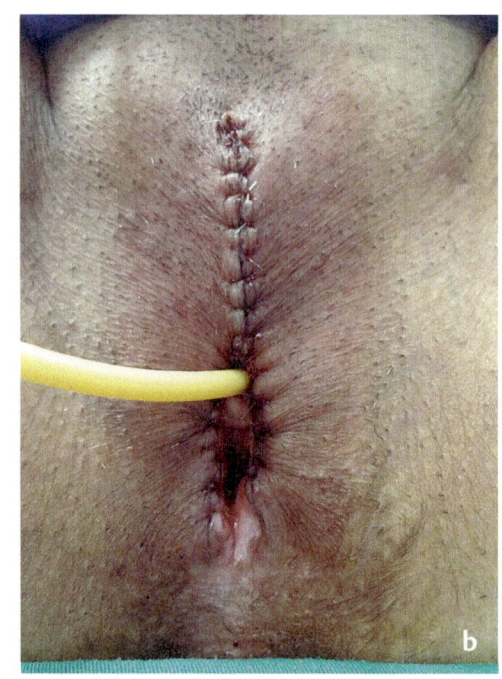

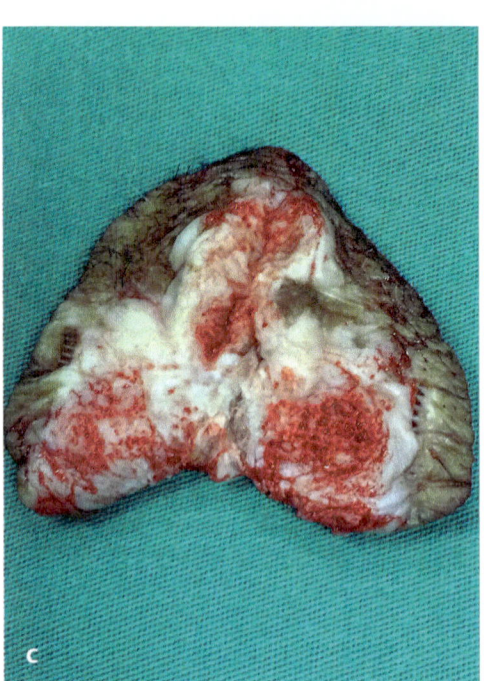

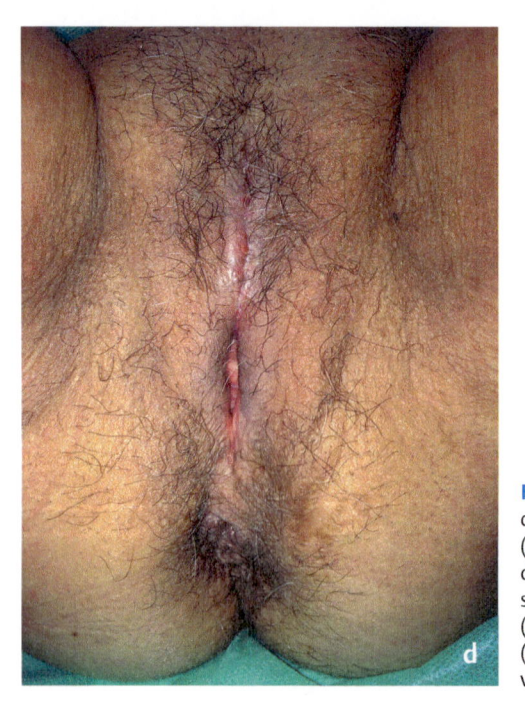

Fig. 5-23. (a) Líquen escleroso com leucoplasia.
(b) Pós-operatório imediato de vulvectomia simples por suspeita de neoplasia invasora.
(c) Peça cirúrgica (vulva).
(d) Pós-operatório tardio de vulvectomia simples.

DERMATOSES

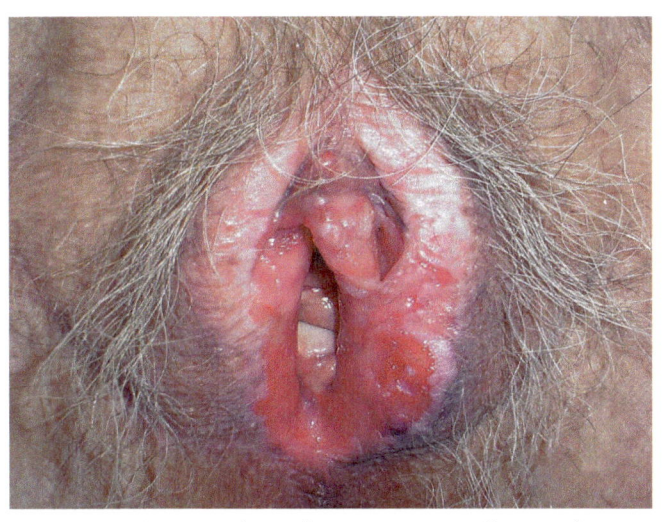

Fig. 5-24. Carcinoma epidermoide em paciente com líquen escleroso.

LÍQUEN PLANO (LÍQUEN PLANO EROSIVO)
Definição
O líquen plano (LP) é uma doença dermatológica, inflamatória, incomum, que afeta 0,5% a 2% da população, com subtipos que acometem pele, mucosa, unhas e couro cabeludo. O líquen plano vulvar é um subtipo caracterizado por lesão erosiva, papular ou hipertrófica com ou sem envolvimento da vagina. O líquen plano erosivo pode resultar em severa destruição do tecido, produzindo dor vulvar com prejuízo urinário e sexual. Ele pode afetar outros sítios de mucosa: cavidade oral, nasal, esofagiana, laríngea, conjuntiva e uretral (Fig. 5-25).

Fisiopatologia
Acredita-se que o líquen plano ocorra a partir de uma resposta autoimune mediada por células T contra os queratinócitos basais.

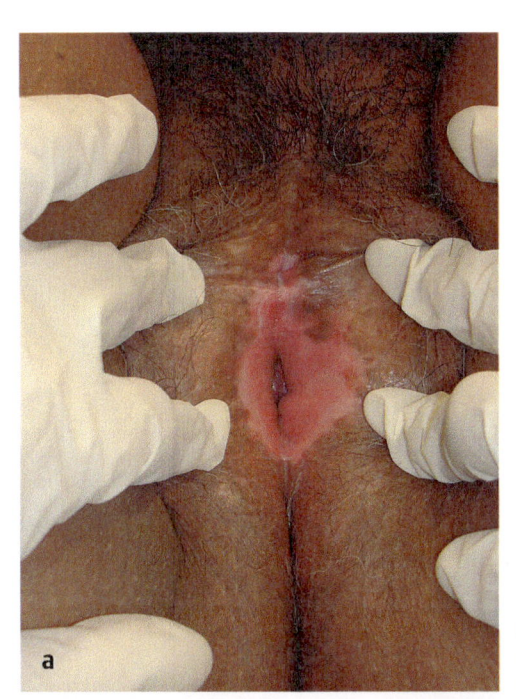

Fig. 5-25. (**a**) Líquen plano vulvar e vaginal. (**b,c**) Líquen plano na língua e na mucosa oral. Presença de placas brancas na língua e estrias brancas ou uma borda branca serpentinada ao longo da margem na mucosa oral.

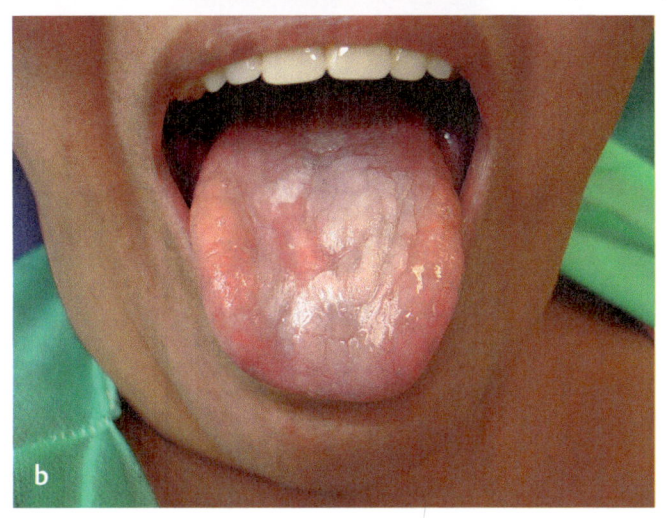

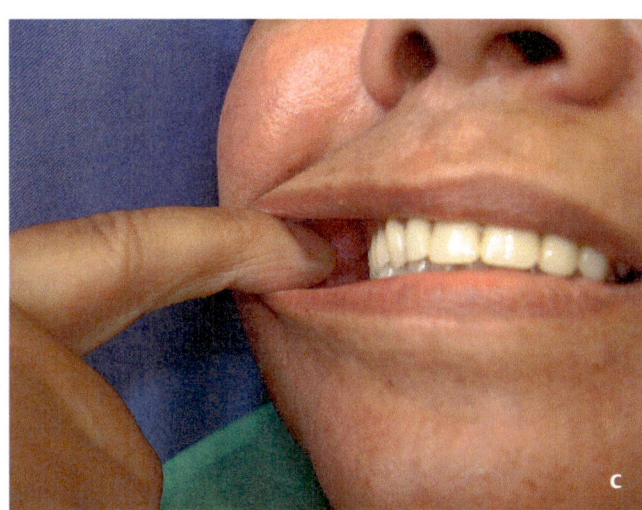

Apresentação Clínica

O líquen plano vulvar afeta mulheres entre 50 e 60 anos de idade, apesar de mulheres jovens e senis também serem acometidas. É comum a coexistência do líquen plano vulvar com o líquen plano cutâneo, o líquen plano oral ou o líquen planopilaris.

Os sinais e sintomas podem ser constantes ou intermitentes. A minoria das mulheres é assintomática ou oligossintomática. As mulheres apresentam frequentemente queixas de dor, ardor e prurido vulvar, dispareunia e até sinusiorragia; além de corrimento vaginal persistente que não responde às terapias convencionais para vaginite. Quatro tipos de líquen plano acometem a vulva: erosivo, papuloescamoso, hipertrófico e planopilaris.

O tipo erosivo é o mais comum. Pode acometer a vagina levando a áreas descamativas, erosivas e crônicas. As lesões são caracterizadas por erosões eritematosas brilhantes com estrias brancas ou uma borda branca serpentinada ao longo da margem (estrias de *Wickham*). Ocasionalmente, uma borda violácea é notada. As lesões podem ocorrer em pequenos lábios e vestíbulo, isoladas, ou podem ser associadas à destruição da arquitetura, incluindo a perda dos pequenos lábios e estreitamento do introito vaginal (Figs. 5-26 a 5-29). Lesões localizadas sobre os grandes lábios são menos comuns e o envolvimento anal é raro. O acometimento vaginal pode ocorrer em torno de 70% das pacientes com líquen plano erosivo vulvar, diferente do líquen escleroso onde a vagina é poupada (Figs. 5-30). O epitélio vaginal encontra-se friável na inserção do espéculo ou no coito. Pode haver pequenas áreas de inflamação e aumento do conteúdo vaginal, ou a vagina apresenta-se inflamada e desnuda com exsudato seropurulento, com pseudomembrana, ou com corrimento serossanguinolento. Em casos graves, desenvolvem-se aderências e sinéquias, o que pode conduzir a um estreitamento ou obliteração da vagina. Sinéquias e aderências podem ser assintomáticas caso a paciente não seja sexualmente ativa ou não menstrue.

O envolvimento vaginal pode ocorrer na ausência de qualquer envolvimento vulvar. A citologia oncótica pode mostrar atipias, caso o colo do útero seja afetado.

A síndrome vulvovaginal-gengival (VVG) é uma variante do líquen plano erosivo que envolve o epitélio da vulva, do vestíbulo, da vagina e da boca. Locais adicionais (p. ex., pele, esôfago) também podem estar envolvidos. Embora todas as três áreas possam ser afetadas, as lesões podem não ser concorrentes. O epitélio gengival geralmente está envolvido, e erosões, placas brancas, ou um padrão reticular esbranquiçado e *renda-like* podem ocorrer na mucosa bucal, na língua e no palato (Fig. 5-25b, c). Cicatrização e formação de estenose são comuns e uma das principais causas de morbidade a longo prazo. A síndrome VVG é particularmente resistente ao tratamento.

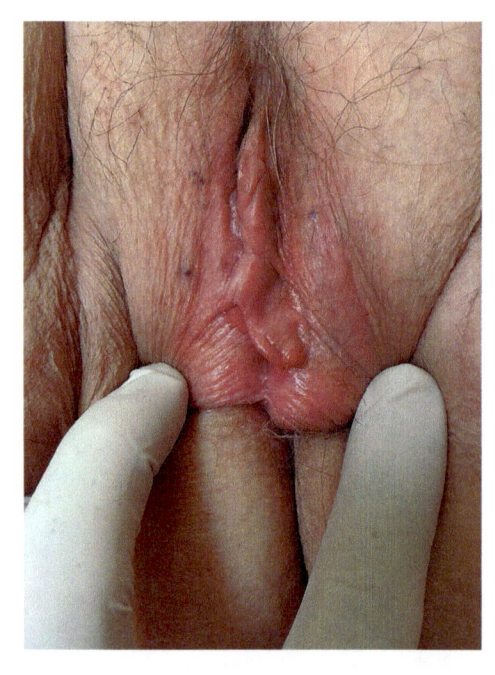

Fig. 5-27. Líquen plano vulvar com lesões erosivas eritematosas e estrias.

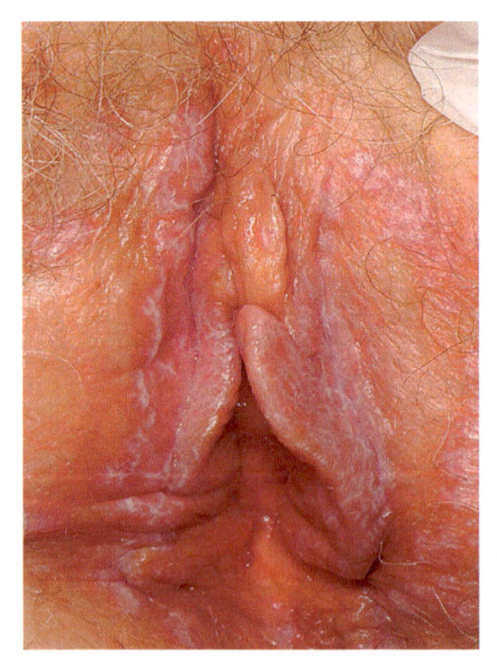

Fig. 5-26. Líquen plano vulvar com estrias de *Wickham*.

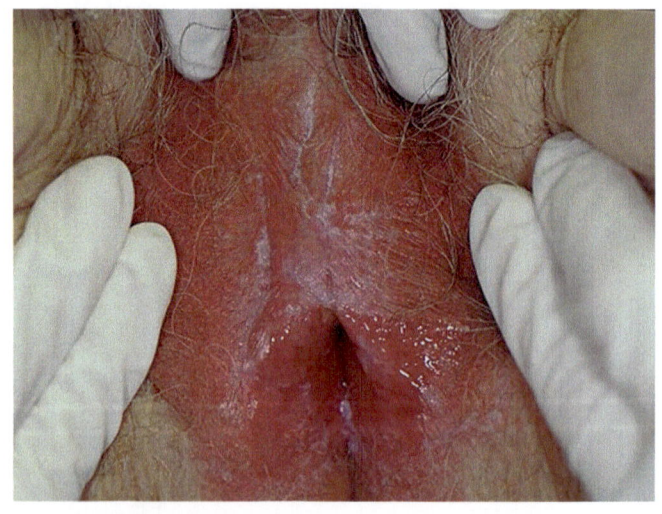

Fig. 5-28. Líquen plano vulvar com lesões erosivas eritematosas e atrofia vulvar com encarceramento clitoriano e sinéquia de pequenos lábios.

DERMATOSES

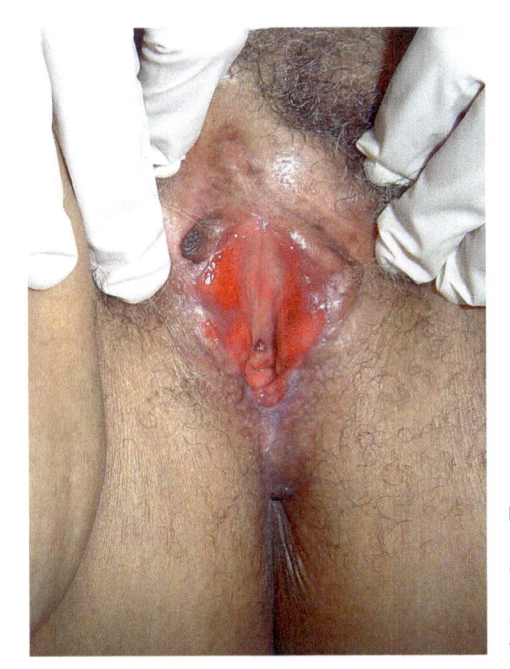

Fig. 5-29. Líquen plano vulvar com erosão em mucosa vulvar e de vestíbulo vaginal.

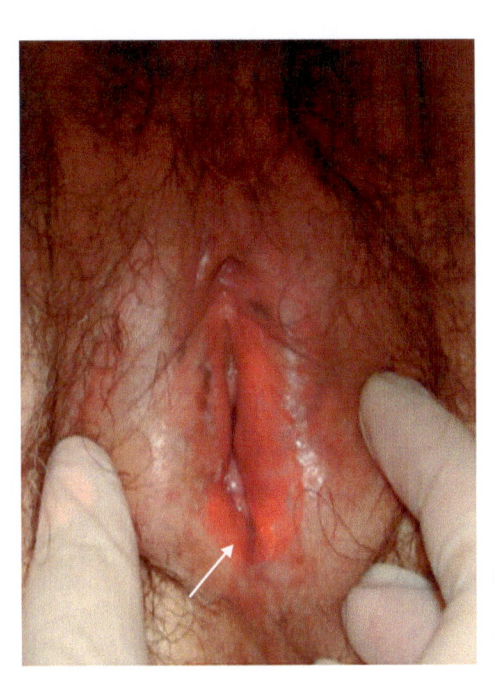

Fig. 5-30. Líquen plano e líquen escleroso concomitantes.

Achados Microscópicos

As alterações do líquen plano na vulva não diferem das lesões em outras localizações e caracterizam-se por denso infiltrado linfocitário disposto em faixa superficial em estreito contato com a epiderme, apagando o limite com a derme, razão pela qual é considerado protótipo das dermatites liquenoides. A camada basal é intensamente vacuolizada e contém ceratinócitos necróticos (corpúsculos de *Civatte* ou coloides) favorecendo o apagamento do limite derme/epiderme. Melanófagos são vistos em meio ao infiltrado linfocítico e, por vezes, plasmócitos. Estas células podem estar presentes no líquen plano das mucosas, ao contrário do que ocorre em outras topografias. Os linfócitos que participam do processo são na maioria do tipo CD4 positivos, portanto, do tipo auxiliar, embora as células CD8 positivas tenham também papel na gênese da lesão (Figs. 5-31 e 5-32).

A forma erosiva do líquen plano na vulva é semelhante à mesma forma que ocorre em outras mucosas, principalmente mucosa oral, onde anticorpos dirigidos contra um antígeno nuclear das células epiteliais têm sido relatados. Estudo por imunofluorescência demonstra depósitos de imunoglobulinas, particularmente IgG, e faixa irregular de fibrina ao longo da camada basal.

Diagnóstico

O diagnóstico baseia-se principalmente no reconhecimento das manifestações clínicas características. No entanto, uma biópsia deve ser obtida para descartar outras doenças no caso de incerteza quanto ao diagnóstico clínico. A biópsia é normalmente indicada em pacientes com suspeita de líquen plano hipertrófico, porque esta variante pode aproximar-se do carcinoma de células escamosas. Além do exame da vulva e da vagina, o exame físico das pacientes com suspeita de líquen plano vulvar deve incluir uma avaliação das outras mucosas e superfícies cutâneas, incluindo cavidade oral, couro cabeludo, unhas, ânus e toda a superfície da pele. A detecção de líquen plano em outras áreas do corpo aumenta a suspeita para o diagnóstico. O exame da cavidade oral também permite a detecção de pacientes com a síndrome vulvovaginal-gengival (VVG). No entanto, a incapacidade de detectar características histológicas clássicas de líquen plano em pacientes com doença vulvar não exclui o diagnóstico. Características histológicas clássicas de líquen plano são identificadas em apenas 70% a 80% das pacientes. Em pacientes com doença erosiva, as características típicas de líquen plano são mais provavelmente encontradas nas margens das erosões. Por conseguinte, um espécime retirado de um local de doença erosiva deve incluir epitélio intacto adjacente à erosão.

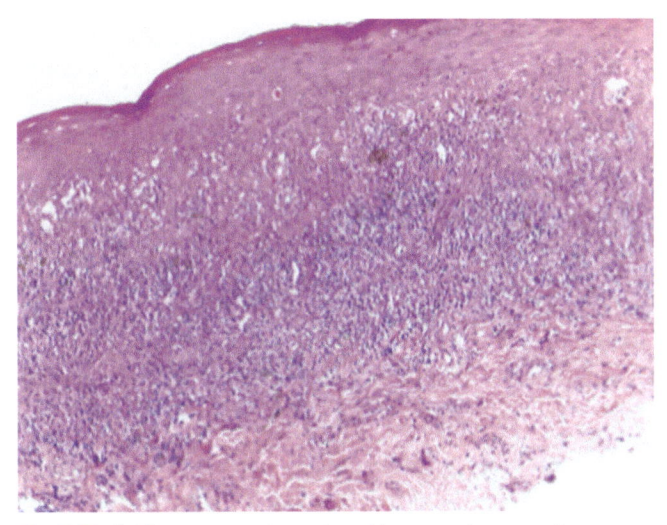

Fig. 5-31. Epiderme com ortoceratose, hipergranulose, acantose e vacuolização basal; denso infiltrado linfocitário em faixa superficial (hematoxilina eosina- HE, aumento original 100x).

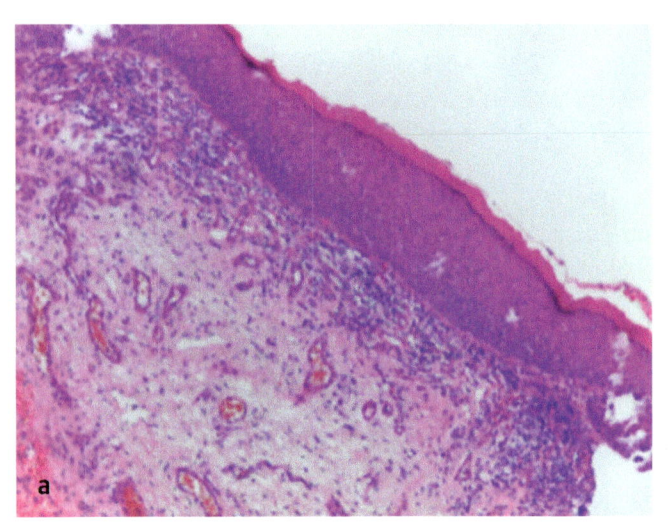

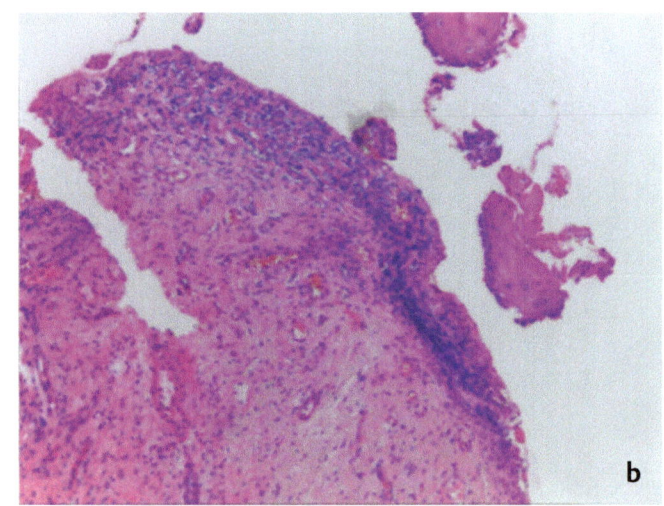

Fig. 5-32. (a) Epiderme com ortoceratose, hipergranulose e acantose; na derme há infiltrado linfocitário em faixa superficial com vasos dilatados e congestos (HE, aumento original 100x). (b) Mesmo fragmento anterior: área de descolamento da epiderme, com desnudamento da derme e infiltrado linfocitário em faixa superficial (HE, aumento original 100x).

Diagnóstico Diferencial

Outras doenças inflamatórias e erosivas da vulva podem imitar o líquen plano vulvar. Alguns exemplos são: líquen escleroso, o qual poupa a vagina; doenças bolhosas autoimunes (p. ex., penfigoide de membranas mucosas e pênfigo) que podem ter características clínicas vulvovaginais idênticas aos do líquen plano erosivo. Neste caso, estudos de imunofluorescência em amostras de biópsia são necessários para fazer um diagnóstico definitivo. A vulvite de células plasmáticas onde o envolvimento oral e vaginal são incomuns. No exame histológico, as células plasmáticas contribuem para uma metade do infiltrado dérmico. A vaginite inflamatória descamativa (VID) é um dos diagnósticos diferenciais. O líquen plano vulvar pode ser confundido clinica e patologicamente com a neoplasia intraepitelial vulvar (NIV), tipo diferenciada. A doença de Behçet causa ulcerações orais e genitais recorrentes e inflamação ocular. A doença de Crohn pode afetar a vulva ou o períneo; e as manifestações vulvares podem preceder ou acompanhar o envolvimento do intestino. O eritema multiforme e a síndrome de Stevens-Johnson produzem úlceras superficiais dolorosas e bolhas na boca, olhos e genitais. O seu início agudo ajuda a diferenciar estas desordens do líquen plano erosivo. A erupção medicamentosa liquenoide pode ser indistinguível clínica e histologicamente do líquen plano. A história positiva do uso de medicamentos (p. ex., anti-inflamatórios não hormonais e hidroclorotiazida) e desaparecimento das lesões cutâneas após a retirada da medicação sugere esta possibilidade. Podem ocorrer semanas a vários meses após o início do medicamento causador.

Tratamento

Os dados sobre o tratamento do líquen plano vulvar são limitados. A abordagem ao tratamento é guiada por estudos não controlados e relatos de experiência clínica. A abordagem de tratamento visa reduzir rapidamente os sinais e sintomas da doença. Embora as pacientes com líquen plano vulvar possam experimentar períodos de remissão, não há cura. Os médicos devem educar as pacientes sobre o curso crônico do líquen plano vulvar e a necessidade de tratamento continuado mesmo após a melhora do quadro. Além disso, esta doença pode causar um efeito negativo sobre a qualidade de vida da paciente, portanto, o apoio psicológico deve ser fornecido, se necessário. As lesões orais e genitais de líquen plano, especialmente doença erosiva, são persistentes e tendem a ser resistentes à terapia. Em contraste, a história natural da maioria dos casos de líquen plano cutâneo ou de outra parte do corpo é a remissão espontânea dentro de 2 anos. Desencorajar o ato de coçar a vulva e desenvolver práticas de higiene podem reduzir o risco de irritação.

O tratamento é iniciado com uma pomada tópica de corticosteroide superpotente (p. ex., propionato de clobetasol 0,05%), que em geral é bem tolerado. No entanto, outras abordagens para o tratamento inicial podem ser aceitas. Em pacientes com doença grave, em que a aplicação de terapia tópica seja intolerável, pode ser utilizada a terapia de corticoide sistêmica. O corticosteroide tópico consiste de um curso de tratamento inicial para induzir a remissão, seguida de um plano para terapia de manutenção, a longo prazo, com um regime de tratamento menos intenso. A paciente executa todas as noites aplicação de fina camada na área afetada. Como um guia, a pomada na ponta do dedo indicador deve ser suficiente para cobrir a área vulvar e perianal. A paciente retorna para reavaliação clínica da resposta após 2 a 3 meses: se houver melhora satisfatória (ou seja, a resolução dos sintomas e a cura das erosões), inicia-se a terapia de manutenção com diminuição progressiva da frequência do uso e, às vezes, da potência; se não há melhora ao fim de 8 semanas, com erosões persistentes, o tratamento com um corticoide sistêmico pode ser necessário. O tratamento é adaptado à resposta da paciente; a maioria delas necessita continuar a aplicação de um corticosteroide tópico uma a três vezes por semana indefinidamente. Se ocorrer recidiva durante a fase de manutenção, reinicia-se o ciclo inicial de tratamento. A atrofia da pele é um efeito secundário potencial da terapêutica com corticosteroide tópico, que é mais provável de ocorrer com o uso de alta potência em áreas de pele fina. No entanto, a área vulvar é relativamente resistente aos efeitos secundários dos corticosteroides.

Outra opção de tratamento é o tacrolimus tópico 0,1% ou 0,03%, que pode melhorar o líquen plano vulvar através das suas propriedades imunossupressoras. As desvantagens potenciais desta terapia incluem maior custo em comparação com alguns corticosteroides tópicos e a ocorrência frequente de sensações locais, como queimadura ou ardência. O suporte para o uso de tacrolimus tópico para o líquen plano vulvar erosivo decorre principalmente de estudos retrospectivos e relatos de casos. Não há estudos randomizados comparando a eficácia do tacrolimus tópico com corticosteroides tópicos no líquen plano vulvar erosivo.

Há poucos dados sobre a eficácia de outro inibidor da calcineurina, o pimecrolimus tópico. Os resultados de uma série pequena sugerem que o pimecrolimus tópico pode ser benéfico.

No líquen plano erosivo grave que impede a aplicação da terapia tópica devido à dor, pode-se beneficiar de uma abordagem inicial alternativa ao tratamento com corticosteroide sistêmico (prednisona oral: 40 a 60 mg por dia, reduzida ao longo de 4 a 6 semanas) e iniciar a terapia com corticosteroide tópico depois de 1 semana. Banhos de assento duas vezes por dia em água, seguida pela aplicação de um emoliente gorduroso podem também ajudar a restaurar a barreira epitelial. Uma abordagem alternativa é a utilização de triamcinolona intramuscular (1 mg/kg) em dose única ou como uma série de injeções separadas por 1 mês. Na doença refratária antes de considerar uma abordagem alternativa para o tratamento, alguns fatores devem ser avaliados, como má aplicação da medicação tópica, exposição a substâncias irritantes da pele ou arranhão noturno, infecção por bactérias, fungo ou vírus do herpes *simplex*, dor vulvar que persiste apesar da resolução clínica do líquen plano vulvar, que pode indicar dor neuropática (vulvodínia). Se um fator subjacente responsável pela persistência dos sintomas não for identificado, o tratamento com agentes sistêmicos pode ser tentado. Há uma variedade de imunomoduladores sistêmicos e agentes imunossupressores (p. ex., metotrexato, micofenolato de mofetil, corticoides por via oral ou intramuscular, hidroxicloroquina, acitretina, minociclina, ciclosporina e outros) que têm sido utilizados em pacientes individuais, mas os dados são insuficientes para confirmar a eficácia destas intervenções específicas.

Semelhante à doença vulvar, o tratamento de primeira linha para o envolvimento vaginal é a administração local de corticosteroide. Por exemplo, hidrocortisona 25 mg supositório inserido na vagina duas vezes por dia durante 2 meses, reduzido a um regime de manutenção de dose menor que controle os sintomas, uma ou duas aplicações por semana. Outro esquema com hidrocortisona supositório 50 mg para doença mais leve ou 100 mg para doença grave seguido de aplicações em noites intercaladas durante 14 dias. A medicação que vaza da vagina pode causar irritação vulvar e ardor. A pele vulvar perivaginal pode ser protegida com óxido de zinco.

LÍQUEN SIMPLES CRÔNICO
Definição
O líquen simples crônico (LSC) é uma inflamação eczematosa crônica que resulta em pele espessada e quase sempre caracterizado pela presença de escoriações. Considerado uma variante localizada de dermatite atópica, o LSC pode ser primário ou secundário, quando se apresenta como uma reação a outra doença vulvar (como líquen escleroso, líquen plano, neoplasia intraepitelial vulvar-NIV, candidíase vulvovaginal, entre outras). O LSC primário é a condição mais comum e pode ser consequência à exposição a um agente irritativo ou inflamatório (produtos de lavanderia, material das roupas íntimas etc.), estresse. É caracterizado por acantose com um infiltrado de células inflamatórias na derme superficial. O termo hiperplasia de células escamosas é usado por alguns especialistas para descrever um espessamento inespecífico do epitélio vulvar caracterizado por acantose sem um componente inflamatório significativo na derme.

Fisiopatologia
A causa do LSC é desconhecida. Grande proporção das pacientes tem história familiar ou pessoal de asma ou doença cutânea eczematosa. O termo atopia é definido como uma predisposição genética para o desenvolvimento de reações alérgicas de hipersensibilidade mediadas por IgE aos antígenos ambientais comuns. A dermatite atópica é um distúrbio comum que afeta 15% da população ocidental. O LSC genital é considerado a forma localizada da dermatite atópica.

Não se sabe como a atopia resulta no desenvolvimento do LSC. Estudos relatam que defeitos genéticos interferem no desenvolvimento normal da camada externa da epiderme (barreira cutânea), o que facilita a exposição e o processamento de irritantes e alérgenos. Além disso, estes defeitos na barreira cutânea também facilitam a estimulação dos ramos terminais dos nervos sensoriais que conduzem o prurido e a dor leve. Possivelmente, há um reconhecimento do prurido em nível do córtex sensorial e talvez uma tendência ao desenvolvimento de uma coçadura obsessiva-compulsiva, que caracteriza o ciclo coçar-esfregar. Acredita-se que algumas pacientes com LSC apresentem anormalidades psicológicas leves a moderadas, como níveis elevados de ansiedade e vulnerabilidade ao estresse, o que pode piorar a doença.

As pacientes com queixa de prurido vulvar em decorrência da vergonha demoram a procurar o serviço médico. Utilizam alguns medicamentos caseiros que não promovem o alívio do prurido. Em geral ele surge subitamente, porém um evento específico, como o corrimento vaginal, será percebido como o fator desencadeante pela paciente. As pacientes irão coçar até que a dor causada pelas escoriações substituam o prurido. Nos casos prolongados, as pacientes mudam o ato de coçar para esfregar, pois assim podem aliviar um pouco o prurido sem causar a dor e o dano ao tecido com a escoriação. Com o tempo, forma-se um ciclo vicioso de coçar-esfregar onde o prurido é seguido por arranhadura, seguido por mais prurido e mais arranhadura, persistindo a área de inflamação. Sua presença é considerada patognomônica e definidora da dermatite atópica e LSC. Algumas pacientes estão cientes da coçadura, mas continuam porque não conseguem parar, ou porque o ato de coçar produz uma sensação boa. Outras não estão cientes do ato e acham que coçam pouco. O ato de coçar ocorre de dia, em geral, após usar o banheiro ou na troca de roupas e, à noite, quando a paciente se despe para dormir. Durante o sono a coçadura também pode ocorrer em estágios de sono mais leves e está associada a um maior número de despertares.

Apresentação Clínica

O LSC compartilha as mesmas características morfológicas de todas as doenças eczematosas. O exame físico é caracterizado por placas e pápulas escamosas eritematosas ou castanho-avermelhadas com margens pouco definidas. A liquenificação é reconhecida, clinicamente, por três características: pele palpavelmente espessada, marcas cutâneas exageradas e escamas tipo líquen. As escamas são mais ou menos incolores quando a pele está seca e de cor branca quando a pele absorve umidade. A liquenificação, que ocorre decorrente da fricção crônica, geralmente predomina, junto às escoriações (que produzem erosões e até úlceras). Algumas circunstâncias podem obscurecer os aspectos morfológicos, tais como, depois de tratamento parcial, a inflamação não ser clinicamente visível, de modo que as placas podem adquirir a cor da pele. Outra situação é a superfície do tecido liquenificado em contato com a umidade prolongada do suor, da urina ou da secreção vaginal, que sofre um branqueamento, porque a escama é hidrófila e absorve a água. Além disso, a intensa arranhadura pode destruir ou remover os melanócitos, deixando áreas hipopigmentadas, quando as marcas da arranhadura cicatrizam. Ao contrário, pode ocorrer uma hiperpigmentação pós-inflamatória nos casos de LSC de longa data (Figs. 5-33 a 5-39).

Achados Microscópicos

O LSC tem como característica microscópica a acantose com alongamento e aprofundamento das papilas dérmicas e espessamento da epiderme. Podem também haver hiperceratose e paraceratose, mas não há atipias epiteliais. Na derme pode haver colagenização e há na derme superficial um infiltrado inflamatório crônico leve. Pela coçadura, pode ocorrer uma erosão superficial. O termo hiperplasia de células escamosas é dado quando todos os achados estiverem presentes, exceto o infiltrado inflamatório.

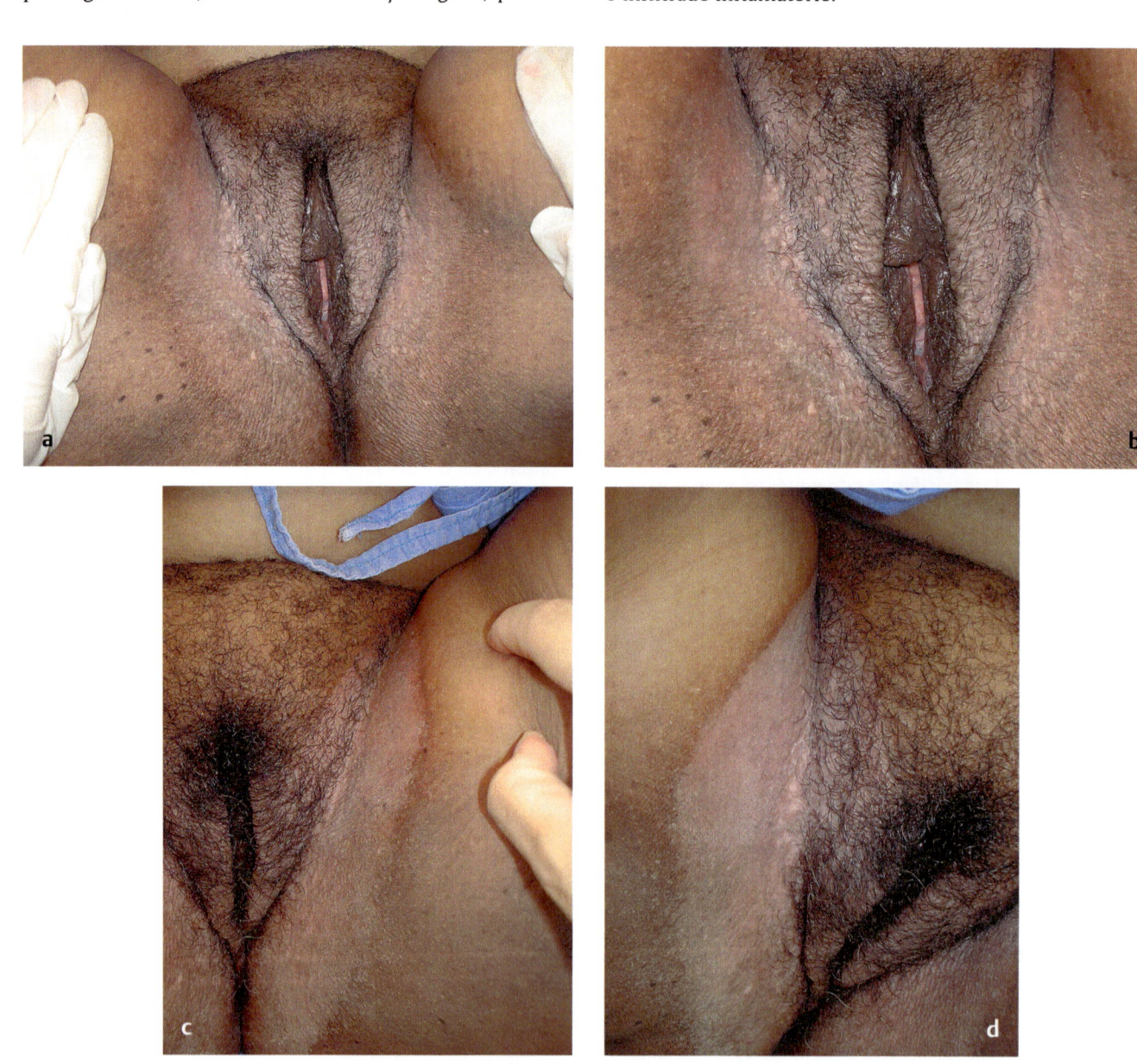

Fig. 5-33. (**a**) Líquen simples crônico vulvar secundário à dermatomicose. (**b**) Pele acinzentada entremeada por áreas hipocrômicas (sequela pós-cicatrização) com liquenificação (marcas da pele mais demarcadas principalmente em grandes lábios). (**c,d**) Raízes de coxa acometidas.

DERMATOSES

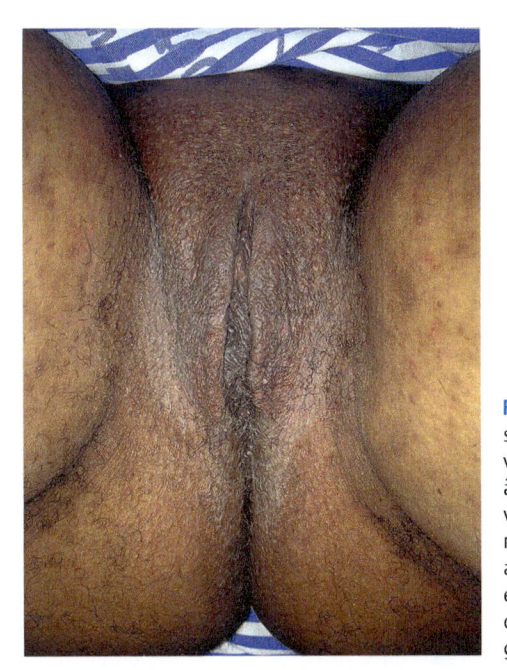

Fig. 5-34. Líquen simples crônico vulvar secundário à candidíase vulvovaginal de repetição. Pele acinzentada com escoriações pela coçadura em grandes lábios.

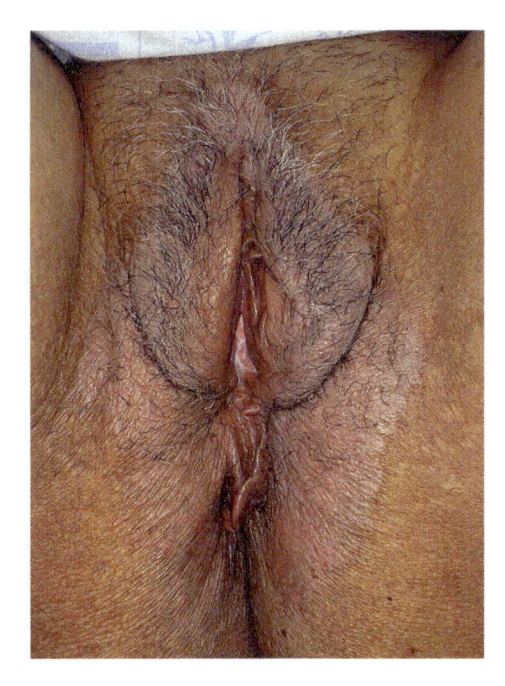

Fig. 5-35. Líquen simples crônico vulvar associado à dermatite por uso de fralda por incontinência urinária. Pele acinzentada bem demarcada com liquenificação.

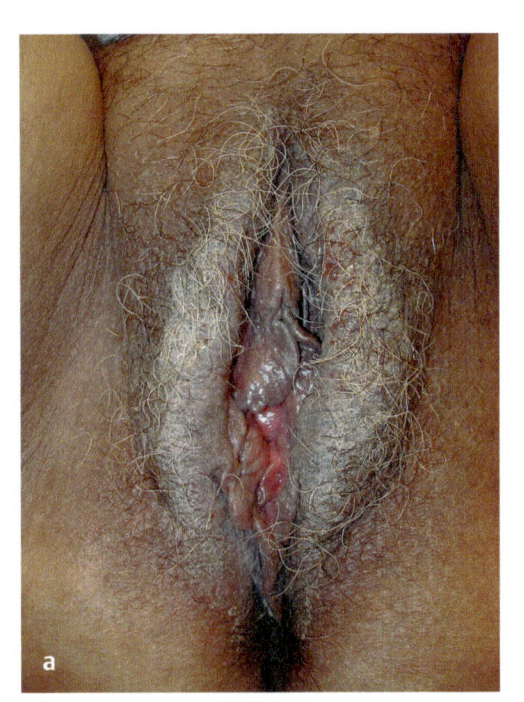

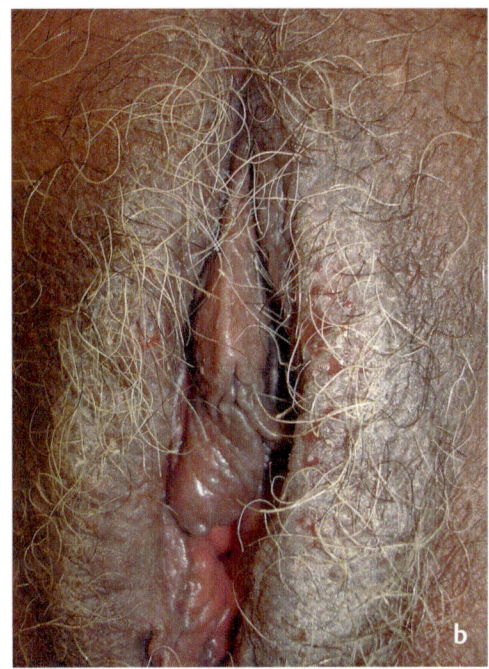

Fig. 5-36. (a,b) Líquen simples crônico primário com pele acinzentada com liquenificação e escoriações pela coçadura em grandes lábios.

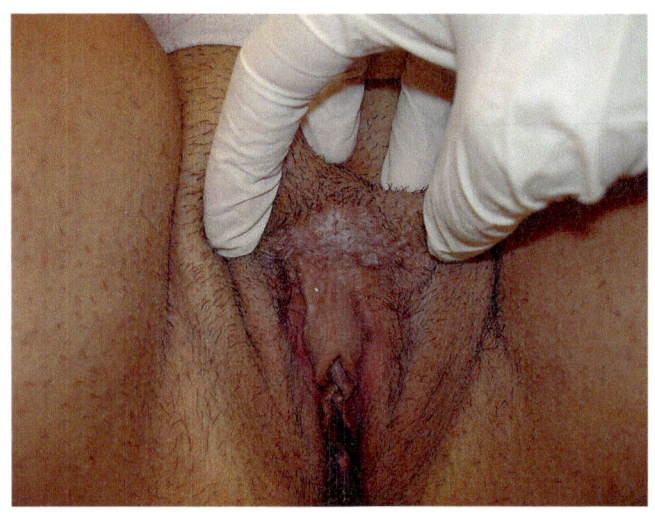

Fig. 5-37. Líquen simples crônico primário localizado na união dos grandes lábios.

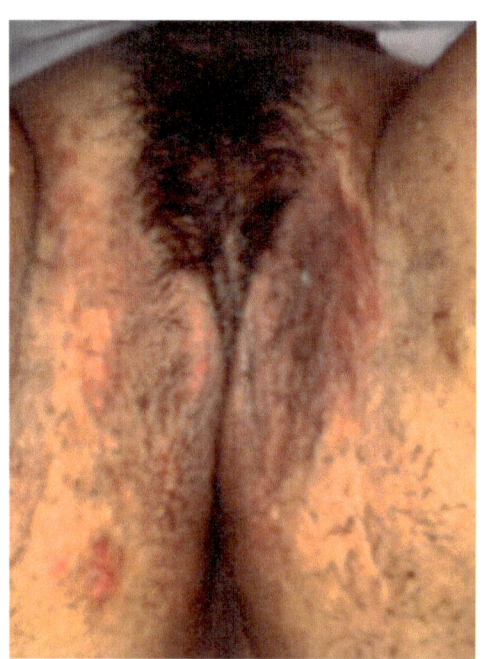

Fig. 5-39. Líquen simples crônico secundário associado à ansiedade e estresse. Pele hipercrômica em grandes lábios. Escoriações por coçadura.

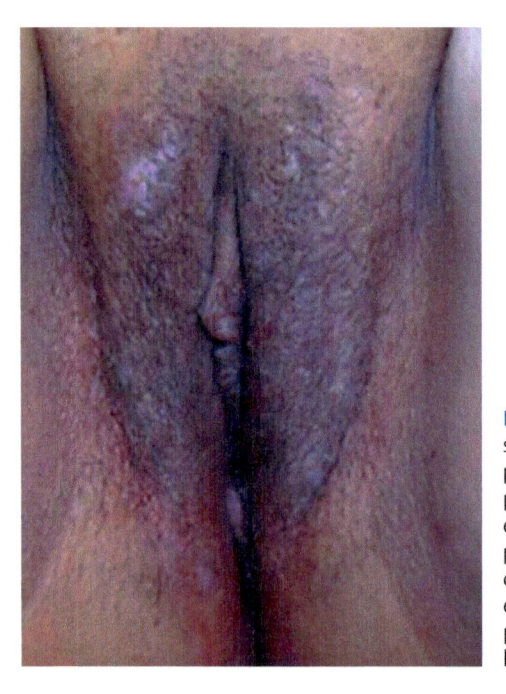

Fig. 5-38. Líquen simples crônico primário com pele acinzentada entremeada por pontos de hiperemia, escoriações por coçadura e liquenificação.

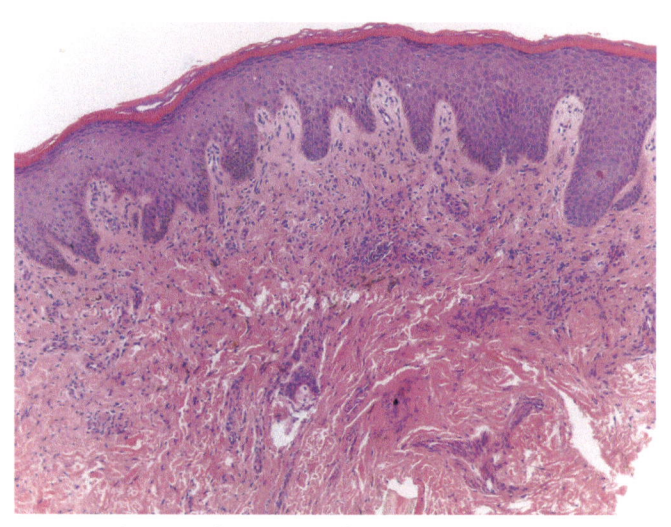

Fig. 5-40. Líquen simples crônico. Pele apresenta ortoceratose, leve acantose e, na derme, fibroplasia e alguns melanófagos. HE, 100x (aumento original).

Na presença de exocitose das células inflamatórias, o corante para fungos e o ácido periódico de *Schiff* (PAS) são importantes para avaliar a presença de infecção fúngica. Nos casos de atipias epiteliais, suspeitar de lesões pré-malignas, como a neoplasia intraepitelial vulvar e a doença de Paget (Figs. 5-40).

Diagnóstico

O diagnóstico do líquen simples crônico baseia-se nos achados clínicos. Raramente será necessária a realização de biópsia. Um histórico de atopia pode estar presente. Em alguns casos, é impossível definir se o LSC é primário, sendo uma nova ocorrência, ou secundário, isto é, superposto a outro problema dermatológico adjacente. Isto pode ocorrer com a psoríase genital, *tinea cruris*, líquen escleroso e candidíase.

O clínico pode achar que a biópsia irá ajudá-lo a identificar o problema subjacente no caso do LSC secundário, entretanto, isto não é verdade. Na fase aguda do LSC, a inflamação espongiótica será proeminente e pode ocultar a presença de um distúrbio associado. Maior é a confusão no caso da fase crônica do LSC. Neste caso, o diagnóstico é dado como dermatite psoriasiforme, que não ajudará o clínico a determinar a presença ou ausência da psoríase; devendo fazer uma correlação clinicopatológica. Como a candidíase vulvovaginal é uma condição frequente associada ao LSC nas mulheres, é indicada a realização de cultura e/ou exame a fresco da secreção vaginal com hidróxido de potássio a 10% (KOH). Se a face interna das coxas superiores estiver acometida pode ser útil a cultura para o dermatófito relacionado com *tinea cruris*.

Diagnóstico Diferencial

Certas afecções como infecção por Candida e dermatófitos podem demonstrar alterações epiteliais similares ao LSC. Outras condições incluem psoríase, líquen escleroso, NIV, doença de Paget. A psoríase pode ser encontrada em outras localizações extragenitais, como superfícies extensoras. No líquen escleroso há a presença de placas brancas e sinais de atrofia das estruturas vulvares. As lesões da NIV são policrômicas, com relevo e podem ser únicas ou múltiplas.

Tratamento

O controle do prurido é muito importante para a melhora significativa da qualidade de vida. A abordagem terapêutica consiste em algumas etapas: melhora do ambiente local para excluir os fatores desencadeantes, restauração da função normal da barreira cutânea, redução da inflamação, interrupção do ciclo coçar-esfregar, identificação e tratamento das alterações psicológicas presentes.

Melhora do ambiente local com a remoção do calor e do suor que agem como fatores provocadores: mudança para roupas menos oclusivas e menos apertadas e de algodão que permitem melhor ventilação. Perda de peso. Manter a área vulvar seca, entretanto, não utilizando os secadores de cabelo, pois são prejudiciais, mesmo nas menores temperaturas. Remover outros irritantes como contaminação fecal, urina e secreções vaginais. Devem ser orientadas quanto: como efetuar a higiene e a sua frequência, não em excesso, porque assim causa remoção dos lubrificantes naturais, o que pode também ser um irritante.

Restauração da função da barreira cutânea: a função da barreira cutânea nunca está intacta nas pacientes com LSC e com dermatite atópica. A sua perda ocorre por excesso de lavagem ou pelo espessamento do estrato córneo associado a uma doença. Além das outras medidas para retirada dos irritantes, redução do ato de coçar, prescrição de lubrificantes.

Redução da inflamação: são utilizados esteroides com a potência individualizada a cada caso. Estes são inicialmente tópicos e, caso não se mostrarem eficazes, considerar o uso de esteroides sistêmicos. O veículo pomada, em vez do creme, será mais bem tolerado; além de acrescentar um lubrificante e não conter álcool na sua formulação, que funciona como irritante. Os esteroides devem ser continuados após a remissão dos sinais e sintomas por 1 mês ou mais, pois mesmo com a melhora clínica, a inflamação ainda permanece nas evidências microscópicas.

Rompendo o ciclo coçar-esfregar: este é o aspecto mais importante no tratamento do LSC. Durante o dia, a presença de roupas e o constrangimento em coçar a genitália previnem a coceira diurna. No entanto, à noite, não há estes constrangimentos e o ciclo coçar-esfregar está presente. A coceira noturna ocorre durante os estágios de sono leve. Medicamentos com efeito sedativo, como os anti-histamínicos de primeira geração (hidroxizina dose inicial de 25 mg/dia, aumento semanal em 25 mg até a dose máxima de 100 mg/dia) e alguns antidepressivos tricíclicos (doxepina ou amitriptilina dose inicial de 25 mg/dia, aumento semanal de 25 mg até a dose máxima de 100 mg/dia) estão indicados Todas estas medicações podem iniciar com a metade da dose inicial nas idosas ou em pacientes mais "sensíveis". Eles devem ser tomados todas as noites, em torno de 2 horas antes de ir para a cama e a dose deve ser aumentada até a interrupção da coceira noturna. Durante o dia, os inibidores seletivos da recaptação de serotonina (ISRSs) são os escolhidos. Eles funcionam em decorrência do efeito sobre a ansiedade e a depressão ou reduzem o componente obsessivo-compulsivo do ato constante de coçar.

Identificação e tratamento dos componentes psicológicos prejudiciais: a ansiedade e/ou depressão estão regularmente presentes em pacientes com LSC. Há controvérsias se estes fatores psicológicos exercem uma função na etiologia do LSC ou se eles ocorrem secundários à presença do LSC. Além disso, as pacientes com doença eczematosa ou LSC podem sofrer de disfunção sexual. Uma vez identificados estes fatores, o uso dos ISRSs é benéfico, além do acompanhamento com especialista.

BIBLIOGRAFIA

Aidé S, Lattario FR, Almeida G, do Val IC, Carvalho MG. Promoter hypermethylation patterns od death-associated protein kinase and p16 genes in vulvar lichen sclerousus. J Low Genit Tract Dis. 2010; 14(4):282-6.

Al-Hashimi I, Schifter M, Lockhart PB, Wray D, Brennan M, Migliorati CA, et al. Oral lichen planus and oral lichenoid lesions: diagnostic and therapeutic considerations. Oral Surg Oral Med Oral Pathol Oral Radiol Endod 2007; 103 Suppl:S25.e1.

Araújo MMV. Líquen escleroso vulvar: prevalência do fator familial [tese - doutorado]. Instituto de Ginecologia: Universidade Federal do Rio de Janeiro – UFRJ; 1996.

Araújo MMV. Líquen escleroso vulvar na infância e adolescência. Estudo de 7 casos. [tese - mestrado]. Instituto de Ginecologia: Universidade Federal do Rio de Janeiro – UFRJ; 1993.

Araújo, MMV, Souza, MCB, Azevedo, LMS, Mongenot, MB, Simões, PM – Lichen Sclerosus et Atrophicus among children and adolescence. Adolesc Pediatr Gynecol. 1992; 5:132.

Ball SB, Wojnarowska F. Vulvar dermatoses: lichen sclerosus, lichen planus, and vulval dermatitis/lichen simplex chronicus. Semin Cutan Med Surg 1998; 17:182.

Belfiore P, Di Fede O, Cabibi D, Campisi G, Amaru GS, De Cantis S, et al. Prevalence of vulval lichen planus in a cohort of women with oral lichen planus: an interdisciplinary study. Br J Dermatol 2006; 155:994.

Bender BG, Ballard R, Canono B, Murphy JR, Leung DY. Disease severity scratching and sleep quality in patients with atopic dermatitis. J Am Acad Dermatol. 2008;58:415-20.

Bercaw-Pratt JL, Boardman LA, Simms-Cendan JS. Clinical Recommendation: pediatric lichen sclerosus. J Pediatr Adolesc Gynecol. 2014; 27:111-116.

Bowen AR, Vester A, Marsden L, Florell SR, Sharp H, Summers P. The role of vulvar skin biopsy in the evaluation of chronic vulvar pain. Am J Obstet Gynecol 2008; 199:467.e1.

Bradford J, Fischer G. Management of vulvovaginal lichen planus: a new approach. J Low Genit Tract Dis 2013; 17:28.

Brenninkmeijer EEA, Schram ME, Leeflang MMG, Bos JD, Spuls PI. Diagnostic criteria for atopic dermatitis: a systematic review. Br J Dermatol. 2008;158:754-65.

Buske-Kirschbaum A, Ebrecht M, Kern S, Gierens A, Hellhammer DH. Personality characteristics in chronic and no-chronic allergic conditions. Brain Behav Immun. 2008;22:762-8.

Byrd JA, Davis MD, Rogers RS 3rd. Recalcitrant symptomatic vulvar lichen planus: response to topical tacrolimus. Arch Dermatol 2004; 140:715.

Chew A, Stefanato CM, Savarese I, Neill SM, Fenton DA, Lewis FM. Clinical patterns of lichen planopilaris in patients with vulval lichen planus. Br J Dermatol 2014; 170:218.

Cooper SM, Wojnarowska F. Influence of treatment of erosive lichen planus of the vulva on its prognosis. Arch Dermatol 2006; 142:289.

Cooper SM, Ali I, Baldo M, Wojnarowska F. The association of lichen sclerosus and erosive lichen planus of the vulva with autoimmune disease: a case-control study. Arch Dermatol 2008; 144:1432.

Cooper SM, Haefner HK, Abrahams-Gessel S, Margesson LJ. Vulvovaginal lichen planus treatment: a survey of current practices. Arch Dermatol 2008; 144:1520.

Côrrea AC, Azevedo L, Almeida G, do Val I, Cuzzi T, Takiya CM. Decorin and chondroitin sulfate distribution in vulvar lichen sclerosus. J Reprod Med. 2007;52:38-42.

Davis J, Shapiro L, Baral J. Vulvitis circumscripta plasmacellularis. J Am Acad Dermatol 1983; 8:413.

Deen K, McMeniman E. Mycophenolate mofetil in erosive genital lichen planus: a case and review of the literature. J Dermatol 2015; 42:311.

Dendrinos ML, Quint EH. Lichen sclerosus in children and adolescents. Curr Opin Obstet Gynecol. 2013; 25:370-74.

Di Fede O, Belfiore P, Cabibi D, De Cantis S, Maresi E, Kerr AR, et al. Unexpectedly high frequency of genital involvement in women with clinical and histological features of oral lichen planus. Acta Derm Venereol 2006; 86:433.

Edwards L. Erosive and vesiculobullous diseases. In: Genital Dermatology Atlas, 2nd ed, Edwards L, Lynch PJ (Eds), Wolters Kluwer, Philadelphia 2011. p.125.

Edwards L, Lynch PJ. Atlas de Dermatologia Genital. Segunda edição Revinter 2012. Cap 4 pg 31-45.

Eisen D. The vulvovaginal-gingival syndrome of lichen planus. The clinical characteristics of 22 patients. Arch Dermatol 1994; 130:1379.

Ellis E, Fischer G. Prepubertal-onset vulvar lichen sclerosus: the importance of maintenance therapy in long-term outcomes. Pediatric Dermatology. 2015; 32(4):461-67.

Farrell AM, Dean D, Charnock FM. Alterations in distribution of tenascin, fibronectin and fibrinogen in vulvar lichen sclerosus. Dermatology. 2000; 201:223-9.

Feldmann R, Harms M. Lichen sclerosus et atrophicus. Hautarzt. 1991; 42:147-53.

Fitzpatrick SG, Hirsch SA, Gordon SC. The malignant transformation of oral lichen planus and oral lichenoid lesions: a systematic review. J Am Dent Assoc 2014; 145:45.

Friedrich Jr EG, Kalra PS. Serum levels of sex hormones in vulvar lichen sclerosus and the effect of topical testosterone. N Engl J Med. 1984; 310(8):488-91.

Goolamali SK, Barnes EW, Irvine WJ, Shuster S. Organ specific antibodies in patients with lichen sclerosus. *Br Med J*. 1974; 4:78-9.

Grunwald MH, Zvulunov A, Halevy S. Lichen planopilaris of the vulva. Br J Dermatol 1997; 136:477.

Harrington CI, Dunsmore IR. An investigation into the incidence of auto-immune disorders in patients with lichen sclerosus and atrophicus. Br J Dermatol. 1981;104:563-6.

Jänner M, Muissus E, Rohde B. [Lichen planus as a possible precancerous condition]. Dermatol Wochenschr 1967; 153:513.

Jensen JT, Bird M, Leclair CM. Patient satisfaction after the treatment of vulvovaginal erosive lichen planus with topical clobetasol and tacrolimus: a survey study. Am J Obstet Gynecol 2004; 190:1759.

Kennedy CM, Galask RP. Erosive vulvar lichen planus: retrospective review of characteristics and outcomes in 113 patients seen in a vulvar specialty clinic. J Reprod Med 2007; 52:43.

Kennedy CM, Peterson LB, Galask RP. Erosive vulvar lichen planus: a cohort at risk for cancer? J Reprod Med 2008; 53:781-784.

Kirtschig G, Van Der Meulen AJ, Ion Lipan JW, Stoof TJ. Successful treatment of erosive vulvovaginal lichen planus with topical tacrolimus. Br J Dermatol 2002; 147:625.

Koca R, Altin R, Konuk N, Altinyazar HC, Kart L. Sleep disturbance in patients with lichen simplex chronicus and its relationship to nocturnal scratching: a case control study. South Med J. 2006;99:482-5.

Konuk N, Koca R, Atik L, Muhtar S, Atasoy N, Bostanci B. Psychopathology, depression and dissociative experiences in patients with lichen simplex chonicus. Gen Hosp Psychiatry. 2007;29:232-5.

Krafchick BR. Perineal diseases in children. Curr Opin Pediatr. 1992; 4:654-8.

Lagerstedt M, Karvinen K, Joki-Erkkila M, Huotari-Orava R, Snellman E, Satu-Leena L. Childhood lichen sclerosus – a challenge for clinicians. Pediatric Dermatology. 2013; 30(4):444-50.

Leibowitch M, Neill S, Pelisse M, Moyal-Baracco M. The epithelial changes associated with squamous cell carcinoma of the vulva: a review of the clinical, histological and viral findings in 78 women. Br J Obstet Gynecol. 1990;97:1135-9.

Lewis FM. Vulval lichen planus. Br J Dermatol 1998; 138:569.

Lewis FM, Shah M, Harrington CI. Vulval involvement in lichen planus: a study of 37 women. Br J Dermatol 1996; 135:89.

Lonsdale-Eccles AA, Velangi S. Topical pimecrolimus in the treatment of genital lichen planus: a prospective case series. Br J Dermatol 2005; 153:390.

Lotery HE, Galask RP. Erosive lichen planus of the vulva and vagina. Obstet Gynecol 2003; 101:1121.

Lotti T, Buggiani G, Prignano F. Prurido nodularis and lichen simplex chronicus. Dermatol Ther. 2008;21:42-6.

Lynch PJ, Moyal-Barracco M, Bogliatto F, Micheletti L, Scurry J. 2006 ISSVD Classification of vulvar dermatoses. Pathologic Subsets and their clinical correlates. J Reprod. Med. 2007; 52(1):3-9.

Meyrick TRH, Ridley CM, McGibbon DH. Anogenital lichen sclerosus in women. JR Soc Med. 1996;89:694-8.

Mihara Y, Mihara M, Hagari Y. Lichen sclerosus et atrophicus. A histological, immunohistochemical and electron microscopy study. Arch Dermatol Res. 1994;286:434-42.

Murphy GM, Cronin E. Lichen planus pemphigoides. Clin Exp Dermatol 1989; 14:322.

Neill SM. Erosive lichen planus:diagnosis and management. Syllabus of the post-graduate course, International Society for the Study of Vulvovaginal Disease, October 1999.

Patterson JW. Weedon's Skin Pathology. 4th ed. Churchill Livingstone, Elsevier. 2016:39-45.

Pavlovic S, Danitchenko M, Tobin DJ, Hagen E, Hunt SP, Klapp BF, et al. Further exploring the brain-skin connection: stress worsens dermatitis via substance P-dependent neurogenic inflammation in mice. J Invest Dermatol. 2008;128:434-46.

Pecoraro V, Romano Boix E. [Anal manifestations of lichen planus]. Med Cutan Ibero Lat Am 1984; 12:339.

Pelisse M. The vulvo-vaginal-gingival syndrome. A new form of erosive lichen planus. Int J Dermatol 1989; 28:381.

Pelisse M. Erosive vulvar lichen planus and desquamative vaginitis. Semin Dermatol 1996; 15:47.

Pelisse M, Fischessert D, Moyal M, Lessana-Leibowitch M, Hewitt J, Enjouras O, et al. Lichen scléreux vulvaire infantile (vingt-deux observations). Ann Dermatol Veneral. 1984; III:741-2.

Pelisse M, Leibowitch M, Sedel D, Hewitt J. [A new vulvovaginogingival syndrome. Plurimucous erosive lichen planus]. Ann Dermatol Venereol 1982; 109:797.

Powell J, Wojnarowska F. Childhood vulvar sclerosus: an increasingly common problem. J Am Acad Dermatol 2001; 44:803-6.

Ridley CM. Chronic erosive vulval disease. Clin Exp Dermatol 1990; 15:245.

Ridley CM. Genital lichen sclerosus (lichen sclerosus et atrophicus) in childhood and adolescence. *J Soc Med*. 1993; 86:69-75.

Ridley CM, Neill, SM. A Vulva. 2ªed. Rio de Janeiro: Editora Revinter, 2003, p. 302.

Rogers RS 3rd, Eisen D. Erosive oral lichen planus with genital lesions: the vulvovaginal-gingival syndrome and the peno-gingival syndrome. Dermatol Clin 2003; 21:91.

Rolfe KJ, MacLean AB, Crow JCT. P53 mutations in vulvar lichen sclerosus adjacent to squamous cell carcinoma of the vulva. Br J Cancer. 2003; 89:2249-53.

Sahn EE, Bluestein EL, Oliva, S. Familial lichen sclerosus et atrophicus in childhood. Pediatr Dermatol. 1994; 11:160-3.

Setterfield JF, Neill S, Shirlaw PJ, Theron J, Vaughan R, Escudier M, et al. The vulvovaginal gingival syndrome: a severe subgroup of lichen planus with characteristic clinical features and a novel association with the class II HLA DQB1*0201 allele. J Am Acad Dermatol 2006; 55:98.

Simpson RC, Littlewood SM, Cooper SM, Cruickshank ME, Green CM, Derrick E, et al. Real-life experience of managing vulval erosive lichen planus: a case-based review and U.K. multicentre case note audit. Br J Dermatol 2012; 167:85.

Simpson RC, Thomas KS, Leighton P, Murphy R. Diagnostic criteria for erosive lichen planus affecting the vulva: an international electronic-Delphi consensus exercise. Br J Dermatol 2013; 169:337.

Sobel JD. Desquamative inflammatory vaginitis: a new subgroup of purulent vaginitis responsive to topical 2% clindamycin therapy. Am J Obstet Gynecol 1994; 171:1215.

Smith, S D, Fischer, G. Childhood onset vulvar lichen sclerosus does not resolve at puberty: A prospective case series. Pediatric Dermatology. 2009; 26(6):725-9.

Stewart KM. Clinical care of vulvar pruritus, with emphasis on one common cause, lichen simplex chronicus. Dermatol Clin 2010; 28:669.

Val I, Almeida G. An Overview of Lichen Sclerosus. Clin Obstet Gynecol. 2005;48:808-17.

van de Nieuwenhof HP, van der Avoort IAM, Hullu JA. Review of squamous premalignant vulvar lesions. Crit Rev Oncol Hematol. 2008;68:131-56.

Vanin K, Scurry J, Thorne H, Yuen K, Ramsay RG. Overexpression of wild-type 53 in lichen sclerosus adjacent to human papillomavirus-negative vulvar cancer. J Invest Dermatol. 2002;119:1027-33.

Vieira-Baptista P, Soares H, Beires J. Líquen escleroso vulvar na criança: Um diagnóstico a ter em mente. Acta Pediatr Port. 2014; 45:138-45.

Virgili A, Levratti A, Marzola A, Corazza M. Retrospective histopathologic reevaluation of 18 cases of plasma cell vulvitis. J Reprod Med 2005; 50:3.

Wallace HJ. Lichen sclerosus et atrophicus. Trans St John's Dermtol Soc. 1971;57:9-30.

Wilkinson EJ, Stone IK. Atlas de Doenças da Vulva. Segunda Edição. Revinter. Rio de Janeiro 2011. Cap 6, pg 74-8.

Woodruff JD, Sussman J, Shakfeh S. Vulvitis circumscripta plasmocellularis. A report of four cases. J Reprod Med 1989; 34:369.

Zendell K, Edwards L. Lichen sclerosus with vaginal involvement: report of 2 cases and review of the literature. JAMA Dermatol 2013; 149:1199.

DOENÇAS INFLAMATÓRIAS

DOENÇA DE BEHÇET

Definição
É uma doença vascular inflamatória que se caracteriza por uma tríade clínica constituída por úlceras orais associadas a úlceras vaginais ou a lesões dermatológicas, oftalmológicas ou neurológicas.

Características Clínicas
De etiologia desconhecida, embora seja citada a detecção de antígeno HLA-B51 nestas pacientes. É muito frequente na região do Mediterrâneo, sobretudo na Turquia. As úlceras orais são múltiplas e dolorosas (Figs. 6-1 e 6-2). As úlceras vulvares são múltiplas, profundas, dolorosas e impedem o coito (Figs. 6-3 e 6-4). Pode haver envolvimento gastrointestinal (colite), neurológico, reumatológico (artrite), cardiológico e pulmonar.

Os critérios diagnósticos do Grupo Internacional para Estudo da Doença de Behçet (1990) eram a tríade: úlceras orais recorrentes e mais dois critérios: ou úlceras genitais ou lesões oftalmológicas (uveíte, retinite) ou lesões dermatológicas (eritema nodoso, lesões acneiformes, lesões papulopustulosas) ou teste de patergia positivo (infiltração intradérmica d'água destilada, na face interna do antebraço, formação de pápula ou pústula 48 horas após). Estes critérios não são mais usados.

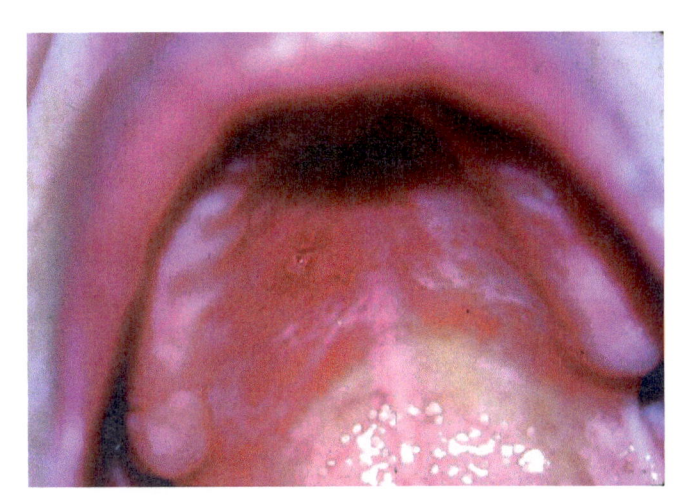

Fig. 6-2. Doença de Behçet. Pequena úlcera no palato.

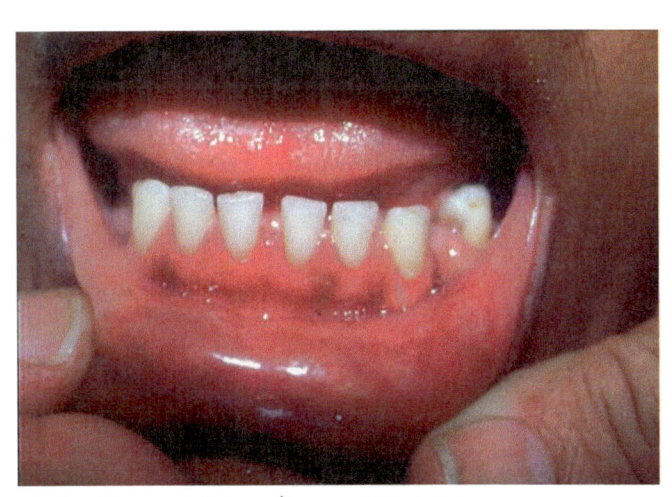

Fig. 6-1. Doença de Behçet. Úlcera em lábio inferior.

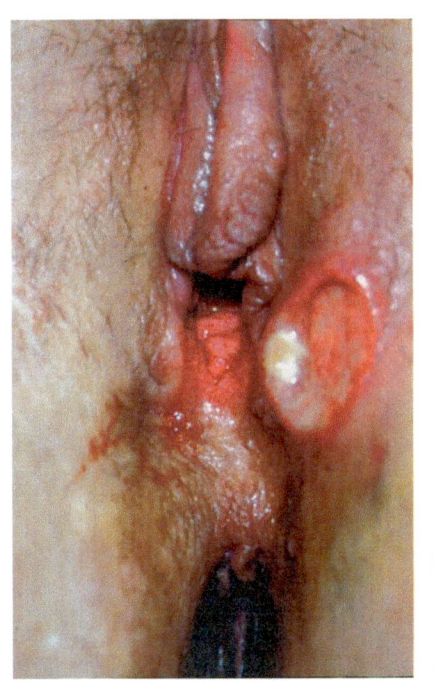

Fig. 6-3. Doença de Behçet. Grande úlcera no grande lábio esquerdo. Mesma paciente da Figura 6-2.

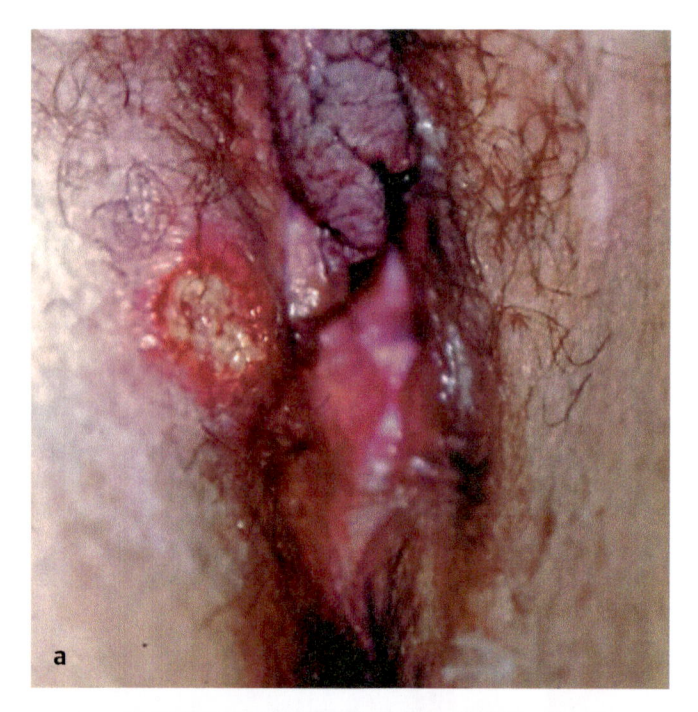

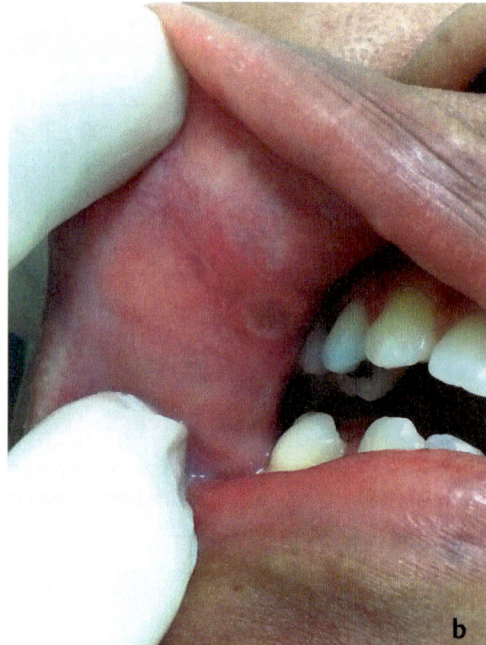

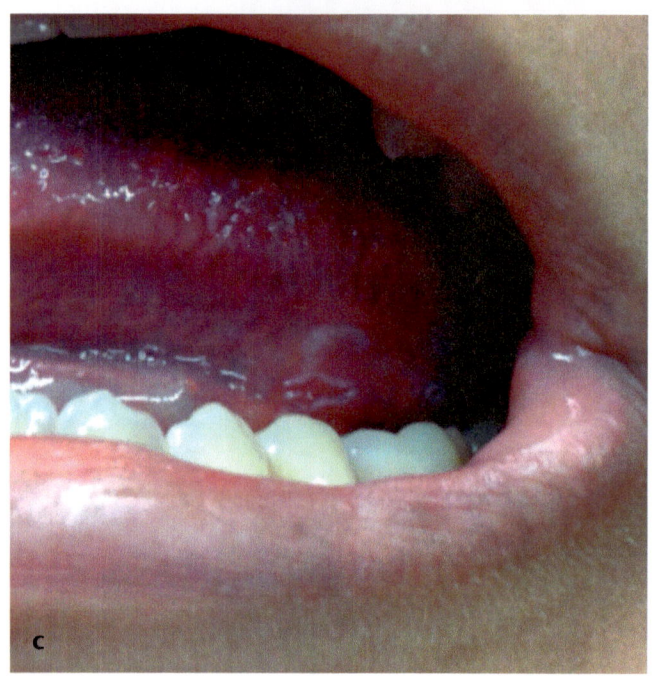

Fig. 6-4. Doença de Behçet: (**a**) úlcera genital; (**b**) lesão aftosa única na mucosa jugal direita; (**c**) lesão ulcerada em base da língua.

Os critérios atuais de diagnóstico do *The International Criteria for Behçet Disease* (ICBD, 2013) são baseados num sistema de escore. Um escore igual ou maior que 4 pontos indica o diagnóstico de doença de Behçet. O Quadro 6-1 detalha os critérios.

O diagnóstico diferencial deve ser feito com herpes genital, sífilis, doença de Crohn, pênfigo vulgar e penfigoide.

Histopatologia

Edema do endotélio e intenso infiltrado inflamatório linfoplasmocitário perivascular que se estende para dentro da parede dos vasos formando microtrombos e obliterando a luz arterial determinando um quadro de arterite necrosante.

DOENÇAS INFLAMATÓRIAS

Quadro 6-1. *International Criteria for Behçet Disease (Point Score System)* Escore ≥ 4 indica Diagnóstico de Behçet

Sinal/sintoma	Pontos
Lesões oculares	2
Aftose genital	2
Aftose oral	2
Lesões de pele	1
Manifestações neurológicas	1
Manifestações vasculares	1
Teste de patergia positivo*	1*

*Teste de patergia é opcional e o sistema primário de escore não o inclui. Entretanto, onde este é realizado, um ponto extra pode ser atribuído para o resultado positivo

Tratamento

Para lesões menores, corticosteroides superpotentes como o propionato de clobetasol 0,05% ou potentes como o valerato de betametasona 0,1% duas vezes ao dia por 2 semanas, depois quando necessário. Para lesões graves, corticoide sistêmico, como a prednisona 20 a 60 mg ao dia, com retirada gradual segundo a melhora clínica (Fig. 6-5). Associar a colchicina 1,5 mg ao dia. Nas pacientes não responsivas ao corticoide usar a azatioprina 1 a 2 mg/kg ao dia. Aumentar a dose gradativamente até alcançar o efeito desejado e monitorar com provas de função hepática.

DERMATITE VULVAR (ECZEMA VULVAR)
Definição

É uma dermatite aguda ou crônica, eritematosa e pruriginosa. Há dois tipos de dermatite: a **endógena**, também chamada de **dermatite atópica vulvar**, que tem predisposição familiar e geralmente tem início na infância e a **exógena**, que é resultante de fatores externos, conhecida como **dermatite alérgica de contato** cujo desencadeador (alérgeno) induz a uma resposta imune e a **dermatite irritante de contato** cujo desencadeador (irritante) causa danos diretamente na pele.

Características Clínicas

É uma doença inflamatória com fase **aguda** e **crônica**. Na fase **aguda**, geralmente devido a um alérgeno de contato, observam-se eritema e erupção vesicular (Fig. 6-6), e na fase **crônica**, resultante de coçadura, eritema com bordas irregulares ou mal definidas e descamação. A queixa principal é o prurido intenso. O diagnóstico diferencial deve ser feito com psoríase e seborreia.

Histologia

A biópsia é raramente necessária para firmar o diagnóstico. Na microscopia observa-se uma dermatite com espongiose e edema intraepitelial, infiltrado inflamatório do epitélio e da derme superficial e papilar.

Tratamento

Descobrir e afastar o alérgeno. Uso de *syndets* para a higiene genital. Uso de cremes ou loções hidratantes e lubrificantes da pele. Para alívio rápido do prurido, anti-histamínicos ou prednisona oral, 20 mg, duas vezes ao dia, durante 7-10 dias. Para a fase **crônica**, uso tópico de corticosteroide potente como o valerato de betametasona 0,1% duas a três vezes ao dia por 2 semanas e retirada gradual; ou uso tópico, em pomada, dos inibidores da calcineurina (tacrolimus 0,1% ou pimecrolimus) duas vezes ao dia.

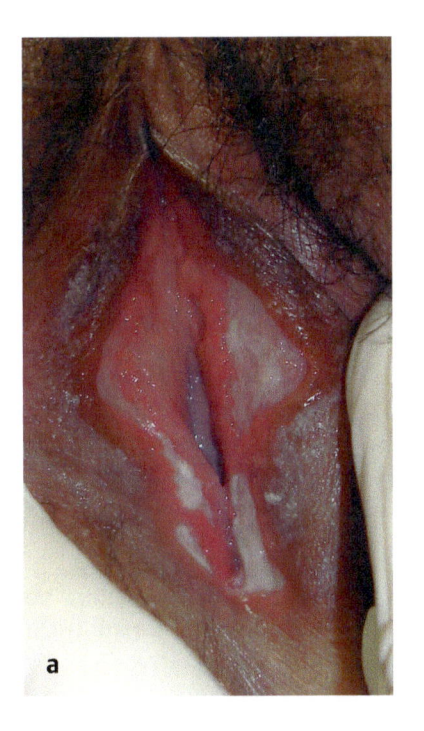

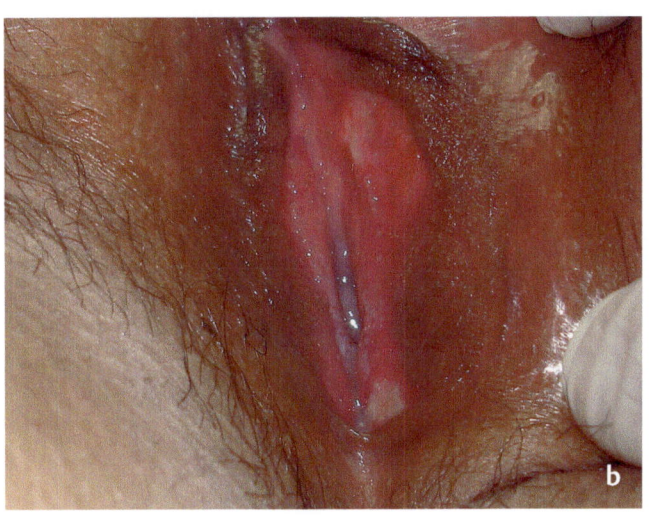

Fig. 6-5. (a) Úlceras vulvares decorrentes de doença de Behçet em adulta jovem. (b) Após 1 mês de evolução.

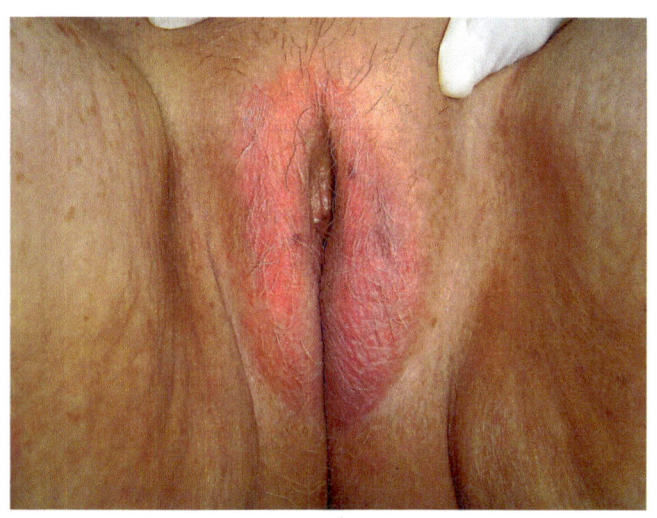

Fig. 6-6. Eczema: hiperemia, ressecamento e aumento dos sulcos da pele.

DOENÇA DE CROHN

Definição
É doença crônica, granulomatosa intestinal e que afeta secundariamente a vulva com edema crônico e ulcerações profundas.

Características Clínicas
Ocorre a forma **contígua,** na qual as doenças vulvar e intestinal são contíguas, e a forma **metastática,** na qual as doenças vulvar e intestinal não se comunicam. Caracteriza-se por edema vulvar crônico e ulceração "tipo facada" que se torna profunda e apresenta tratos sinusais em suas bordas (Figs. 6-7 e 6-8).

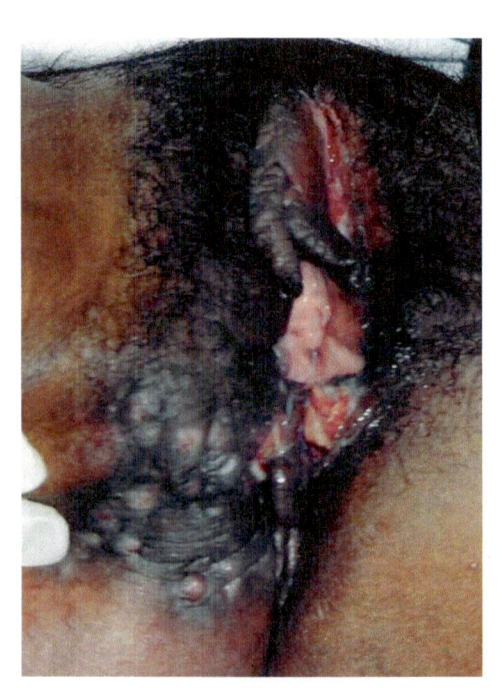

Fig. 6-7. Úlceras vulvares por doença de Crohn.

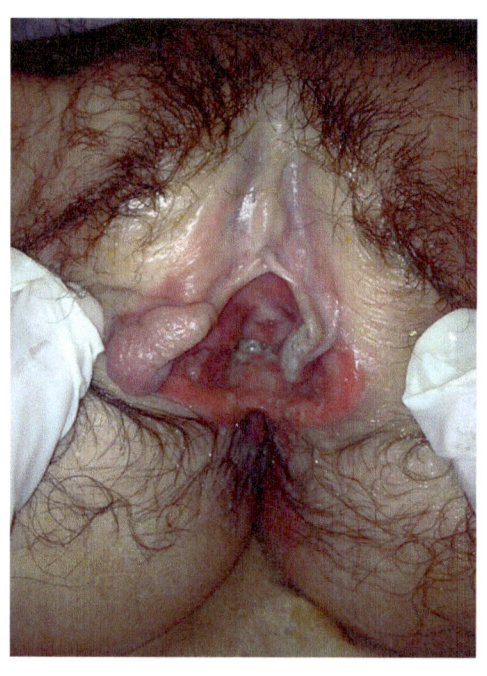

Fig. 6-8. Úlceras vulvares e perianal por doença de Crohn.

Histopatologia
Infiltrado inflamatório agudo e crônico da derme superficial e profunda e granulomas epitelioides não caseosos.

Tratamento
Corticoide sistêmico como a prednisona 60 mg ao dia com retirada gradual. Metronidazol 250-500 mg três vezes ao dia com curso prolongado. Na doença recidivante usar azatioprina 1 a 2 mg/kg. Monitorar a função hepática.

PENFIGOIDE

Definição
É uma doença inflamatória, de caráter autoimune, com a presença de bolhas subepidérmicas.

Características Clínicas
Existem dois tipos de penfigoide: o **bolhoso** e, sua variante, o **cicatricial**. O tipo **bolhoso** acomete mais a pele enquanto o tipo **cicatricial** acomete mais as mucosas. O acometimento vulvar se caracteriza por bolhas subepidérmicas com a aparência de pústulas que erosam e se curam espontaneamente com a formação de cicatrizes e o acometimento vaginal se caracteriza por desgarro epitelial da vagina ou do colo do útero. A evolução da doença pode levar ao acometimento da boca, com erosões transitórias das gengivas, e dos olhos, com conjuntivites seguidas de cicatrizes que podem levar à cegueira. Lesões da laringe e do esôfago podem ocorrer. O diagnóstico diferencial deverá ser feito com o pênfigo vulgar.

Histologia
A biópsia deverá ser feita na borda da lesão e é fundamental para distinguir entre o penfigoide e o pênfigo vulgar. No penfigoide as bolhas são subepidérmicas com um infiltrado

DOENÇAS INFLAMATÓRIAS

inflamatório agudo e crônico na derme, enquanto no pênfigo vulgar as bolhas são intraepidérmicas. Na imunofluorescência, no penfigoide **bolhoso** ou **cicatricial** observa-se depósito linear de IgG na junção dermoepidérmica, enquanto na imunofluorescência do pênfigo vulgar o depósito de IgG se faz nos espaços intercelulares.

Tratamento
Aplicação tópica de pomada corticosteroide superpotente como o proprionato de clobetasol 0,05% em cursos curtos ou de corticosteroides potentes, como o valerato de betametasona 0,1%. Corticoides sistêmicos como a prednisona 60 mg ao dia com retirada gradativa segundo a melhora clínica. Associação com azatioprina 1 a 2 mg/kg deve ser feita com a intenção de se diminuir a dose do corticoide.

VULVITE PLASMOCITÁRIA
Definição
Lesão inflamatória crônica, hiperemiada e aveludada.

Características Clínicas
É condição rara e de etiologia desconhecida. É análoga à Balanite de Zoon do homem. Caracteriza-se por lesão hiperemiada e com aspecto aveludado, localizada no vestíbulo podendo se estender aos pequenos lábios (Fig. 6-9). A paciente queixa-se de prurido, dor no vestíbulo e dispareunia. O diagnóstico diferencial deve ser feito com líquen plano erosivo e lesão intraepitelial vulvar de alto grau.

Histopatologia
Caracteriza-se por um adelgaçamento do epitélio com achatamento das papilas dérmicas e um intenso infiltrado liquenoide de células plasmáticas na derme superficial e profunda.

Tratamento
É clínico, com corticosteroide potente como o valerato de betametasona 0,1% sob a forma de pomada (Fig. 6-10).

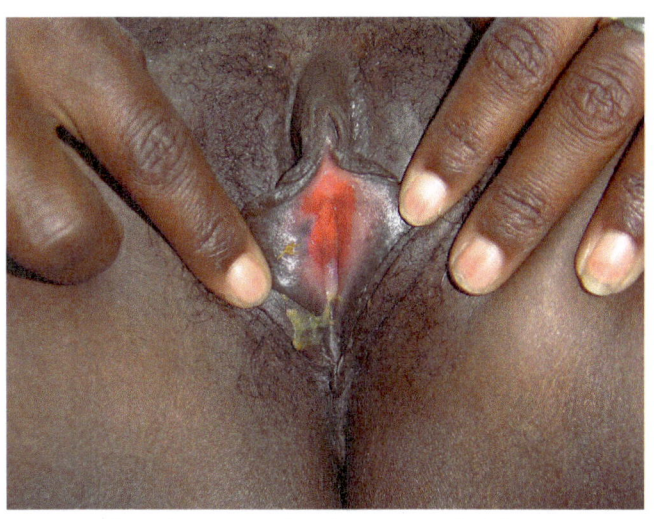

Fig. 6-9. Vulvite plasmocitária Área de aspecto aveludado, com intensa hiperemia na região vestibular.

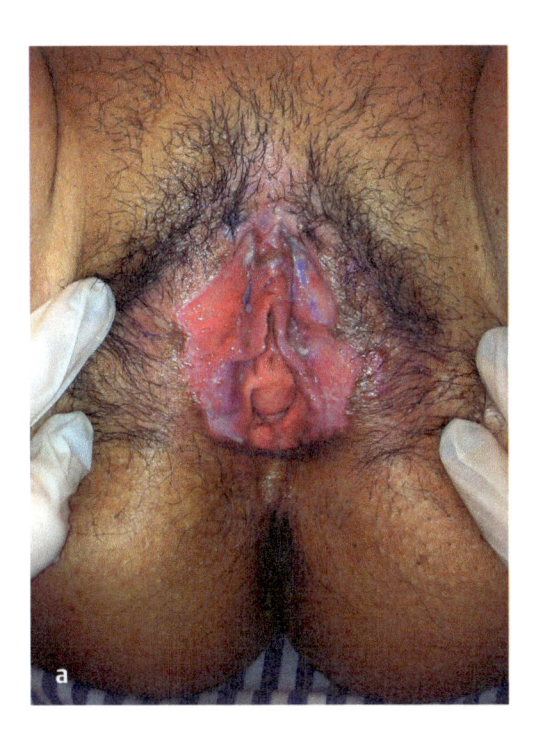

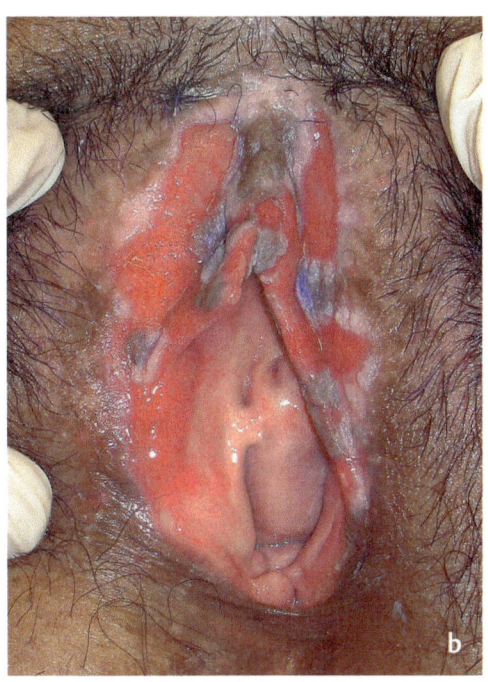

Fig. 6-10. (**a**) Vulvite plasmocitária com lesão ulcerada vestibular hiperemiada e aveludada. (**b**) Vulvite plasmocitária: em uso de corticoide sistêmico com cicatrização lenta das lesões.

PSORÍASE

Definição
É uma dermatose caracterizada por pápulas e placas eritematosas recobertas por escamas esbranquiçadas ou prateadas.

Características Clínicas
É doença de etiologia indefinida. Parece estar diretamente relacionada com estresse. A queixa principal é o prurido. Caracteriza-se por placas e pápulas vermelhas confluentes na vulva e estendendo-se para as pregas genitocrurais (Figs. 6-11 e 6-12). Lesões semelhantes podem ser encontradas na região sacral, couro cabeludo (Fig. 6-13) e na face extensora dos joelhos e dos cotovelos. Pode estar associada à onicólise, hipercertose subungueal e artrite (Figs. 6-14 a 6-16). O diagnóstico diferencial deve ser feito com seborreia, eczema, doença de Paget e candidíase.

Histopatologia
Na microscopia, observa-se no epitélio alongamento e alargamento das papilas dérmicas, acantose, espongiose, hiper e paraceratose. Há um infiltrado neutrofílico na derme superficial e papilar. Pode ocorrer a formação dos típicos abscessos intraepiteliais de Munro.

Tratamento
Uso de *syndets* para a higiene genital. Para lesão vulvar de baixa gravidade podem ser usados xampus à base de alcatrão nos pelos pubianos e pomada de corticosteroide potente como o valerato de betametosona a 0,1%, para uso de curto prazo.

Para lesão vulvar de média gravidade corticosteroide superpotente como o propionato de clobetasol a 0,05% ou dipropionato de betametasona duas vezes ao dia por 2 semanas e descanso de 1 a 2 semanas (Fig. 6-17). Outra opção é o calcipotriol 50 mg/g em pomada, duas vezes ao dia por 2 semanas. Não ultrapassar 100 g/semana para evitar a hipercalcemia.

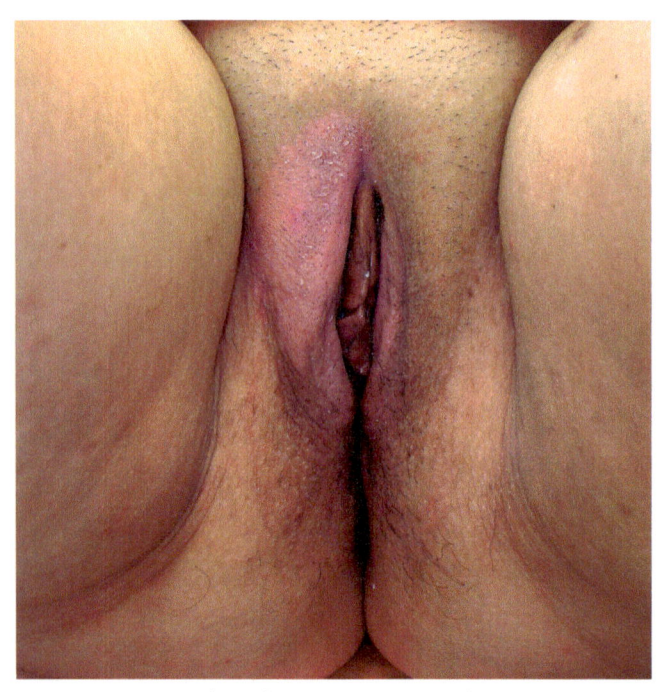

Fig. 6-11. Psoríase vulvar: placa eritematosa com descamação.

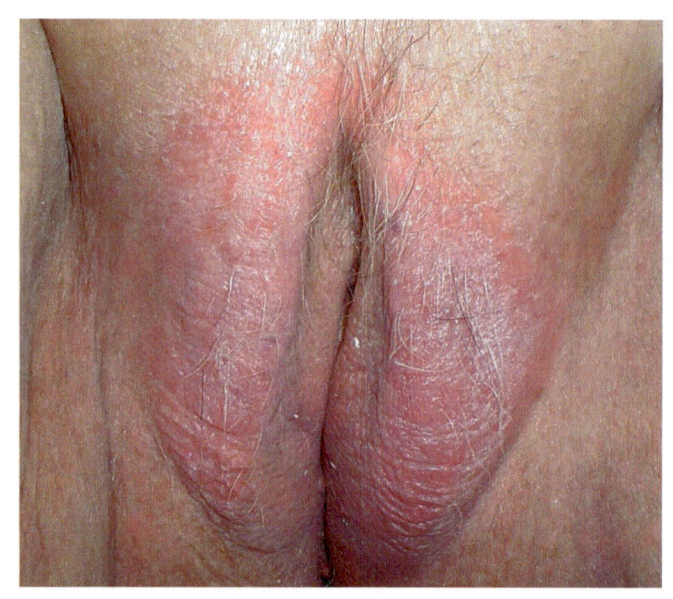

Fig. 6-12. Psoríase: placa eritematosa recoberta por escamas prateadas.

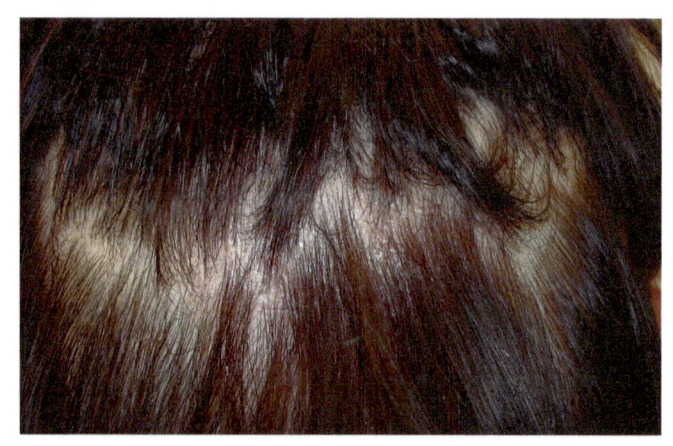

Fig. 6-13. Psoríase: descamação de couro cabeludo.

DOENÇAS INFLAMATÓRIAS

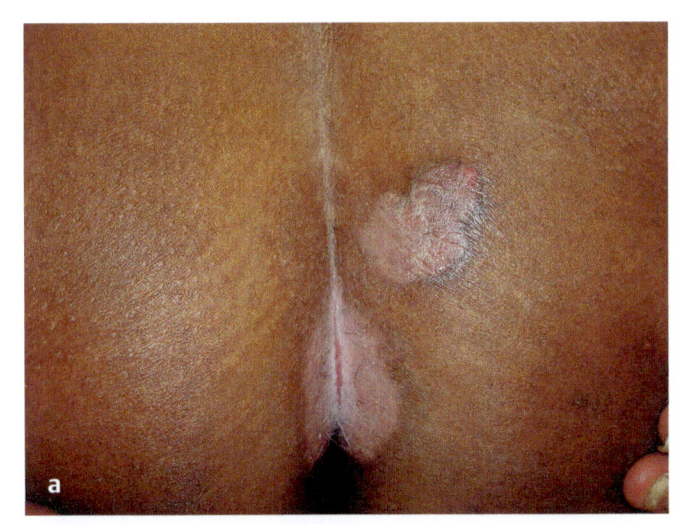

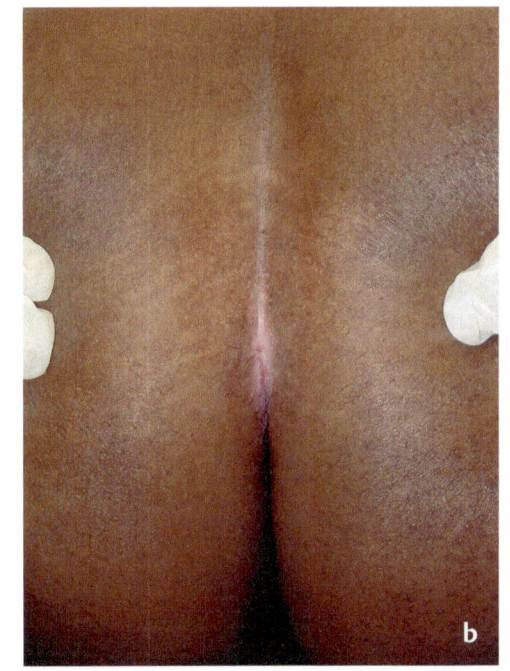

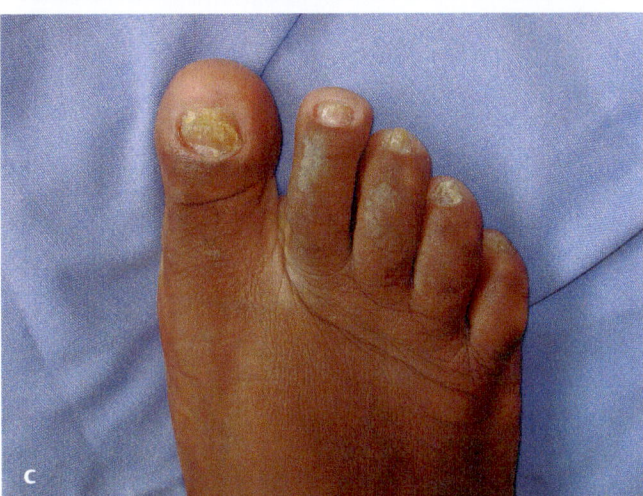

Fig. 6-14. Psoríase: (**a**) lesão em nádega e interglútea com hipocromia, espessamento e fissura na linha média. (**b**) Após tratamento com corticoide observa-se desaparecimento da lesão em nádega e redução da lesão interglútea com hipocroma e discreta fissura. (**c**) Psoríase ungueal (onicólise e hiperceratose).

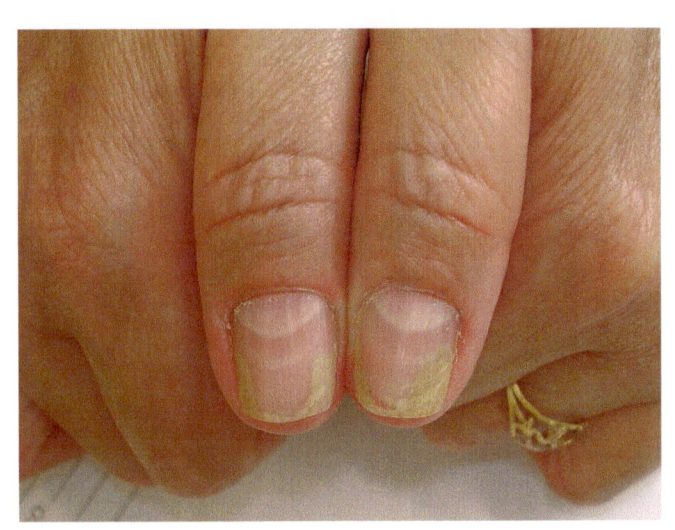

Fig. 6-15. Psoríase ungueal (onicólise e hiperceratose).

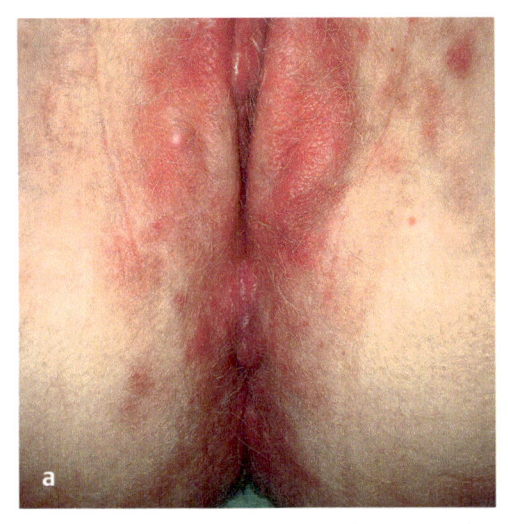

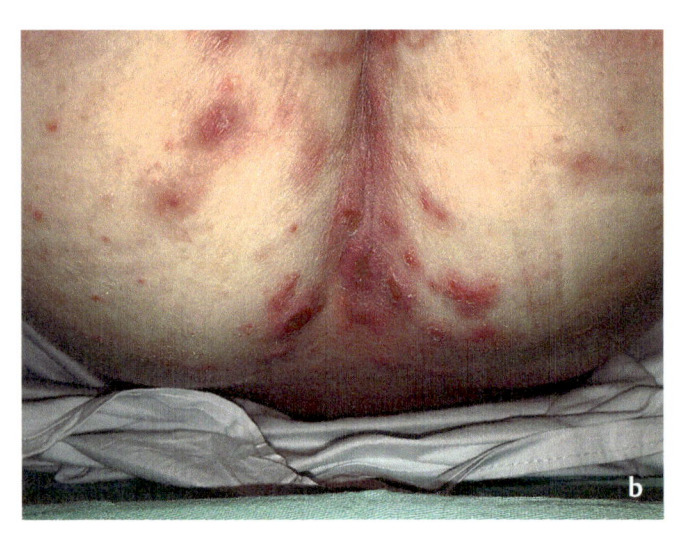

Fig. 6-16. (a,b) Psoríase pustulosa e albinismo oculocutâneo.

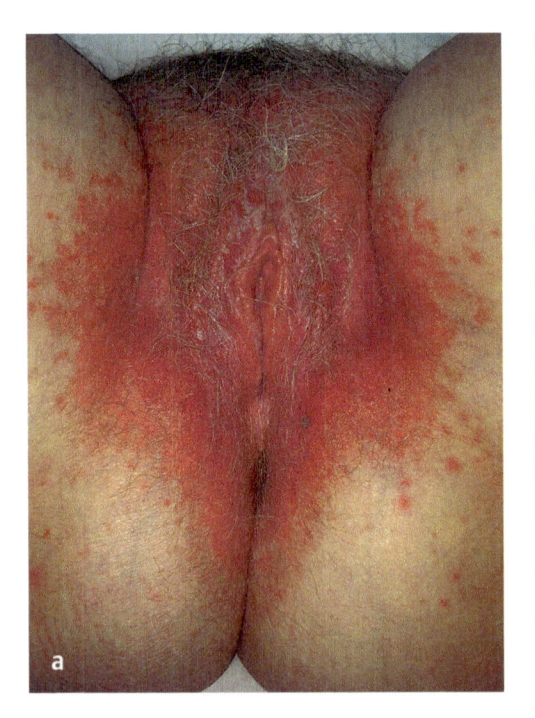

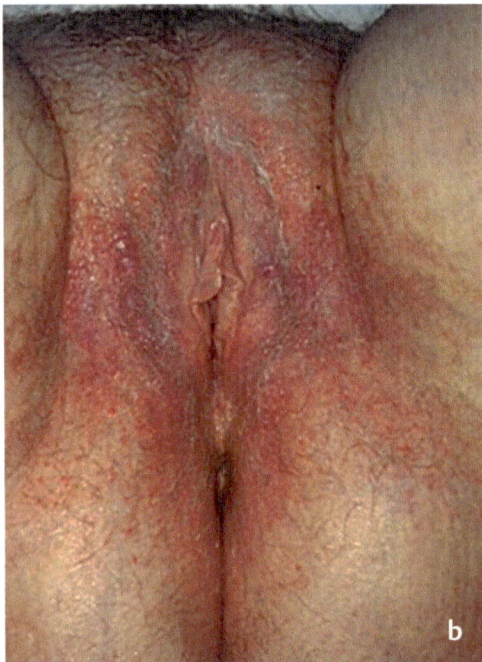

Fig. 6-17. (a,b) Psoríase: placas de hiperemia confluentes em vulva e região perianal, ultrapassando as pregas genitocrurais e maceração vulvar; (b) 15 dias após o tratamento com corticoide tópico (clobetasol).

Para lesão vulvar grave e não responsiva aos corticosteroides locais, fazer o uso sistêmico de etretinato. Advertir sobre teratogenicidade, ministrar método contraceptivo e fazer monitoramento de função hepática.

Como tratamento adjuvante, em todos os casos, considerar o uso sistêmico de ansiolíticos para controlar o estresse.

SEBORREIA
Definição
É uma dermatite crônica de coloração avermelhada, bordas mal definidas, localizada em áreas onde há produção sebácea.

Características Clínicas
Tem etiologia incerta, mas está ligada à produção exacerbada de andrógênios. O estresse tem um papel importante no seu exacerbamento. A queixa principal é o prurido. A lesão vulvar é rara e pode se apresentar associada a lesões na face, na região esternal e no couro cabeludo. Caracteriza-se por uma doença inflamatória crônica, eritematosa, difusa, simétrica e com bordas mal definidas. Ocupa a vulva e pode se estender para o períneo e as pregas genitocrurais. É doença recidivante. O diagnóstico diferencial deve ser feito com psoríase e eczema (Fig. 6.18).

DOENÇAS INFLAMATÓRIAS

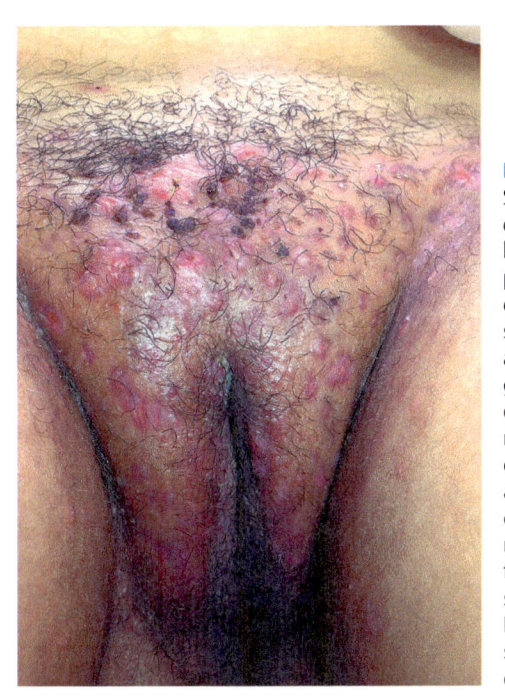

Fig. 6-18. Seborreia. Vulva com lesões hiperemiadas, pruriginosas, crônicas que se estendem às pregas genitocrurais e inguinais. No monte púbico observam-se alguns nódulos, crostas e raros orifícios fistulares sugestivos de Hidradenite supurativa concomitante.

Histopatologia
A biópsia é desnecessária para confirmar o diagnóstico. Todavia, caracteriza-se por uma dermatite crônica com espongiose, acantose, exocitose e paraceratose. Infiltrado inflamatório crônico está presente na derme.

Tratamento
Uso de *syndets* para a higiene genital. Xampus de sulfito de selênio, de ácido salicílico ou de ácido sulfúrico em aplicação diária. Uso de corticosteroides potente como o valerato de betametasona 0,1%. Nos casos mais persistentes, uso de creme de cetoconazol, duas vezes ao dia por 4 semanas.

Como tratamento adjuvante, em todos os casos, considerar o uso sistêmico de ansiolíticos para controlar o estresse.

TRATO SINUSAL
Definição
É um trajeto fistuloso epitelizado associado a um processo infeccioso ou inflamatório.

Características Clínicas
A queixa principal é a drenagem de fluido mucopurulento na região perianal. O trato tem uma abertura interna (primária) com origem no canal anal e outra externa (secundária) exteriorizando-se na pele. Observa-se pequeno nódulo, endurecido, único, levemente doloroso ou um tecido de granulação com uma abertura cutânea central por onde drena secreção mucopurulenta (Figs. 6-18 a 6-20). Localiza-se geralmente na região perianal anterior. O trajeto é permeável a um estilete metálico que delineará a sua direção. A abertura interna nem sempre é detectada. O diagnóstico diferencial deve ser feito com hidradenite supurativa e linfogranuloma venéreo.

Histopatologia
O trato tem (ou não) um revestimento epitelial escamoso, associado a inflamação aguda e crônica. Às vezes, são encontrados material de sutura e células gigantes consequentes a procedimentos cirúrgicos prévios nesta região.

Tratamento
É recomendada a excisão completa do trato até a sua abertura primária (Figs. 6-21 e 6-22). Pode-se injetar azul de metileno por meio de um jelco para delinear o trajeto. Pode-se suturar primariamente ou deixar para cicatrização por segunda intenção. A recorrência é muito frequente, principalmente se o orifício interno não for excisado.

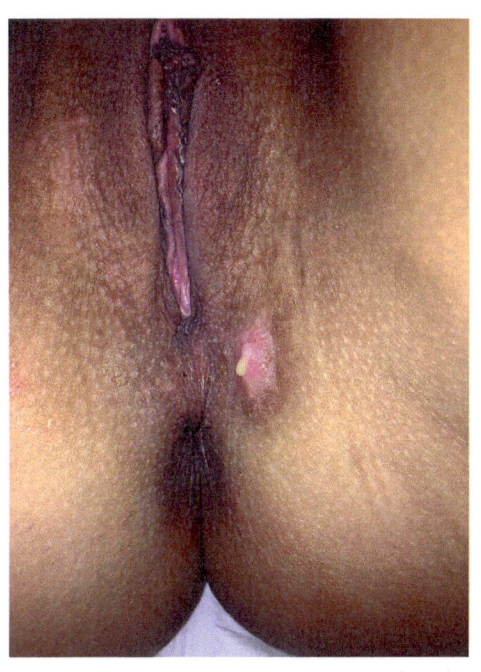

Fig. 6-19. Trato sinusal – lesão papular com orifício por onde drena material mucopurulento.

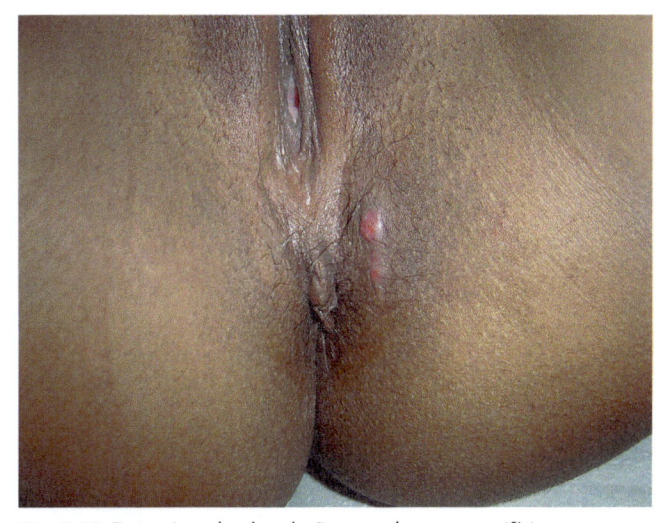

Fig. 6-20. Trato sinusal – duas lesões papulares com orifício com hiperemia central por onde drenou o conteúdo mucopurulento.

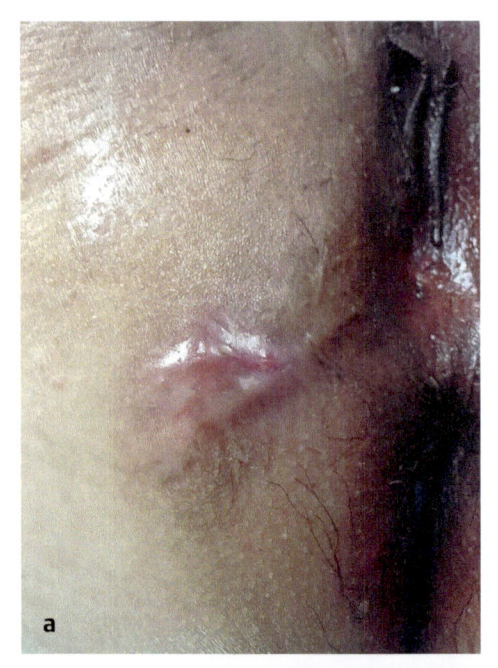

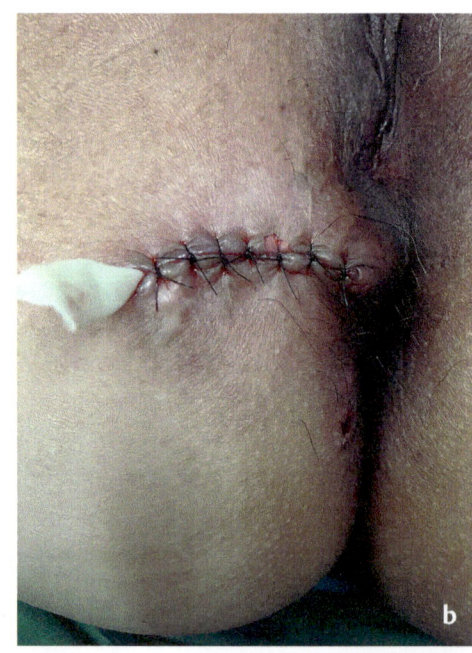

Fig. 6-21. (a) Trato sinusal – lesão hiperemiada próxima à cicatriz de episiotomia. (b) Trato sinusal – excisão completa da lesão com drenagem e sutura com pontos separados com fio de *nylon*.

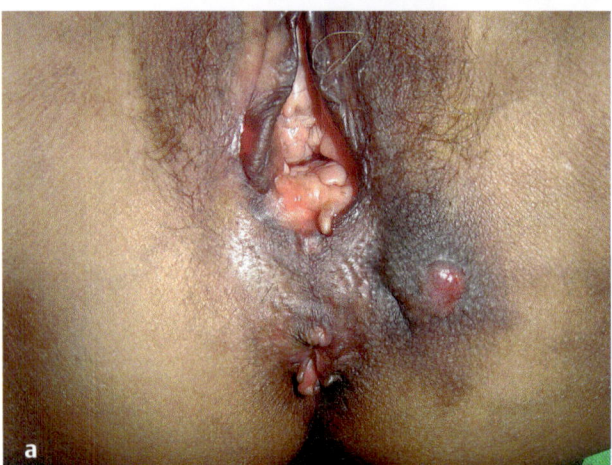

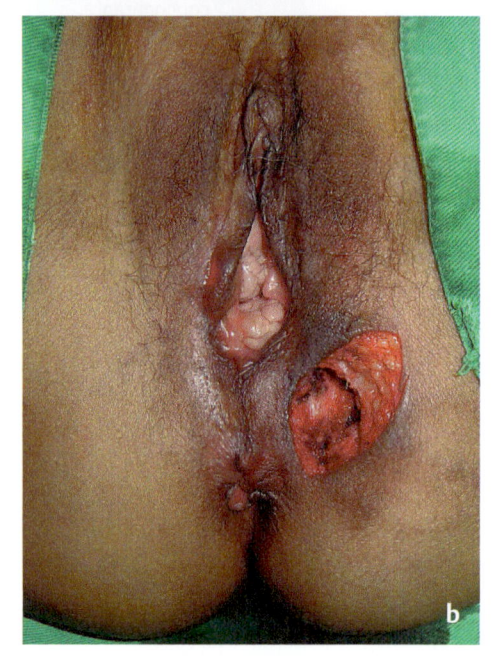

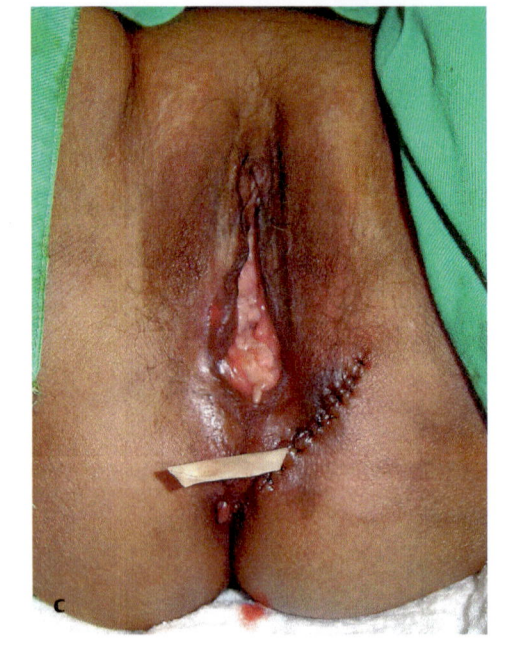

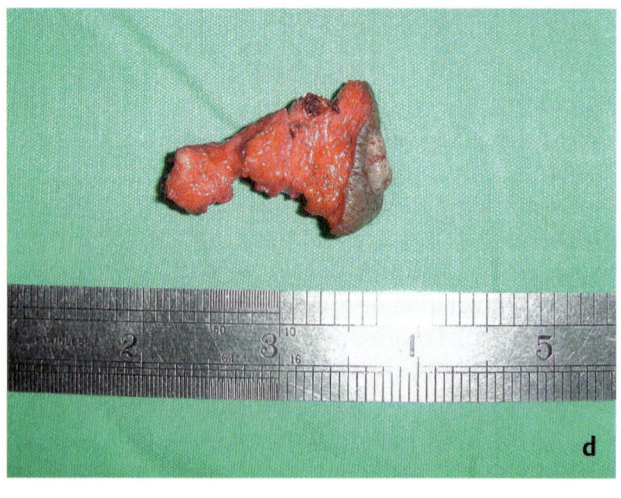

Fig. 6-22. Trato sinusal. (a) Lesão nodular com retração e hiperpigmentação cutânea; (b) incisão em cunha do trajeto fistuloso; (c) pós-operatório imediato de exérese de trato sinusal; (d) peça cirúrgica (trato sinusal).

VITILIGO

Definição
É uma mácula despigmentada na pele vulvar e/ou em outras partes do corpo.

Caraterísticas Clínicas
É doença hereditária, autossômica-dominante A doença é assintomática. A queixa principal é de mácula branca na pele vulvar e, às vezes, associada a lesões similares em outras partes do corpo (Figs. 6-23 a 6-25). As lesões são hipopigmentadas ou despigmentadas, simétricas e com bordas bem delimitadas. Os pelos pubianos podem, eventualmente, perder a cor. A doença tem um componente autoimune, podendo estar associada a doenças da tiroide e anemia perniciosa. O diagnóstico diferencial deve ser feito com líquen escleroso.

Hitopatologia
A biópsia é desnecessária para o diagnóstico. Na microscopia, observa-se pele com estrutura normal e ausência de melanócitos e infiltrado linfocitário.

Tratamento
A conduta é expectante. Quando há queixa estética importante, pode-se recomendar fotoquimioterapia com psoraleno ou tatuagem.

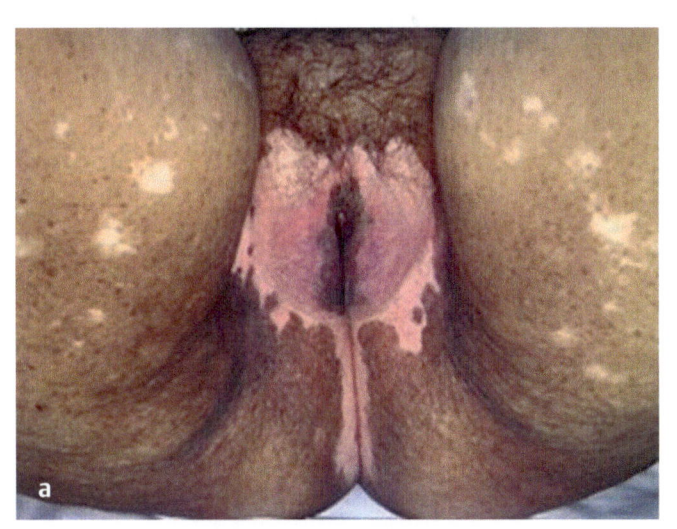

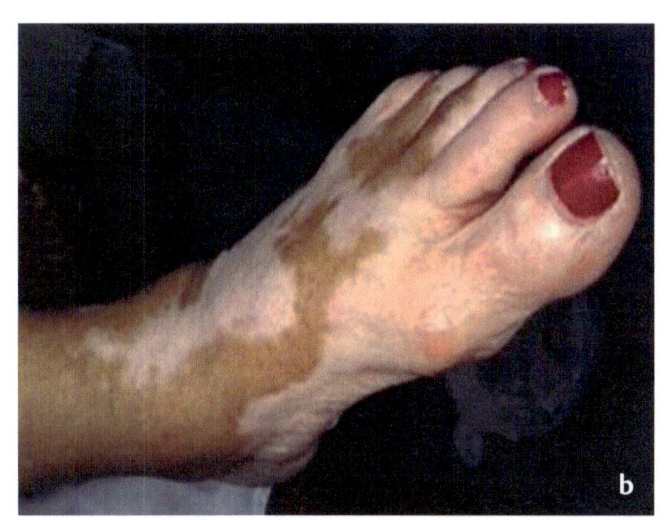

Fig. 6-23. (a) Vitiligo vulvar com mácula hipocrômica, simétrica e com bordos bem delimitados. (b) Vitiligo em pé.

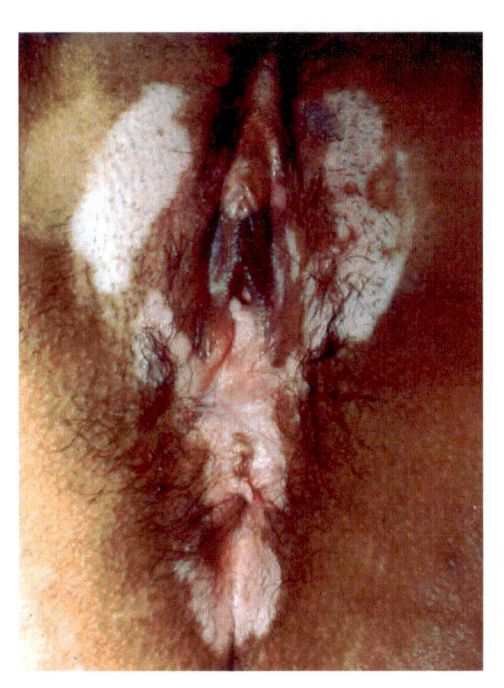

Fig. 6-24. Vitiligo vulvar com máculas hipocrômicas simétricas.

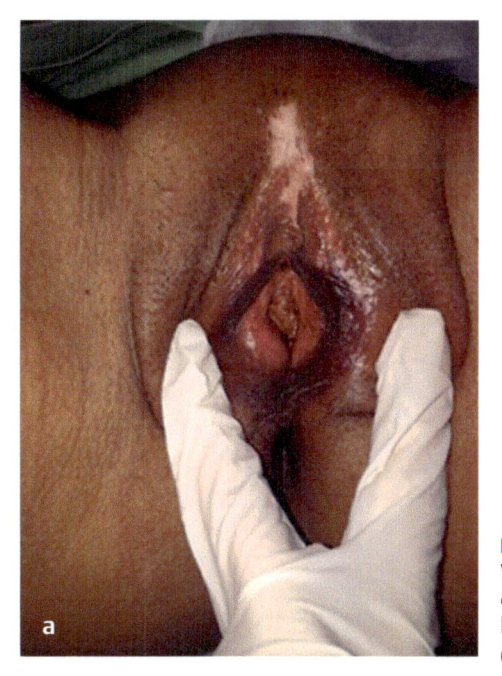

Fig. 6-25. (a,b) Vitiligo vulvar com mancha hipocrômica. *(Continua.)*

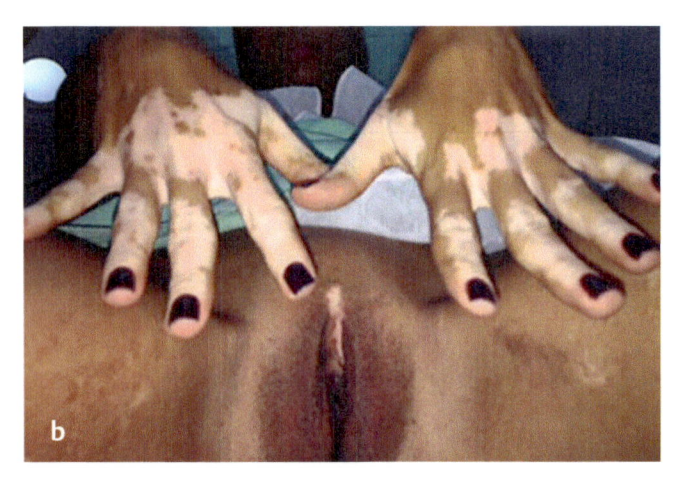

Fig. 6-25. *(Cont.)* (b) Vitiligo nas mãos.

HIDRADENITE SUPURATIVA

Definição
É uma doença cutânea, inflamatória e crônica caracterizada pela presença de abscessos e tratos sinusais.

Características Clínicas
A doença parece estar relacionada com níveis elevados de testosterona total. Especula-se também uma predisposição familiar e genética. Caracteriza-se por obstrução dos dutos das glândulas sudoríparas apócrinas seguida de invasão secundária pela flora cutânea oportunista (*Staphylococus aureus*, estreptococus anaeróbios e Bacteroides) com consequente inflamação e disseminação para as glândulas contíguas. A doença começa com nódulos macios que abscedam, fístulas e cicatrizes. Além da vulva (Fig. 6-26), os locais preferenciais são axilas (Fig. 6-27), virilhas, coxas, nádegas e mamas. O diagnóstico diferencial deve ser feito com doença de Crohn, no entanto, as duas doenças podem coexistir. A doença foi classificada por Hurley segundo o grau de gravidade em três estágios:

- *Estágio I:* abscesso solitário ou múltiplo, sem cicatriz ou trato sinusal.
- *Estágio II:* abscessos recorrentes, único ou múltiplo, lesões largamente separadas, com trato sinusal e cicatrizes (Fig. 6-28a-c).
- *Estádio III:* a cometimento difuso e amplo, ou múltiplos tratos sinusais interconectados e abscessos em toda a área (Figs. 6-29a, 6-30a, 6-31a, b).

Histopatologia
Na fase inicial da doença observa-se a obstrução dos dutos das glândulas apócrinas por rolhas de ceratina associada à inflamação aguda e crônica da derme ao redor das glândulas. Na fase avançada da doença observa-se inflamação crônica do tecido celular subcutâneo e, finalmente, fibrose, cicatrizes e destruição dos anexos cutâneos.

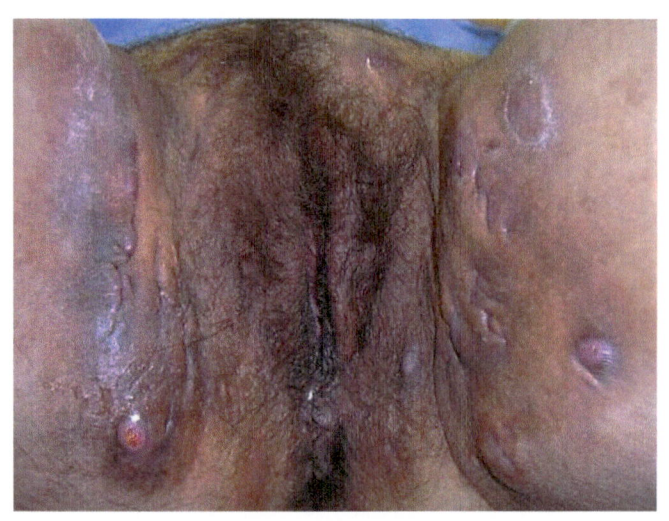

Fig. 6-26. Hidradenite vulvar (Hurley II) com nódulos e cicatrizes.

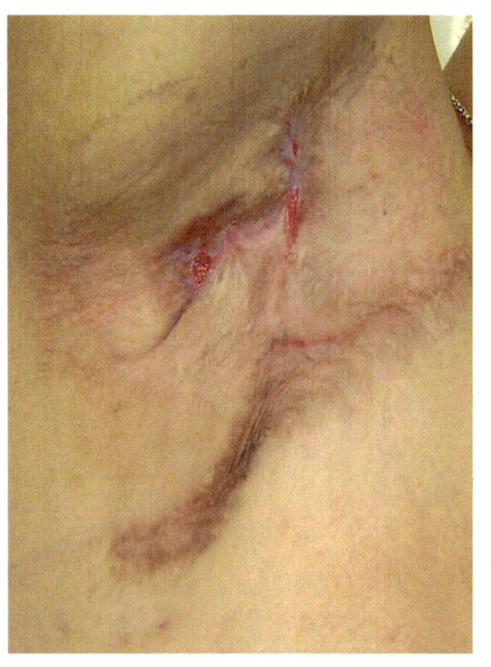

Fig. 6-27. Hidradenite axilar com ulceração, fístulas e cicatrizes. Mesma paciente da Figura 6-29.

DOENÇAS INFLAMATÓRIAS

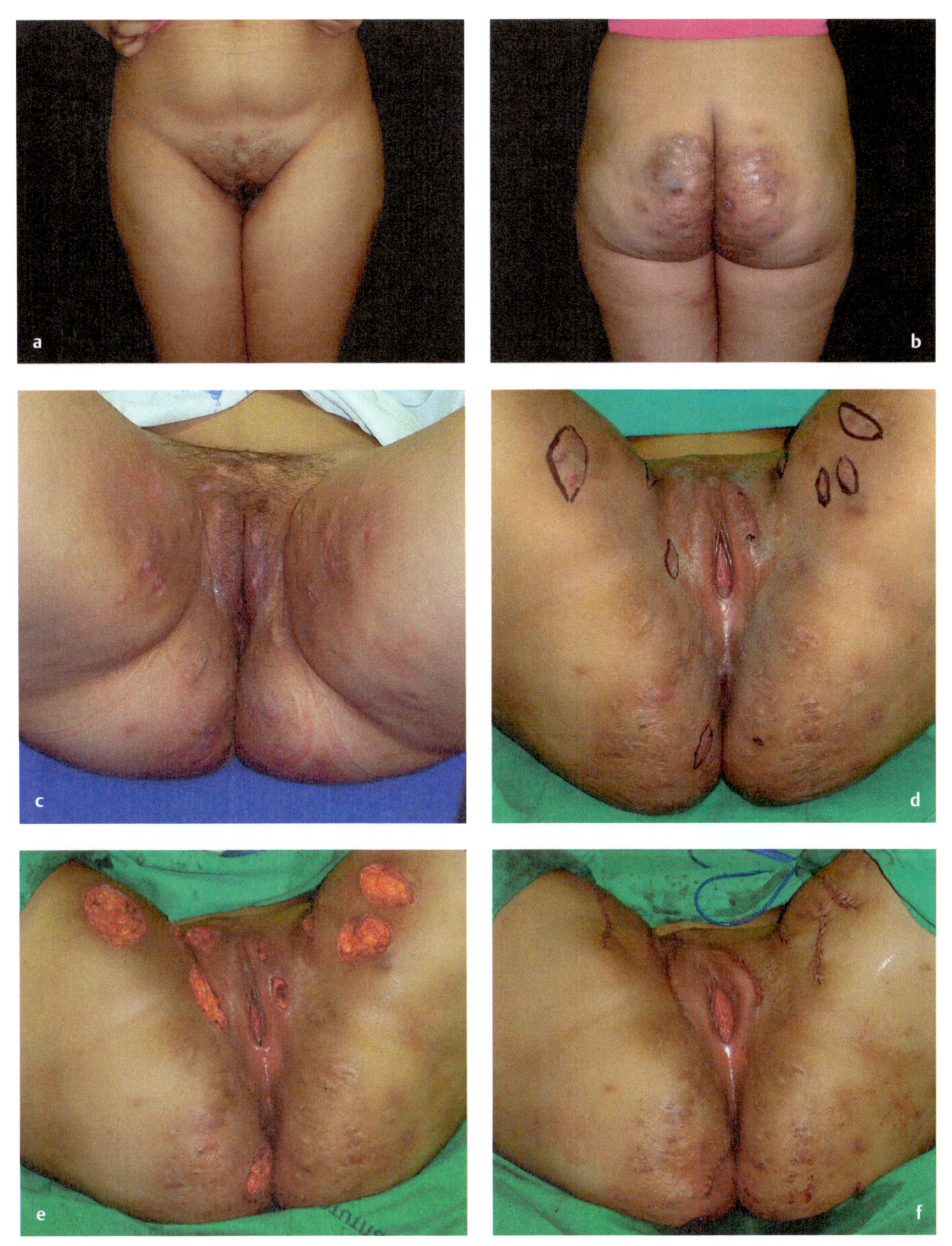

Fig. 6-28. Hidradenite supurativa (Hurley II): (**a**) vulvar; (**b**) nas nádegas; (**c**) vulvar em posição ginecológica; (**d**) áreas demarcadas para exérese; (**e**) áreas excisadas; (**f**) áreas suturadas.

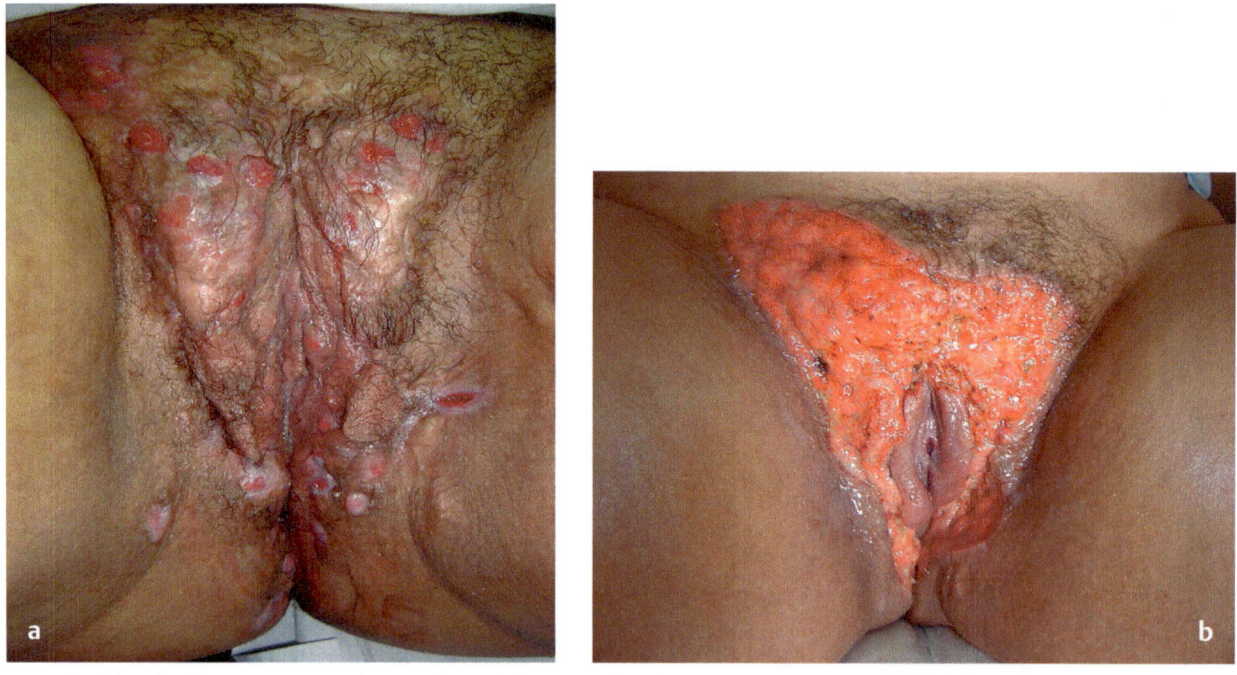

Fig. 6-29. (**a**) Hidradenite supurativa vulvar (Hurley III). (**b**) Exérese de toda a área acometida e cicatrização por segunda intenção.

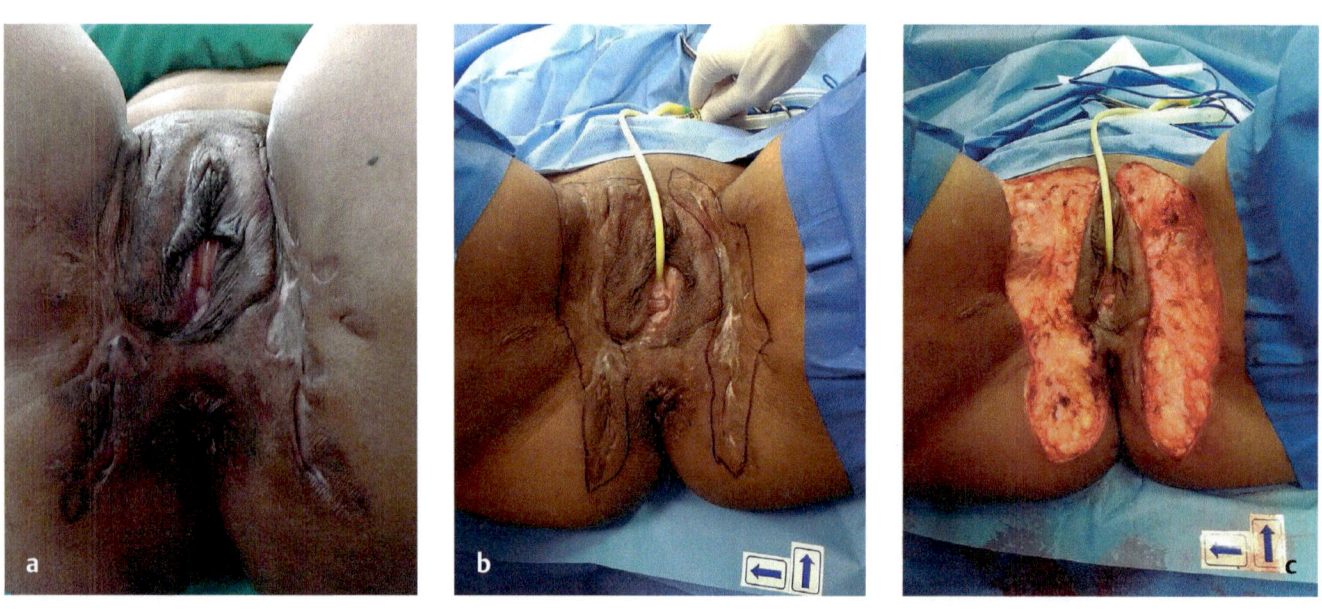

Fig. 6-30. (**a-e**) Hidradenite supurativa crural e glútea (Hurley III): (**b**) áreas demarcadas para exérese. (**c**) áreas excisadas; *(Continua.)*

DOENÇAS INFLAMATÓRIAS

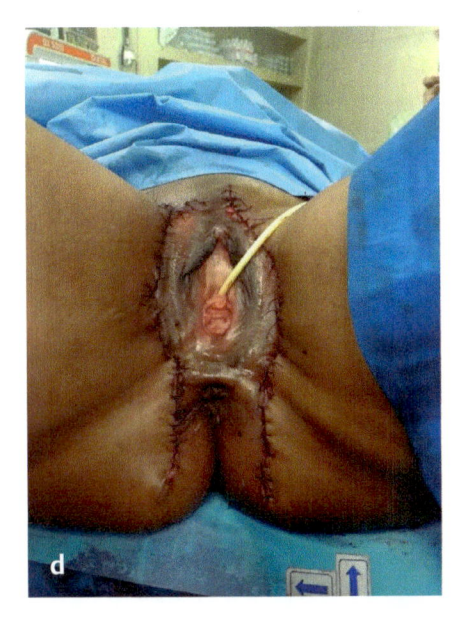

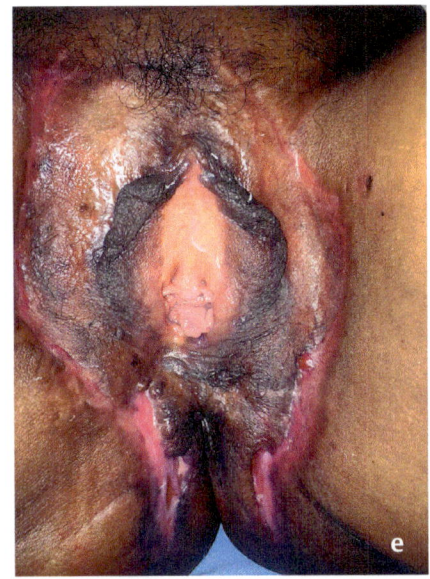

Fig. 6-30. *(Cont.)* (**d**) áreas suturadas; (**e**) pós-operatório tardio, cicatrização.

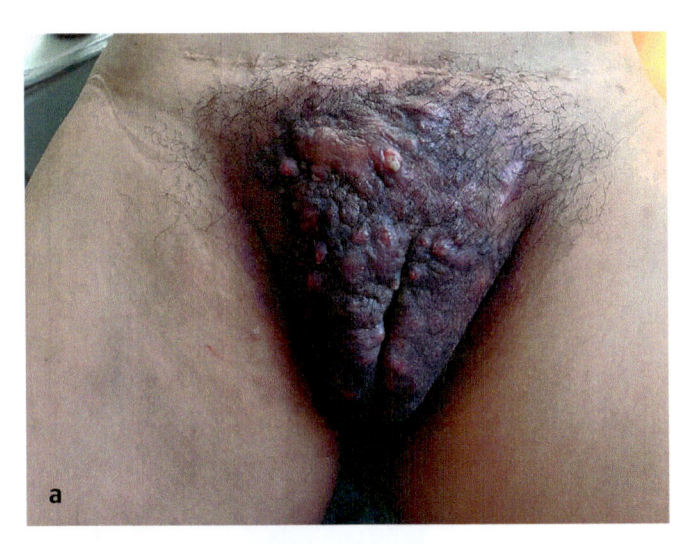

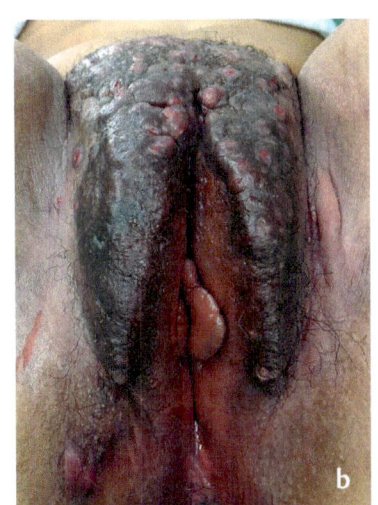

Fig. 6-31. (**a-b**) Hidradenite supurativa vulvar (Hurley III): (**c**) exérese de toda a área acometida; (**d**) cicatrização por segunda intenção. (**e**) Cicatrização final.

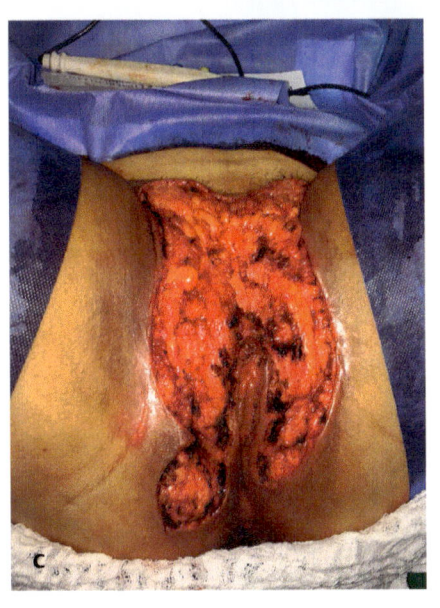

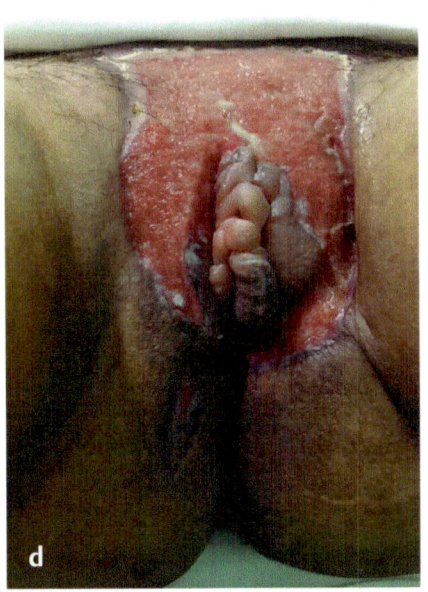

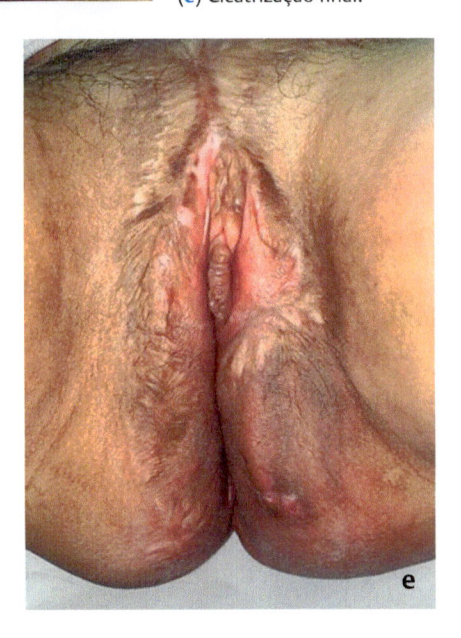

Tratamento

O tratamento tem como objetivos: evitar a progressão da doença, prevenir a formação de novas lesões, remover os tratos sinusais crônicos e limitar a formação de cicatrizes. Como medidas gerais em todos os casos: evitar o tabagismo, redução do peso e higiene local com antisséticos (clorexidina). Na forma inicial da doença, contraceptivos orais que contenham um antiandrogênio (etinilestradiol 2 mcg + ciproterona 2 mg) ou antiandrogênio (ciproterona 50 a 100 mg) do 5º ao 15º dia do ciclo. Na doença em atividade, antibioticoterapia de primeira linha, com doxiciclina ou minociclina 100 mg duas vezes dia, por 2 a 3 meses. Antibioticoterapia de segunda linha com clindamicina 300 mg três vezes/dia + rifampicina 600 mg ao dia. Nas formas persistentes ao tratamento inicial, usar isotretinoína 1 mg/kg/dia. Advertir para a possibilidade teratogenicidade e monitorar a função hepática. Drogas alternativas são o corticoide oral, como a prednisona 40 a 60 mg durante 10 dias, ou os inibidores do TNF, como o infliximabe. A doença pode regredir ao estágio inicial após estes cursos de tratamento e depois recorrer.

Na doença localizada preferir a exérese dos nódulos inflamados em vez de realizar drenagem simples de abscessos. Na doença extensa, fazer a excisão da pele afetada e dos trajetos fistulosos até a área mais profunda onde houver tecido sadio. A vulvectomia simples está reservada para a doença vulvar extensa, quando há múltiplos abscessos e fístulas. A cicatrização deve ser feita por segunda intenção ou utilizando enxertia cutânea (Figs. 6-28d-f, 6-29b, 6-30b-e, 6-31c-e, 6-32a,b e 6-33b).

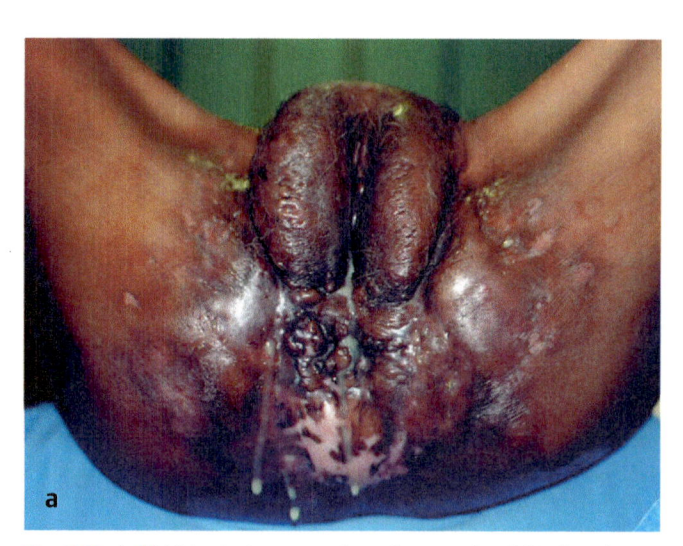

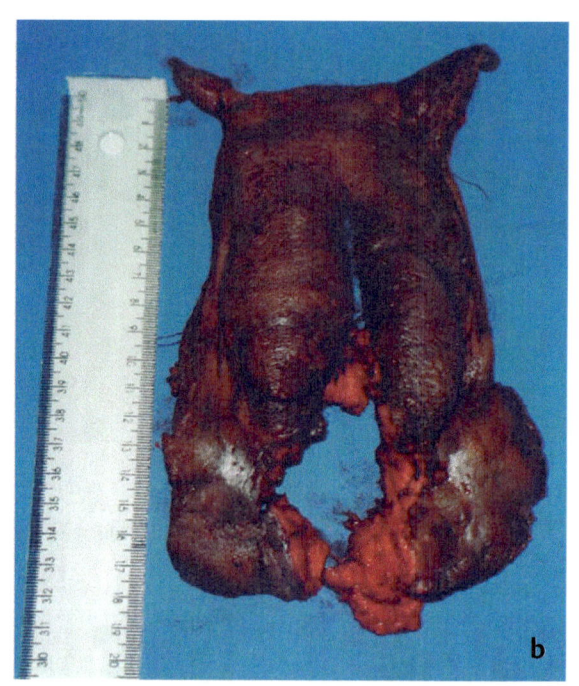

Fig. 6-32. (a,b) Hidradenite supurativa vulvar e perineal (Hurley III) e carcinoma mucinoso perianal. (b) Peça cirúrgica.

DOENÇAS INFLAMATÓRIAS

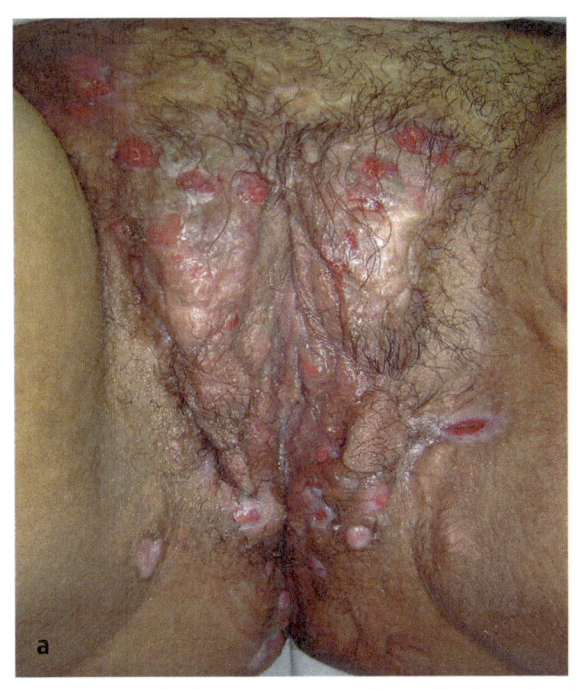

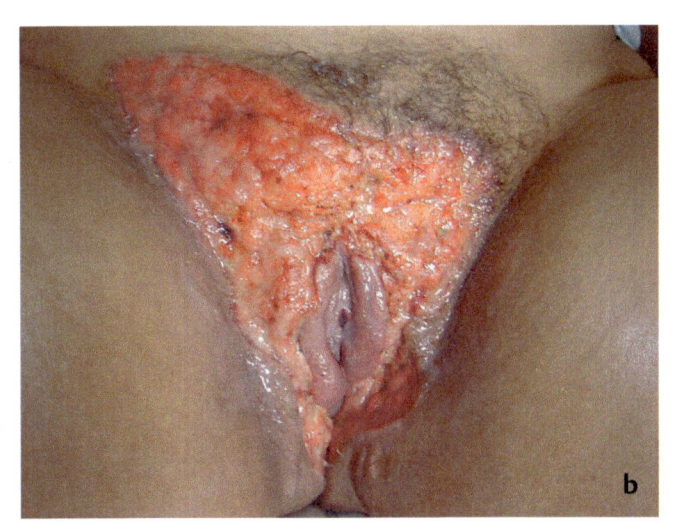

Fig. 6-33. (a) Hidradenite vulvar com nódulos, fístulas e cicatrizes (Hurley III). (b) Pós-operatório tardio de hidradenite vulvar mostrando tecido de granulação em cicatrização por segunda intenção.

DOENÇA DE FOX-FORDYCE

Definição
Múltiplas e diminutas pápulas originadas a partir da obstrução dos dutos das glândulas apócrinas sudoríparas.

Características Clínicas
Caracteriza-se pela presença de múltiplas e diminutas pápulas, da mesma coloração da pele que se originam a partir da obstrução dos dutos das glândulas apócrinas sudoríparas. Acomete principalmente as axilas e a vulva (região pubiana), mas pode ocorrer também nas aréolas e na região periumbilical (Fig. 6-34). A queixa principal é o prurido que piora com a menstruação, melhora durante a gravidez e tende a desaparecer após a menopausa. O diagnóstico diferencial deve ser feito com o siringoma.

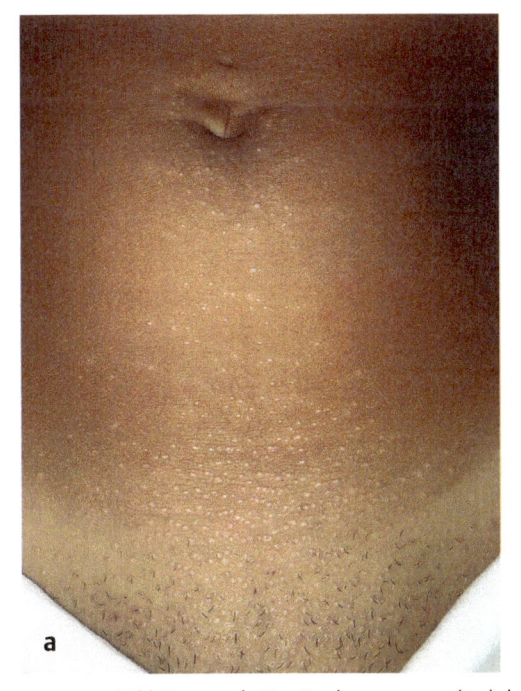

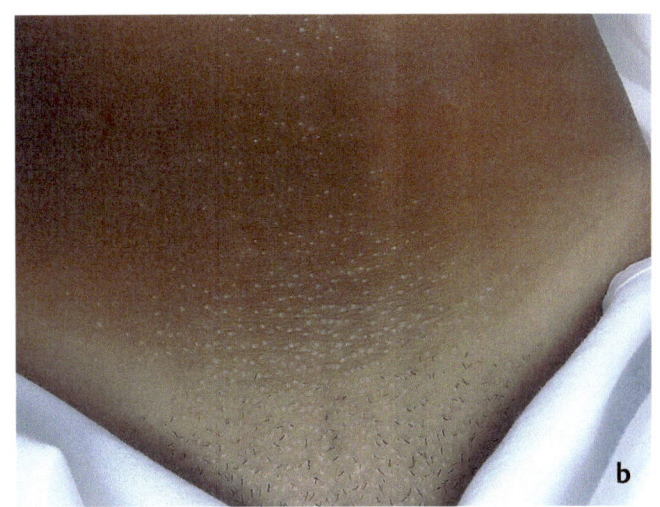

Fig. 6-34. (a,b) Doença de Fox-Fordyce em parede abdominal.

Histopatologia

Na microscopia, observam-se os dutos das glândulas sudoríparas obstruídos por ceratina e com retenção de suor. Ocorre certa inflamação ao redor.

Tratamento

A doença tende a regredir com a menopausa. Corticosteroides superpotentes, como o propionato de clobetasol 0,05%, melhoram a sintomatologia e parecem prevenir o surgimento do líquen simples crônico que tende a ocorrer secundariamente.

BIBLIOGRAFIA

Barret M, Parades V, Battistella M, Sokol H, Lemarchand N, Marteau P. Crohn's disease of the vulva. Journal of Crohn's and Colitis. 2013;8(7):563-70.

Danby FW, Margesson LJ. Hidradenitis suppurativa. Dermotol Clin 2010; 28:779.

Hurley HJ. Axillary hiperhidrosis, apocrine bromhidrosis, hidradenitis suppurativa, and familial benign pemphigus: surgical approach. In: Dermatologic surgery. Roenigk RK, Roengk HH (Eds), New York, 1989. p. 729.

International Study Group for Behçet's Disease. Criteria for diagnosis of Behçet's disease. Lancet, 1990;335:1078-1080

Mahaian R, Bang D, Nagar A, Bilimoria F. Rare sweat gland tumors of the vulva: report of two cases. Indian J Sex Trans Dis 2012;33(2):124-127.

Martorell A, García FJ, Jiménez-Gallo D, Pascual JC, Pereyra-Rodríguez J, Salgado L, Villarrasa E. Actualización en hidradenitis supurativa (II): aspectos terapéuticos. Actas Dermo-Sifiliográficas 2015;106(9):716-24.

Meeuwis KAP, de Hullu JA, Massuger LFAG, van de Kerkhof PCM, van Rossum MM. Genital Psoriasis: A Systematic Literature Review on this Hidden Skin Disease. Acta Derm Venereol 2011;91: 5-11.

Rambhatla PV, Lim, HW, Hamzavi I. A Systematic Review of Treatments for Hidradenitis Suppurativa. Arch Dermatol. 2012;148(4):439.

Raneletta M, Rositto A, Drut R. Fox-Fordyce disease in two prepubertal girls: histopathologic demonstration of ecrine sweat gland involvement. Pediatr Dermatol 2006; 13:294-297.

Scurry J, Dennerstein G, Brennan J, Ostor A, Mason G, Dorevitch A. Vulvitis circumscripta plasmocelullaris. A clinopathologic entity? J Reprod Med 1993;33:14-18.

Selim MA, Hoang MP. A Histologic Review of Vulvar Inflammatory Dermatoses and Intraepithelial Neoplasm. Dermatol Clin, 2010;28:649–667.

Suzuki Kurokawa M, Suzuki N. Behçet disease. Clin Exp Med 2004;4:10-20

The International Criteria for Behçet Disease (ICDB): a collaborative study of 27 countries on the sensitivity and specificity of the new criteria. J European Acad Dermatol Venereol, 2013;28:338-47.

Val I, Almeida G. Hidradenite e Carcinoma mucinoso perianal. J Reprod Med 2007;52:100.

Wilkinson EJ, Stone IK. Atlas de Doenças da Vulva. 2. ed. Rio de Janeiro. Revinter. 2011.

Zoon JJ. Balanoposthite chronique circonscrite bénigne à plasmocytes. Dermatologica. 1952;105:1-7.-7,

ÚLCERAS RELACIONADAS COM INFECÇÕES SEXUALMENTE TRANSMISSÍVEIS (IST)

As úlceras genitais se constituem em importantes situações clínicas, visto que a sua presença pode constituir uma manifestação clínica inicial de uma IST.

Diversas doenças podem causar úlcera genital sobretudo em mulheres no menacme e com vida sexual ativa. Estas lesões nesta fase da vida feminina são, em sua maioria, ligadas às ISTs.

As úlceras são lesões que representam perda de substância que atinge a epiderme, a derme e a hipoderme. São comumente confundidas com exúlcera que é uma lesão com perda de substância apenas da epiderme e da derme.

O estudo dessas lesões é importante porque estas representam doenças facilitadoras de aquisição e transmissão de HIV e outras doenças.

As úlceras ligadas às ISTs podem ser abordadas a partir de um cenário em que existe a disponibilidade de exames complementares (Fig. 7-1b). ou em um cenário no qual não há essa disponibilidade, a chamada abordagem sindrômica preconizada pela Organização Mundial da Saúde e pelo Ministério da Saúde do Brasil (Fig. 7-1a).

Aproximadamente 25% a 30% das úlceras genitais, apesar da abordagem adequada, com boa anamnese, bom exame clínico e adequada investigação laboratorial, permanecerá sem diagnóstico definitivo.

As principais infecções sexualmente transmissíveis que se manifestam por úlcera genital como sintoma/sinal inicial são detalhadas a seguir.

SÍFILIS
Definição
Doença infectocontagiosa causada pelo *Treponema pallidum*, subespécie *pallidum*, bactéria espiroqueta que não se cora pela técnica de Gram e nem cresce em meios de cultivo artificiais, de evolução sistêmica e crônica, transmitida principalmente na relação sexual ou por outros contatos íntimos, mas, também, pela contaminação sanguínea (agulhas contaminadas ou acidente biológico), da mãe para o feto (transmissão vertical) ou pelo contato da criança com as lesões maternas durante o parto. Classificando-se assim em sífilis **adquirida** e **congênita**.

A sífilis congênita é doença-sentinela em saúde pública, seu diagnóstico reflete erros básicos do sistema de saúde e da qualidade do exame de pré-natal. É de notificação compulsória em todos os países e no Brasil desde 1986, sendo, entretanto, a subnotificação uma triste realidade nacional. A OMS (Organização Mundial da Saúde) estabelece o limite de até um caso para cada mil nascidos vivos, mas infelizmente no Brasil, em 2013, foi documentada uma taxa de 7,4 casos de sífilis em gestantes para cada 1.000 nascidos vivos. Por não ser do escopo deste trabalho indicamos o site do Ministério da Saúde, que em 2020 reviu as normas técnicas que caracterizam e definem os casos de sífilis congênita.

Fisiopatologia
A lesão inicial após o contágio ocorre de 21 a 30 dias, podendo variar de 10 a 90 dias, na dependência do número e virulência das bactérias e da resposta imunológica do hospedeiro. Disseminando-se em seguida e acarretando quadros clínicos de duração e sintomatologia variáveis, que sem tratamento específico podem perdurar por décadas.

Cronologicamente as lesões da sífilis adquirida dividem-se em: **recente**, lesões com menos de 1 ano de evolução após o contágio, infectantes, transitórias e ricas em bactérias; **latente**, com ausência de manifestações clínicas, diagnosticada apenas pelas sorologias reatoras, subdividida em **precoce** se até 1 ano de evolução e **tardia** após 1 ano do contágio; presença de lesões destrutivas após o primeiro ano de infecção com poucos ou nenhum *Treponema*.

CAPÍTULO 7

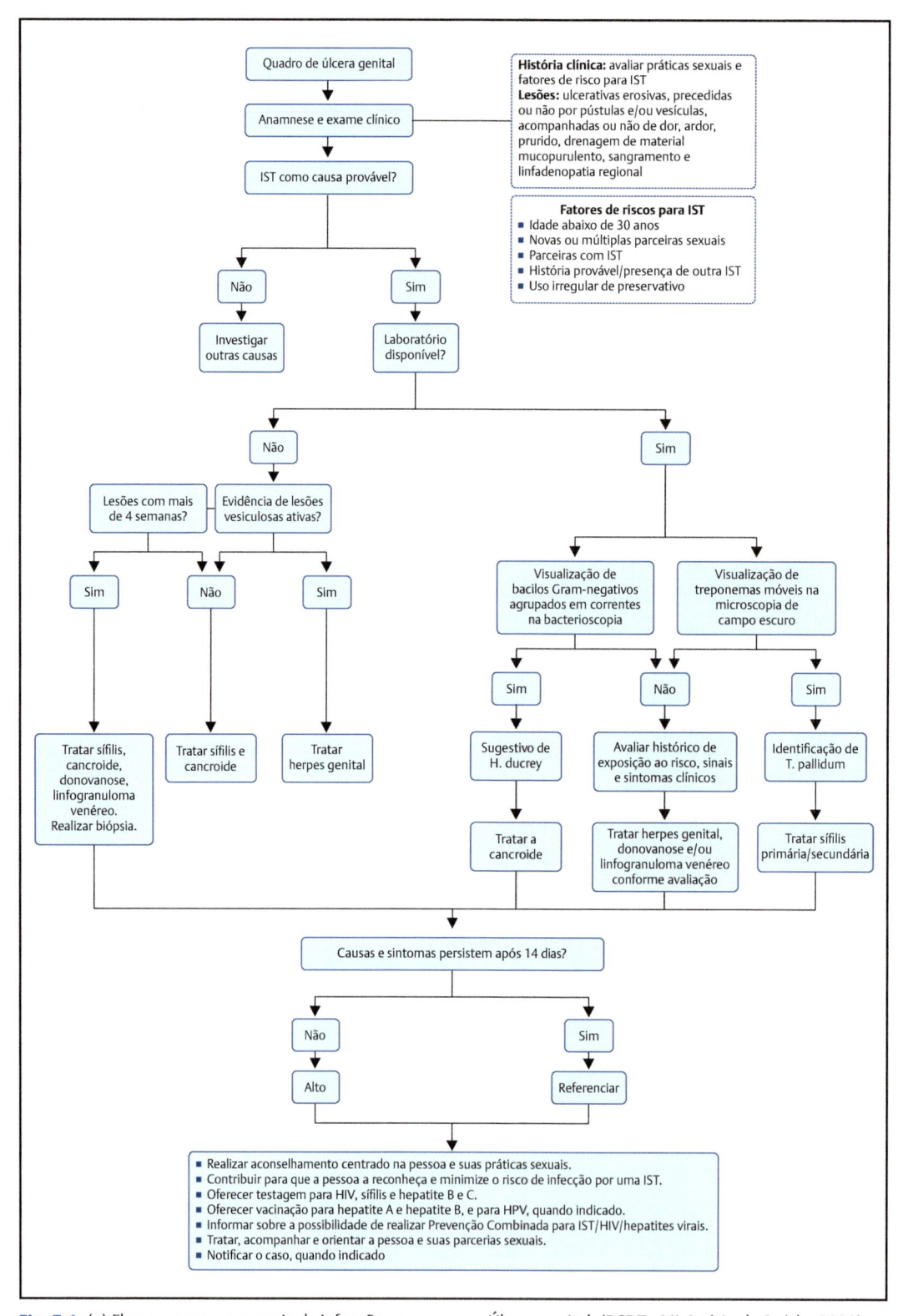

Fig. 7-1. (a) Fluxograma para manejo de infecções que causam Úlcera genital. (PCDT - Ministério da Saúde, 2020). *(Continua.)*

ÚLCERAS RELACIONADAS COM INFECÇÕES SEXUALMENTE TRANSMISSÍVEIS (IST)

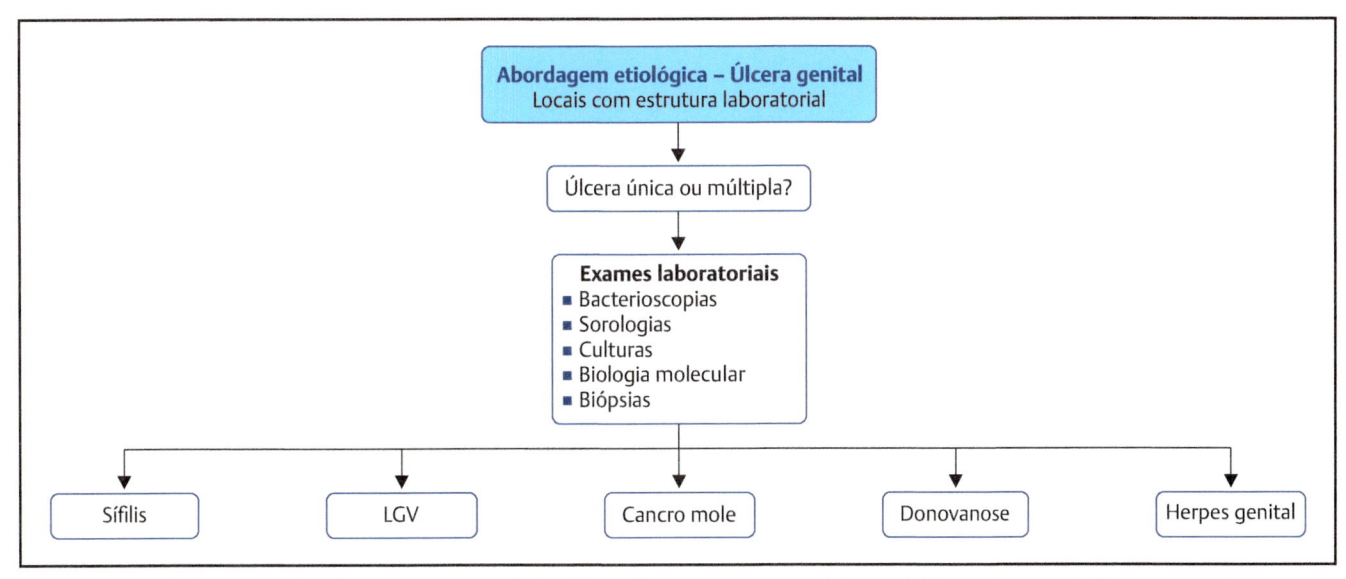

Fig. 7-1. *Cont.* **(b)** Abordagem das úlceras genitais ligadas às ISTs em locais com estrutura laboratorial (baseado em *guidelines* europeus).

Apresentação Clínica

- *Sífilis recente:* após 21 a 30 dias do contágio surge o cancro duro ou cancro de inoculação, que consiste em lesão única com bordas endurecidas, indolor e fundo limpo, sem secreção, mais comumente identificada nos homens (sulco balanoprepucial) do que nas mulheres (muito raramente observado na vulva), mas podendo estar presente em qualquer parte do corpo sujeita a penetração pelo *Treponema* (Figs. 7-2 a 7-4). Involui espontaneamente em 30 a 90 dias. Cerca de 10 dias após o aparecimento do cancro, observa-se uma adenopatia satélite, inguinal e bilateral, indolor e sem sinais inflamatórios (Fig. 7-5). Neste estágio, as sorologias são positivas. Este período é chamado de **sífilis primária**. Nos próximos 50 a 180 dias surgem lesões exantemáticas eritematosas, maculares ou papulosas dispersas na pele e/ou mucosas denominadas de roséolas sifilíticas, assintomáticas e com involução espontânea. Seguem-se novas lesões cutâneas como erupções de aspectos clínicos variados, as sifílides, que em áreas de dobras são chamadas de condilomas lata, lesões com descamação em colarete nas regiões palmoplantares, placas esbranquiçadas nas mucosas, alopecia, acompanhadas ou não de micropoliadenomegalia generalizada, febre, artralgia, hepatoesplenomegalia entres outras possíveis manifestações (Figs. 7-6 a 7-15). Esta fase é denominada de **sífilis secundária**. Todas as lesões descritas involuem espontaneamente sem deixar sequelas mesmo na ausência de tratamento.
- *Sífilis latente:* ocorre entre 1 e 2 anos após o contágio, também conhecida como fase de "silêncio clínico", permitindo o diagnóstico apenas por meio dos exames sorológicos. Divide-se em latente precoce (até 1 ano) e latente tardia.
- *Sífilis tardia:* evoluem para esta fase cerca de 28% dos pacientes sem tratamento e as manifestações podem ter início no final da fase latente, estendendo-se por vários anos.

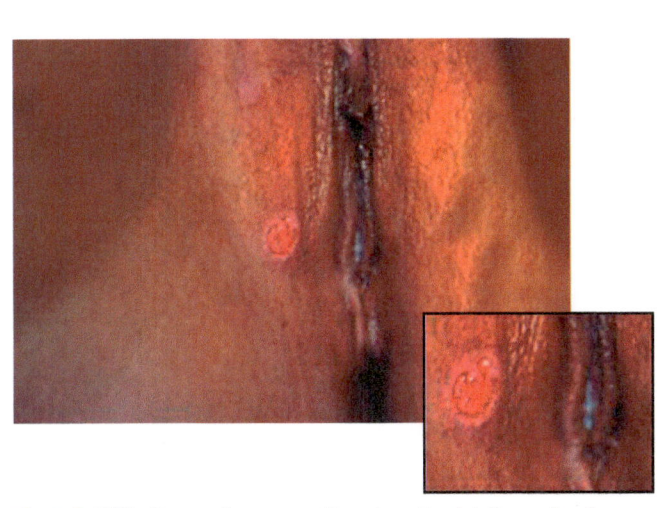

Fig. 7-2. Sífilis. Cancro duro na região vulvar. No detalhe, as bordas elevadas e fundo limpo.

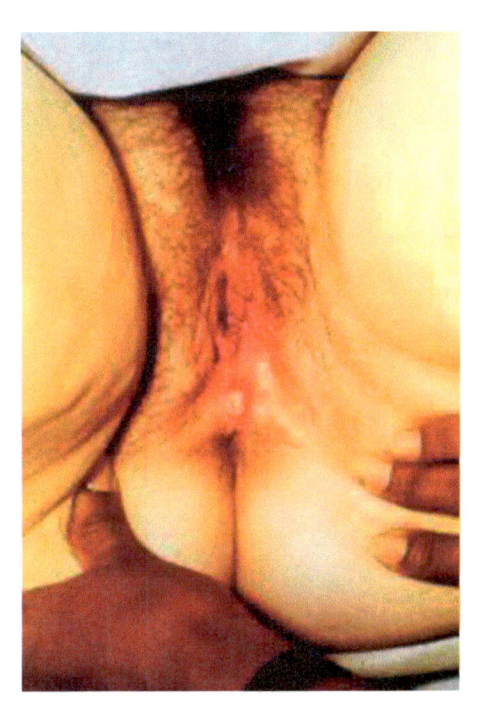

Fig. 7-3. Sífilis. Cancro duro na região perianal. Observa-se que identificar esta lesão inicial da sífilis nas mulheres é incomum.

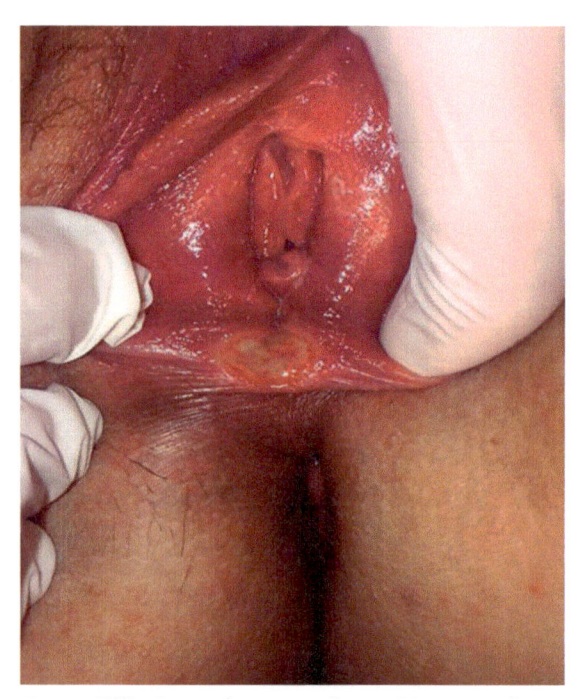

Fig 7.4. Sífilis. Cancro duro em mulher na 38ª semana de gestação. Observe a vulva arroxeada e a exuberância da lesão.

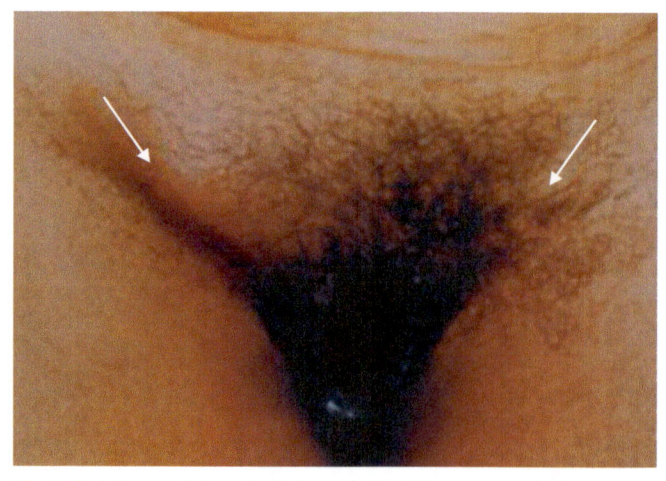

Fig. 7-5. Adenopatia inguinal bilateral. Na sífilis segue evolutivamente ao cancro, é indolor e transitória, mesmo na ausência de tratamento.

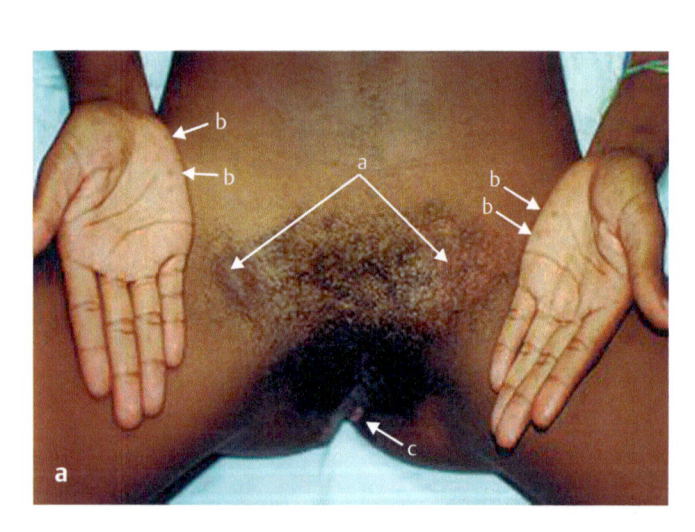

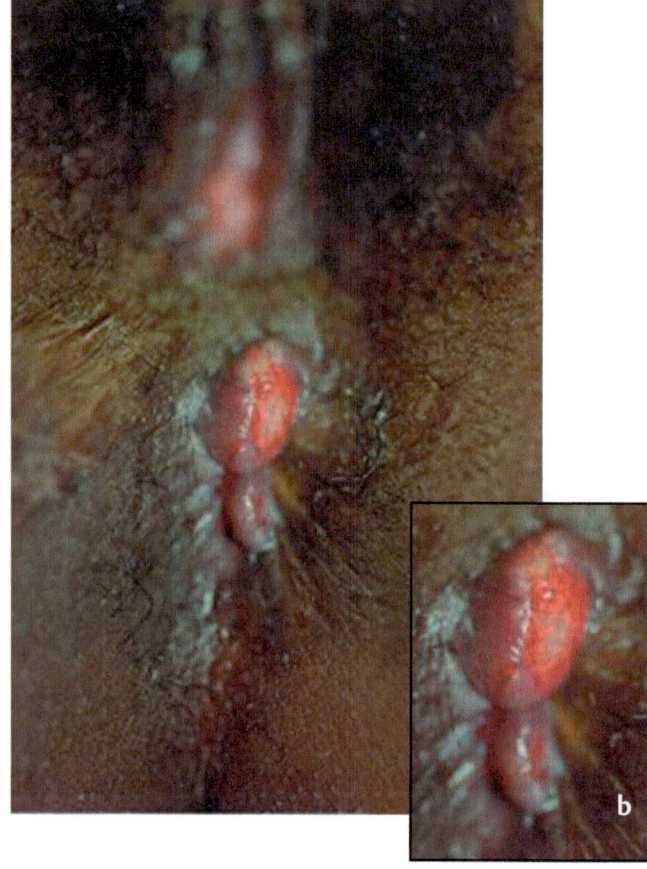

Fig. 7-6. (a,b) Observam-se frequentemente nos casos de sífilis a presença de várias lesões concomitantes: adenite inguinal, lesões descamativas palmoplantares e no detalhe a lesão perianal de condiloma latum.

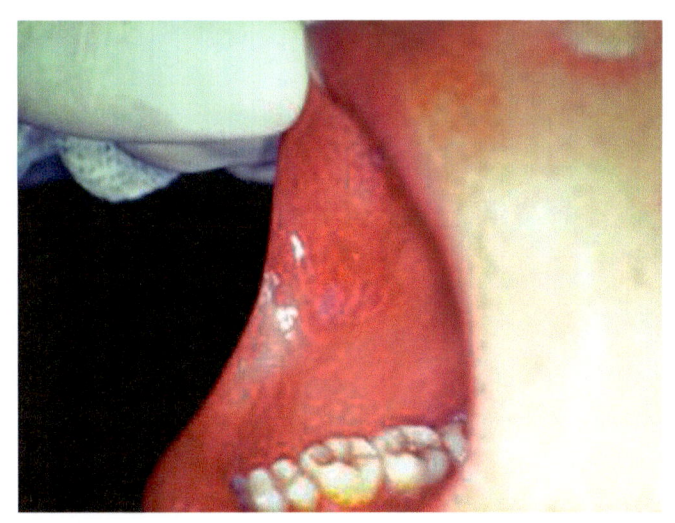

Fig. 7-7. Placa esbranquiçada com bordas irregulares na região anterior da mucosa jugal.

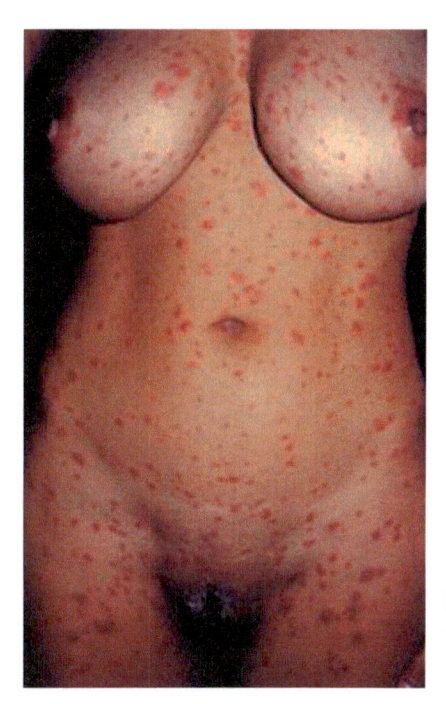

Fig. 7-8. Roséola sifilítica, numerosas pápulas eritematosas por todo tegumento.

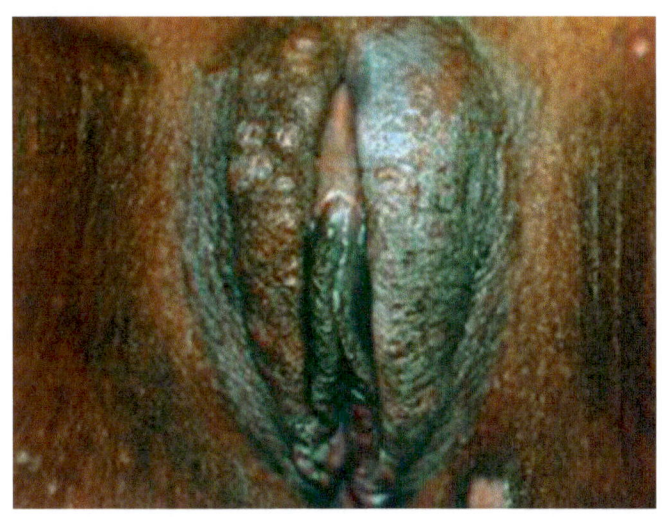

Fig. 7-9. Sífilis. Lesões de roséola na região vulvar, recorda-se que o quadro normalmente é assintomático e transitório.

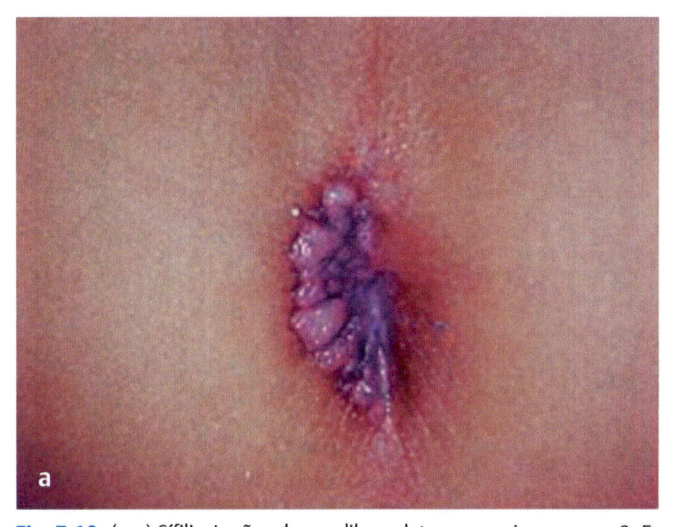

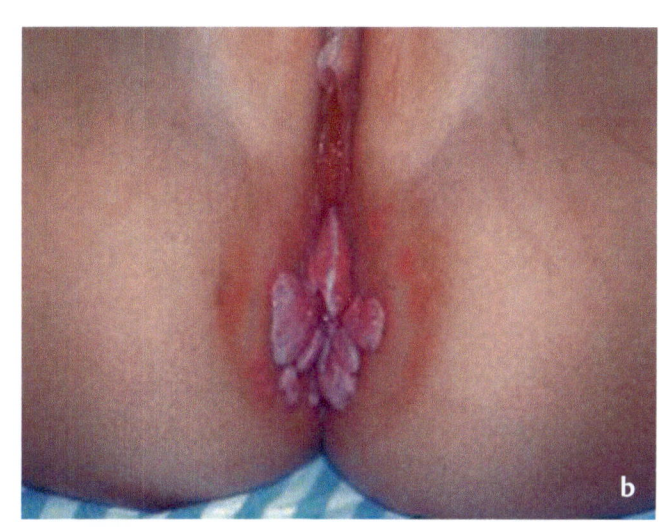

Fig. 7-10. (a-c) Sífilis. Lesões de condiloma latum em crianças com 9, 5 e 4 anos respectivamente. A necessidade de se afastar o abuso sexual nestes casos é imperiosa. A opinião de outros profissionais da saúde como psicólogo e assistente social sobre o caso em voga auxiliam na conclusão sobre a forma de transmissão da doença. *(Continua.)*

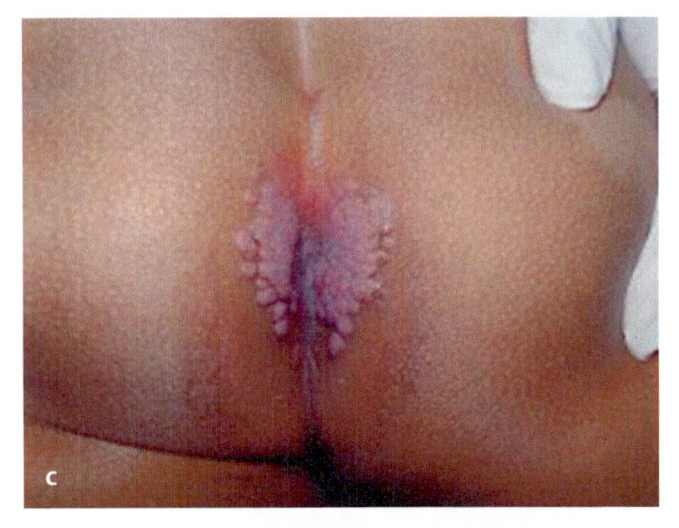

Fig. 7-10. *(Continuação.)*

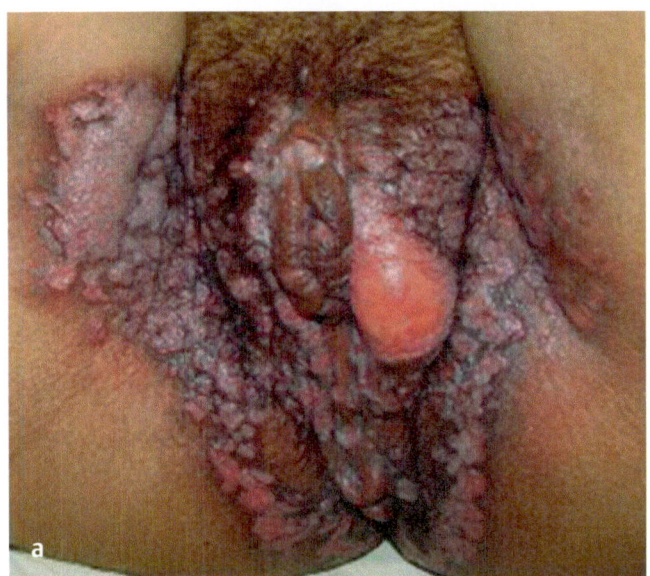

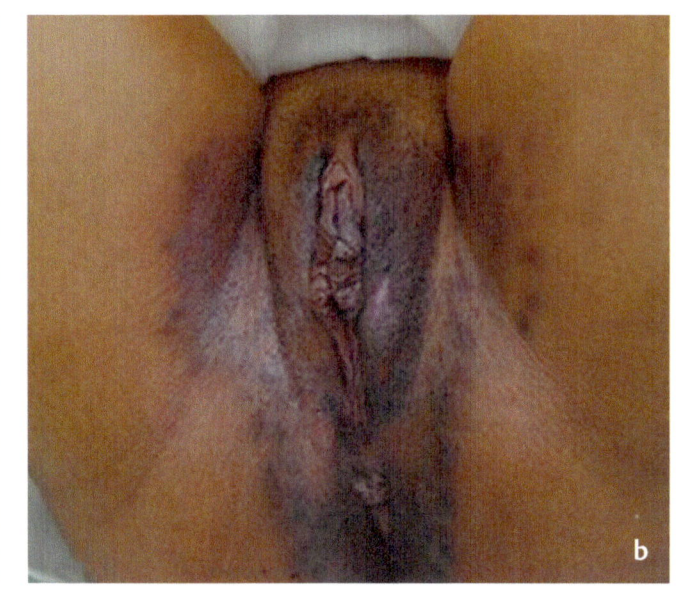

Fig. 7-11. (**a**) Sífilis. Extensas lesões papulosas de condiloma latum. (**b**) A mesma paciente 2 meses após o tratamento com penicilina benzatina.

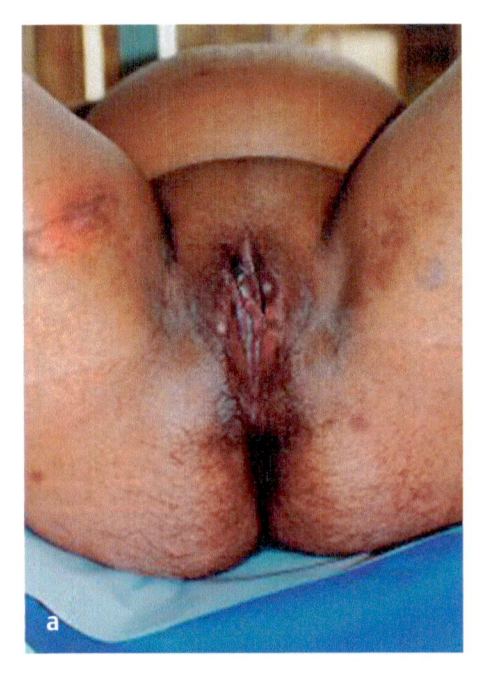

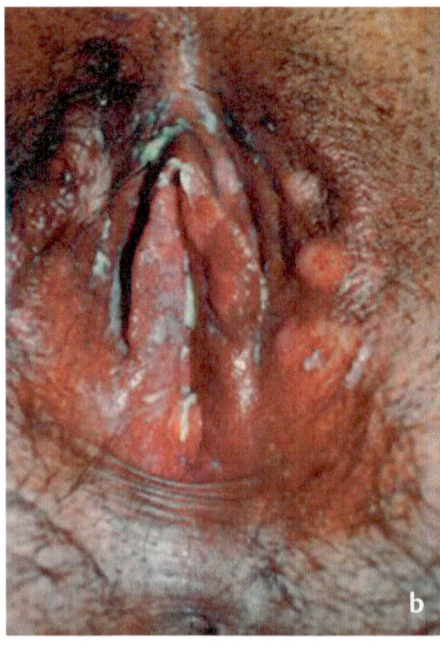

Fig. 7-12. (**a,b**) Gestante com lesões vulvares erosadas. Observa-se ainda a presença de manchas de roséolas nas coxas. A motivação para a consulta foi pelo prurido e corrimento vaginal, sendo também diagnosticada candidíase.

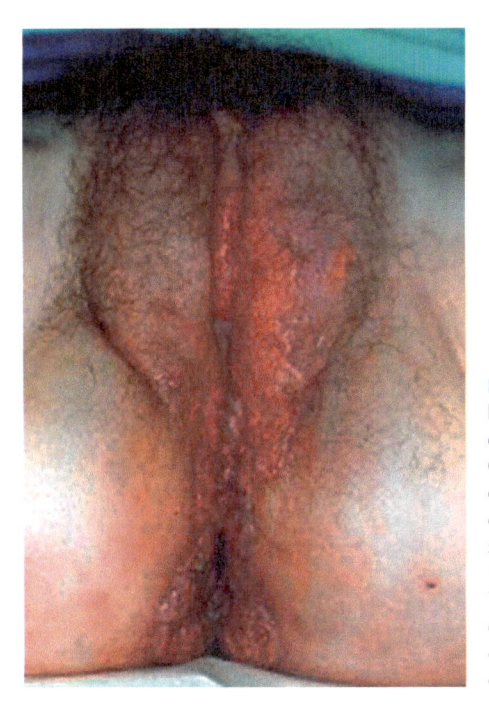

ÚLCERAS RELACIONADAS COM INFECÇÕES SEXUALMENTE TRANSMISSÍVEIS (IST)

Fig. 7-13. Extensas lesões em placa erosada. Confirmado o diagnóstico de sífilis pela sorologia. Impondo-se inicialmente o diagnóstico diferencial com a donovanose.

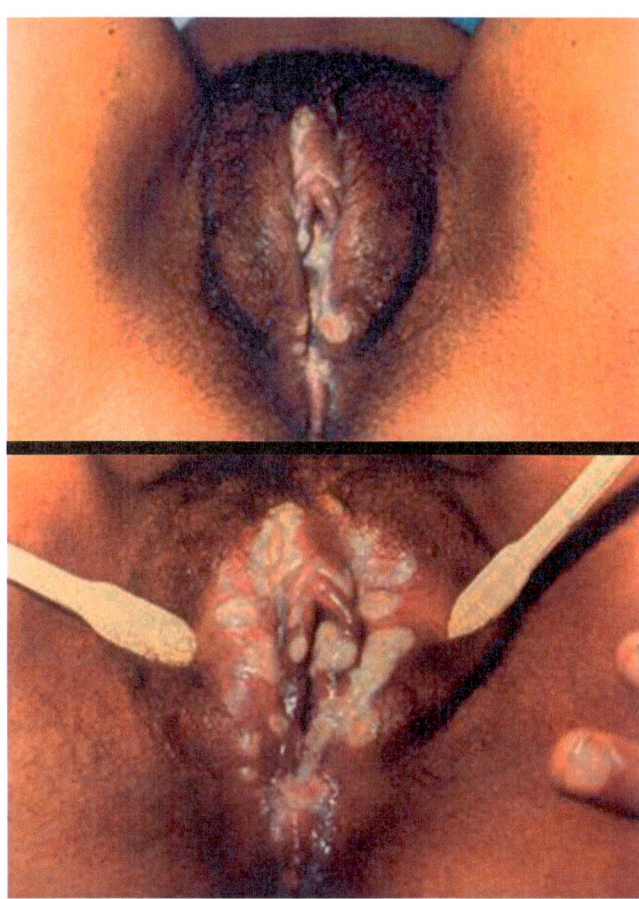

Fig. 7-15. Sífilis. Paciente gestante com com lesões de condiloma latum.

São didaticamente divididas em: **tegumentares** (gomas, sifílides tuberosas, nodosidades justa-articulares e eritema terciário) e **extrategumentares** (oculares, ósseas, cardiovasculares e sistema nervoso).

Diagnóstico

A sífilis recente pode ser melhor diagnosticada pela pesquisa da espiroqueta *Treponema pallidum* em campo escuro ou por imunofluorescência direta (Fig. 7-16). Os testes sorológicos não treponêmicos são bastante úteis no rastreio e na confirmação do diagnóstico, exemplos: *Venereal Disease Research Laboratory* (VDRL), *Rapid Plasma Reagin* (RPR), *Toluidine Red Unheated Serum Test* (TRUST) ou *Reagin Screening Test* (RST). Pacientes com testes não treponêmicos positivos devem ser retestados com os testes treponêmicos, tais como: *Treponema pallidum Particle Agglutination* (Tp-PA), *Fluorescent Treponemal Antibody Absorption* (FTA-ABS) e *Micro-hemaglutination for Treponema pallidum* (MHA-Tp). Atualmente nos ambulatórios de referência para as ISTs e particularmente na rotina do pré-natal empregam-se para triagem testes treponêmicos imunocromatográficos denominados de testes rápidos, por serem de fácil execução e com resultado em cerca de 30 minutos.

Em geral, o VDRL reator com título igual ou superior a 1/16 é entendido como doença e a paciente deve ser tratada. Este exame pode dar falso-positivo em títulos baixos por causa de reações cruzadas com outras doenças e falso-negativo, principalmente, nas fases primária e latente tardia, particularmente, em pacientes coinfectadas pelo HIV. O mesmo

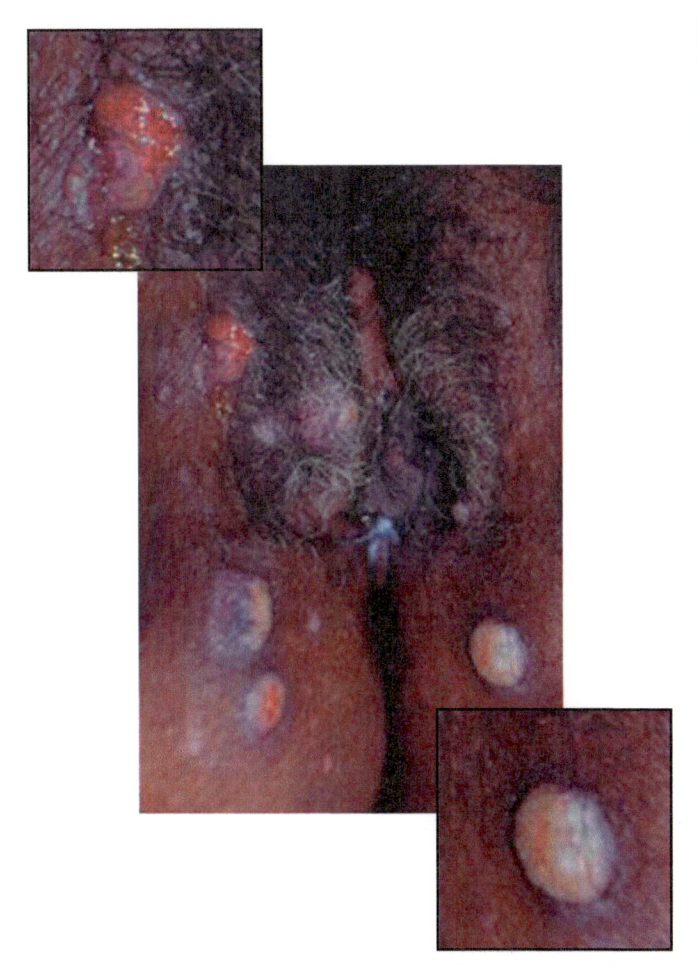

Fig. 7-14. Paciente com mais de 50 anos de idade apresentando lesões papuloerosadas múltiplas compatíveis com secundarismo da sífilis. Informou na anamnese possuir mais de um parceiro sexual e não fazer uso de preservativo.

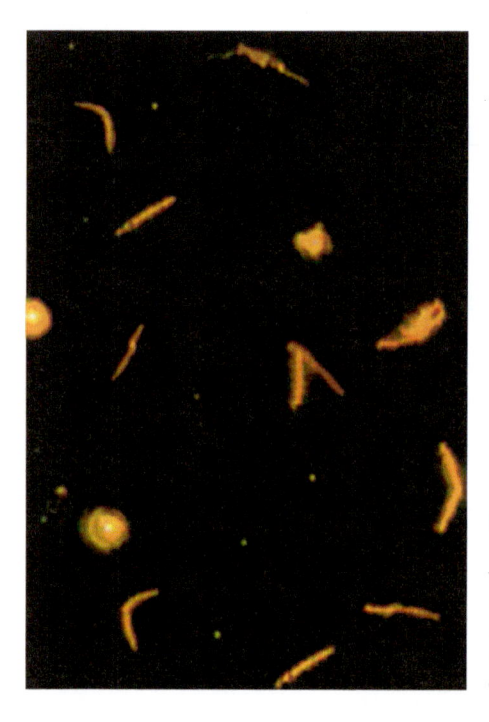

Fig. 7-16. *Treponema pallidum* visualizado em microscopia de campo escuro de material oriundo de úlcera genital.

pode ocorrer com exames treponêmicos, porém, com menor frequência. Alerta-se para o efeito Prozona que ocorre por excesso de anticorpos em relação aos antígenos, durante a realização do VDRL, apresentando resultado falso-negativo. Com a diluição do soro podem-se observar títulos finais altos. O paciente normalmente estará na fase secundária.

Diagnóstico Diferencial
São numerosos e dependentes da fase da doença: herpes simples, cancro mole, cancro misto de *Rollet* (cancro duro + cancro mole), donovanose, farmacodermias, viroses exantematosas, fissuras e ulcerações traumáticas.

Tratamento
Os protocolos atuais de tratamento podem ser encontrados nos sites do Ministério da Saúde (MS, 2020) e Centers for Disease Control and Prevention (CDC, 2021).

O controle de cura sorológico deverá ser feito pelo VDRL, solicitado no 3º, 6º e 12º mês após o tratamento, havendo queda de quatro títulos da sorologia ou sua negativação entre 6 e 12 meses. As gestantes devem ser acompanhadas mensalmente, sendo esperada a diminuição de um título por mês. Nos portadores de HIV, as avaliações clínica e sorológica (VDRL) devem dar-se no 3º, 6º, 9º, 12º e 24º mês após o tratamento, pela maior possibilidade de ocorrer falha terapêutica.

CANCRO MOLE
Definição
Doença infecciosa sexualmente transmitida, aguda, localizada, fagedênica e autoinoculável, causada pelo cocobacilo *Haemophilus ducreyi*, manifestando-se de 2 a 5 dias após o contágio. Também denominado de Cancroide está intimamente relacionado com a prostituição em algumas regiões da África, Ásia e América Latina, não sendo, entretanto, doença de alta incidência ou prevalência no Brasil. Sua incidência predomina nos homens (20:1), atuando as mulheres como reservatórios do agente etiológico. É uma doença facilitadora da transmissão do HIV, herpes genital e sífilis.

Fisiopatologia
As ulcerações provocadas pelo *H. ducreyi* são resultantes de toxinas com atividade hemolítica e destrutiva das células epidérmicas. A bactéria não penetra na circulação sanguínea.

Apresentação Clínica
Classicamente se apresenta com lesões ulceradas, múltiplas, com bordas irregulares e descoladas, fundo sinuoso com presença de pus, base de consistência amolecida à palpação, fagedênicas, dolorosas e autoinoculáveis. Em 30% a 50% dos pacientes, principalmente do sexo masculino, observa-se adenite inguinal unilateral (bubão), também doloroso, que pode supurar por orifício único, diferenciando-se daquela encontrada no linfogranuloma venéreo que ocorre por vários pontos de drenagem.

Os locais de maior acometimento no homem são o frênulo e sulco balanoprepucial e, na mulher a fúrcula, face interna dos lábios vulvares e região perianal.

Estão descritas ainda lesões de aspecto herpetiforme, vesicopustulosas, vesicobolhosas, entre outras. Deve-se pensar

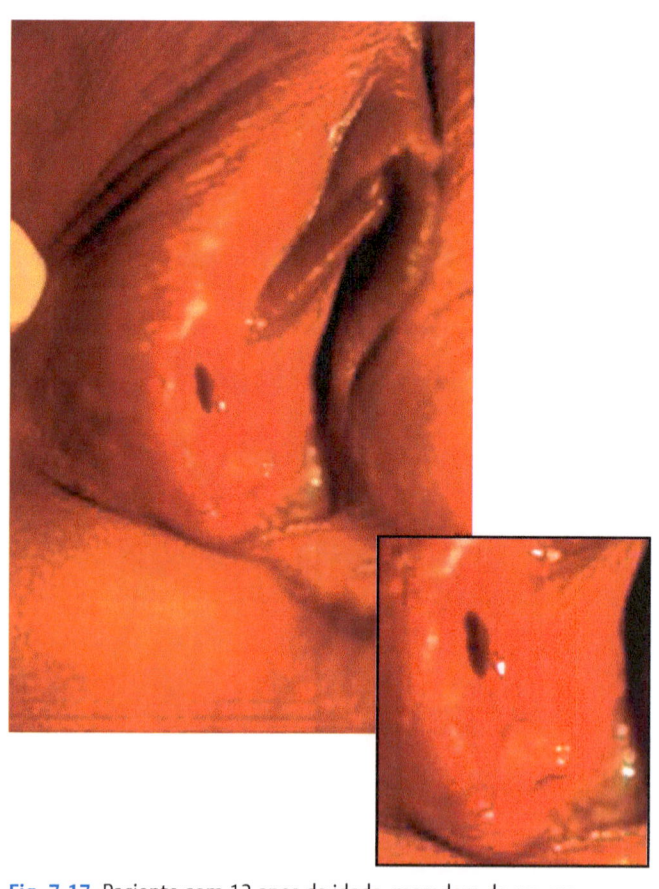

Fig. 7-17. Paciente com 13 anos de idade, moradora de rua em comportamento sexual de risco (múltiplos parceiros e não uso de preservativo) há 1 ano apresentando lesão ulcerada genital cuja bacterioscopia demonstrou grande quantidade de polimorfonucleares e estreptobacilos Gram-negativos. O exame de VDRL foi negativo em duas oportunidades.

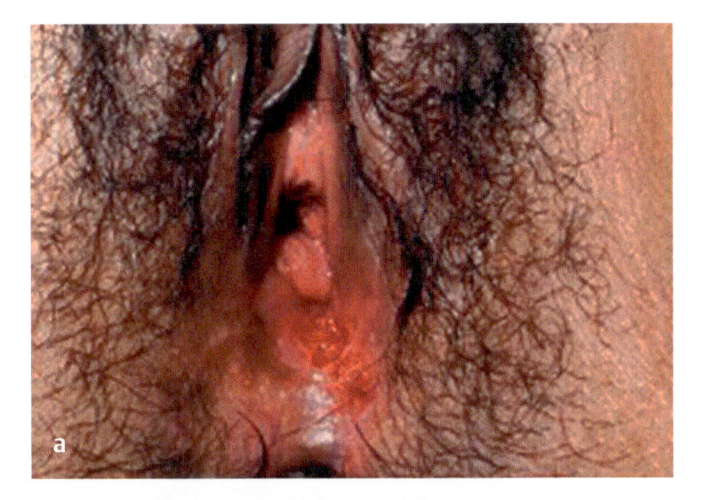

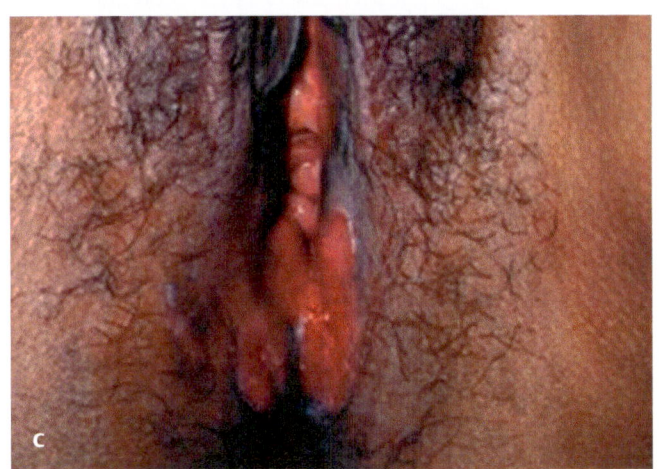

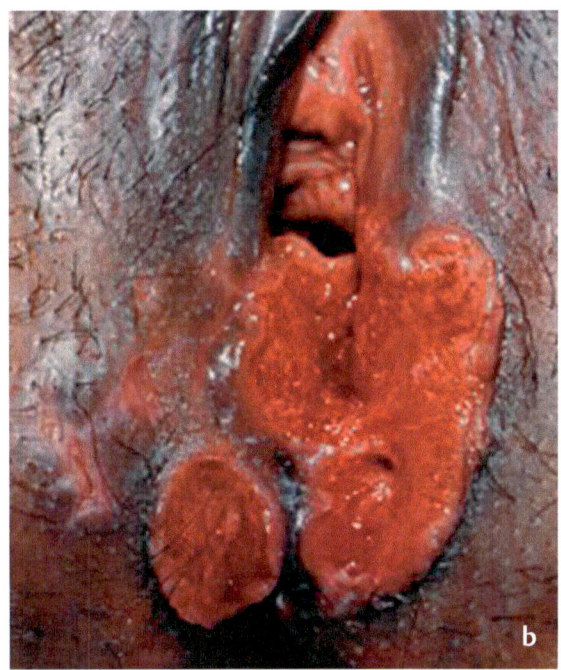

ÚLCERAS RELACIONADAS COM INFECÇÕES SEXUALMENTE TRANSMISSÍVEIS (IST)

Fig. 7-18. (a-c) Extensas lesões ulceradas dolorosas compatível com cancro mole. O exame de VDRL teve resultado negativo por três vezes.

no diagnóstico de cancro mole mesmo na presença de apenas uma lesão ulcerada, assim como considerar a possibilidade da coinfecção com o cancro duro, descrita em 5% dos casos (cancro misto de *Rollet*), nestes casos encontram-se inicialmente as características do cancro mole seguidas das alterações observadas no cancro duro (Figs. 7-17 e 7-18).

Ressaltamos que o cancro mole opera como importante fator para aquisição e transmissão do HIV, pois além do papel facilitador das úlceras genitais a infecção pelo *H. ducreyi* recruta linfócitos CD4 e macrófagos para a região infectada expondo as células-alvo do HIV à contaminação.

Diagnóstico

A cultura é o método de escolha. Segundo o CDC (2021), um diagnóstico provável de cancroide deve ser dado quando há uma ou mais úlceras dolorosas, lesões e adenopatia típicas da doença, não se identificando o *Treponema pallidum* em microscopia de campo escuro, a sorologia para sífilis negativa e

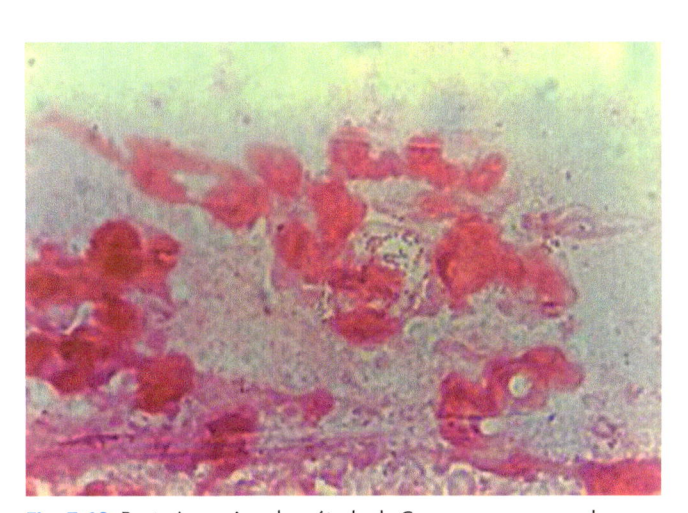

Fig. 7-19. Bacterioscopia pelo método de Gram com presença de cocobacilos Gram-negativos intra e extracelulares sugestivo de *Haemophilus ducreyi*.

o PCR (*polymerase chain reaction* – reação em cadeia da polimerase) para HSV (H*erpes simplex virus* – vírus do herpes simples) também negativo. Outros métodos diagnósticos são:

- Bacterioscopia pelo método de Gram de material colhido diretamente das úlceras ou do bubão (Fig. 7-19).
- PCR: já existe conjunto para análise de DNA de *Treponema pallidum*, *H. ducreyi* e *Herpes simplex virus* passível de ser usado em caso de úlceras genitais.
- Histopatológico: os achados são sugestivos de cancro mole, sendo raramente encontrado o *H. ducreyi*.

Diagnóstico Diferencial

Cancro duro, herpes simples (principalmente em imunodeprimidos), linfogranuloma venéreo, donovanose, erosões traumáticas e infectadas secundariamente.

Tratamento

Os esquemas terapêuticos recomendados pelo Ministério da Saúde (MS, 2020) *Centers for Disease Control and Prevention* (CDC, 2021) e *National Guideline for the management of chancroid* (NG, 2014) são encontrados nos respectivos sites. O controle de cura é eminentemente clínico.

LINFOGRANULOMA VENÉREO

Definição

Doença infectocontagiosa de transmissão exclusivamente sexual, causada pela *Chlamydia trachomatis*, sorotipos L_1, L_2 e L_3, predominante em homens (6:1), com período de incubação de 1 a 2 semanas, caracterizada pela presença de grande bubão inguinal na fase aguda. Sem relato de transmissão vertical, mas podendo ocorrer o contágio na passagem pelo canal de parto.

Fisiopatologia

Os sorotipos da *Chlamydia trachomatis* do LGV são linfadenotrópicos desde os estágios iniciais do processo infeccioso, comprometendo primariamente os vasos linfáticos no sítio de inoculação e em sequência uma tromboflebite, perilinfangite e adenite regional.

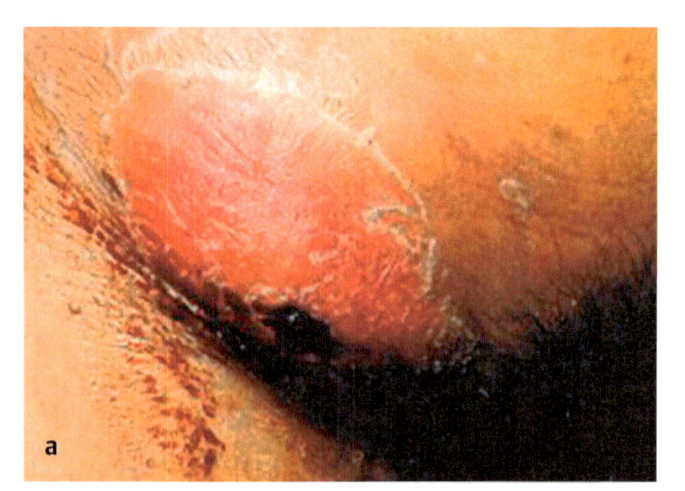

Apresentação Clínica

As manifestações clínicas são didaticamente divididas em três estágios. O **estágio primário** é representado pelo microcancro indolor, único e observado em apenas 10% a 30% dos pacientes.

A adenite inguinal inflamatória, unilateral e dolorosa (bubão) domina o quadro clínico do **estágio secundário**. Nesta fase aguda, também denominada de síndrome genitoinguinal, mais evidente nos homens, observa-se adenomegalias inguinais e/ou femorais, dolorosas, geralmente unilaterais, por vezes separadas pelo ligamento inguinal de Poupart, e podendo evoluir com fistulização e supuração multifocal, conhecida como em "bico de regador" (Fig. 7-20). Esta fase pode ser acompanhada de febre, artralgia e mal-estar geral, tipo gripe. Em HSH (homens que fazem sexo com homens) e mulheres que praticam o sexo anal desprotegido o comprometimento retal manifesta-se com proctite hemorrágica ou proctocolite, dor ou prurido anal, tenesmo, constipação ou diarreia, além de secreção mucoide, sanguinolenta ou mucopurulenta. Numerosos registros deste quadro clínico vêm sendo reportado nos últimos anos como microepidemias na Europa, Estados Unidos e Austrália, particularmente em HSH soropositivos para HIV, pela prática de sexo anal sem proteção com vários parceiros.

O **estágio terciário** também chamado de síndrome genitorretal, reflexo do tratamento incorreto ou tardio, caracteriza-se pelas manifestações crônicas e sequelas da infecção, sendo mais observado nas mulheres. Predomina a clínica de elefantíase e deformidade das genitálias masculina e feminina como resultado da progressiva linfangite com edema, esclerose e fibrose das regiões. Nas mulheres a estiomene pode ser acompanhada de fístulas e ulcerações. O comprometimento dos linfonodos pararretais poderá acarretar estenose e fístulas retais (Fig. 7-21).

Diagnóstico

O diagnóstico laboratorial confirmatório do LGV mantém-se precário nos países em desenvolvimento, exigindo dos profissionais de saúde uma combinação de suspeição e perspicácia clínica. O diagnóstico de quadros suspeitos pode ser feito

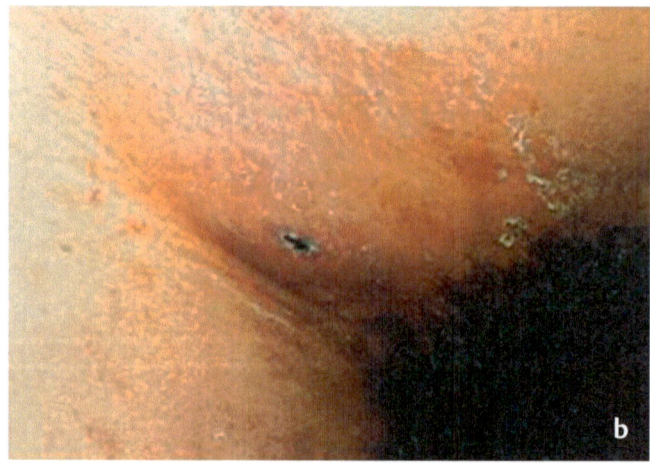

Fig. 7-20. (a,b) Paciente apresentando quadro de extensa linfadenopatia inflamatória com pontos de drenagem (bubão). Resolução do processo 1 semana após antibioticoterapia (b).

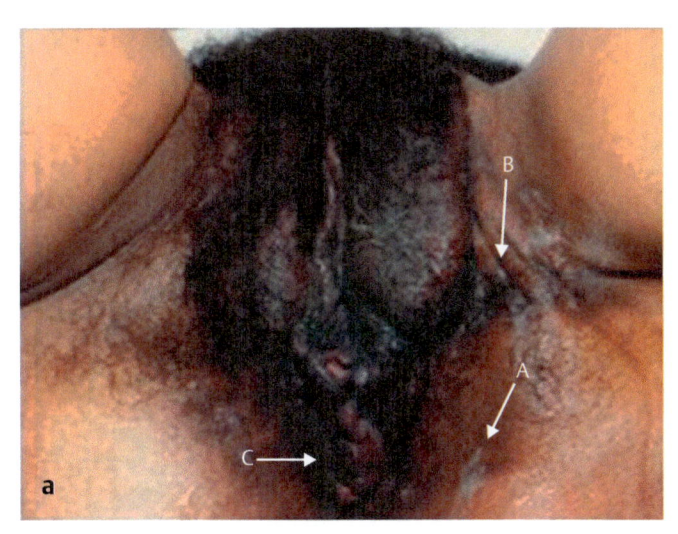

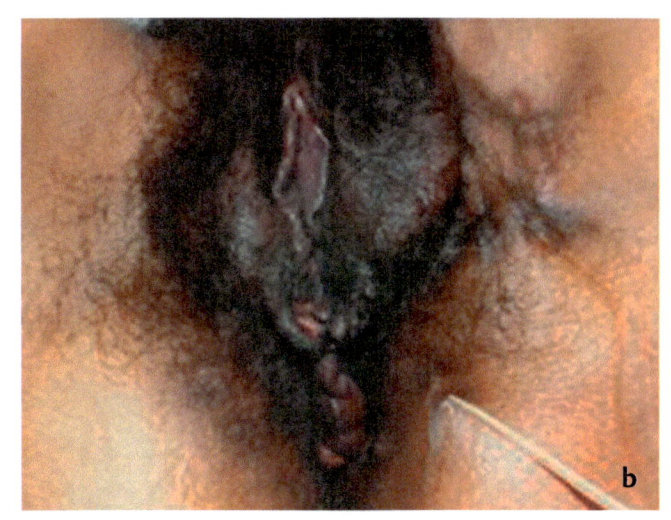

ÚLCERAS RELACIONADAS COM INFECÇÕES SEXUALMENTE TRANSMISSÍVEIS (IST)

Fig. 7-21. (a,b) Quadro de estiomene com elefantíase dos genitais e presença de fístulas com drenagem de material purulento e cicatrizes com retrações. Imperioso afastar os diagnósticos diferenciais de tuberculose cutânea e paracoccidiodomicose.

através de cultura, imunofluorescência direta ou PCR. Sorologia para clamídia com títulos maiores que 1:64 com fixação de complemento ou 1:256 em microimunofluorescência podem ajudar no diagnóstico do LGV. A biópsia das lesões visa os diagnósticos diferenciais, pois não há características histopatológicas patognomônicas nas manifestações do LGV.

Diagnóstico Diferencial
Deve-se considerar, principalmente, cancro mole, sífilis, donovanose, proctite gonocócica, tuberculose ganglionar ou vulvar, neoplasias anais, doença da arranhadura do gato (linforreticulose benigna), doença de Crohn, retocolite ulcerativa e doença de Hodgkin.

Tratamento
Os esquemas terapêuticos recomendados pelo Ministério da Saúde (MS, 2020), Centers for Disease Control and Prevention (CDC, 2021) e UK *National Guideline for the management of lymphogranuloma venereum* (UK, 2013) estão nos respectivos *sites*.

A antibioticoterapia não apresenta efeito dramático na duração da linfoadenopatia inguinal, mas os sintomas agudos são frequentemente erradicados de modo rápido. O tratamento também não reverte as sequelas da fase crônica. A punção para esvaziamento do bubão deve ser procedida com agulha de grosso calibre, já que a incisão e drenagem cirúrgica estão formalmente contraindicadas por dificultar a cicatrização e complicar com formação de fístulas.

DONOVANOSE
Definição
Doença de baixa infectividade, crônica, caracterizada por lesões granulomatosas, ulceradas, indolores e autoinoculáveis, acometendo preferencialmente a pele e as mucosas das regiões genitais, perianais e inguinais, não sendo de alta incidência ou prevalência em nosso meio. Na literatura internacional é denominada de Granuloma Inguinal.

Fisiopatologia
O agente etiológico da Donovanose é hoje molecularmente classificado como *Klebsiella granulomatis*, bactéria Gram-negativa aeróbica facultativa, aparentemente saprófita do intestino. Na dependência da suscetibilidade individual ou ação de um bacteriófago, de forma possivelmente oportunista penetra no tegumento provocando a doença. Possui um período de incubação muito variável de 3 dias a 6 meses, com média de 50 dias.

Apresentação Clínica
Quadro clínico variável com lesões ulceradas, ulcerovegetantes (mais comum), hipertróficas e escleróticas ou cicatriciais (Fig. 7-22). A lesão inicial consiste em pápulas ou nódulos

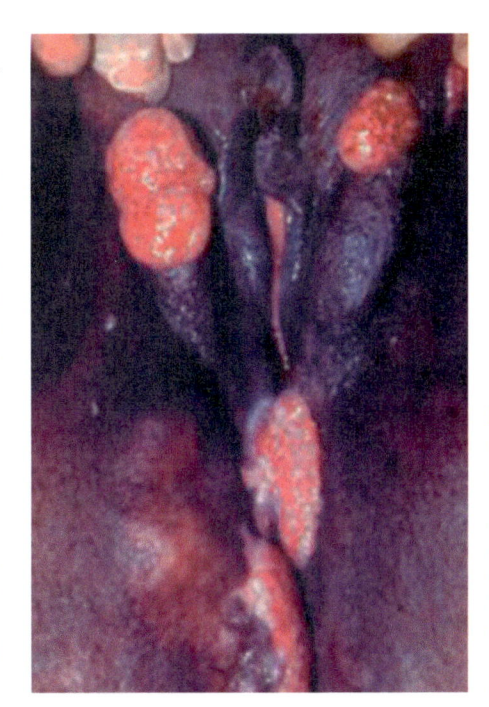

Fig. 7-22. Donovanose. Lesões vegetantes com superfícies erosadas numerosas. O exame histopatológico demonstrou a presença da *Klebsiella*.

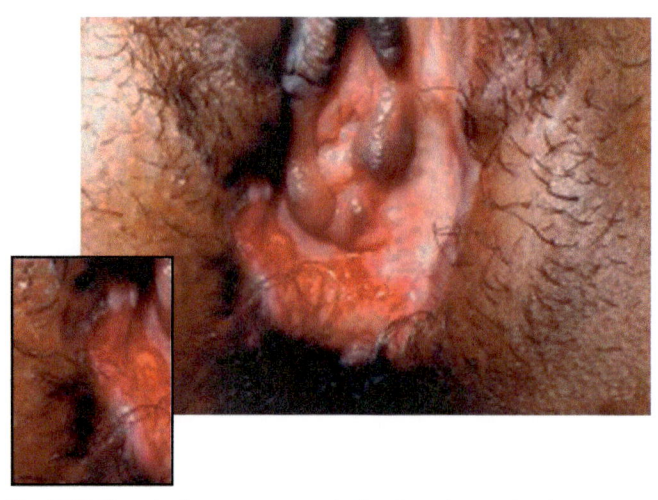

Fig. 7-23. Caso de donovanose com lesão ulcerada com bordas hipertróficas *granulomatis*. Neste caso em particular se faz diagnóstico diferencial com condiloma plano sifilítico.

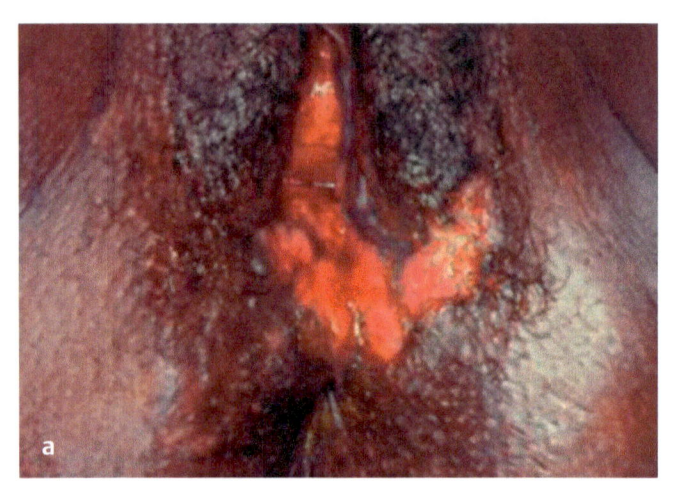

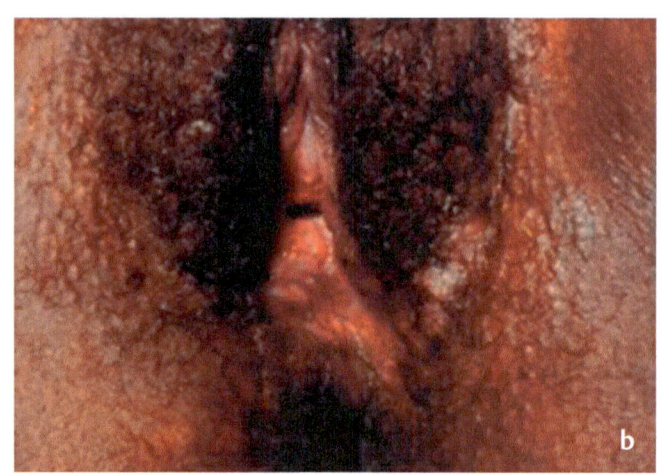

Fig. 7-24. (**a**) Extensa lesão ulcerada vulvar com 1 mês de evolução. Diagnosticado donovanose pelo esfregaço citológico. (**b**) Franca cicatrização após 2 semanas de antibioticoterapia.

que progridem para ulcerações de bordas hipertróficas ou planas, fundo granulomatoso de aspecto vermelho vivo com sangramento fácil e odor fétido (Fig. 7-23). Observam-se ainda lesões ulcerovegetantes que por vezes evoluem com necrose, resultando em extensas cicatrizes e fenômenos obstrutivos como estenose vaginal, anal, uretral, fístulas e fimose (Fig. 7-24).

As lesões incidem nas áreas de maior atrito durante a relação sexual, assim como na região anal e perianal. Evoluem de forma crônica, em número variável, por vezes múltiplas e classicamente não acompanhadas de adenopatia regional. Manifestações cutâneas extragenitais ocorrem em 6% dos casos, em geral, a partir das lesões genitais primárias. Disseminação por via hematogênica com comprometimento dos ossos, entre outros órgãos, é rara. Infecções bacterianas secundárias podem ocorrer, assim como o desenvolvimento do epitelioma espinocelular nas lesões de longa duração. Na mulher há predomínio de fenômenos obstrutivos linfáticos podendo evoluir para formas elefantiásicas.

Diagnóstico

Os aspectos clínicos sugerem o diagnóstico. Ainda não há teste biomolecular padronizado, ficando a confirmação diagnóstica na dependência da identificação dos corpúsculos de Donovan em preparações citológicas e no exame histopatológico pós-biópsia da lesão.

A identificação da *K. granulomatis*, como corpúsculo de Donovan, é mais facilmente visualizada nos esfregaços citológicos e nas biópsias das lesões coradas pelos métodos de Wright, Papanicolaou, Giemsa ou Leishman. São encontradas dentro do citoplasma de histiócitos ou macrófagos como cocobacilos encapsulados, pleomorfos, de extremidades arredondadas e mais intensamente coradas dando aspecto de "alfinete de fraldas" (Fig. 7-25). A cultura desta bactéria é difícil frente às suas exigências nutricionais. Lesões genitais com mais de 30 dias de evolução, particularmente as que não cicatrizam, impõe-se o estudo histopatológico.

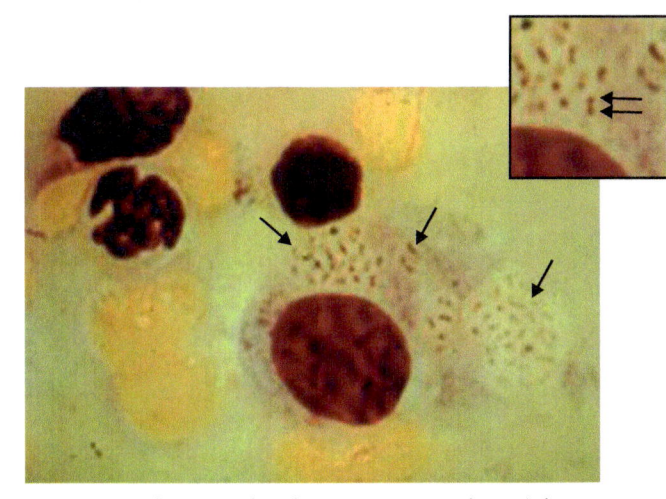

Fig. 7-25. Citologia corada pelo Giemsa mostrando vacúolos citoplasmáticos contendo a *Klebsiella granulomatis* (setas).

Diagnóstico Diferencial

Na dependência dos aspectos clínicos, o diagnóstico diferencial pode ser feito com: sífilis (cancro duro e condiloma latum), cancro mole (particularmente na forma fagedênica), lesões herpéticas crônicas (principalmente em pacientes imunodeprimidos), condiloma acuminado (sobretudo a forma gigante de Buschke-Loewenstein), neoplasias cutâneas, pioderma gangrenoso, tuberculose cutânea, paracoccidiodomicose, leishmaniose tegumentar americana entre outras doenças cutâneas ulceradas e granulomatosas.

Tratamento

Os protocolos do Ministério da Saúde (MS, 2020), Centers for Disease Control and Prevention (CDC, 2021), *European Guideline on Donovanosis* (EGD, 2016) estão nos seus respectivos *sites*. O controle de cura é eminentemente clínico.

HERPES GENITAL

Definição

Doença infectocontagiosa cuja característica principal é poder permanecer como infecção latente ou apresentar reativações periódicas, causada pelo *Herpes simplex virus* (HSV), predominando na região genital o HSV-2. Observa-se, entretanto, um aumento das infecções pelo HSV-1 nesta região, atribuindo-se o fato às relações orogenitais.

Fisiopatologia

O contágio ocorre normalmente pelo contato direto com as vesículas e erosões, como, por exemplo, durante as relações sexuais ou através do canal do parto em gestantes infectadas. Porém, a transmissão também pode ocorrer por portadores assintomáticos do vírus, elevando o número de casos em que a fonte de contaminação não é definida. Após a infecção, o vírus alcança o axônio de um nervo cutâneo sensorial local e ascende retrogradamente até um gânglio sensitivo paravertebral, mantendo-se em latência indefinidamente ou até ocorrer sua reativação e assim percorrer novamente o axônio até atingir a pele. São vários os fatores de reativação: estresse, infecções, exposição solar, menstruação, procedimentos dermatológicos estéticos (*peeling*, *laser* etc.) entre outros.

Estima-se o período de incubação após o contágio de 1 a 26 dias (média de 7 dias), porém em vários casos de difícil precisão como explicitado.

Apresentação Clínica

Podemos dividir as manifestações clínicas do herpes genital em primoinfecção e infecções recorrentes. A **primoinfecção** é geralmente assintomática ou oligossintomática inespecífica. Entretanto, as lesões clássicas são precedidas por febre, cefaleia, mialgias e adinamia, seguindo-se o surgimento de manchas eritematosas e vesículas em número e disposição variável localizadas na vulva ou corpo do pênis, com queimação, prurido e/ou dor local. O processo tem duração de 2 a 3 semanas com a reepitelização das lesões e raramente formação de cicatrizes. Micropoliadenomegalia regional ocorre em até 75% dos casos e ocasionalmente disúria. Quadros de primoinfecções mais exuberantes com formação de numerosas exulcerações intensamente dolorosas acompanhados de sintomatologia sistêmica são mais comuns nas mulheres do que nos homens, sendo denominados de vulvovaginite herpética e balanopostite herpética, respectivamente (Figs. 7-26 a 7-33).

As **infecções recorrentes** ocorrem com frequência variável entre os pacientes, obedecendo ou não os fatores de reativação. Consistem classicamente de vesículas agrupadas em pequeno número sobre base eritematosa, evoluindo com erosões e cicatrização em 1 semana (Figs. 7-34 e 7-35). Sintomas locais prodrômicos ou concomitantes às lesões como prurido, ardor e queimação são frequentes. Nas pacientes imunossuprimidas os quadros clínicos, em geral, são exuberantes, com lesões atípicas ou hipertróficas e muito mais dolorosas (Figs. 7-36 a 7-39). O herpes simples recorrente pode

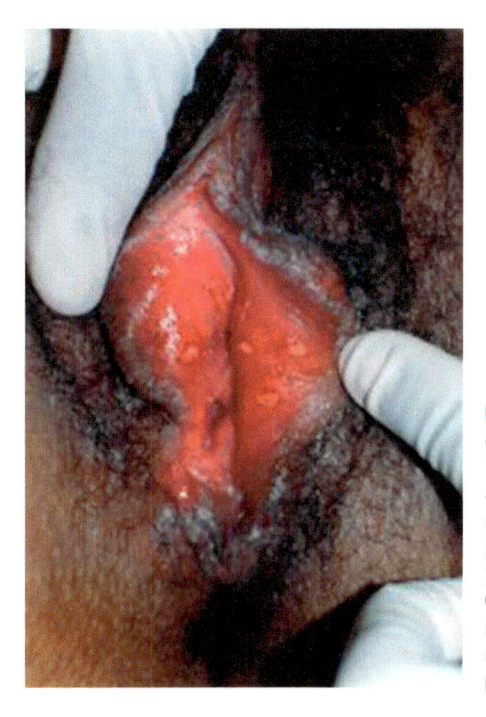

Fig. 7-26. Paciente com história de "feridas" vulvares anteriores, já tendo sido medicada com pomadas vaginais polivalentes. Observam-se múltiplas exúlceras na face interna dos pequenos lábios.

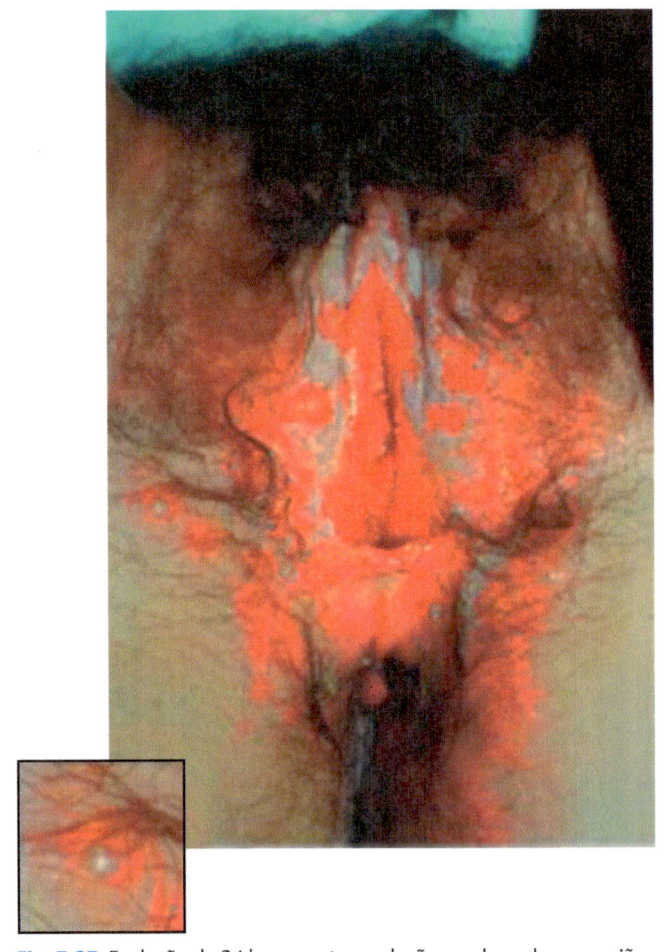

Fig. 7-27. Evolução de 24 h com extensas lesões exulceradas na região vulvar dolorosas e no detalhe vesícula de conteúdo citrino. Aspecto clínico de vulvovaginite herpética. Presença ainda de candidíase.

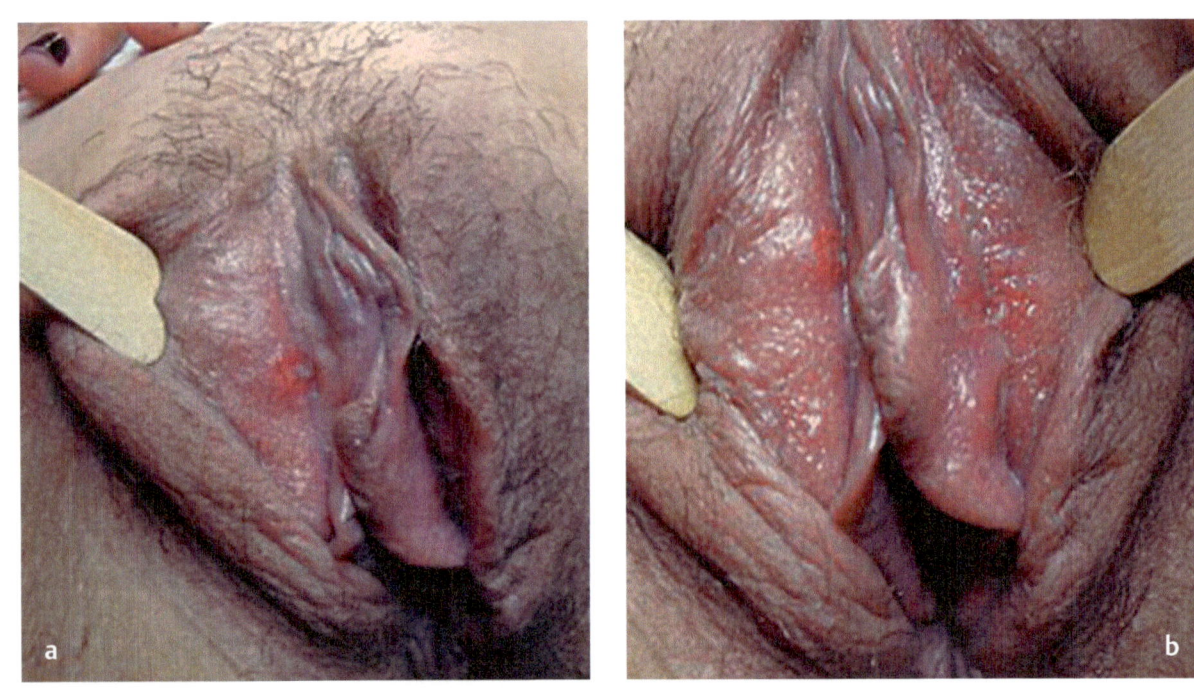

Fig. 7-28. Discretas lesões de primoinfecção herpética. Recorda-se a presença de micropoliadenopatia satélite em até 75% dos casos.

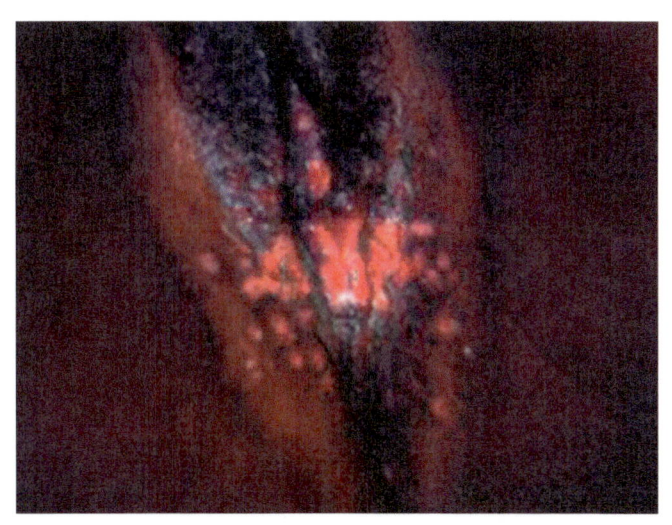

ÚLCERAS RELACIONADAS COM INFECÇÕES SEXUALMENTE TRANSMISSÍVEIS (IST)

Fig. 7-29. Quadro de vulvovaginite herpética com exulcerações dolorosas em toda a vulva. A paciente referiu ainda dificuldade à micção.

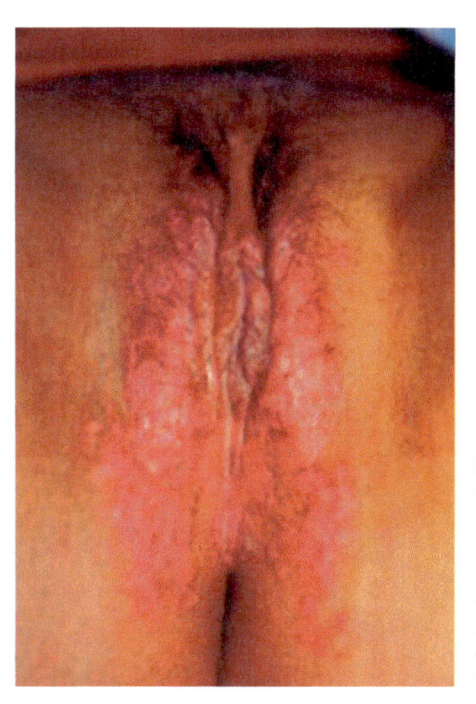

Fig. 7-30. Cicatrizes hipertróficas pós--manifestação de vulvovaginite herpética. Lesões cicatriciais são incomuns em pacientes imunocompetentes.

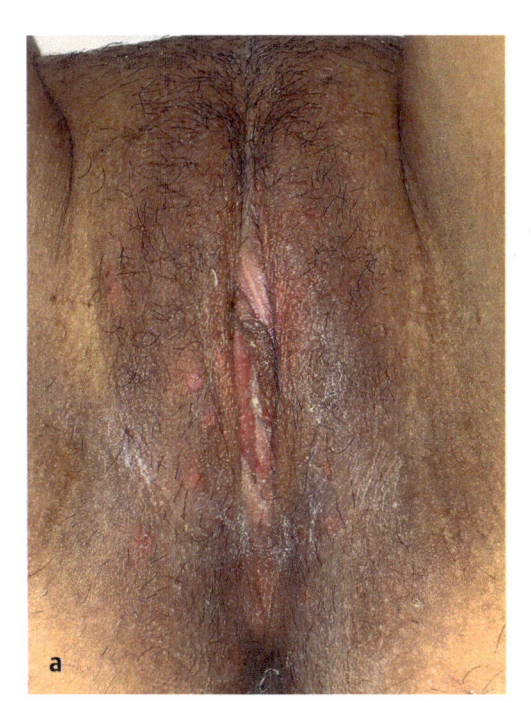

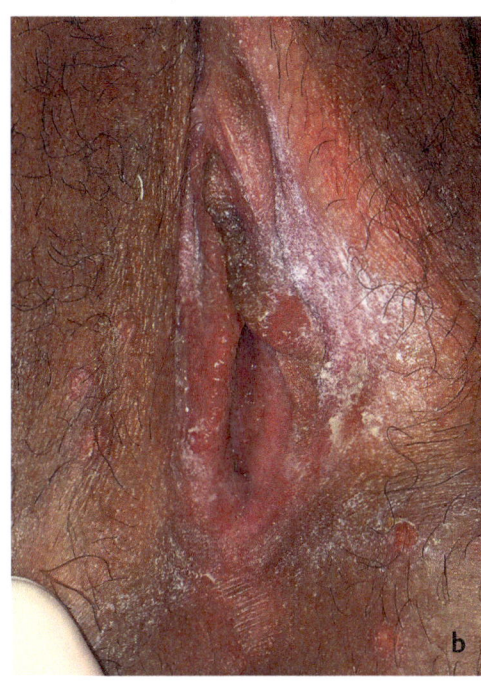

Fig. 7-31. (a,b) Várias lesões ulceradas dolorosas em paciente jovem: surto primário.

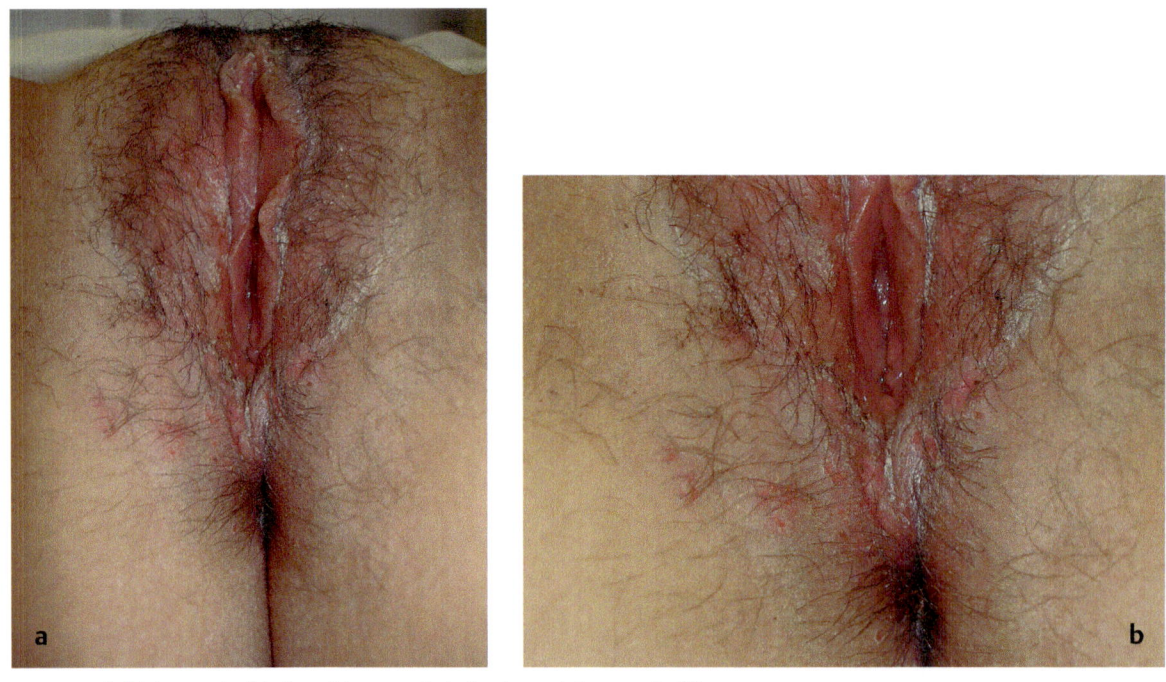

Fig. 7-32. (a,b) Surto primário herpético associado à vulvovaginite por cândida.

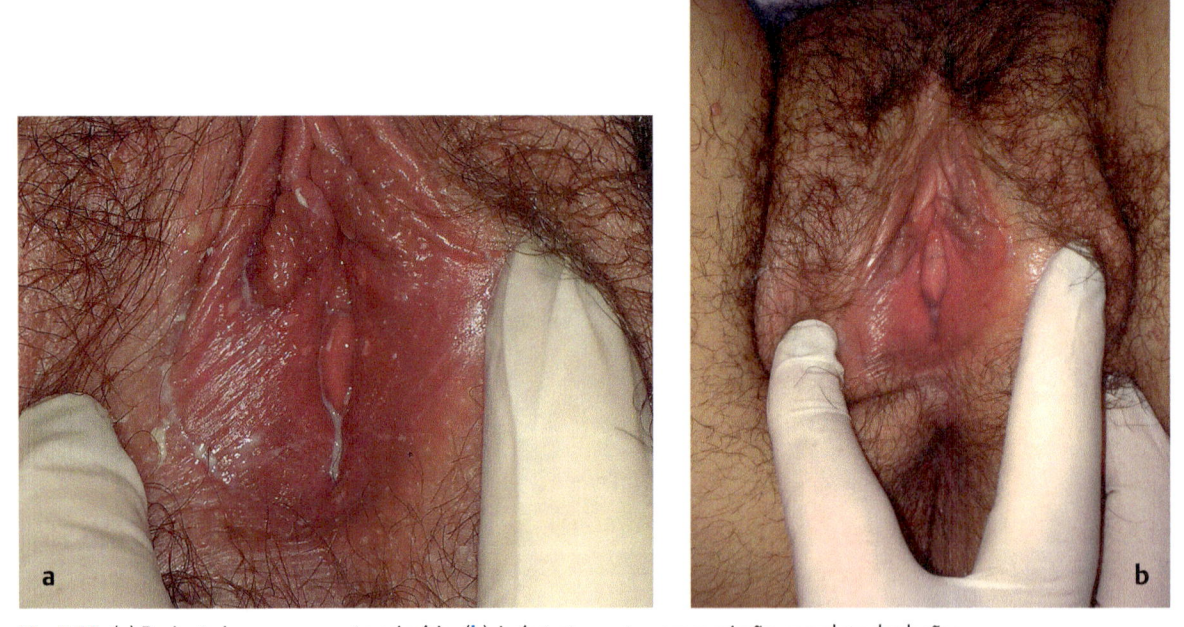

Fig. 7-33. (a) Paciente jovem com surto primário. (b) Após tratamento com remissão completa das lesões.

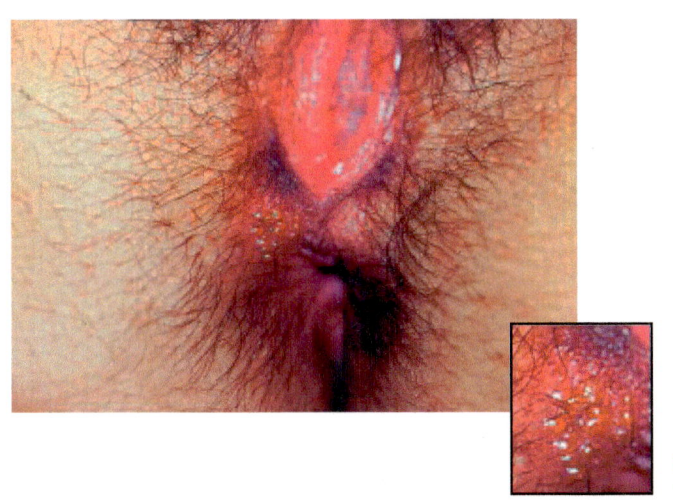

ÚLCERAS RELACIONADAS COM INFECÇÕES SEXUALMENTE TRANSMISSÍVEIS (IST)

Fig. 7-34. Típica lesão de herpes simples com presença de vesículas agrupadas sobre base eritematosa.

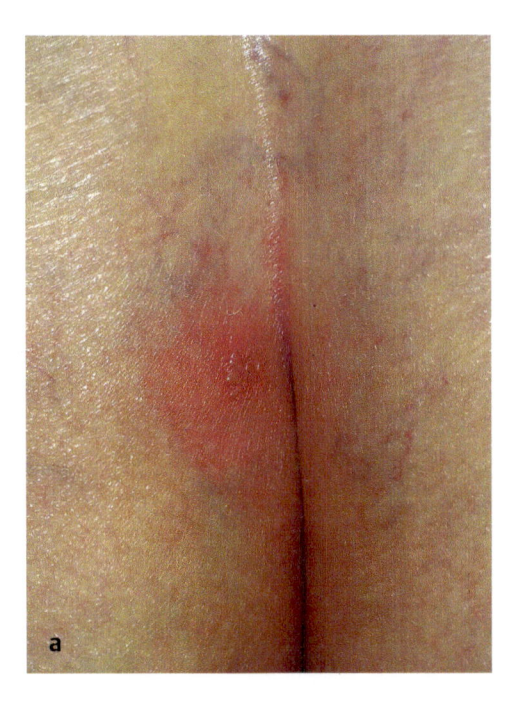

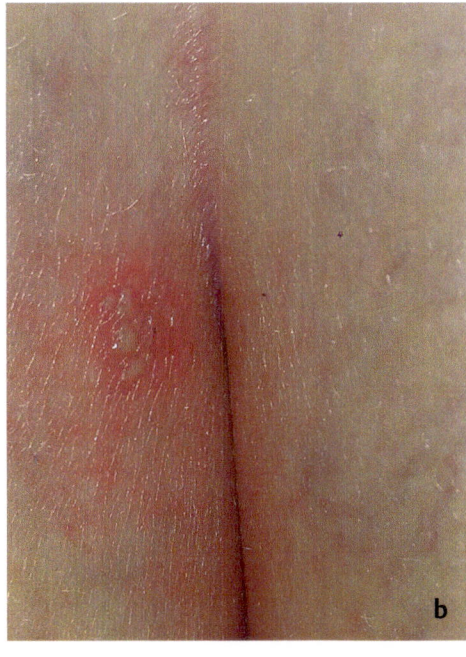

Fig. 7-35. (a,b) Paciente idosa em momento de estresse com exacerbação da psoríase e quadro de herpes recorrente.

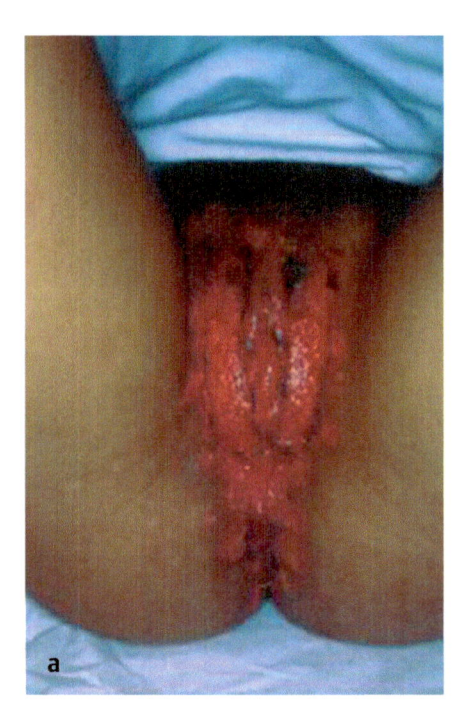

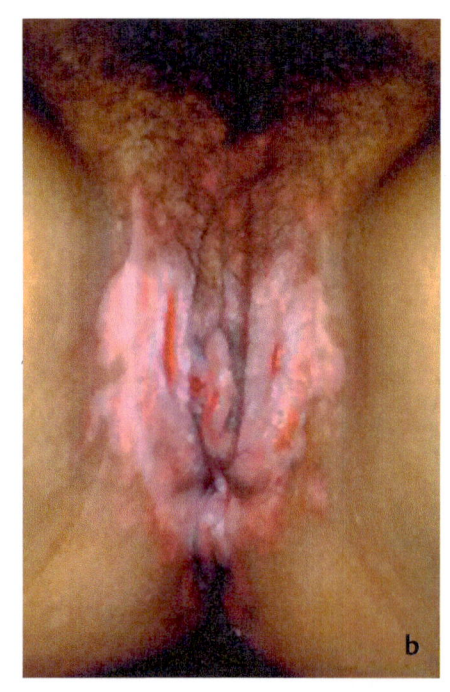

Fig. 7-36. (a,b) Grávida portadora do HIV na 26ª semana gestacional. Relatava início súbito de feridas vulvares. Diagnóstico de vulvovaginite herpética.

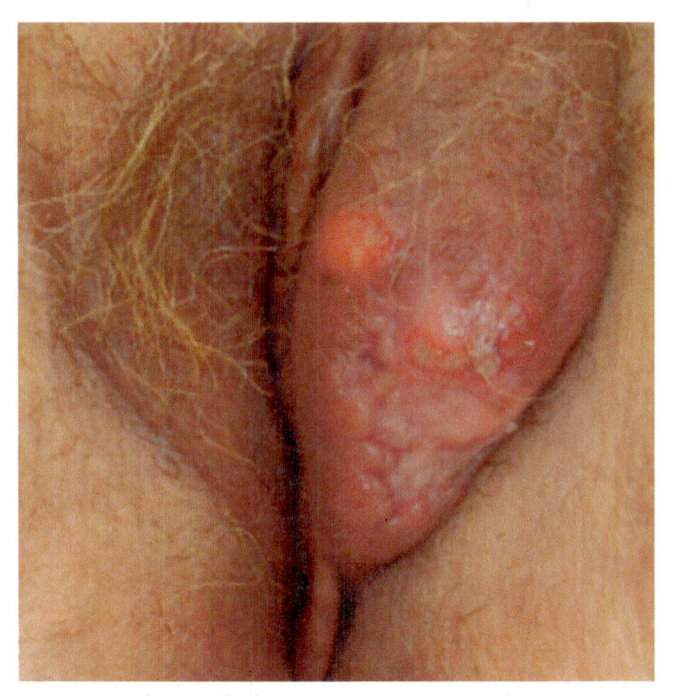

Fig. 7-37. Mieloma múltiplo em tratamento com manifestação herpética atípica em paciente idosa.

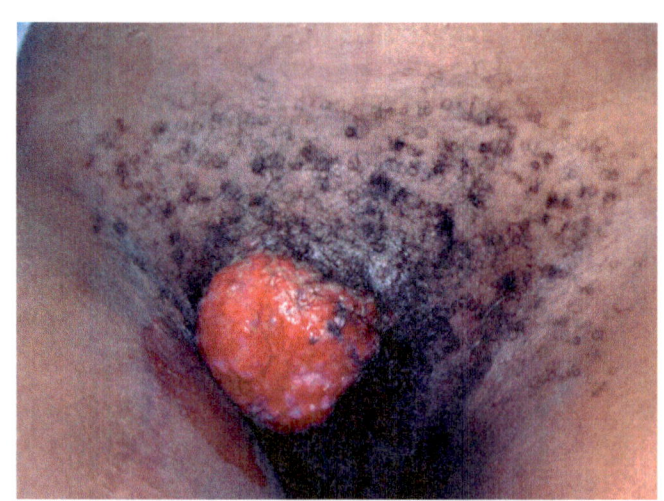

Fig. 7-38. Herpes genital hipertrófico em mulher HIV-positivo. Lesão tumoral, avermelhada, exofítica com aspecto granulomatoso em monte pubiano. Biópsia realizada no bloco operatório, sob anestesia. Histopatológico evidenciou infecção herpética.

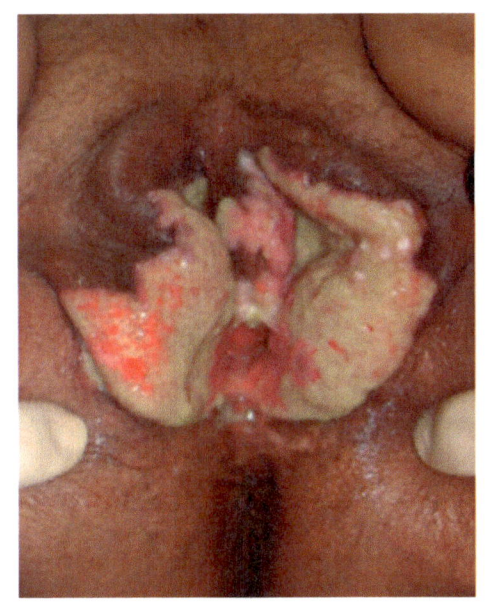

Fig. 7-39. Paciente idosa portadora do HIV com extensa lesão ulcerada vulvar associada à secreção amarelada, tipo purulenta, com odor fétido (infecção secundária). Fez uso de aciclovir venoso e posteriormente oral com remissão da lesão.

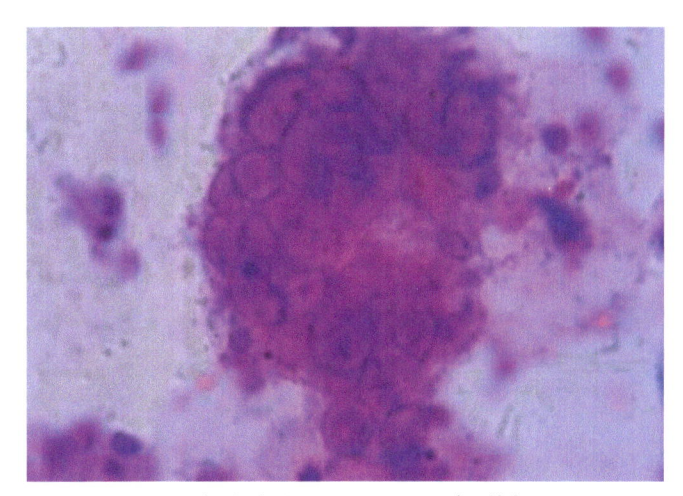

Fig. 7-40. Aspecto da citologia com a presença de células gigantes multinucleadas (célula de Tzanck).

estar associado ao de eritema multiforme particularmente com manifestações acrais.

Ressalta-se que a infecção herpética pode disseminar-se ou comprometer o sistema nervoso central (meningite/encefalites) e nos casos de transmissão vertical com infecção neonatal e fetal com hidroanencefalia, coriorretinite, abortamento, prematuridade e restrição ao crescimento intrauterino.

Achados Microscópicos

No citodiagnóstico de Tzanck, que consiste na confecção de uma lâmina com material de raspado do assoalho das vesículas ou de uma lesão erosada corada pelo Giemsa, Leishman ou Papanicolaou, evidencia células gigantes multinucleadas (Fig. 7-40).

No exame histopatológico observam-se espongiose com formação de vesículas intraepidérmicas, degeneração reticular ou balonizante das células epiteliais e a presença de células gigantes multinucleadas. No núcleo visualiza-se a formação de corpúsculos de inclusão eosinofílicos. Na derme, há presença de infiltrado inflamatório formado por linfócitos, neutrófilos e eosinófilos.

Diagnóstico

Em muitas situações, o diagnóstico é essencialmente clínico. Nos casos que necessitarem de exploração diagnóstica, o material retirado das vesículas ou por raspado das lesões pode seguir para o citodiagnóstico de Tzanck (corando-se pelo Giemsa, Leishman ou Papanicolaou), imunofluorescência direta, cultura em meio celular e biologia molecular. Os testes de PCR estão disponíveis para detecção do HSV-1 e HSV-2, enquanto os NAAT têm sensibilidade e especificidade próximos de 100%). Testes sorológicos que se utilizam de glicoproteína G específica para HSV-2 e HSV-1 podem ser úteis. O exame histopatológico está indicado nos casos de ulcerações extensas ou crônicas.

Diagnóstico Diferencial

Os principais diagnósticos diferenciais são com as outras infecções sexualmente transmissíveis que cursam com lesões genitais ulceradas: cancro duro da sífilis primária, cancro mole, linfogranuloma venéreo e a donovanose. Outras causas, não associadas à transmissão sexual, também devem ser consideradas, por exemplo: esfoliações traumáticas, herpes-zóster localizado, doença de Behçet e aftas genitais da AIDS.

Quadro 7-1. Sinopse das Características das Úlceras e da Adenopatia Inguinal Ligadas às IST

	Lesão	Induração	Dor	Borda	Base	Adenopatia
Herpes genital	Múltipla	Não	Dolorosa	Regular	Plana, limpa	Dolorosa, bilateral, não supurativa
Sífilis	Única	Sim	Indolor	Plana, nítida	Limpa	Indolor, bilateral, não supurativa
Cancro mole	Múltipla	Não	Dolorosa	Irregular, escavada	Seropurulenta	Dolorosa, unilateral, supurativa, fístula única
Linfogranuloma venéreo	Única	Não	Indolor	Variável	Plana, limpa	Dolorosa, unilateral, supurativa, fístulas múltiplas
Donovanose	Única/múltipla	Sim	Indolor	Irregular, elevada	Plana, sero-hemorrágica	Ausente/rara, adenite indolor, "pseudo-bubão"

Fonte: Autoria dos editores.

Tratamento

Os protocolos do Ministério da Saúde (MS, 2020), Centers for Disease Control and Prevention (CDC, 2021) e *European guideline for the management of genital herpes* (EG, 2010) estão disponíveis em seus respectivos *sites*.

Um resumo das características das úlceras e a presença ou não de adenopatia inguinal ligadas às ISTs estão descritas no Quadro 7-1.

BIBLIOGRAFIA

ACOG Practice Bulletin Nº 82. Management of herpes in pregnancy. Obstet Gynecol 2007; 109:1489.

Belda Junior W, di Chiacchio N, Criado PR. Tratado de Dermatologia. 2. ed. São Paulo, Editora Atheneu, 2014.

Centers for Disease Control and Prevention. 2021 Guidelines for treatment of sexually transmitted diseases. MMWR 2021. Disponível em: https://www.cdc.gov/std/treatment-guidelines/default.htm. Acessado em 21 de abril de 2022.

Holmes KK, Sparling PF, Mardh PA et al. Sexually Transmitted Diseases, 4th ed. New York, McGraw-Hill, 2008.

Ministério da Saúde do Brasil. Vacinação contra HPV. Disponível em: https://www.gov.br/saude/pt-br/assuntos/noticias/saude-amplia-vacinacao-contra-hpv-para-mulheres-imunossuprimidas-com-ate-45-anos. acessado em 21 de abril de 2022.

Money D, Steben M. Guidelines for the management of herpes simplex virus in pregnancy. J Obstet Gynaecol Can 2008;30(6):514.

O'Farrell N, Lazaro N. UK National Guideline for the management of chancroid 2014. Inter J STD & AIDS 2014;25(14):975.

O'Farrell N. 2016 European guideline on donovanosis. Disponível em: http://www.iusti.org/regions/europe/pdf/2016/Donovanosis2016.pdf

Passos MRL, Almeida Filho GL. Atlas de DST e Diagnóstico Diferencial. 2. ed. Rio de Janeiro, Revinter; 2012.

Passos MRL, Almeida Filho GL, Coêlho ICB, Moreira LC, Nahn Jr EP, Eleutério Jr J. Atlas of Sexually Transmitted Diseases. Clinical Aspects and Differential Diagnosis. Switzerland. Springer. 2018.

Passos MRL, Nahn Jr EP. Cancro Mole. In: Tavares W, Marinho LAC. Rotinas de Diagnóstico e Tratamento das Doenças Infecciosas e Parasitárias, 4. ed., São Paulo, Atheneu, 2015:160

Passos MRL, Nahn Jr EP. Sífilis. In: Tavares W, Marinho LAC. Rotinas de Diagnóstico e Tratamento das Doenças Infecciosas e Parasitárias, 4. ed., São Paulo, Atheneu, 2015:990.

Passos MRL. Deessetologia, DST, 5. ed., Rio de Janeiro, Cultura Médica, 2011.

Patel R, Alderson S, Geretti A, Nilsen A, Foley E, Lautenschlager S, Green J, et al. 2010 European guideline for the management of genital herpes. IUSTI / WHO European STD guidelines Editorial Board. Disponível em: https://iusti.org/treatment-guidelines/. acessado em 21 de abril de 2022

Protocolo Clínico e Diretrizes Terapêuticas para Atenção Integral às Pessoas com Infecções Sexualmente Transmissíveis (IST)/ Ministério da Saúde, Secretaria de Vigilância e Saúde, Departamento de Doenças de Condições Crônicas e Infecções Sexualmente Transmissíveis. Brasília: Ministério da Saúde, 2020.

Protocolo Clínico e Diretrizes Terapêuticas para Prevenção da Transmissão vertical de HIV, Sífilis e Hepatites Virais. Ministério da Saúde, Secretaria de Vigilância em Saúde, Departamento de DST, Aids e Hepatites Virais – Brasília: Ministério da Saúde, 2015. http://www.aids.gov.br/pt-br/pub/2021/relatorio-de-recomendacao-pcdt-no-568-prevencao-da-transmissao-vertical-do-hiv-sifilis-e. Acessado em 21 de abril de 2022.

Singh A, Preiksaitis J, Romanowski B. The laboratory diagnosis of herpes simplex virus infections. Can J Infect Dis Med Microbiol 2005;16:92.

Transmissão Vertical do HIV e Sífilis: Estratégias para Redução e Eliminação. Ministério da Saúde, Secretaria de Vigilância em Saúde, Departamento de DST, Aids e Hepatites Virais – Brasília: Ministério da Saúde, 2014.

Unemo M, Ballard R, Ison C, Lewis D, Ndowa F, Peeling R. Laboratory diagnosis of sexually transmitted infections, including human immunodeficiency vírus. World Health Organization. Disponível em: http://apps.who.int/iris/bitstream/10665/85343/1/9789241505840_eng.pdf. Acessado em 21 de abril de 2022.

White J, O'Farrell N, Daniels D. 2013 UK National Guideline for the management of lymphogranuloma venereum. Inter J STD & AIDS 2013;24(8):593.

ÚLCERAS NÃO LIGADAS ÀS INFECÇÕES SEXUALMENTE TRANSMISSÍVEIS

CAPÍTULO 8

INTRODUÇÃO

As úlceras são lesões por solução de continuidade provocadas por diversas doenças infecciosas ou não infecciosas. Sua profundidade é que faz o diagnóstico diferencial com outras lesões que cursam com solução de continuidade, como por exemplo escoriações, erosões e exulcerações. As úlceras atingem a epiderme, a derme e a hipoderme, mas podem ultrapassar estas camadas e alcançar músculo e até osso.

ÚLCERA DE DECÚBITO

Definição
Destruição da pele e de tecidos subjacentes devido à necrose por compressão sobre o osso da região.

Características Gerais
Comumente são encontradas em pacientes frágeis, acamadas, incapacitadas ou que demandem longos períodos de descanso em camas ou cadeiras que não dispõem de acolchoamento adequado.

Apresentação Clínica
A úlcera geralmente se apresentará sobre proeminências ósseas, com profundidade variável. Predominantemente acomete a tuberosidade isquiática, região sacrococcígea ou próxima à uretra, nos casos de cateterização vesical prolongada. Podem ocorrer quatro estágios, iniciados pelo eritema, perda epidérmica superficial, perda do tecido subcutâneo e chegando à perda de toda a espessura da pele, atingindo o osso (Figs. 8-1 e 8-2).

Diagnóstico
As úlceras de decúbito geralmente não são biopsiadas, sendo geralmente reconhecidas pelas localizações características observadas em pacientes acamadas ou confinadas em cadeiras de rodas.

Achados Microscópicos
As características histopatológicas da úlcera são inespecíficas e a profundidade da lesão é variável. O epitélio é perdido e a derme subjacente apresenta infiltrado inflamatório crônico, sem evidência de vasculite.

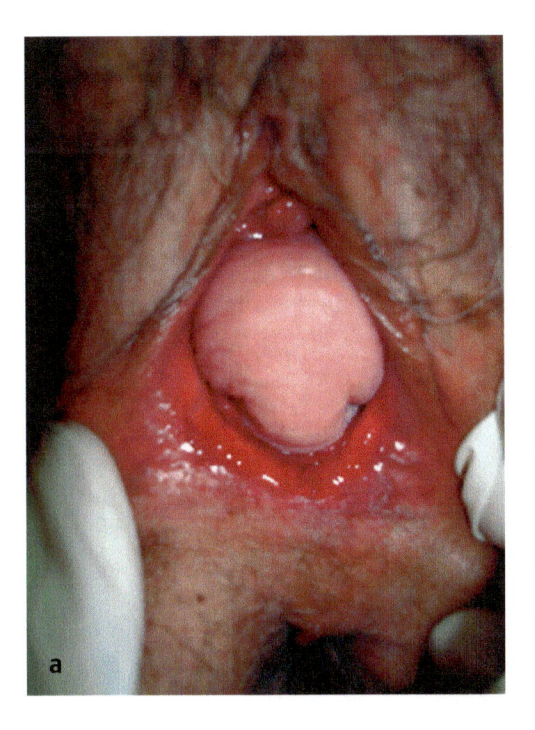

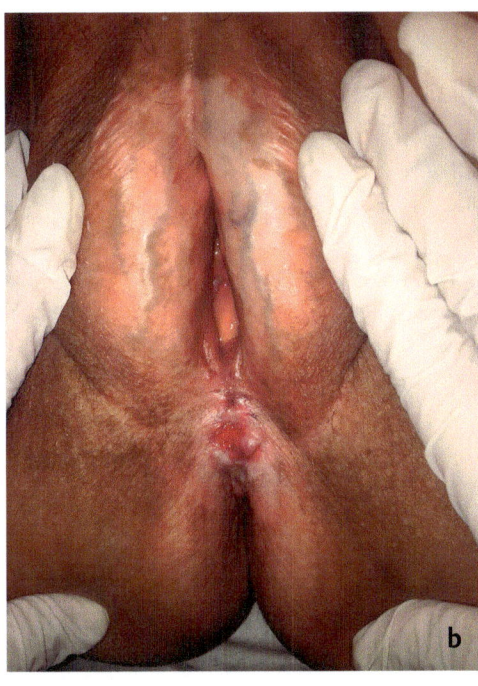

Fig. 8-1. (**a**) Úlcera de decúbito por trauma pelo prolapso genital em paciente com líquen escleroso. (**b**) Redução da úlcera de decúbito após colpocleise para tratamento do prolapso genital.

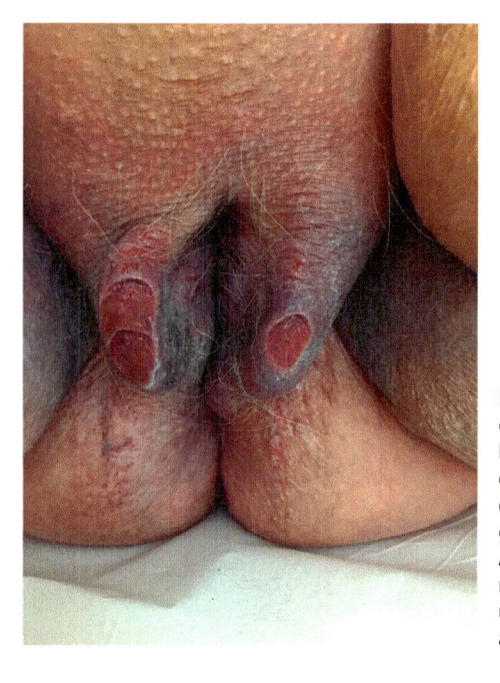

Fig. 8-2. Úlcera de decúbito. Mulher idosa, obesa, cadeirante com úlcera de grandes lábios. Apresentou melhora com o uso de assento adequado

Diagnóstico Diferencial
Como a localização das úlceras de decúbito é típica, geralmente, não requer investigação mais abrangente. Na localização vulvar, a biópsia excluirá o carcinoma escamoso.

Tratamento
A terapêutica deve ser constante, baseando-se principalmente nos cuidados apropriados no leito para que se evite o contato direto com superfícies duras quando a paciente estiver deitada ou sentada. Na presença de infecção, o uso de antibióticos deverá ser utilizado.

ÚLCERA FACTÍCIA
Definição
Vulvite ou úlcera factícia é uma inflamação ou ulceração da vulva autoinduzida.

Características Gerais
Na dermatologia, a dermatite factícia é uma enfermidade em que a paciente provoca uma lesão em si mesma, por vezes sem consciência do seu ato e sem admitir sua ação quando interrogada pelo médico.

Apresentação Clínica
Pode cursar com mácula, crosta, erosão e até úlcera profunda. Existem casos descritos na literatura que levaram a quadro de osteomielite e até amputação de extremidades (Fig. 8-3).

Diagnóstico
A biópsia deve ser realizada com o objetivo de excluir doença maligna.

Achados Microscópicos
Os achados histopatológicos são inespecíficos e a profundidade da úlcera é muito variável. Há perda do epitélio e a derme apresenta processo inflamatório.

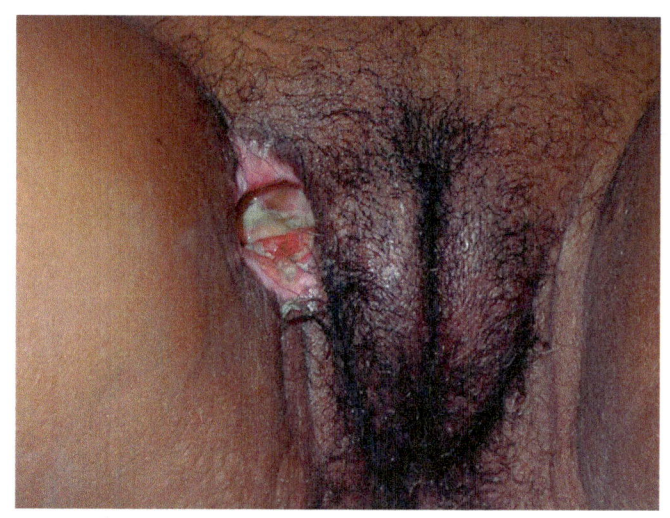

Fig. 8-3. Úlcera factícia.

Diagnóstico Diferencial
Geralmente representa um desafio diagnóstico, pois as lesões podem simular qualquer dermatose e, caracteristicamente, a histopatologia é inconclusiva.

Tratamento
A úlcera deve ser ocluída para que a paciente não tenha acesso à referida lesão. Curativos devem ser realizados com propósito de auxiliar no processo de cicatrização. O tratamento psiquiátrico adequado também deve ser indicado para que seja interrompido o ciclo de novas lesões.

ÚLCERA GENITAL AGUDA (ÚLCERA DE LIPSCHÜTZ)
Definição
Também conhecida como úlcera de Lipschütz, refere-se a uma lesão vulvar rara caracterizada pelo rápido crescimento de úlcera dolorosa em vulva que ocorre especialmente em adolescentes ou mulheres jovens, sexualmente inativas, após sintomas influenza-*like* ou mononucleose-*like*.

Fisiopatologia
A etiologia desta afecção é desconhecida. Evidências sugerem que estas úlceras genitais sejam manifestações de reação de hipersensibilidade a infecções virais ou bacterianas como Epstein-Barr vírus, Citomegalovírus, *Influenza*, Caxumba e *Micoplasma*.

Apresentação Clínica
Geralmente há surgimento abrupto de úlceras em pequenos lábios, podendo se estender até grandes lábios, períneo e parede vaginal, após pródromos gripais que incluem astenia, mal-estar, febre, mialgia, dor na faringe, amigdalite, odinofagia, linfadenopatia e *rash* cutâneo. Podem surgir única ou múltiplas úlceras, maiores que 1 cm, profundas, com bordas vermelho-violáceas (halo purpúrico) e base com tecido necrótico coberto com exsudato acinzentado ou cinza escuro aderente, geralmente bilaterais e dolorosas. Associam-se edema vulvar, linfadenopatia inguinal, dolorosa, bilateral, não supurativa, disúria e estrangúria Figs. 8-4 e 8-5).

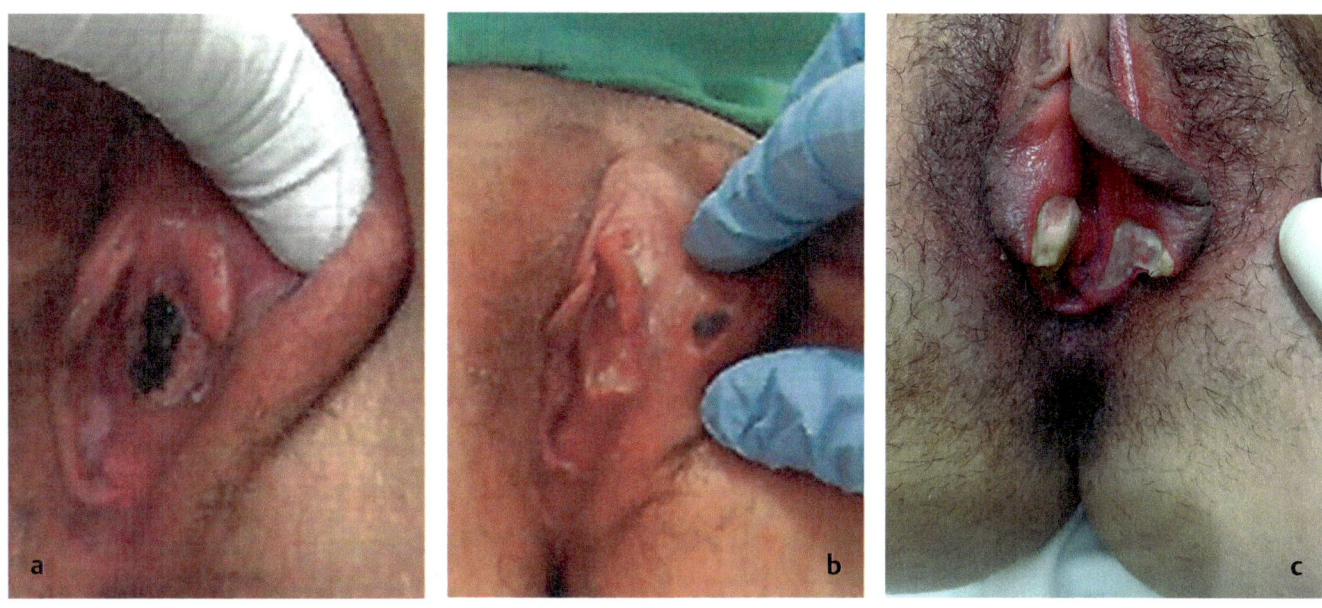

ÚLCERAS NÃO LIGADAS ÀS INFECÇÕES SEXUALMENTE TRANSMISSÍVEIS

Fig. 8-4. Úlcera de Lipschütz. (**a**,**b**) Observar o característico halo púrpurico. (**c**) Observar a lesão *kissing*.

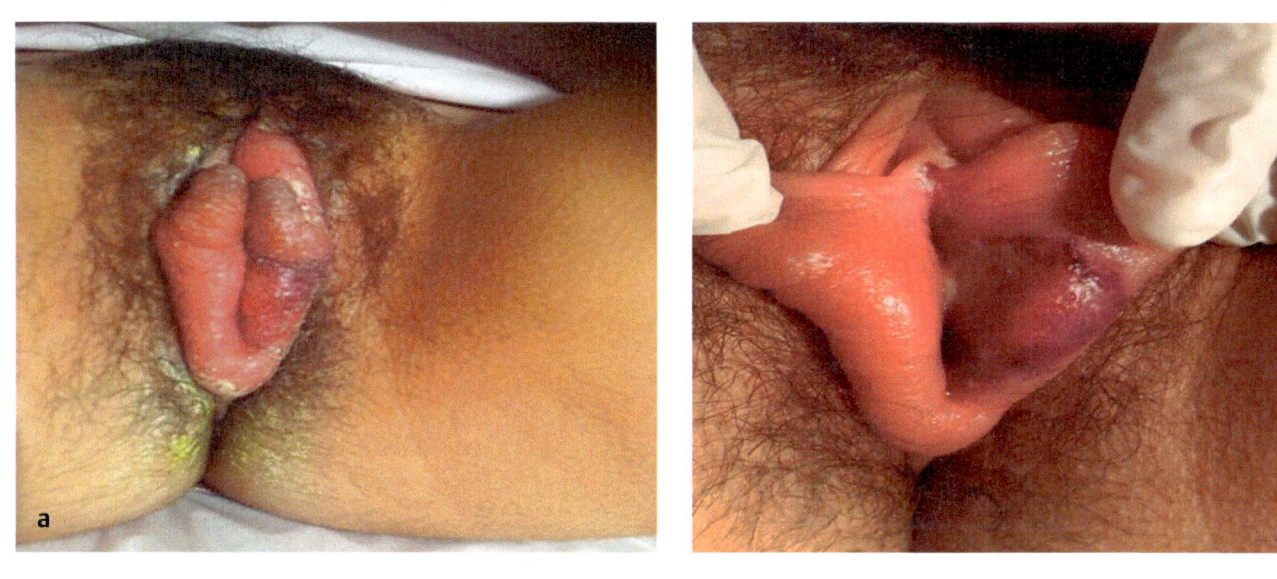

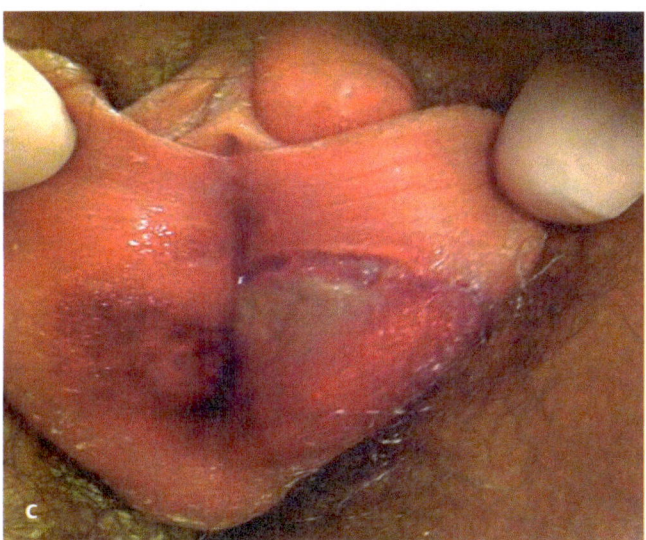

Fig. 8-5. (**a**) Úlcera de Lipschütz. Menina de 12 anos, virgem, refere astenia, mialgia, cefaléia, febre, tosse, dor na faringe e odinofagia. Notou o surgimento abrupto de úlcera vulvar dolorosa. Ao exame observam-se grande edema de pequenos lábios e área arroxeada à esquerda. (**b**) Com a vulva entreaberta observa-se úlcera necrótica com grande área arroxeada circundante (halo púrpurico). (**c**) Úlcera necrótica, dolorosa com halo purpúrico na face interna do pequeno lábio esquerdo. No lado oposto observa-se a área arroxeada onde surgirá outra úlcera semelhante (padrão *kissing*).

Diagnóstico

O diagnóstico é clínico. O primeiro episódio ocorre normalmente em mulheres com idade inferior a 20 anos que apresentam uma ou múltiplas úlceras profundas, bem delimitadas, dolorosas com base necrótica em pequenos ou grandes lábios, que podem ocorrer bilateralmente, mantendo um padrão *kissing* (Figs. 8-4 e 8-5). Acomete mulheres sexualmente inativas ou em abstinência sexual há pelo menos três meses e que não apresentam quadro de imunodeficiência. As úlceras têm um aparecimento agudo e com progressão de crescimento rápido.

Achados Microscópicos

A biópsia é contraindicada. Quando realizada mostra-se inútil, pois a histologia é inespecífica. A microscopia mostra edema superficial, capilares dilatados, infiltrado leucocitário e ulceração.

Diagnóstico Diferencial

O diagnóstico diferencial inclui infecções nas suas formas agudas, como herpes simples, infecção pelo Epstein-Barr vírus, infecção pelo Varicela-zóster, doença de Behçet, reação a drogas (eritema multiforme).

Tratamento

Trata-se de uma doença autolimitada com cicatrização espontânea entre 4 a 6 semanas. O tratamento baseia-se em suporte clínico e sintomático, analgesia oral e local inclusive com uso de geleia de lidocaína, associados a cuidados locais de higiene.

Paciente com múltiplas e profundas úlceras se beneficiam do uso de prednisona 20-40 mg por dia 10 a 14 dias. Pacientes com suspeita de infecção bacteriana secundária merecem ser abordadas com antibioticoterapia empírica de amplo espectro.

Como na maioria das vezes as pacientes são meninas ou adolescentes é importante e necessário reassegurar psicologicamente os pais, esclarecendo que a úlcera não foi adquirida por transmissão sexual, que a cicatrização ocorrerá espontaneamente sem cicatrizes e que a recidiva é muito rara.

HISTIOCITOSE DE CÉLULAS DE LANGERHANS

Definição

Conhecida, antigamente, como histiocitose X. É uma proliferação clonal das células de *Langerhans* em diversos tecidos.

Características Gerais

Raramente acomete adultos e, nesses casos, a incidência é duas vezes maior no sexo masculino. Pode-se manifestar isolada (lesões pulmonares ou ósseas) ou sistemicamente. Pode afetar a vulva como manifestação solitária ou como parte de um processo patológico amplamente disseminado.

Fisiopatologia

A etiopatogenia é desconhecida, mas parece ser considerada como distúrbio da regulação imune que pode acontecer de forma benigna e localizada (granuloma eosinofílico), crônica e progressiva (doença de *Hand-Schuller-Christian*) e aguda com doença sistêmica concomitante (doença de *Letterer-Siwe*).

Apresentação Clínica

Envolvimento do trato genital é raro e, quando ocorre, acomete a vulva, gerando desde *rash* cutâneo, pápulas ou nódulos até úlceras múltiplas (Fig. 8-6).

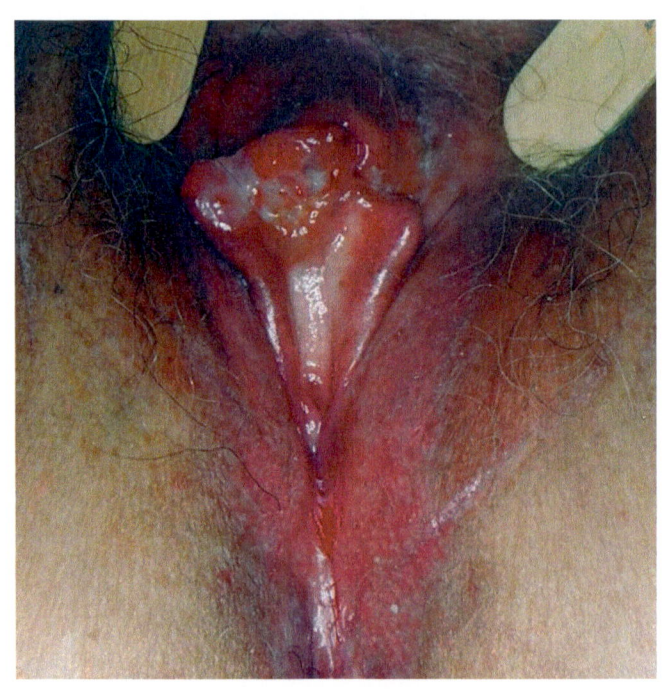

Fig. 8-6. Histiocitose de células de Langerhans. Observam-se lesões papulares, ulceradas, edemaciadas, hiperemiadas e discretamente hemorrágicas.

Diagnóstico
Para o diagnóstico, é preciso analisar aspectos clínicos, histológicos e imuno-histoquímicos.

Achados Microscópicos
As lesões caracterizam-se por proliferação de células de *Langerhans* associada à presença de polimorfonucleares, eosinófilos, neutrófilos, histiócitos e linfócitos. Os histiócitos podem ser multinucleados ou conter núcleos lobulados. A presença de grânulos de Birbeck é patognomônica. A imuno-histoquímica é positiva para CD1a e a proteína S100.

Diagnóstico Diferencial
A biópsia faz-se necessária para o diagnóstico da lesão e para a exclusão do carcinoma escamoso.

Tratamento
O tratamento é cirúrgico, sendo a excisão local suficiente. Podem ser tratadas também, quando necessário, com radioterapia e quimioterapia.

BIBLIOGRAFIA
Bandow GD. Diagnosis and management of vulvar ulcers. Dermatol Clin 2010; 28:753.

Barraviera SRCJ. Amputações seriadas devido a dermatite factícia. Faculdade de Medicina de Botucatu, UFESP, SP.

Black M, Mckay M. Dermatologia em Ginecologia e Obstetrícia. 2. ed. Barueri: Manole; 2002. p. 54,55.

Edwards L, Lynch P. Genital Dermatology Atlas. 2nd ed. Philadelphia: Lippincott Williams e Wilkins, 2011.

Edwards L. Vulvar fissures: causes and therapy. Dermatol Ther 2004; 17:111.

Hernández-Núñez A, Córdoba S, Romero-Maté A, Miñano R, Sanz T, Borbujo J. Lipschütz [corrected] ulcers--four cases. Pediatr Dermatol 2008; 25:364.

Margesson LJ. Vulvar lesions: Differential diagnosis based on morphology. UpToDate. 2014. Disponível em: <http://www.uptodate.com/online>. Acesso em: 27/05/2016.

Martins NV. Patologia do trato genital inferior: Diagnóstico e tratamento. 2. ed. São Paulo: Roca, 2014.

Ridley CM, Neill SM. A Vulva. 2. ed. Rio de Janeiro: Revinter, 2003.

Rosman IS, Berk DR, Bayliss SJ, White AJ, Merritt DF. Acute genital ulcers in non sexually active young girls: case series, review of the literature, and evaluation and management recommendations. Pediatric Dermatol 2012; 29(2):147.

Sudbury R. Acute genital ulceration (Lipschütz Ulcer). UpToDate. 2015. Disponível em: <http://www.uptodate.com/online>. Acesso em: 27/05/2016.

Wilkinson EJ, Stone IK. Atlas de doenças da vulva. 2. ed. Rio de Janeiro. Revinter, 2011.

ALTERAÇÕES MELANOCÍTICAS

MELANOSE/LENTIGO SIMPLES
Definição
Máculas intensamente pigmentadas irregulares que aparecem na genitália e clinicamente mimetizam o melanoma. A biópsia revela apenas pigmentação aumentada na epiderme inferior sem qualquer atipia ou formação de ninhos celulares.

Fisiopatologia
A etiologia da melanose/lentigo simples genital ainda não está clara. Alguns autores especulam uma possível relação com fatores hormonais com base em relatos de casos do início destas lesões após o uso de contraceptivos orais e no pós-parto imediato. Outra suspeição é de que possa ser um fenômeno pigmentar pós-inflamatório, como em pacientes portadoras de líquen escleroso.

A associação com síndromes lentiginosas múltiplas geneticamente determinadas deve ser considerada quando as melanoses/lentiginoses surgem em crianças.

Apresentação Clínica
Ocorrem mais frequentemente no período da perimenopausa e representam aproximadamente 68% das lesões pigmentadas vulvares nas mulheres em idade reprodutiva. Apresentam-se como mácula única ou múltiplas, assimétricas, com tonalidade que varia de marrom claro a negro, bordas irregulares e tamanhos variados. Têm predileção pelas superfícies mucosas em relação à superfície cutânea queratinizada pilosa da genitália externa. O lábio menor é o sítio mais afetado, embora o lábio maior também possa estar envolvido (Figs. 9-1 a 9-5).

Achados Microscópicos
O principal achado da melanose/lentigo simples vulvar é o incremento de melanina na camada basal e um número normal ou levemente aumentado de melanócitos arranjados como unidades individuais na junção dermoepidérmica. Outra característica possível inclui alongamento das cristas epiteliais, melanócitos dendríticos na junção dermoepidérmica e melanófagos na derme papilar.

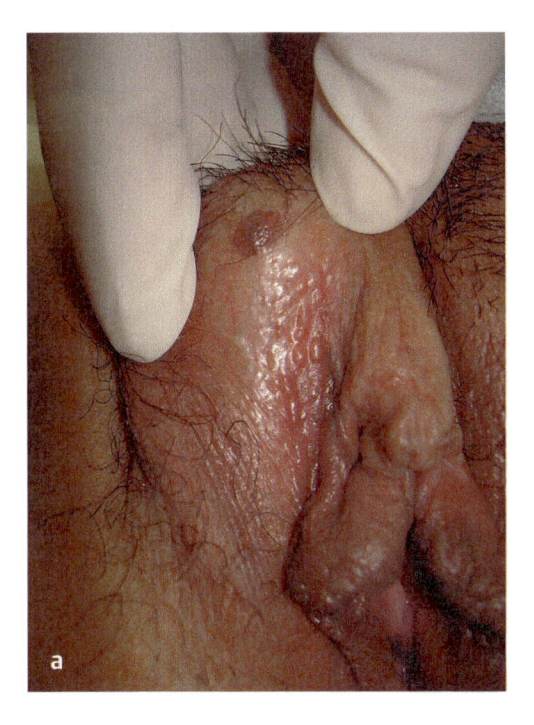

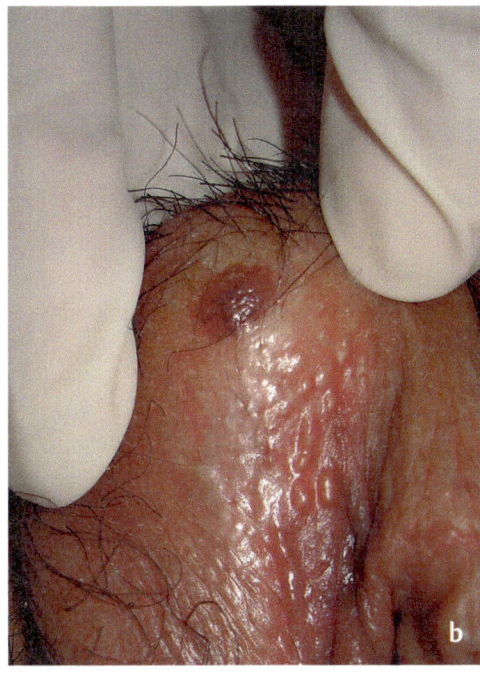

Fig. 9-1. (a,b) Melanose. Mancha ou mácula acastanhada, arredondada em terço superior da face interna do grande lábio direito.

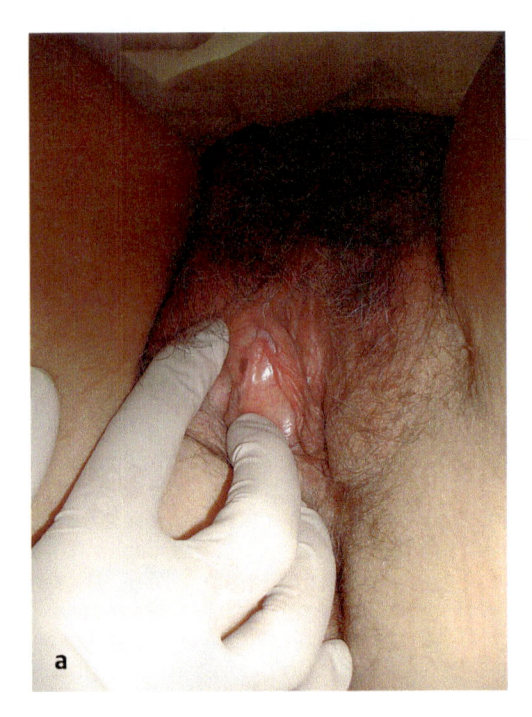

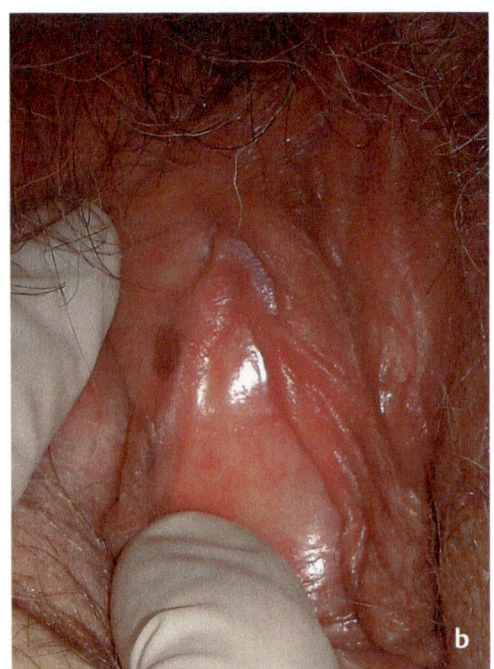

Fig. 9-2. (a,b) Melanose. Mancha ou mácula acastanhada, bordas pouco regulares em terço superior da face interna do pequeno lábio direito.

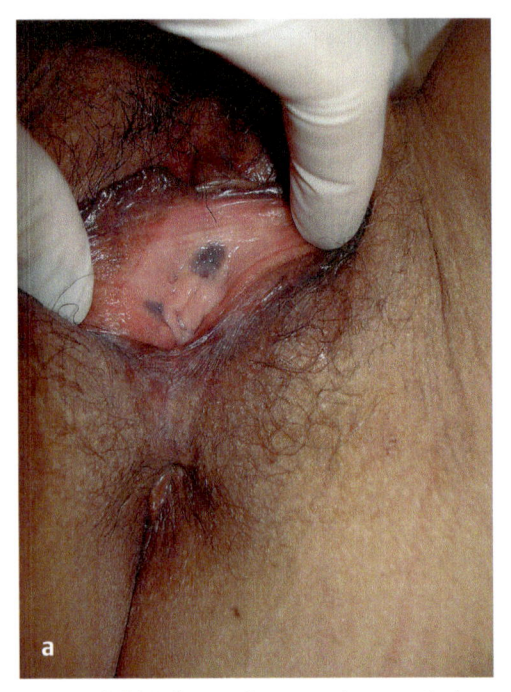

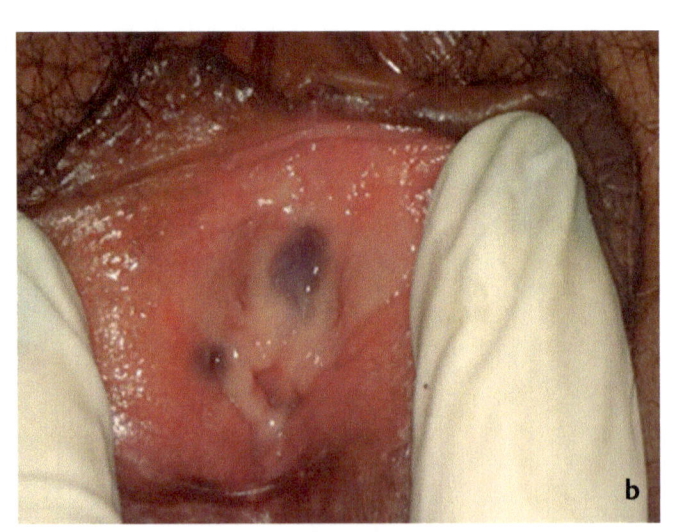

Fig. 9-3. (a,b) Melanose. Duas manchas ou máculas enegrecidas, bordas pouco regulares em região vestibular.

Diagnóstico

O diagnóstico pode ser feito, em muitos casos, em bases clínicas, mas, a menos que haja uma história de aparência estável de longa data, a biópsia deve ser efetuada para descartar malignidades.

O exame armado com o dermatoscópio (dermatoscopia de superfície) ou a microscopia confocal são complementações não invasivas que podem facilitar o diagnóstico das lesões pigmentadas vulvares e minimizar a realização de biópsias.

Diagnóstico Diferencial

Deve ser feito com nevo melanocítico juncional, nevo melanocítico displásico, pigmentação pós-inflamatória, neoplasia intraepitelial vulvar e melanoma.

Tratamento

Melanose/lentigo simples vulvar segue um curso benigno. O acompanhamento clínico com fotografias basal e de seguimento é um manejo conservador que pode ser adotado com algumas pacientes. A biópsia deve ser considerada se a distinção clínica com melanoma não pode ser feita ou se houver modificação na lesão observada ao longo do tempo.

ALTERAÇÕES MELANOCÍTICAS

Os nevos melanocíticos em geral se desenvolvem durante a infância e estudos com gêmeos fornecem boa evidência que o seu número é determinado predominantemente pela genética, com um efeito menor da exposição solar (que corrobora na sua expressão fenotípica). Os nevos continuam surgindo na vida adulta até proximidades da 5ª década e depois tendem à involução, dessa forma os idosos geralmente têm poucas lesões. Esta história natural sugere que nevos novos surgidos em idosos devam ser vistos com maior suspeição do que aqueles de mesma aparência em indivíduos mais jovens.

O número de nevos melanocíticos é o fator de risco fenotípico mais forte para o melanoma e os genes que controlam o seu número são candidatos a genes de susceptibilidade para melanoma.

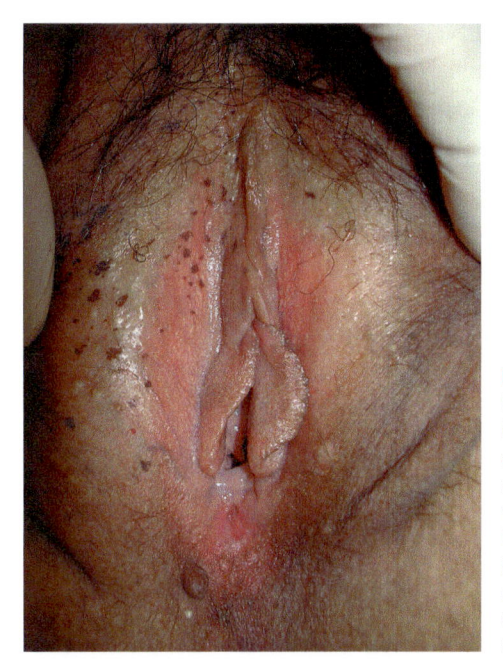

Fig. 9-4. Melanose. Manchas acastanhadas, de tamanhos variados, bordas irregulares, principalmente em grande lábio e sulco interlabial direitos.

Apresentação Clínica

O nevo pode ser uma mácula (tipo juncional) ou uma pápula (tipos compostos ou intradérmicos). A cor dos nevos comuns varia do marrom claro ao escuro e raramente pode ser azul (pela presença de pigmento na derme). São preferencialmente localizados nos lábios maiores, lábios menores e capuz do clitóris. Nevos individuais são geralmente simétricos, com bordas nítidas e contornos regulares, com a mesma coloração em toda lesão e tamanho inferior a 7 mm. Nevos que diferem destas características devem ser biopsiados e podem ser nevos displásicos cuja presença implica no aumento do risco individual para melanoma cutâneo. O aspecto clínico e microscópico dos nevos displásicos situa-se entre os de nevos adquiridos comuns e melanoma: são maiores que 5 mm, com bordas e pigmentação irregulares e algum grau de inflamação pode existir. Sua remoção cirúrgica é justificada (Figs. 9-6 e 9-7).

Achados Microscópicos

Os nevos melanocíticos contêm coleções de células névicas intraepidérmicas, dérmicas ou em ambas. Os nevos juncionais mostram uma proliferação melanocítica na junção dermoepidérmica para formar pequenos grupos de células nessa localização. As células contêm citoplasma abundante com grãos de melanina. A maioria dos nevos vulvares parece ser juncionais.

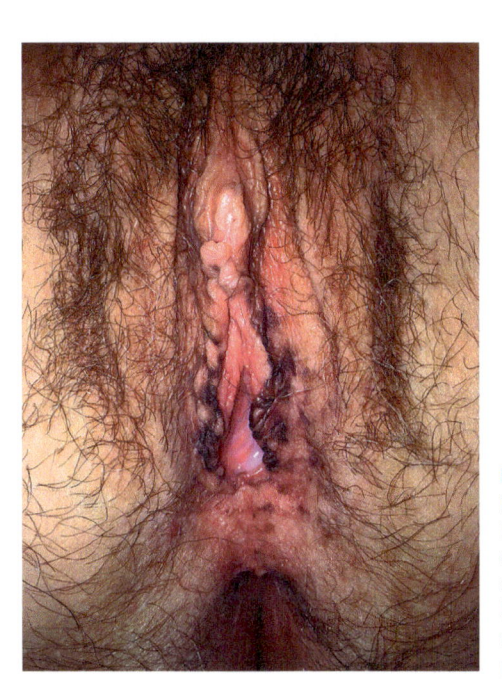

Fig. 9-5. Melanose. Manchas enegrecidas, coalescentes de bordas irregulares na extensão dos pequenos lábios.

NEVOS

Definição

Um grupo de células névicas melanocíticas benignas que surgem como resultado da proliferação de melanócitos na junção dermoepidérmica.

Fisiopatologia

Nevos melanocíticos são universais. Cerca de 23% das lesões pigmentadas da vulva, em mulheres em idade reprodutiva, são nevos melanocíticos e cerca de 2% das mulheres têm nevos vulvares. Existe ainda um pequeno subgrupo de nevos denominado nevo melanocítico atípico do tipo genital (NMA-TG) que representa aproximadamente 5% dos nevos vulvares.

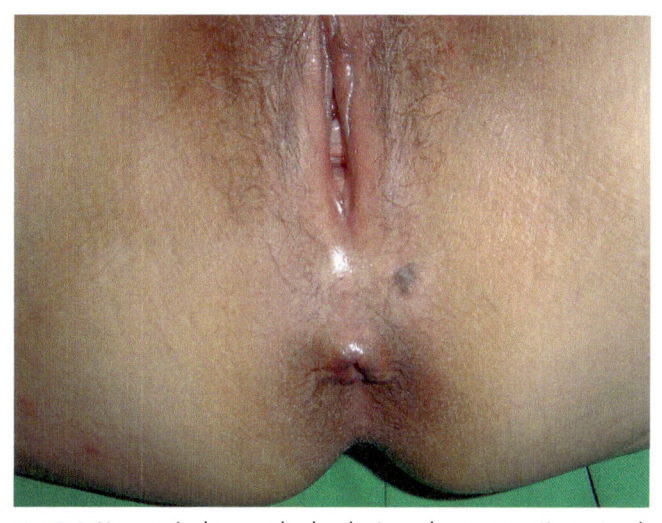

Fig. 9-6. Nevo, mácula castanha, bordas irregulares em região perineal à esquerda.

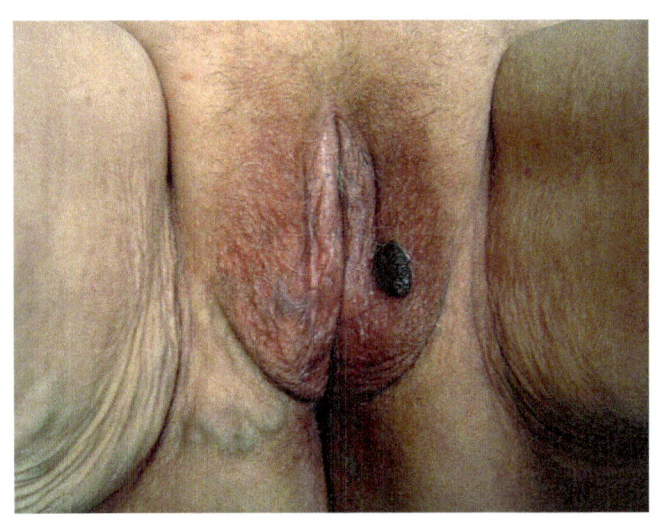

Fig. 9-7. Nevo. Pápula negra, bordas definidas em terço médio do grande lábio esquerdo.

Nos nevos compostos existe proliferação melanocítica juncional e dérmica, com formação de ninhos e cordões celulares. As células mais superficiais continuam reconhecíveis como células névicas e a produzir melanina. As células mais profundas são menores e não contêm melanina, ficam dispostas em colunas ou bandas na derme profunda, onde se tornam fusiformes e mais parecidas com células neurais ou da linhagem de fibroblastos. Nos nevos intradémicos, a proliferação juncional cessa e existem células neuroides nas regiões mais profundas da derme. O estroma ao redor das células névicas é frouxo e fibrilar, os ninhos de células são frequentemente enclausurados por células achatadas que se assemelham a vasos.

O nevo atípico apresenta ninhos confluentes de melanócitos atípicos irregularmente distribuídos ao longo dos cones epidérmicos, disseminação pagetoide focal, envolvimento de anexos, perda da coesão celular, fibrose dérmica e inflamação. O que o diferencia do melanoma é a presença de maturação dérmica, atividade mitótica rara e ausência de necrose e ulceração.

Diagnóstico

Nevos que apresentam atipias clínicas devem ser investigados por biópsia, se possível, por exérese com margens de 2 mm.

A dermatoscopia é uma ferramenta não invasiva que auxilia na distinção entre melanoma e outras lesões pigmentadas e não pigmentadas da pele. Ajuda na inspeção clínica por fornecer numerosas pistas diagnósticas de estruturas na epiderme, junção dermoepidérmica e derme. Padrões globular e homogêneo são os que predominam nos nevos vulvares comuns. Nevos atípicos têm padrão misto (combinação de dois ou mais padrões) mais frequentemente.

Diagnóstico Diferencial

Algumas vezes pode ser difícil diferenciar de ceratose seborreica, verrugas pigmentadas e neoplasia intraepitelial vulvar.

O diagnóstico diferencial mais importante é com lesões iniciais de melanoma. Sinais sugestivos são mudanças progressivas no tamanho, na forma e na cor. Tipicamente, melanomas desenvolvem irregularidade do contorno e a presença de variadas tonalidades de marrom, vermelho, branco ou preto na lesão. Algumas vezes ocorre prurido ou alteração de sensibilidade.

Tratamento

O manejo dos nevos é essencialmente diferenciar os nevos benignos daqueles com comportamento atípico. A chave está na história da lesão e na sua aparência ao olho desarmado e à dermatoscopia. Todo nevo que exibe atipia deve ser excisado na sua totalidade, sempre que possível, com margens de 2 mm e enviado para análise histopatológica por patologista experiente.

BIBLIOGRAFIA

Aung PP, Mutyambizi KK, Danialan R, Ivan D, Prieto VG. Differential diagnosis of heavily pigmented melanocytic lesions: challenges and diagnostic approach. J Clin Pathol. 2015;68(12):963-70.

Brenn T. Atypical genital nevus. Arch Pathol Lab Med. 2011;135(3):317-20.

Cengiz FP, Emiroglu N, Wellenhof RH. Dermoscopic and clinical features of pigmented skin lesions of the genital area. An Bras Dermatol. 201;90(2):178-83.

Cheung WL, Smoller BR. Dermatopathology updates on melanocytic lesions. Dermatol Clin. 2012;30(4):617-22.

Edwards L. Pigmented vulvar lesions. Dermatol Ther. 2010;23(5):449-57.

Gleason BC, Hirsch MS, Nucci MR, Schmidt BA, Zembowicz A, Mihm MC Jr, et al. Atypical genital nevi. A clinicopathologic analysis of 56 cases. Am J Surg Pathol. 2008;32(1):51-7.

Murzaku EC, Penn LA, Hale CS, Pomeranz MK, Polsky D. Vulvar nevi, melanosis, and melanoma: an epidemiologic, clinical, and histopathologic review. J Am Acad Dermatol. 2014;71(6):1241-9.

Piérard GE, Piérard-Franchimont C, Delvenne P. Simulants of Malignant Melanoma. Oncol Rev. 2015;278:5;9(1):278.

Quddus MR, Rashid LB, Sung CJ, Robinson-Bostom L, Lawrence WD. Atypical melanocytic nevi of genital type: a distinctive pigmented lesion of the genital tract often confused with malignant melanoma. Dermatol Online J. 2010;15;16(2):9.

Venkatesan A. Pigmented lesions of the vulva. Dermatol Clin. 2010;28(4):795-805.

Zrinjka Paštar, Jasna Lipozenčić. Significance of dermatoscopy in genital dermatoses. Clinics in Dermatology 2014; 32:315-318.

DOR VULVAR E VULVODÍNIA

DEFINIÇÃO

Dor vulvar caracteriza-se por dor associada à queimação, irritação, ardência, prurido ou edema, localizada na região vulvar com duração de 3-6 meses. Pode ser dividida em dor vulvar de causa específica e dor na ausência de alteração clínica específica, nesse caso denominamos de vulvodínia, que se caracteriza principalmente por queixa de queimação.

CLASSIFICAÇÃO

A dor vulvar foi definida no passado como hiperestesia da vulva, vulvodínia essencial, síndrome de vestibulite vulvar, vulvodínia disestésica dentre outros termos. Em 1999, a ISSVD (International Society for the Study of Vulvovaginal Disease) propôs mudar o termo vulvodínia disestésica para disestesia vulvar generalizada e, acrescentou o termo disestesia vulvar localizada que se referia à dor localizada em determinada área da vulva. Surgiram então os termos vestibulodínia (antiga síndrome de vestibulite vulvar) e clitorodínia.

Em 2001, a ISSVD propôs uma nova classificação na qual a disestesia vulvar passou a ser classificada como disestesia vulvar provocada generalizada e localizada e, disestesia vulvar espontânea generalizada e localizada (vestíbulo, clitóris, outros).

Em 2003, uma nova classificação foi proposta pela ISSVD, com a eliminação do termo disestesia e o retorno do termo vulvodínia. Essa nova classificação passou a definir vulvodínia como desconforto vulvar crônico, principalmente descrito como queimação, ocorrendo na ausência de achados clínicos relevantes. Nessa nova classificação, para a dor vulvar de causa específica foi proposto acrescentar a causa da dor, a saber: infecciosa (candidíase, herpes etc.); inflamatória (líquen plano, distúrbios imunobolhosos etc.); neoplásica (doença de Paget, carcinoma de células escamosas etc.) e neurológica (neuralgia herpética, compressão do nervo espinhal etc.). Em relação à vulvodínia, ela volta a ser classificada como generalizada e localizada, à semelhança de 1999, porém mantendo as subdivisões de 2001. A classificação passou a ser: vulvodínia generalizada não provocada ou espontânea (mais frequente); provocada (contato físico) ou mista e, vulvodínia localizada (vestibulodínia, clitoridínia, hemivulvodínia) provocada (sexual, não sexual ou ambas), sendo a forma mais frequente; não provocada e mista.

Em 2015, por ocasião do congresso da ISSVD, em conjunto com a International Society for the Study of Women's Sexual Health (ISSWSH), International Pelvic Pain Society (IPPS), American Society for Colposcopy and Cervical Pathology (ASCCP) e National Vulvodynia Association (NVA), foi proposta uma nova classificação para dor vulvar (Quadro 10-1).

O termo Terminologia e Classificação de Vulvodínia mudou para Terminologia e Classificação de Dor Vulvar Persistente porque não se refere apenas à dor vulvar aguda ou à vulvodínia. Nessa nova classificação, para a dor vulvar de causa específica foi proposto acrescentar às causas já estabelecidas anteriormente, as seguintes: trauma (p. ex., corte genital feminino, obstétrico); iatrogênica (p. ex., pós-operatória, quimioterapia, irradiação); deficiência hormonal (p. ex., síndrome geniturinária da menopausa [atrofia vulvovaginal], amenorreia lactacional).

A vulvodínia passou a ser definida como dor vulvar com duração de no mínimo 3 meses, e ausência de alteração clínica específica, mas que pode ter fatores potenciais associados que devem permanecer sob a forma de apêndice.

Quadro 10-1. 2015 ISSVD, ISSWSH, and IPPS Consensus Terminology and Classification of Persistent Vulvar Pain and Vulvodinia

A) Dor Vulvar Causada por uma Doença Específica*

- Infecciosa (p. ex., candidíase recorrente, herpes)
- Inflamatória (p. ex., líquen escleroso, líquen plano, doenças imunobolhosas)
- Neoplásica (p. ex., doença de Paget, carcinoma de células escamosas)
- Neurológica (p. ex., neuralgia pós-herpética, compressão ou trauma de nervo, neuroma)
- Trauma (p. ex., corte genital feminino, obstétrico)
- Iatrogenica (p. ex., pós-operatória, quimioterapia, irradiação)
- Deficiência hormonal (p. ex., síndrome geniturinária da menopausa [atrofia vulvovaginal], amenorreia lactacional)

B) Vulvodínia – Dor vulvar de no mínino 3 meses de duração, sem causa clara identificável, que pode ter potenciais fatores associados

- Localizada (p. ex., vestibulodinia, clitorodinia) ou generalizada ou mista (localizada e generalizada)
- Provocada (p. ex., insercional, contato) ou espontânea ou mista (provocada e espontânea)
- Início (primária ou secundária)
- Padrão de ocorrência (intermitente, persistente, constante, imediata, tardia)

* Mulheres podem ter uma doença específica (p. ex., líquen escleroso) e vulvodínia de forma concomitante.
Bornstein J, Goldstein AT, Stockdale CK, Bergeron S, Pukall C, Zolnoun D, et al. 2015 ISSVD, ISSWSH, and IPPS Consensus Terminology and Classification of Persistent Vulvar Pain and Vulvodinia. J Sex Med 2016; 13:607-612.

O termo não provocada foi substituído por espontânea. Devemos especificar o início da dor (primário ou secundário) e o padrão de ocorrência (intermitente, persistente, constante, imediata, tardia).

Nos casos de vulvodínia primária, a mulher apresenta dispareunia no intróito vaginal desde o início da atividade sexual. Já na secundária, a dispareunia surge após anos de atividade sexual confortável. Passa a apresentar desconforto ao tampão vaginal e exame especular nunca apresentados.

FISIOPATOLOGIA E ETIOLOGIA

Não se pode atribuir à ocorrência de um único fator para explicar a maioria dos casos de vulvodinia. Por outro lado, as evidências mostram que uma agressão constante à mucosa vestibular funciona como um gatilho para uma condição inflamatória crônica que acaba por resultar em uma sensibilização do sistema nervoso central de forma que um leve toque no vestíbulo vulvar resulta em dor (alodínia). Essa hipótese é suportada pela observação de que as mulheres com vulvodínia, principalmente a forma localizada provocada, apresentam um aumento significativo na proliferação de fibras nervosas na mucosa vestibular, hiperplasia neural, aumento da vascularização com consequente formação de eritema.

Várias condições clínicas foram consideradas na etiologia da vulvodínia desde alterações embriológicas à inflamação crônica. Infecções urogenitais, sobretudo a candidíase vulvovaginal recorrente parece ser a principal causa de desenvolvimento de vulvodínia, sobretudo a forma localizada provocada, devido à elevação de citocinas inflamatórias contribuindo para hiperalgia cutaneomucosa. Outras entidades infecciosas de repetição como vaginose bacteriana, tricomoníase, condiloma, infecção urinária podem, também, funcionar como fator de risco para a ocorrência de dor vulvar.

Fatores genéticos do sistema imune; resposta anormal a fatores externos (contato com irritantes ou trauma na região vulvar) com aumento na produção de IgE e mastócitos; hiperoxalúria; disfunção do assoalho pélvico e fatores hormonais parecem contribuir para o aparecimento da vulvodínia.

Parece existir forte associação entre vulvodínia, cistite intersticial, fibromialgia e passado de depressão.

APRESENTAÇÃO CLÍNICA E DIAGNÓSTICO

A avaliação da paciente com vulvodínia deverá incluir uma anamnese minuciosa: descrição detalhada da dor (tipo, localização e duração), indagação sobre a vida emocional, vida sexual (passado de abuso), uso de alguma medicação nova, se está em período de amamentação ou na menopausa. Identificação de possíveis irritantes de contato utilizados na vulva, tais como sabonetes e outros produtos de higiene.

A vulva deverá ser inspecionada para se tentar descobrir qualquer anormalidade, incluindo dermatoses, lesões pré-invasivas ou invasoras (Fig. 10-1).

Devemos realizar o teste do cotonete com a finalidade de identificar áreas de dor na vulva. O cotonete deverá ser tocado levemente sempre com a mesma intensidade de pressão iniciando nas pregas inguinais, monte de Vênus, clitóris, lábios maiores, sulco interlabial, lábios menores, fúrcula, região periuretral, vestíbulo e glândulas de Bartholin (Fig. 10-2). Para a região do vestíbulo, é importante procurar por áreas eritematosas, sobretudo na abertura das glândulas vestibulares maiores (Bartholin) e menores (Skene) (Fig. 10-3). Devemos solicitar que a mulher classifique o nível de dor se leve, moderada ou acentuada, de acordo com a escala de Likert (0 = ausência de dor a 10 = dor mais severa). O diagnóstico de vulvodínia localizada poderá ser feito se a mulher referir dor em uma área específica. No caso de vulvodínia generalizada, a mulher relatará dor em várias regiões da vulva. Nos casos de ausência de dor ou queimação com o teste do cotonete, o diagnóstico de vulvodínia não se aplica para os sintomas referidos pela mulher.

O exame vaginal deverá incluir a coleta de material para microscopia a fresco e para cultura de *Candida* sp. É importante descartar infecções ou doenças inflamatórias como candidíase, vaginose bacteriana e vaginite descamativa. Os casos de atrofia comuns do período de lactação e de menopausa deverão ser valorizados.

TRATAMENTO

A vulvodínia por ser uma entidade de dor crônica, sua abordagem se torna um desafio para o clínico e para a mulher. A resolução dos sintomas nem sempre é uma realidade. A meta primária do tratamento é a diminuição da dor, melhora na qualidade de vida e da função sexual e a volta às atividades diárias. Devemos salientar que a melhora poderá ser lenta ou até mesmo frustrante e, pelo fato de a etiologia da vulvodínia ser multifatorial, não existe um tratamento único que seja eficaz para todas as mulheres.

Medidas Higiênicas

- Uso de roupas íntimas de algodão, que deverá ser evitada à noite.
- Eliminação de possíveis irritantes de contato que poderiam ser a causa dos sintomas vulvares, tais como: sabão em pó; amaciante de roupa; produtos de higiene íntima perfumados que, geralmente, contêm álcool e substâncias irritantes; determinados tipos de sabonetes e lubrificantes à base de propilenoglicol. Recomenda-se o uso de sabonetes neutros para o banho, sem aplicá-los sobre a vulva, com água fria ou morna ao invés de quente e o uso de óleos vegetais (coco ou girassol) e óleo mineral (petrolado) ou vaselina para hidratação e lubrificação vulvar.
- Aplicação de gelo no local durante 2 a 3 minutos várias vezes ao dia pode oferecer algum alívio.
- Alguns estudos têm questionado o papel do oxalato de cálcio na dor vulvar. São encontrados em alimentos como o espinafre, chocolate, amendoim, beterraba, tomate e fibras de trigo, sendo excretados pela urina. Como o oxalato é uma substância irritante, podemos sugerir diminuição na ingesta desses alimentos e suplementação da dieta com citrato de cálcio que inibe sua absorção.

DOR VULVAR E VULVODÍNIA

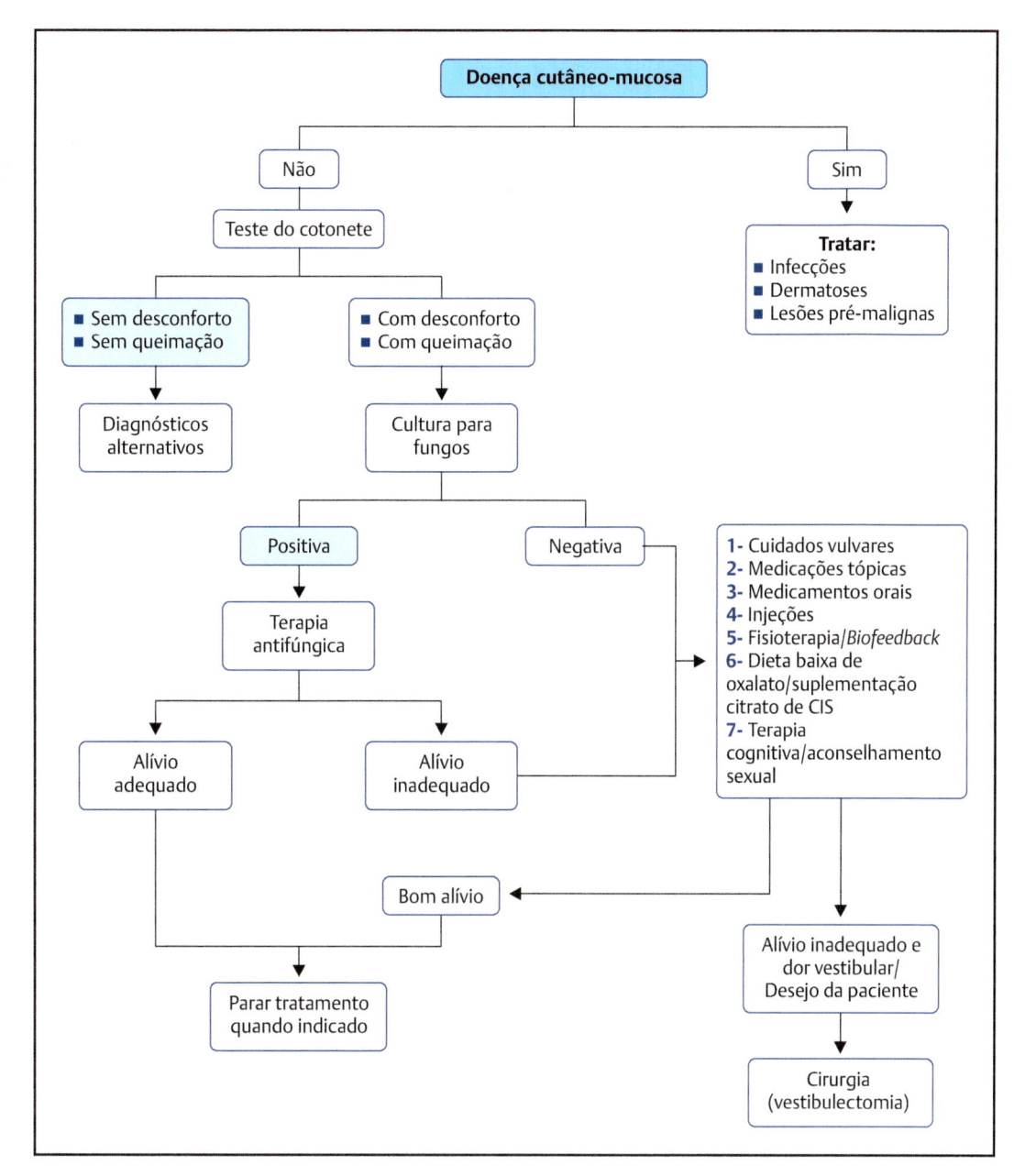

Doença cutâneo-mucosa

- **Não** → Teste do cotonete
- **Sim** → **Tratar:**
  - Infecções
  - Dermatoses
  - Lesões pré-malignas

Teste do cotonete:
- Sem desconforto / Sem queimação → Diagnósticos alternativos
- Com desconforto / Com queimação → Cultura para fungos
  - Positiva → Terapia antifúngica
    - Alívio adequado → Bom alívio → Parar tratamento quando indicado
    - Alívio inadequado →
  - Negativa →

1- Cuidados vulvares
2- Medicações tópicas
3- Medicamentos orais
4- Injeções
5- Fisioterapia/*Biofeedback*
6- Dieta baixa de oxalato/suplementação citrato de CIS
7- Terapia cognitiva/aconselhamento sexual

→ Alívio inadequado e dor vestibular/Desejo da paciente → Cirurgia (vestibulectomia)

Fig. 10-1. Algoritmo investigativo da vulvodínia. (Fonte: Haefner HK, Collins ME, Davis GD, Edwards L, Foster DC, Hartmann ED, et al. The vulvodynia guideline. J Low Genit Tract Dis 2005;9:40–51. Stockdale Ck, Lawson HW. 2013 Vulvodynia Guideline Update. J Low Gen Tract Dis. 2014;18(2):93-100.)

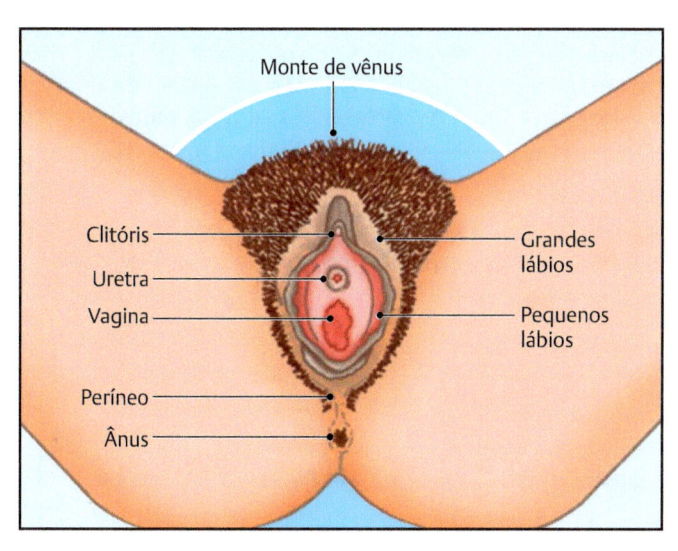

Fig. 10-2. Locais que deverão ser tocados com um cotonete para pesquisa de vulvodínia. (Adaptada de Zorzi R, Starling IG. In: Sistema Reprodutor Feminino. P 171-175. Editora SENAC. São Paulo-SP.)

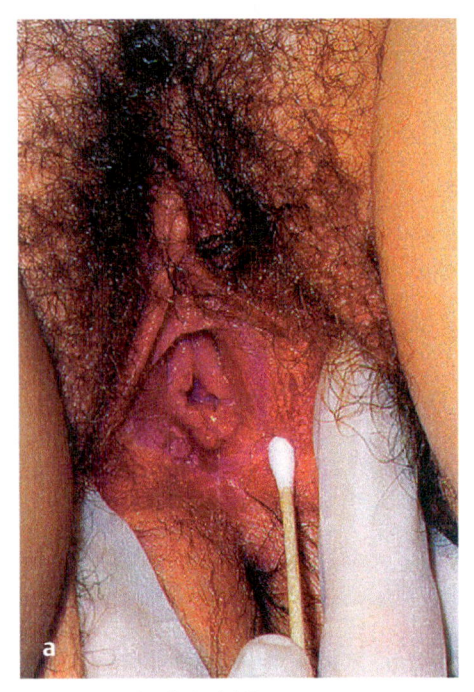

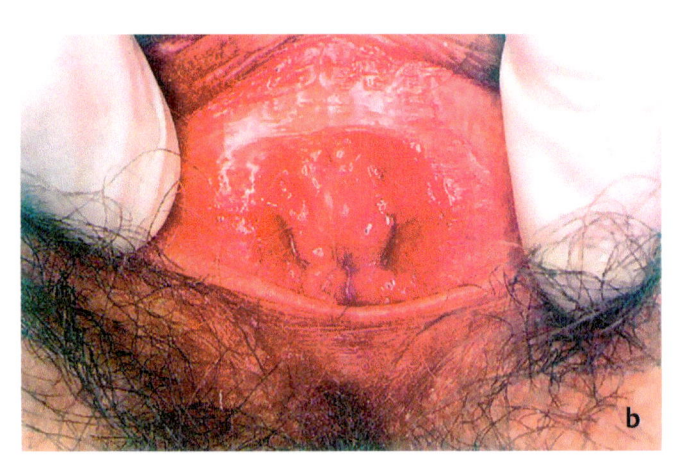

Fig. 10-3. Vulvodinia. (**a**) Toque com cotonete na região do vestíbulo. (**b**) Hiperemia na região vestibular.

Medicações de Uso Tópico

- As medicações tópicas devem conter preferencialmente veículo à base de pomada por proporcionar um tempo maior livre de sintomas e ser menos irritante quando comparada com o creme, que por terem mais preservativos e estabilizantes causam queimação local no momento da aplicação.
- O uso de anestésico tópico como a lidocaína 5% alguns minutos antes da relação sexual proporciona alívio da dor. Algumas mulheres podem apresentar irritação inicial, porém o desconforto diminui após alguns minutos.
- O uso de antidepressivos tópicos como a gabapentina 2% a 6% ou amitriptilina 2% associados ao baclofeno 2% (relaxante muscular) em base neutra (Pentravan – veículo transdérmico composto por biolipidios) em quantidade referente a uma polpa digital pode ser aplicado nas áreas de dor, principalmente na vulvodínia localizada provocada.

Moduladores da Dor

O uso de antidepressivos tricíclicos como a amitriptilina (iniciando com a dose de 10 mg à noite, aumentando gradativamente até 75 mg/dia), ou a desipramina pode ajudar na redução da dor por ação central alterando a transmissão dos impulsos de dor para o cérebro através dos cornos dorsais. Alertar sobre a ocorrência de sedação e efeitos anticolinérgicos. Outros antidepressivos como a duloxetina e venlafaxina, também têm sido utilizados, porém a literatura é escassa para indicar seu uso.

Alguns trabalhos sugerem o uso de anticonvulsivantes com a gabapentina, droga utilizada para controlar crises epiléticas na dose de 300 mg 3×/dia, para mulheres com vulvodínia localizada provocada. Apesar de não apresentar efeitos anticolinérgicos, pode causar sedação, tonteira e ataxia. Um novo anticonvulsivante utilizado para dor crônica é a pregabalina na dose de 50 mg ao dia. A literatura, apesar de escassa, parece mostrar bons resultados.

Fisioterapia

Fisioterapia com *biofeedback* pode ser utilizada tanto na vulvodínia com dor localizada ou generalizada, pois é frequente essas mulheres apresentarem alteração no tônus muscular que compõe o assoalho pélvico. A duração e a frequência irão depender de cada caso. Alguns trabalhos mostram taxas de melhora em torno de 60% a 80%.

Tratamento Cirúrgico

A excisão cirúrgica deverá ser a última opção de tratamento para dor vulvar. Ela está indicada para a vulvodínia localizada provocada com sintomas muito graves e debilitantes localizados no intróito vaginal, porém não há consenso entre os especialistas. O tratamento cirúrgico só deve ser usado na falha de outros tratamentos, segundo o desejo da paciente e após esclarecimento informado. As técnicas cirúrgicas adotadas são: excisão local e vestibulectomia total. Apesar de algumas mulheres referirem melhora após a cirurgia, outras relatam retorno dos sintomas ou piora da dor.

BIBLIOGRAFIA

American College of Obstetricians and Gynecologists. *Committee Opinion Number 345 October 2006 Vulvodynia.* Washington, DC: American College of Obstetricians and Gynecologists; 2006.

Aranda J, Edwards L. Lyrica for the treatment of vulvodynia: a retrospective chart review. Presented at the 2007 ISSVD World Congress, Vancouver, BC. Unpublished.

Bornstein J, Goldstein AT, Stockdale CK, Bergeron S, Pukall C, Zolnoun D. 2015 ISSVD, ISSWSH, and IPPS Consensus Terminology and Classification of Persistent Vulvar Pain andVulvodynia. J Low Genit Tract Dis. 2016; 20(2):126-30.

Brown C. A controlled trial of gabapentin in vulvodynia: biological correlates of response. NIH Project 1R01HD065740-01A1. Obstet Gynecol. 2010;116:583-593.

Edwards L. Vulvovaginal Disease Update 2013 Vulvovaginal Pain Causes and Management. Durham, NC: ISSVD; 2013:144.162.

Goldstein AT, Marinoff SC, Haefner HK. Vulvodynia: strategies for treatment. Clin Obstet Gynecol. 2005;48(4):769-85.

Groysman V. Vulvodynia: new concepts and review of the literature. Dermatol Clin. 2010;(4):681-96.

Haefner H. Critique of new gynecologic surgical procedures: surgery for vulvar vestibulits. Clin Obstet Gynecol 2000;43:689-7000.

Haefner HK, Collins ME, Davis GD, Edwards L, Foster DC, Hartmann ED, et al. The Vulvodynia Guideline. J Low Gen Tract Dis. 2005;9(1):40-51.

Harlow BL, Abenhaim HA, Vitonis AF. Influence of dietary oxalates on the risk of adult onset vulvodynia. J Reprod Med. 2008;53:171-178.

Hoffstetter S, Shah M. Vulvodynia. Clin Obstet Gynecol. 2015;58(3):536-45.

Reed BD, Caron AM, Gorenflo DW. Treatment of vulvodynia with tricyclic antidepressants: efficacy and associated factors. J Low Genit Tract Dis. 2006;10:245-251.

Reed BD. Vulvodynia; diagnosis and management. Am Fam Physician. 2006; 73(7):1231-8.

Stockdale Ck, Lawson HW. 2013 Vulvodynia Guideline Update. J Low Gen Tract Dis. 2014;18(2):93-100.

Zolnoun DA, Hartmann KE, Steege JF. Overnight lidocaine ointment for treatment of vulvar vestibulitis. Obstet Gyneol. 2003;102:84-87.

NEOPLASIA INTRAEPITELIAL VULVAR ESCAMOSA

DEFINIÇÃO
A neoplasia intraepitelial vulvar escamosa (NIV) é a lesão precursora do carcinoma escamoso vulvar.

FISIOPATOLOGIA
Com base na presença ou ausência do DNA-HPV, duas vias com diferenças epidemiológicas, clínicas, histológicas e moleculares têm sido admitidas para explicar a carcinogênese vulvar. De um lado, existem as lesões precursoras relacionadas com infecção por HPV oncogênicos, sobretudo o HPV 16, e, em menor frequência, são detectadas as dos tipos 18, 31, 33 e 45. São mais observadas em mulheres jovens e estão intimamente relacionadas com atividade sexual, fumo e multicentricidade de lesões e, apesar de serem as mais frequentes, apresentam menor probabilidade de progressão para o carcinoma escamoso de vulva. De outro lado, há lesões precursoras não associadas à infecção por HPV, ao fumo e nem ao comportamento sexual, mas sim às dermatoses vulvares como o líquen escleroso, principalmente em áreas de hiperplasia epitelial, vistas em pacientes mais idosas. Estas, apesar de dificilmente observadas, são as de maior potencial oncogênico.

Evidências de que a imunossupressão, seja por transplante de órgãos sólidos, seja por AIDS, está relacionada com um risco aumentado de neoplasias associadas ao HPV, incluindo lesões precursoras e invasivas de vulva, devido à persistência do vírus HPV no trato genital inferior.

CLASSIFICAÇÃO DAS LESÕES PRECURSORAS DE CÂNCER DE VULVA
Até 1989 a International Society for the Study of Vulvovaginal Disease (ISSVD) classificava as NIVs escamosas em: NIV 1, 2, 3 de acordo com a espessura do epitélio acometido. Quando apenas um terço da distância entre a membrana basal e a superfície do epitélio era atingido denominava-se NIV 1. Quando dois terços eram acometidos chamava-se NIV 2, e NIV 3 quando toda a espessura do epitélio estava comprometida. A NIV 3 foi então subdividida em NIV tipo indiferenciada (HPV-induzida) e tipo diferenciada (líquen-induzida). Em uma nova tentativa de simplificar e uniformizar a nomenclatura das lesões intraepiteliais neoplásicas escamosas da vulva, a ISSVD em 2001 formulou uma nova classificação da "neoplasia intraepitelial vulvar". As razões para a mudança incluem o fato de que não há evidência de que o espectro morfológico de NIV 1, 2 e 3 reflita um *continuum* biológico ou que a história natural da NIV seja semelhante à da NIC. O termo NIV 1 foi eliminado e passou a equivaler à infecção causada por HPV sendo a tradução do condiloma plano no epitélio vulvar, representando, simplesmente, uma infecção transitória por HPV, enquanto NIV 2 e 3 passaram a ser denominadas de NIV indiferenciada. Em 2004, a ISSVD propôs uma nova classificação, a saber: NIV tipo usual substituindo o termo NIV tipo indiferenciada e NIV tipo diferenciada. A NIV tipo usual foi subdividida, histologicamente, em NIV verrucoide (condilomatosa), NIV basaloide e NIV mista (verrucoide/basaloide). O termo tipo usual deve-se à facilidade com que essas lesões são reconhecidas macroscopicamente. O termo diferenciada refere-se ao aspecto histológico da lesão que exibe atipia apenas na camada basal de um epitélio com diferenciação mantida. Apesar do termo diferenciada, esse tipo de NIV é a de maior potencial oncogênico (Quadro 11-1).

Baseada na terminologia utilizada pela Sociedade Americana de Colposcopia e Patologia Cervical e pelo Colégio Americano de Patologistas denominada de Lower Anogenital Squamous Terminology (LAST) e pela World Health Organization (WHO), a ISSVD, em 2015, propôs unificar a nomenclatura das lesões escamosas associadas à infecção pelo HPV (Quadro 11-2).

O termo neoplasia não está contemplado nas lesões HPV-induzidas, ficando restrito à lesão relacionada com o líquen escleroso, mantendo a classificação anterior de neoplasia intraepitelial tipo diferenciada.

Quadro 11-1. Terminologia da Neoplasia Intraepitelial Vulvar Segundo ISSVD 2004

Neoplasia intraepitelial vulvar

■ NIV tipo usual
   • NIV, tipo verrucosa
   • NIV, tipo basaloide
   • NIV, tipo misto (verrucosa/ basaloide)
■ NIV tipo diferenciada
■ NIV não classificada

Quadro 11-2. Terminologia da Neoplasia Intraepitelial Vulvar segundo ISSVD 2015

Lesões escamosas intraepiteliais vulvares
■ LSIL da vulva (LSIL, condiloma plano ou efeito de HPV) ■ HSIL da vulva (HSIL, NIV tipo usual) ■ NIV, tipo diferenciada

A ISSVD enfatiza o fato de que a lesão intraepitelial escamosa de baixo grau não representa lesão precursora do câncer de vulva e, dessa forma, não requer tratamento. O condiloma acuminado não está incluído nesta classificação.

A lesão intraepitelial escamosa de alto grau passou a englobar a antiga NIV tipo usual com suas variantes histológicas (basaloide, verrucoide e mista). Agora devemos utilizar o termo lesão intraepitelial escamosa de alto grau com o termo NIV tipo usual da classificação anterior entre parênteses.

Dessa forma, a terminologia de 2015 da ISSVD ficou próxima à classificação utilizada pela WHO e pela LAST.

APRESENTAÇÃO CLÍNICA

A sintomatologia da NIV não é característica e, cerca de 20% das pacientes não apresentam qualquer sintoma sendo a doença descoberta, acidentalmente, no curso de um exame ginecológico rotineiro.

O sintoma mais comum é o prurido, seguido de queimação, irregularidades na superfície vulvar, mancha ou dispareunia. Do ponto de vista clínico, a NIV caracteriza-se por não ter uma aparência macroscópica uniforme, podendo se apresentar com uma grande variedade de aspectos, considerando-se o número, a localização, a extensão e a coloração da mesma.

A lesão intraepitelial escamosa de alto grau de vulva (NIV tipo usual) quando acomete mulheres abaixo de 40 anos de idade, tende a ser multifocal. Entretanto, naquelas com idade mais avançada, as lesões são, geralmente, unifocais. Clinicamente, podem se apresentar como pápulas ou máculas, coalescentes ou individuais, simples ou múltilplas, de aspecto hiperpigmentado (negro), liquenificado e hiperceratótico (branca), eczematoide e descamativo (róseo) ou eritroplásico (vermelho), dependendo de sua localização (mucosa ou superfície cutânea). Observamos, também, lesões de aspecto verrucoso e de pápulas mescladas de cinza e branco, assemelhando-se ao condiloma acuminado (Figs. 11-1 a 11-12).

A NIV tipo diferenciada é mais frequentemente observada em mulheres mais idosas (> 60 anos), sendo geralmente unifocais. Entretanto, esse tipo de NIV também pode ser identificado em paciente jovem, sobre um leito de líquen escleroso (Figs. 11-13 e 11-14 e Quadro 11-3).

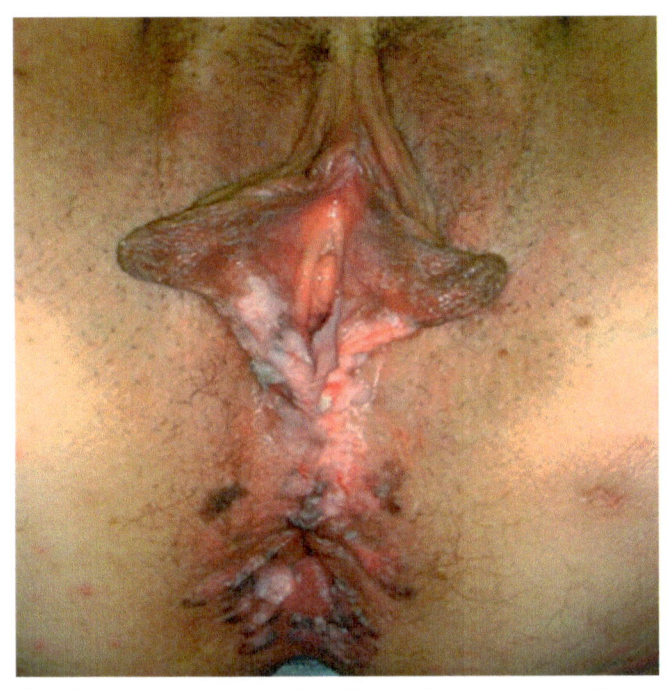

Fig. 11-1. Mulher < 35 anos, HIV-positiva. Lesão localizada em 1/3 médio de vulva até região perianal, formada por pápulas isoladas e coalescentes de aspecto hiperpigmentado (escuro); pápulas coalescentes e isoladas hiperceratóticas (brancas). Histologia: lesão intraepitelial escamosa de alto grau (NIV tipo usual).

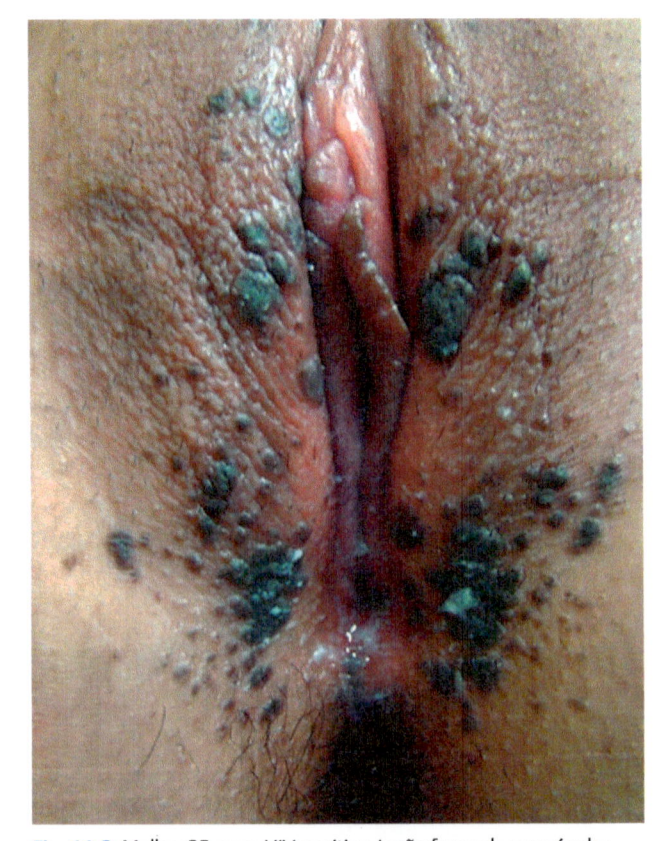

Fig. 11-2. Mulher 25 anos, HIV-positiva. Lesão formada por pápulas isoladas e coalescentes formando placas papulosas, hiperpigmentadas (negras) distribuídas em toda a vulva e região perianal. Histologia: lesão intraepitelial escamosa de alto grau (NIV tipo usual).

Quadro 11-3. Características Clínicas da Neoplasia Intraepitelial Vulvar

vHSIL	dNIV
Mulheres mais jovens (30-50 anos)	Mulheres idosas (60-70 anos)
Ligada ao HPV	Ligada ao líquen escleroso e líquen plano
HPV-positivo (16, 18, 31, 33)	HPV-negativo
Lesões multifocais	Lesão unifocal
Lesões multicêntricas	Lesão unicêntrica
Tabagismo	-
Imunodeficiência ou Imunossupressão	-
Recorrência frequente	Recorrência pouco frequente
Baixo risco de progressão para câncer (5%)	Alto risco de progressão para câncer (32%)

NEOPLASIA INTRAEPITELIAL VULVAR ESCAMOSA

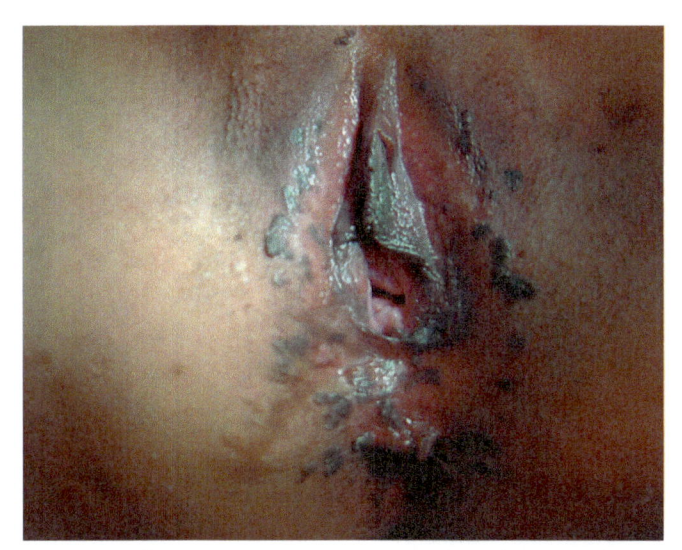

Fig. 11-3. Mulher 30 anos, HIV-positiva. Lesão formada por pápulas isoladas e coalescentes formando placas papulosas, hiperpigmentadas (negras) distribuídas em toda a vulva e região perianal. Histologia: lesão intraepitelial escamosa de alto grau (NIV tipo usual).

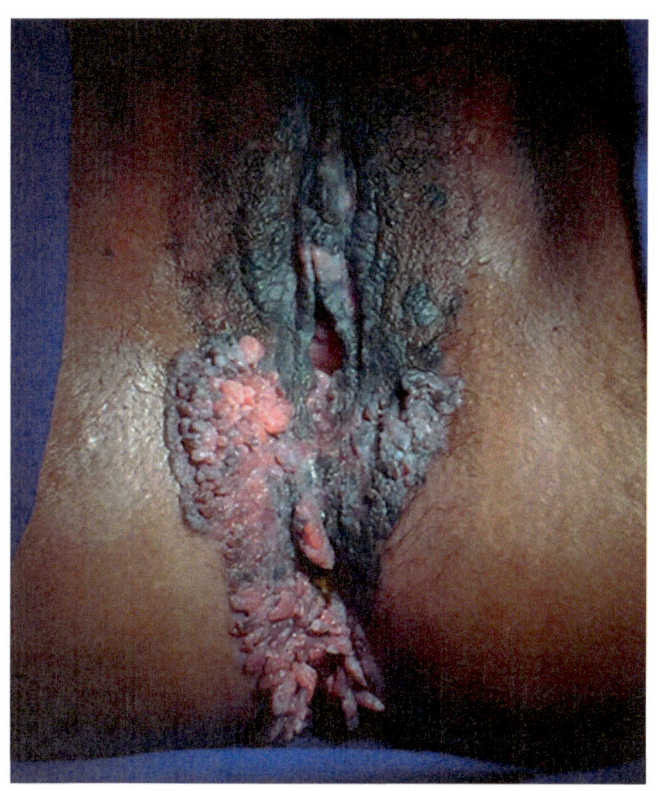

Fig. 11-5. Gestante 29 anos, HIV-positiva. Volumoso condiloma acuminado ocupando o 1/3 inferior de grande lábio direito e fúrcula com extensão para região perianal. Em 1/3 inferior de grande lábio esquerdo observa-se uma placa papulosa mesclada de cinza e preto assemelhando-se ao condiloma. Nos 2/3 superiores de pequenos e grandes lábios notam-se máculas e pápulas isoladas e coalescentes hiperpigmentadas (negras) e hiperceratótocas (brancas). Histologia: lesão intraepitelial escamosa de alto grau (NIV tipo usual) em condiloma acuminado.

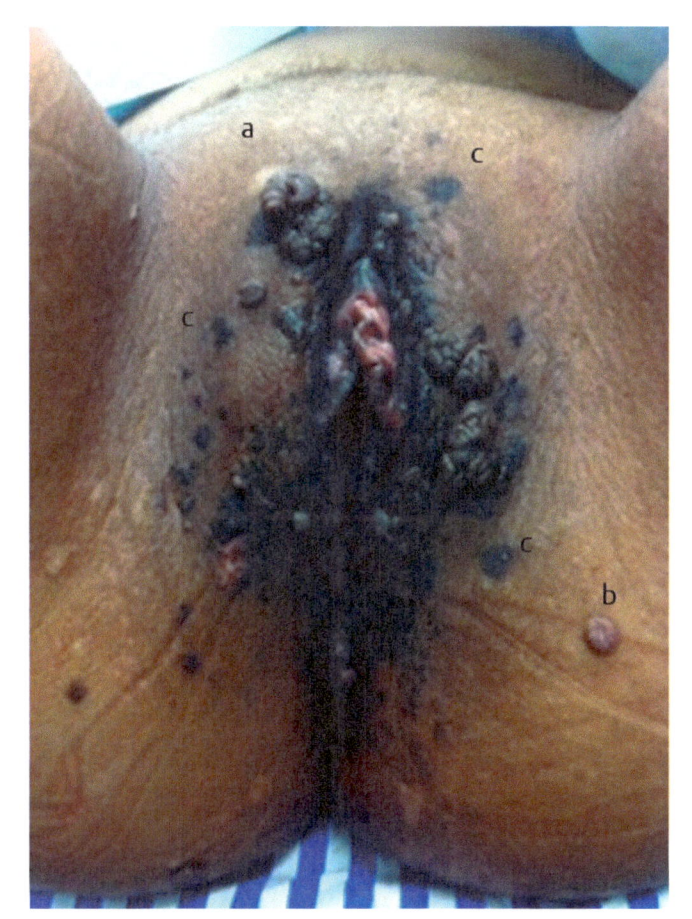

Fig. 11-4. Mulher 35 anos. Lesão formada por pápulas isoladas hiperpigmentadas (negras) distribuídas em 1/3 inferior de vulva e região perianal. Histologia: lesão intraepitelial escamosa de alto grau (NIV tipo usual).

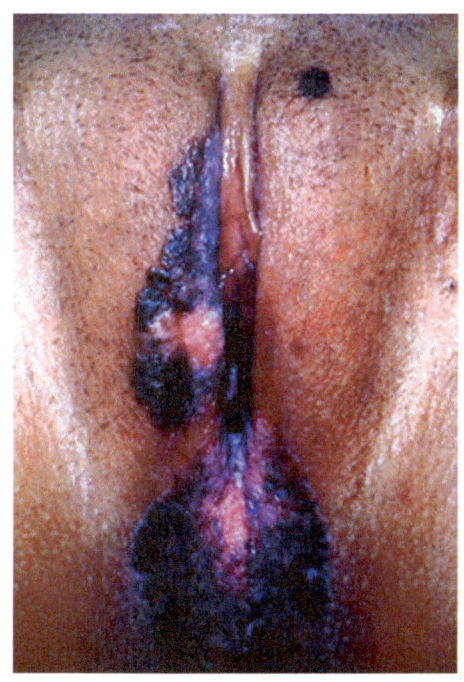

Fig. 11-6. Mulher jovem. Lesão formada por duas placas papulosas de coloração negra e branca ocupando todo o grande lábio direito, fúrcula e região perianal. Presença de pápula hiperpigmentada, isolada em 1/3 superior de face externa de grande lábio esquerdo. Histologia: lesão intraepitelial escamosa de alto grau (NIV tipo usual).

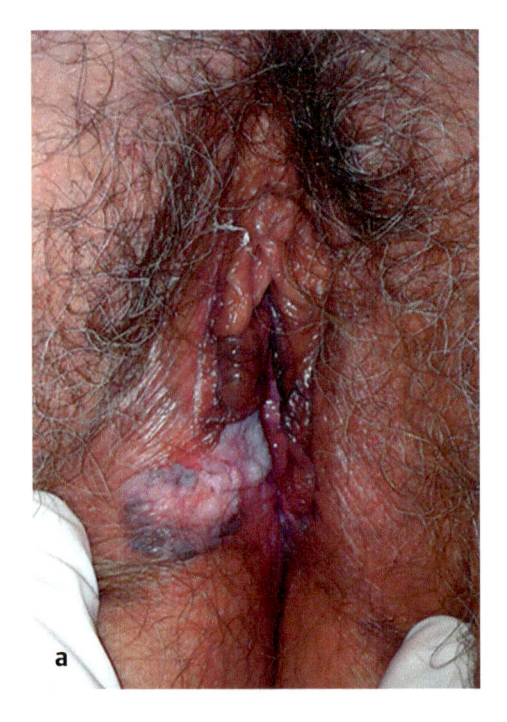

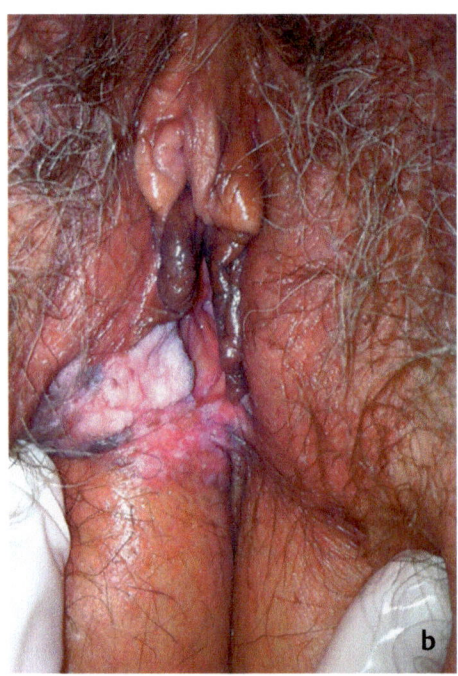

Fig. 11-7. (**a**) Mulher 65 anos, tabagista de longa data. Lesão formada por placa papulosa única (lesão unifocal) de coloração negra e branca ocupando parte do grande lábio direito, fúrcula e região perianal. Histologia: lesão intraepitelial escamosa de alto grau (NIV tipo usual). (**b**) Foto em maior aumento.

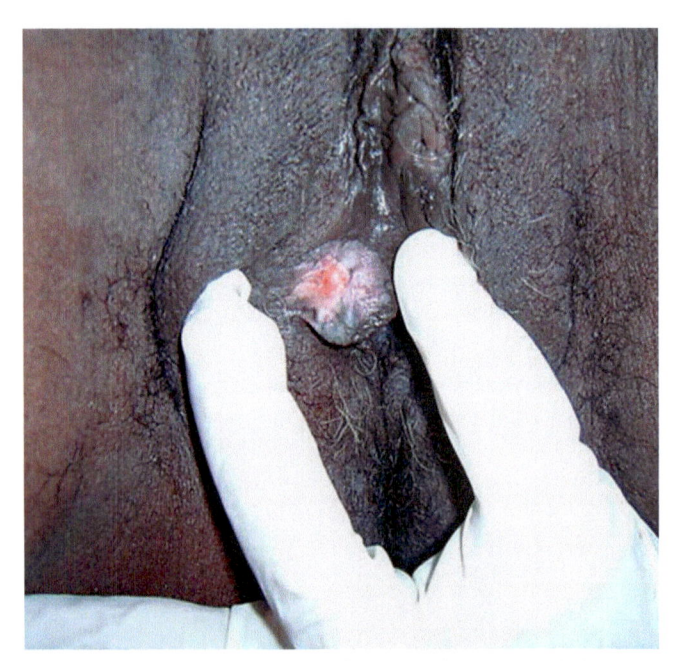

Fig. 11-8. Mulher idosa. Lesão papulosa única (lesão unifocal) de coloração negra, branca (hiperceratótica) e avermelhada (eritroplásica) no centro localizada no 1/3 médio da face interna do grande lábio direito. Histologia: lesão intraepitelial escamosa de alto grau (NIV tipo usual).

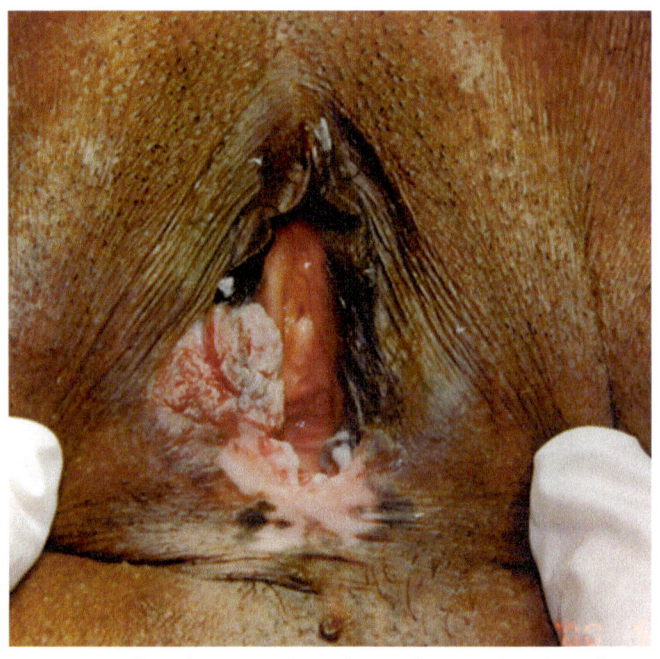

Fig. 11-9. Mulher idosa. Lesão formada por placa papulosa única (lesão unifocal) de coloração branca (hiperceratótica) e aspecto verrucoso em grande lábio direito com extensão para fúrcula, onde se torna plana e circundada por máculas hiperpigmentadas (marrom). Histologia: lesão intraepitelial escamosa de alto grau (NIV tipo usual).

NEOPLASIA INTRAEPITELIAL VULVAR ESCAMOSA

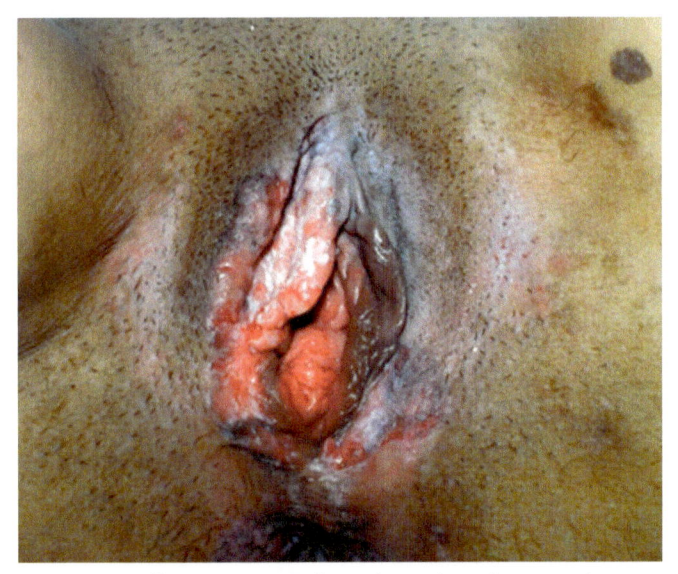

Fig. 11-10. Mulher jovem. Lesão formada por duas placas papulosas coalescentes, eritroplásicas (vermelhas) com bordas pigmentadas (marrom) localizada em face externa dos 2/3 inferiores de grande lábio esquerdo até prega inguinal do mesmo lado. Lesão semelhante acometendo face interna do grande lábio direito e face externa do pequeno lábio direito. Histologia: lesão intraepitelial escamosa de alto grau (NIV tipo usual).

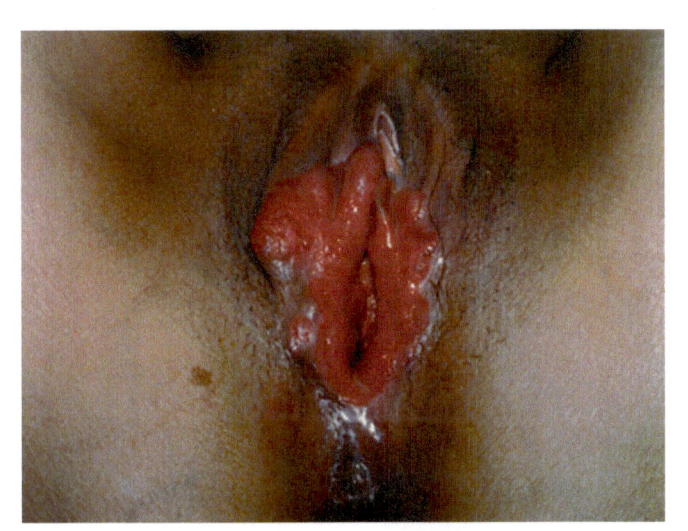

Fig. 11-11. Mulher jovem. Lesão unifocal formada por pápulas coalescentes de aspecto eritroplásico (vermelho) ocupando os grandes e pequenos lábios desde a porção cranial até a caudal e fúrcula. Histologia: lesão intraepitelial escamosa de alto grau (NIV tipo usual).

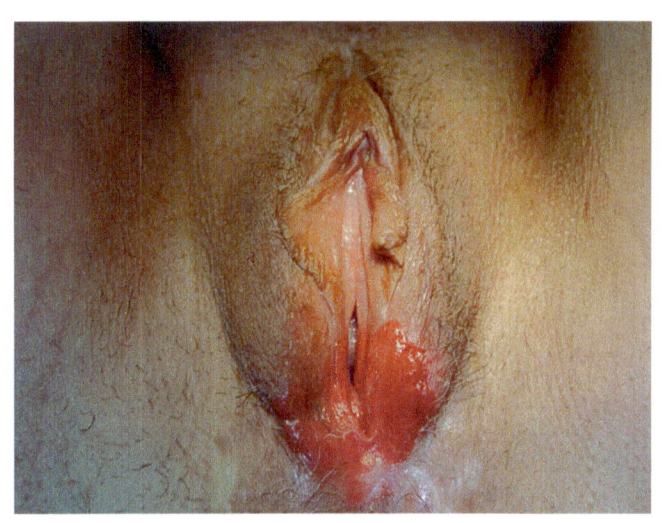

Fig. 11-12. Mulher jovem. Lesão unifocal formada por pápulas coalescentes formando uma placa papulosa de aspecto eritroplásico (vermelho) ocupando o 1/3 inferior dos grandes e pequenos lábios e fúrcula. Histologia: lesão intraepitelial escamosa de alto grau (NIV tipo usual).

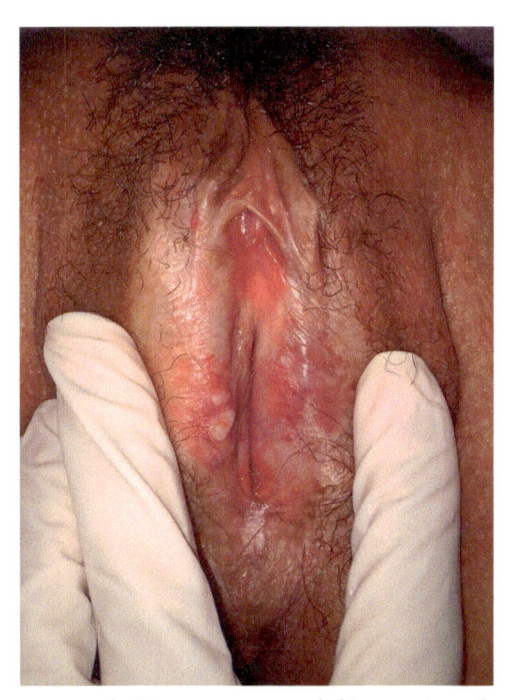

Fig. 11-13. Jovem de 29 anos, apresentando hipocromia em face interna dos grandes lábios até região perianal, com apagamento dos pequenos lábios. Apresenta lesão de aspecto verrucoso que mede em conjunto cerca de 1,5 cm, localizada no 1/3 médio da face interna de grande lábio direito. Histologia: carcinoma escamoso bem diferenciado associado à líquen escleroso. Em 1/3 médio da face interna de grande lábio esquerdo, observa-se área de espessamento de cerca de 0,5 cm. Histologia: NIV diferenciada associada à líquen escleroso.

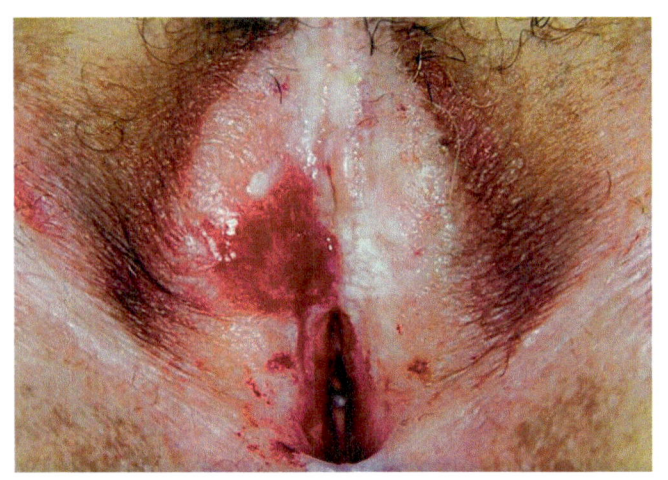

Fig. 11-14. Mulher de 65 anos, com lesão esbranquiçada, apagamento de pequenos lábios, encarceramento do clitóris e estreitamento do intróito vaginal compatível com Líquen escleroso.. Observa-se lesão única, hiperemiada e erosada no grande lábio direito cuja histopatologia mostrou NIV diferenciada.

Outra apresentação histológica da lesão intraepitelial escamosa de alto grau de vulva (NIV tipo usual) é o aspecto basaloide, caracterizada por epitélio espesso, porém de superfície plana. A hiperceratose é discreta. O epitélio é inteiramente composto por células basais e parabasais atípicas. Mitoses atípicas são frequentes. As atipias coilocitóticas apresentam-se em menor número do que na de aspecto verrucoso (Fig. 11-17).

Na neoplasia intraepitelial tipo diferenciada o aspecto histológico exibe atipia apenas na camada basal de um epitélio com diferenciação mantida (Fig. 11-18).

ACHADOS MICROSCÓPICOS

Na lesão intraepitelial escamosa de baixo grau (condiloma plano ou efeito citopático HPV) as atipias celulares encontram-se limitadas ao terço inferior do epitélio, sendo frequente a presença de binucleação e coilocitose (Fig. 11-15).

A lesão intraepitelial escamosa de alto grau de vulva (NIV tipo usual) pode se apresentar histologicamente com aspecto verrucoide (condilomatoso), com marcada proliferação epitelial, paraceratose e hiperceratose; superfície ondulada ou espiculada, adquirindo a aparência "verrucosa". Apesar da presença de figuras de mitose atípicas, as células denotam maturação, embora anormal. Células com núcleos hipercromáticos, rechaçados, cercados por citoplasma claro (*corps ronds*) são característicos. Atipias coilocitóticas envolvendo a superfície epitelial são frequentes (Fig. 11-16).

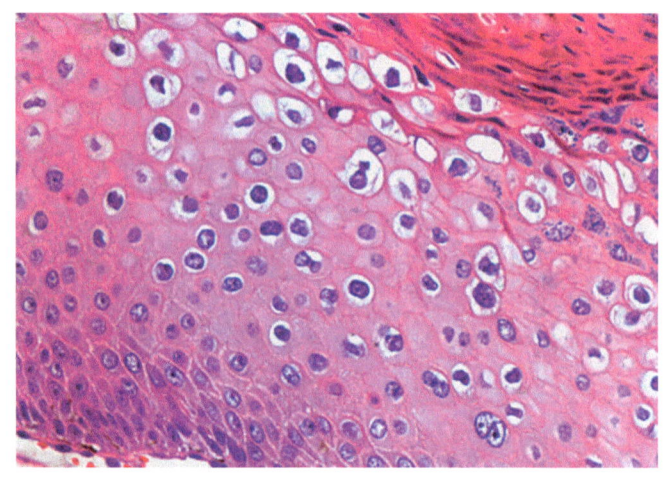

Fig. 11-15. Lesão intraepitelial escamosa de baixo grau (condiloma plano ou efeito citopático HPV). Atipias celulares limitadas ao terço inferior do epitélio, binucleação e presença de coilocitose. HE, 20x.

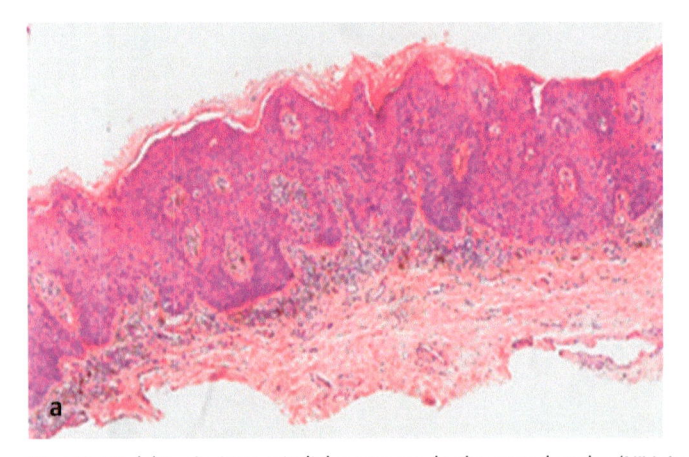

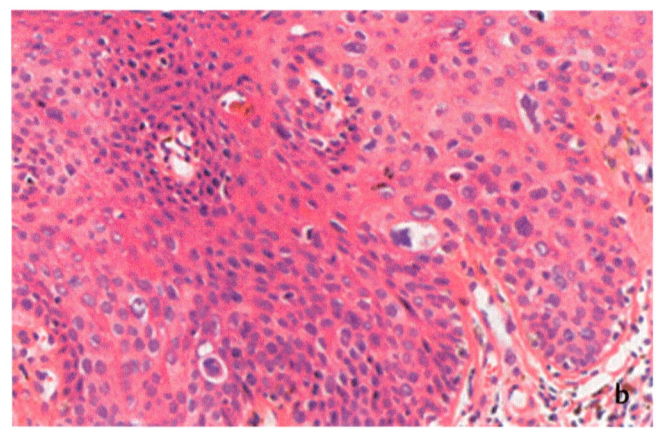

Fig. 11-16. (**a**) Lesão intraepitelial escamosa de alto grau de vulva (NIV tipo usual). Antiga VIN usual, tipo verrucoso ou condilomatoso. Acantose (aumento da camada epitelial), papilomatose (seta) e hiperceratose. HE, 2x. (**b**) Lesão intraepitelial escamosa de alto grau de vulva (NIV tipo usual). Antiga VIN usual, tipo verrucoso ou condilomatoso. Coilocitose, mitoses, atipias celulares e bi e multinucleação. HE, 20x.

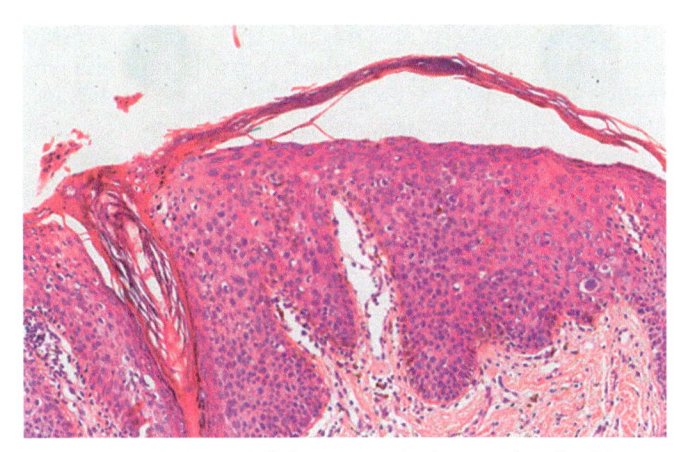

Fig. 11-17. Lesão intraepitelial escamosa de alto grau de vulva (NIV tipo usual). Antiga VIN usual, tipo basaloide. Lesão única, formato basaloide na periferia, mitoses múltiplas e raros coilócitos. HE, 10x.

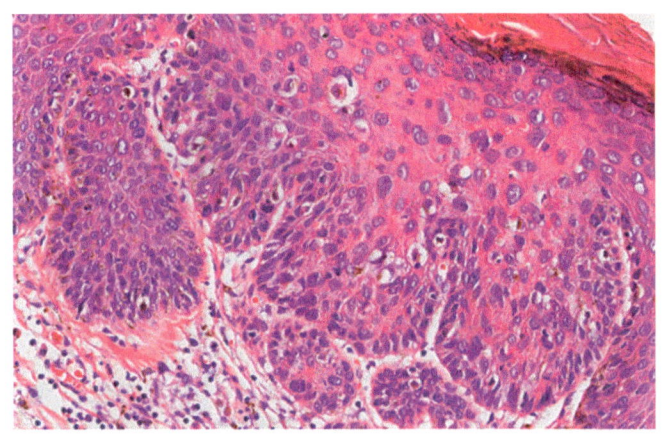

Fig. 11-18. Neoplasia intraepitelial tipo diferenciada. Atipias celulares acentuadas, e numerosas mitoses típicas e atípicas. HE, 20x.

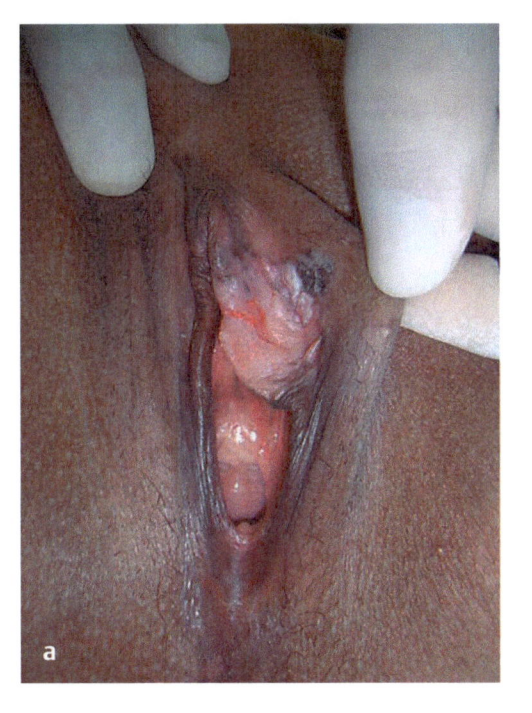

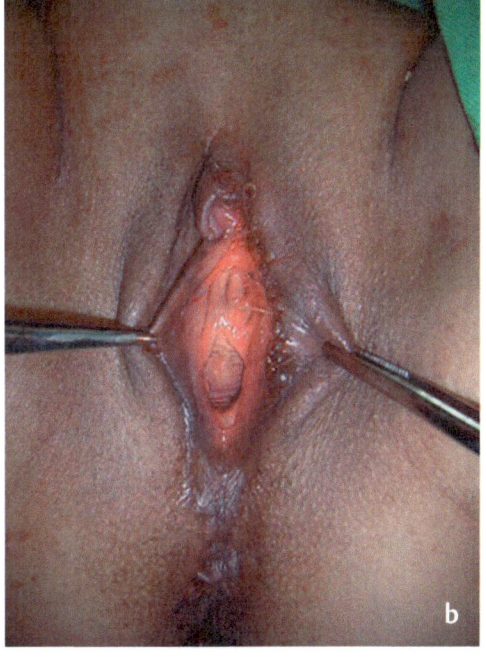

DIAGNÓSTICO

O exame minucioso da vulva feito a olho nu, por especialista, e complementado pela biópsia é suficiente para o diagnóstico do câncer de vulva, bem como de suas lesões precursoras.

O uso de vista armada com a utilização do colposcópio não tem o mesmo rendimento que tem a colposcopia no diagnóstico das lesões cervicais. O nível de evidência é III, isto é, baseia-se em opinião de especialista e experiência pessoal. Aplicação de ácido acético ajuda a delimitar melhor a lesão e escolher o local de biópsia, porém, o acetobranqueamento isolado não tem valor. A colposcopia da vulva (vulvoscopia) após aplicação de ácido acético deve ser desencorajada como exame de rotina.

Como a aparência clínica da lesão intraepitelial escamosa de alto grau de vulva (NIV tipo usual) é muito variável, torna-se imperativo biopsiar todas as lesões suspeitas, para que não se perca a oportunidade de fazer o diagnóstico precoce da lesão intraepitelial e, principalmente, da invasão inicial.

Para a realização da biópsia podemos utilizar a seringa dentária (Carpule) ou seringa convencional utilizando anestésico com ou sem vasoconstritor. A infiltração deverá ser subdérmica estendendo-se até 1 cm da lesão. Utiliza-se *punch* de Keyes de 4-6 mm, pinça anatômica ou dente de rato e tesoura delicada ou, simplesmente, um bisturi com lâmina 15. O pequeno sangramento para espontaneamente ou será estancado com a solução de Monsel e ligeira pressão, ou com um ponto de categute simples 4-0 ou *monocryl* 4-0.

TRATAMENTO

A excisão ampla da lesão (excisão local ou vulvectomia parcial superficial) com margem de segurança de pelo menos 1 cm é o tratamento cirúrgico padrão da lesão intraepitelial escamosa de alto grau de vulva (NIV tipo usual) (Fig. 11-19). Essa abordagem oferece efeito cosmético satisfatório e a possibilidade de estudo histológico. A dimensão da excisão cirúrgica dependerá da idade da paciente, do número, da extensão e da localização das lesões.

Fig. 11-19. (**a**) A lesão intraepitelial escamosa de alto grau (NIV tipo usual) nos terços superior e médio de pequeno lábio esquerdo e parte de face interna do grande lábio esquerdo. (**b**) Tratamento: excisão ampla da lesão com margem de segurança.

Outro aspecto importante, sobretudo nas mulheres jovens, é a conservação do clitóris, mesmo quando forem realizados procedimentos maiores. A enxertia cutânea ou a rotação de retalhos cutâneos devem ser empregadas quando necessárias para reduzir a taxa de deiscência e melhorar o efeito cosmético (Fig. 11-20a).

O tratamento pelo *laser* pode ser feito sob a forma de excisão ou de vaporização. Todavia a aparelhagem é cara e nem sempre disponível. A vaporização é eficaz em pequenas e múltiplas lesões localizadas em mucosa ou pele glabra, contudo o método não fornece amostra de tecido para exame histopatológico, portanto as biópsias prévias deverão ser múltiplas para afastar invasão oculta.

Para as pacientes jovens com lesão intraepitelial escamosa de baixo grau pode ser proposto a abordagem chamada de *watch-and-wait*, isto é, apenas observação.

Há evidências recentes de que o imiquimode pode ser considerada como terapêutica de primeira linha na lesão intraepitelial escamosa de alto grau. O imiquimode, uma nova droga que se mostrou eficaz no tratamento das verrugas genitais, foi utilizada pela primeira vez em quatro pacientes com lesões de NIV. Outros autores mostraram a eficácia da droga em lesões intraepiteliais escamosas de alto grau (NIV tipo usual). O imiquimode é um modulador da imunidade mediada por células e aumenta os níveis locais de interferons e interleucinas. A droga é usada sob a forma de creme a 5%, aplicações em dias alternados, três vezes por semana, por até 16 semanas. Foram observadas boa aderência e boa tolerância ao tratamento, discretos efeitos colaterais locais (eritema, prurido e descamação vulvar) decorrentes da própria ação da droga e raros efeitos colaterais sistêmicos tipo síndrome *flu like*. Entretanto, assim como na vaporização pelo *laser*, não

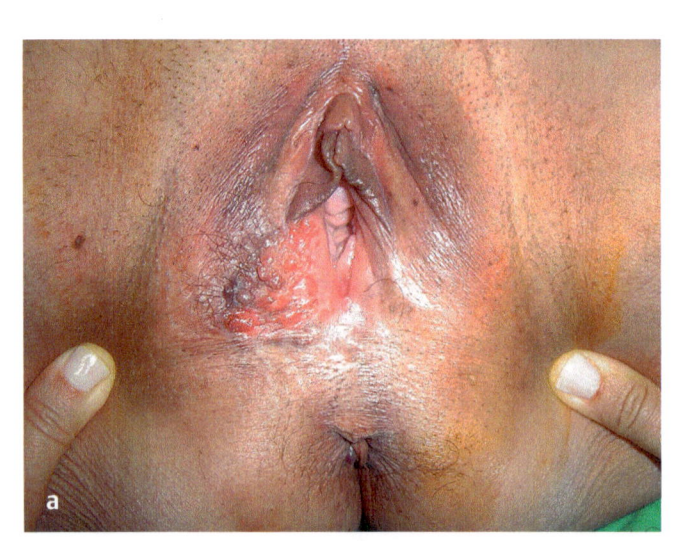

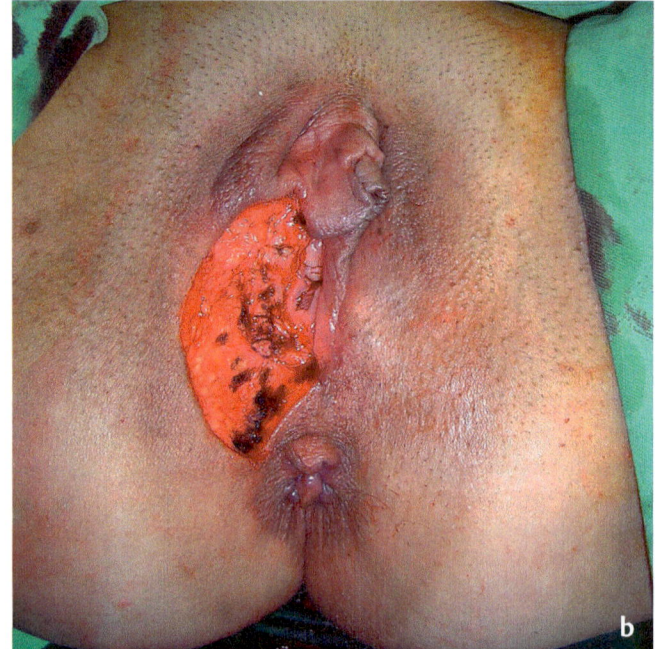

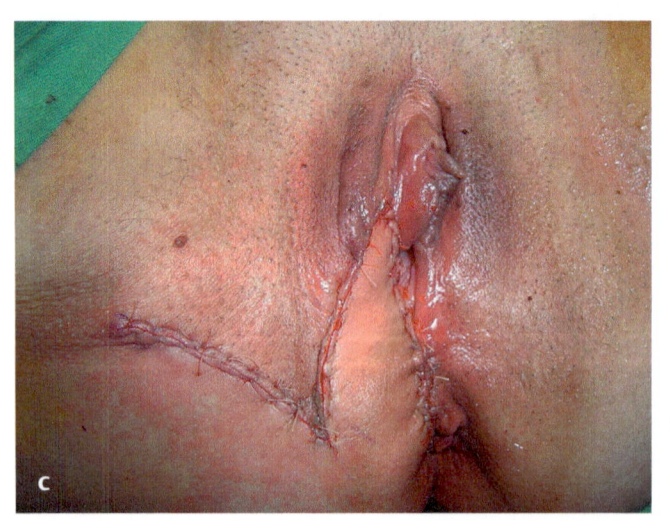

Fig. 11-20. (**a**) O condiloma acuminado não está incluído nesta classificação. (**b**) Excisão ampla da lesão com margem de segurança. (**c**) Rotação de retalho cutâneo para reconstrução plástica do defeito cutâneo deixado pela excisão.

há espécime para análise histopatológica, devendo-se realizar mais de uma biópsia para afastar invasão, sobretudo em lesão única que são mais frequentemente observadas em pacientes idosas. O imiquimode mostra-se boa opção terapêutica conservadora, nas lesões intraepiteliais escamosas de alto grau de vulva (NIV tipo usual), principalmente em pacientes jovens, com lesões pequenas, múltiplas e de localização de difícil abordagem cirúrgica como os pequenos lábios e o clitóris (Fig. 11-21). O imiquimode não é recomendado no tratamento da NIV diferenciada. Nesta, o tratamento é sempre cirúrgico pela necessidade de análise histopatológica e pelo alto risco de câncer associado.

PROGNÓSTICO

A taxa de progressão da NIV em pacientes não tratadas é extremamente alta, variando de 87% a 100% dos casos, enquanto a progressão da lesão em pacientes tratadas varia de 2% a 10%. Em relação à recorrência as taxas variam de 20% a 26%.

Acredita-se que alguns fatores possam ser responsabilizados pelas recorrências ou pela progressão, tais como: a presença do vírus, o caráter multifocal e multicêntrico das lesões, a grande variedade de modalidades terapêuticas, o comprometimento de margens cirúrgicas e de anexos da pele.

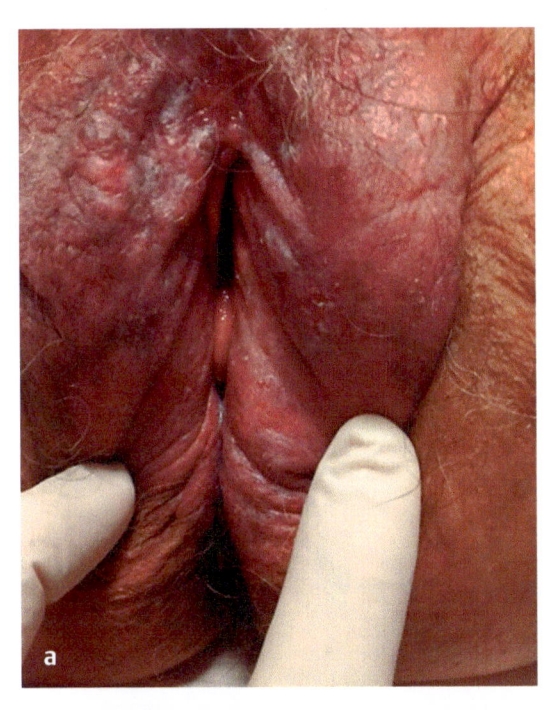

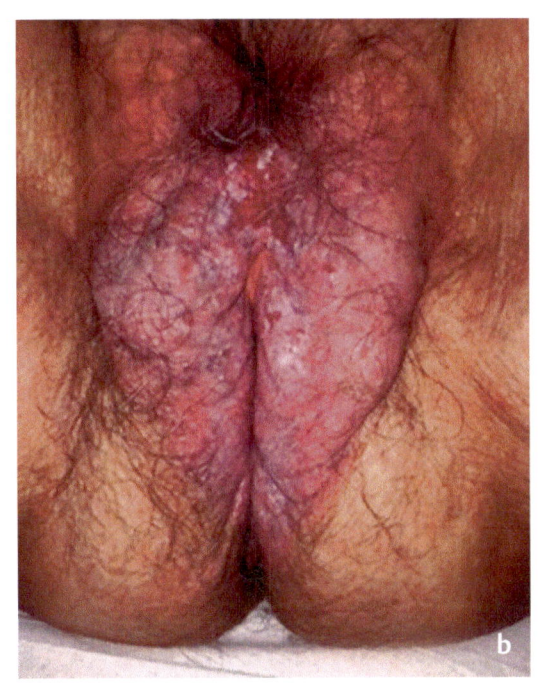

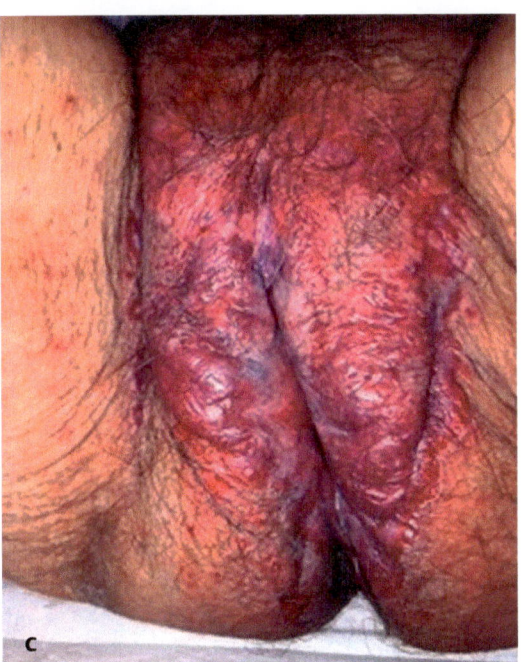

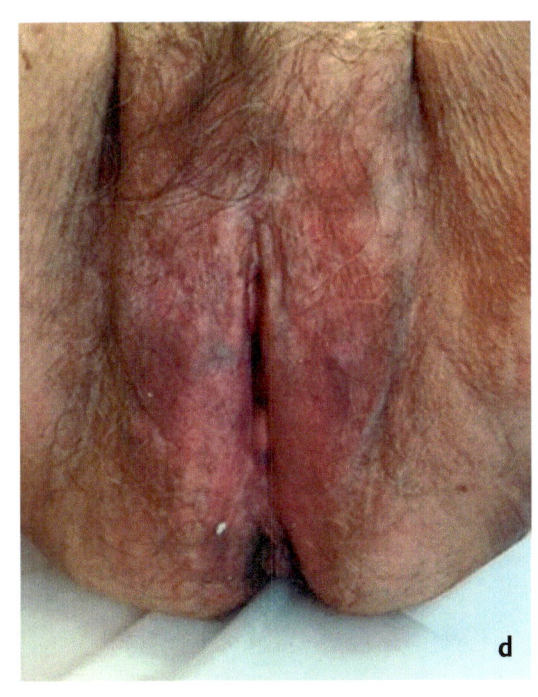

Fig. 11-21. (a) Lesão intraepitelial escamosa de alto grau (NIV usual). Lesões multifocais em paciente de 85 anos. Opção pelo Ilmiquimode a 5% como tratamento de primeira linha. (b) Tratamento com imiquimode a 5%. Oitava semana de tratamento. Vulva hiperemiada, edemaciada e com erosões disseminadas. Efeitos esperados causados pela droga. (c) Tratamento com Imiquimode a 5%. Décima sexta semana de tratamento. Vulva hiperemiada, edemaciada e desaparecimento das erosões. Efeitos esperados causados pela droga. (d) Tratamento com imiquimode a 5%. Aspecto final, oito meses após o término do tratamento. Desaparecimento total das lesões.

Os estudos de biologia molecular têm demonstrado que as alterações genéticas e epigenéticas, associadas ou não à infecção induzida por HPV, que ocorrem durante o processo de carcinogênese vulvar, seriam pré-requisitos para o desenvolvimento do câncer de vulva. A literatura, apesar de escassa, revela que a mutação no gene *p53* apresenta íntima relação com os casos de recidiva e progressão da NIV.

BIBLIOGRAFIA

Almeida Filho GL. Neoplasia intra-epitelial vulvar: estudo clínico e histopatológico [tese]. Rio de Janeiro: Universidade Federal do Rio de Janeiro; 1998.

Bloss JD, Liao SY, Wilzynski SP, Macri C, Walker J, Peake M. Clinical and histologic features of vulvar carcinomas analyzed for human papillomavirus status: Evidence that squamous cell carcinoma of the vulva has more than one etiology. Hum Pathol 1991; 22:711-8.

Bornstein J, Bogliatto F, Haefner HK, Stockdale CK, Preti M, Bohl TG. The 2015 International Society for the Study of Vulvovaginal Disease (ISSVD) Terminology of Vulvar Squamous Intraepithelial Lesions. J Low Genit Tract Dis. 2016;20:11-14.

Crum CP. Carcinoma of the Vulva: Epidemiology and Pathogenesis. Obstet Gynecol 1992; 79:448- 454.

Davis G, Wentworth J, Richard J. Self-administered topical imiquimod treatment of vulvar intraepithelial neoplasia. A report of four cases. J Reprod Med 2000;45:619–623.

Edwards L, Ferenczy A, Eron L, Baker D, Owens ML, Fox TL, et al. Self-administered topical 5% imiquimod cream for external anogenital warts. HPV Study Group. Human papilloma virus. Arch Dermatol 1998;134:25–30.

Hording U, Junge J, Daugaard S, Lundvall F, Poulsen H, Bock JE. Vulvar squamous cell carcinoma and papillomavirus: Indications for two different etiologies. Gynecol Oncol 1994; 52:241-6.

Jones RW, McLean MR. Carcinoma *in situ* of the vulva: A review of 31 treated and five untreated cases. Obstet Gynecol 1986; 68:499-503.

Jones RW, Rowan DM. Vulvar intraepithelial neoplasia III: A clinical study of the outcome in 113 cases with relation to the later development of invasive vulvar carcinoma. Obstet Gynecol 1994; 84:741-5.

Leibowitch M, Neill S, Pelisse M, Moyal-Barracco M. The epithelial changes associated with squamous cell carcinoma of the vulva: a review of the clinical, histological and viral findings in 78 women. Br J Obstet Gynaecol 1990; 97:1135-9.

Madeleine MM, Finch JL, Lynch CF, Goodman MT, Engels EA. HPV-related cancers after solid organ transplantation in the United States. *Am J Transplant*. 2013;13(12): 3202–3209.

Marchitelli C, Secco G, Perrotta M, Lugones L, Pesce R, Testa R. Treatment of bowenoid and basaloid vulvar intraepithelial neoplasia 2/3 with imiquimod 5% cream. J Reprod Med 2004; 49:876-82.

Morrison EA. Natural history of cervical infection with human papillomaviruses. Clin Infect Dis 1994; 18:172-180.

Rueda NG, García A, Vighi S, Belardi MG, Cardinal L, di Paola G. Epithelial alterations adjacent to invasive squamous carcinoma of the vulva. J Reprod Med 1994; 39:526-30.

Sideri M, Jones RW, Wilkinson EJ. Squamous vulvar intraepithelial neoplasia: 2004 modified terminology, ISSVD Vulvar Oncology Subcommittee. J Reprod Med. 2005;50:807-10.

Toki T, Kurman RJ, Park JS, Kessis T, Daniel RW, Shah KV. Probable nonpapillomomavirus etiology of squamous cell carcinoma of the vulva in older women: A clinicopathologic study using in situ hibridization and polymerase chain reaction. Int J Gynecol Pathol 1991; 10:107-25.

Trutnovsky G, Reich O, Joura EA et al. Topical imiquimod versus surgery for vulvar intraepithelial neoplasia: a multicentre, randomised, phase 3, non-inferiority trial. Lancet 2022;399:1790-98.2022;399:1

Val ICC, Almeida Filho GL, Carvalho MG, Takiya CM, Reis AFF, Valiante PM, et al. Presença da Proteína p53 como Prognóstico de Recidiva/Progressão de Neoplasia Intra-epitelial Vulvar III. RBGO 2002; 24:51-7.

Wieland U, Kreuter A, Pfister H. Human papillomavirus and immunosuppression. Curr Probl Dermatol. 2014;45:154-65.

NEOPLASIA INTRAEPITELIAL VULVAR NÃO ESCAMOSA

INTRODUÇÃO

As lesões pré-malignas da vulva incluem a neoplasia intraepitelial vulvar (NIV) escamosa e a neoplasia intraepitelial vulvar não escamosa, que engloba a doença de Paget extramamária e o melanoma in situ.

Em todos os casos, o diagnóstico deve incluir, além da anamnese, inspeção criteriosa da lesão e biópsia.

DOENÇA DE PAGET VULVAR

Definição

É uma neoplasia intraepitelial de origem glandular cutânea, ou não cutânea, associada à proliferação de células neoplásicas, caracterizada por alterações eczematoides do epitélio envolvido.

A OMS define a doença de Paget como "uma neoplasia intraepitelial de origem epitelial expressando características glandular apócrina ou écrina caracterizada por grandes células distintas, com citoplasma proeminente, referidas como Células de Paget." Classificação etiológica da doença de Paget vulvar de origem cutânea e não cutânea:

1. Doença de Paget de origem cutânea (primária):
   - Doença de Paget como uma neoplasia intraepitelial primária.
   - Doença de Paget como uma neoplasia intraepitelial com invasão.
   - Doença de Paget como uma manifestação de um adenocarcinoma subjacente de anexo cutâneo ou glândula vulvar.
2. Doença de Paget de origem não cutânea (secundária):
   - Doença de Paget secundária a adenocarcinoma anorretal.
   - Doença Paget-símile de origem urotelial (neoplasia intraepitelial urotelial pagetoide – PUIN).
   - PUIN como manifestação de neoplasia urotelial intraepitelial (carcinoma in situ).
   - PUIN como manifestação de carcinoma urotelial.
   - Doença de Paget como manifestação de outros carcinomas (endocérvice, endométrio, ovário).

Características Gerais

A doença de Paget é uma patologia rara, sendo responsável por menos de 0,5% das neoplasias malignas da vulva. Sua incidência é maior em mulheres caucasianas, menopausadas, entre 60 e 70 anos. Ao contrário da doença de Paget da mama, onde há sempre associação com adenocarcinoma da mama, a doença de Paget da vulva geralmente não se associa ao adenocarcinoma da vulva. Essa associação está presente em menos de 25% dos casos.

Fisiopatologia

A etiologia difere entre as formas primária e secundária. A forma primária aparentemente surge na epiderme; a célula de Paget se origina da glândula sudorípara ou das células de Toker. As células de Toker são células epidérmicas que compartilham características com células de Paget; ambas são coradas com mucina e positivas para CK7. As células de Toker também apresentam a mesma distribuição que glândulas apócrinas; as mamas, a linha mamária e a pele anogenital. A doença de Paget extramamária secundária surge de células que migram do adenocarcinoma subjacente.

A doença de Paget não cutânea ou secundária se origina do carcinoma urotelial, adenocarcinoma anorretal ou de carcinoma ginecológico.

Apresentação Clínica

Os sintomas não são específicos. A lesão é assintomática em 5% a 15% dos casos, mas na maioria das vezes apresenta prurido de longa data, dor, desconforto local, sensação de ardência, queimação e aparecimento de manchas. O prurido é a sintomatologia mais comum, estando presente em 70% dos casos. Duas apresentações clínicas da doença de Paget são reconhecidas. Ao exame, observa-se pele com aspecto hiperplásico, áreas eritematosas e escoriadas intercaladas, alternando com placas de epitélio branco (Figs. 12-1 a 12-4). As lesões com aspecto eczematoide são bem delimitadas, possuem bordas ligeiramente elevadas e fundo vermelho (Figs. 12-5 e 12-6). Erosões também são comuns e, ocasionalmente, placas exibem hiperpigmentação. Outra apresentação menos comum é de uma lesão eritematosa relativamente uniforme sem áreas brancas (Fig. 12-7). Durante o exame físico, deve-se realizar uma palpação cuidadosa da região vulvar, visando à detecção de massas ou nodulações, indicativas de adenocarcinoma subjacente, o que justificaria a realização de biópsia profunda desse tecido. A doença de Paget tem tendência à multifocalidade e potencial de propagar-se vertical e horizontalmente, evoluindo de um processo localizado para o envolvimento de toda a vulva e da região perianal.

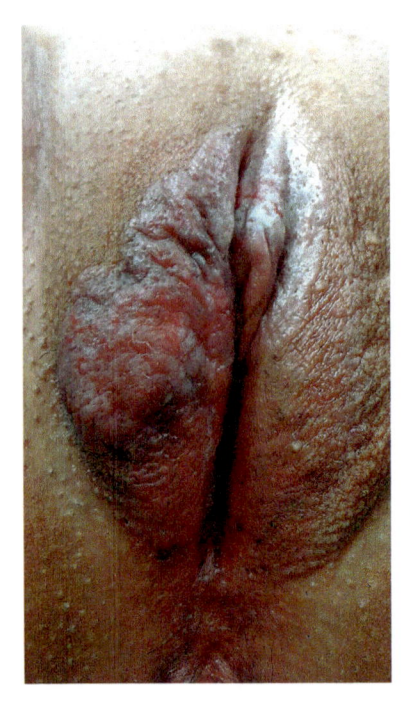

Fig. 12-1. Lesão em placa hiperplásica com áreas eritematosas alternando com placas de epitélio branco ocupando maior parte de grande lábio direito.

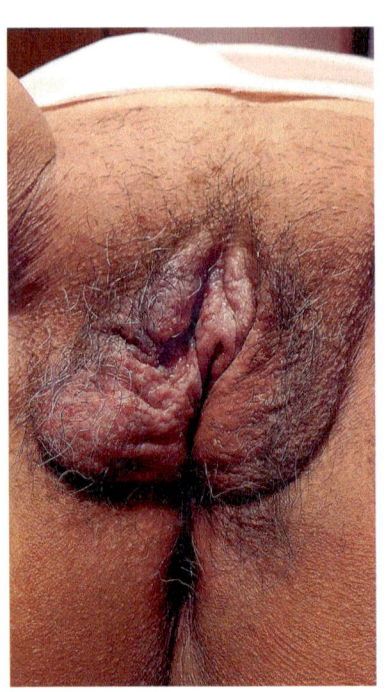

Fig. 12-2. Vulva com aspecto hiperplásico com áreas escoriadas ocupando maior parte de grande lábio direito.

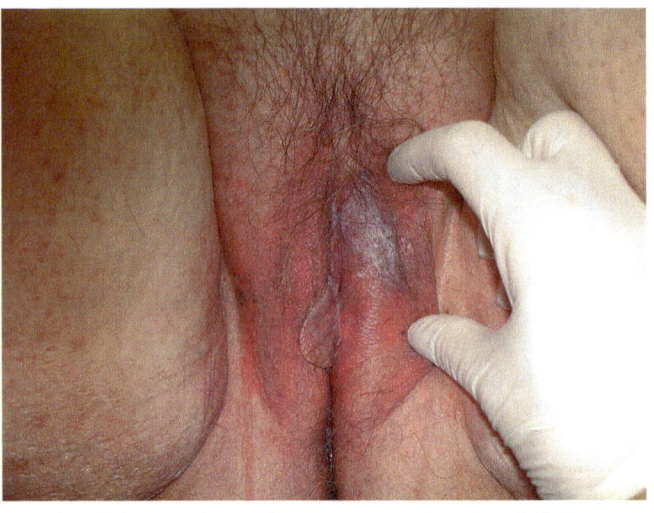

Fig. 12-3. Vulva com áreas eritematosas com placa de epitélio branco em terço superior de grande lábio esquerdo.

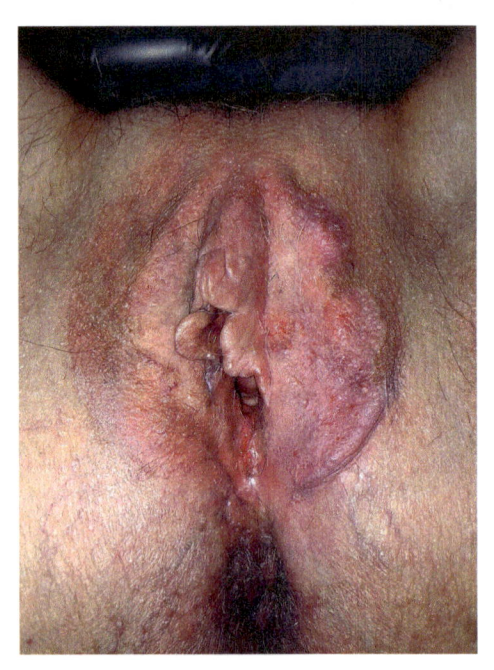

Fig. 12-4. Vulva com aspecto hiperplásico com predomínio de áreas eritematosas e escoriações no grande lábio esquerdo.

Diagnóstico

O diagnóstico da doença de Paget é feito pela suspeita clínica e confirmado com a biópsia. Muitas pacientes sofrem um diagnóstico tardio, pois a aparência das lesões mimetiza algumas doenças vulvares benignas. Devem ser solicitadas citologia oncótica, mamografia, cistoscopia e colonoscopia para afastar, ou confirmar, a origem secundária da doença.

Achados Microscópicos

Caracteriza-se pela presença de células epiteliais grandes, ovais ou poliédricas denominadas "células de Paget". Estas se agrupam próximo às camadas basal e parabasal, destacando-se por possuírem citoplasma pálido, núcleo grande e nucléolos atípicos e proeminentes (Fig. 12-8a). A forma vulvar cutânea ou primária tem crescimento lento. Múltiplas biópsias devem ser consideradas, a fim de excluir associação com

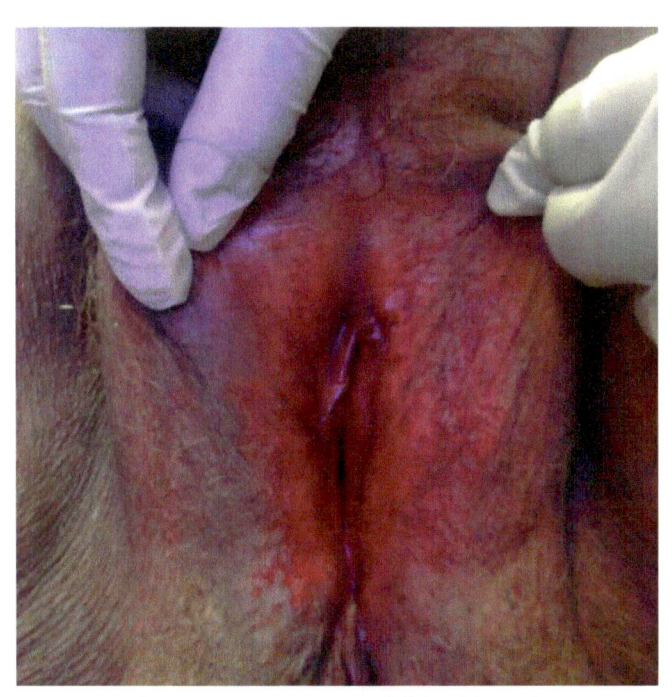

Fig. 12-5. Lesão com aspecto eczematoide bem delimitada com bordas ligeiramente elevadas e fundo vermelho.

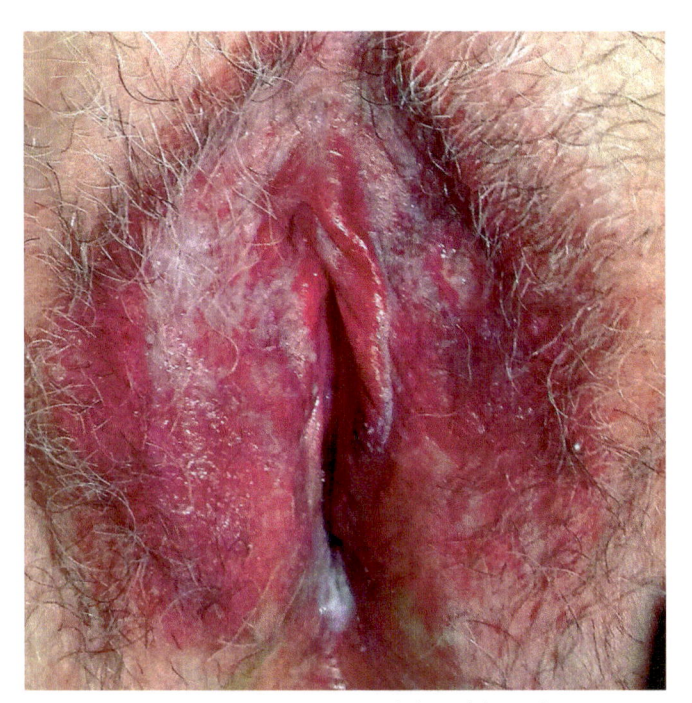

Fig. 12-6. Lesão com aspecto eczematoide bem delimitada com bordas ligeiramente elevadas e fundo vermelho marcante intercalada com placas de epitélio branco.

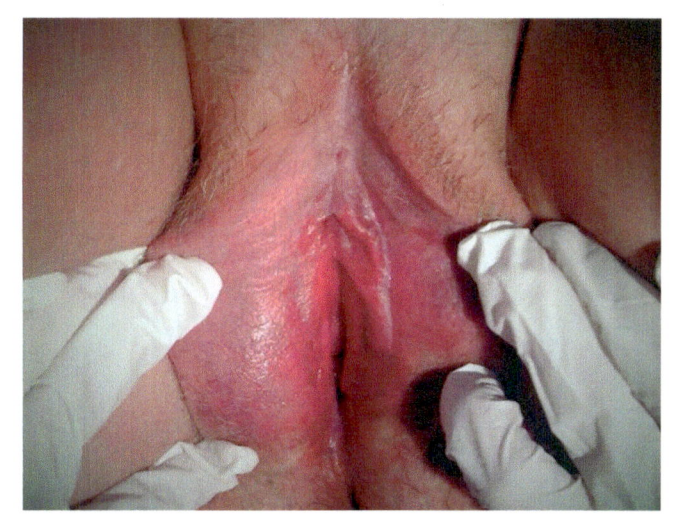

Fig. 12-7. Lesão eritematosa relativamente uniforme sem áreas brancas.

adenocarcinoma. A invasão deve ser excluída e, se presente, deve ser medida. A imuno-histoquímica é fundamental para diferenciar a doença de Paget da VIN e do melanoma *in situ*. A lesão cutânea ou primária é positiva para o PAS, antígeno carcinoembrionário (CEA), citoqueratina 7 (CK 7) e antígeno da doença cística densa de proteína-15 fluida (GCDFP-15) e negativa para citoqueratina 20 (CK20) (Fig. 12-8).

Diagnóstico Diferencial

Os diagnósticos diferenciais incluem candidíase, psoríase, neoplasia intraepitelial vulvar, eczema, líquen escleroso, líquen plano e melanoma *in situ*. Na candidíase, o processo costuma ser mais difuso e frequentemente associado à candidíase vaginal. Na neoplasia intraepitelial também há presença de áreas bem delimitadas, com aspecto hiperplásico, porém a pele não apresentará um aspecto branco/eritematoso exsudativo.

Tratamento

As lesões devem ser removidas cirurgicamente para a adequada avaliação histológica (Fig. 12-9). É comum haver margens positivas. A doença histológica se estende além da lesão visível. A taxa de recorrência varia e é dependente do comprometimento das margens cirúrgicas. Na neoplasia intraepitelial ou lesão com profundidade igual ou menor que 1 mm, realizar a excisão ampla local e enxertia cutânea se necessário. Nas lesões com profundidade maior que 1 mm está indicada a excisão ampla local ou vulvectomia com linfadenectomia inguinofemoral uni ou bilateral e reconstrução plástica se necessário. No caso em que houver tumor invasivo subjacente (adenocarcinoma), recomenda-se a vulvectomia radical com linfadenectomia inguinal bilateral com reconstrução plástica. Não usamos o exame de congelação para analisar as margens cirúrgicas. Na doença de Paget não cutânea o tratamento é dirigido ao tumor primário. Alternativamente, a cirurgia a laser também pode ser utilizada.

O tratamento clínico com imiquimode 5% parece ser seguro e efetivo. Da mesma forma 5-fluorouracil tópico pode ser benéfico.

A sobrevida global em 5 anos varia de 75% a 91%. Mas depende da profundidade da lesão. Na lesão intraepitelial é de 100%, na lesão com até 1 mm de profundidade é de 88%, na lesão com mais de 1 mm de profundidade é de 15% de sobrevida em 5 anos.

O seguimento pós-tratamento deve ser prolongado. A taxa de recidiva varia de 34% a 46%. Qualquer área suspeita deve ser excisada. O tratamento da recidiva pode ser feito com nova excisão cirúrgica, imiquimode 5% ou laser.

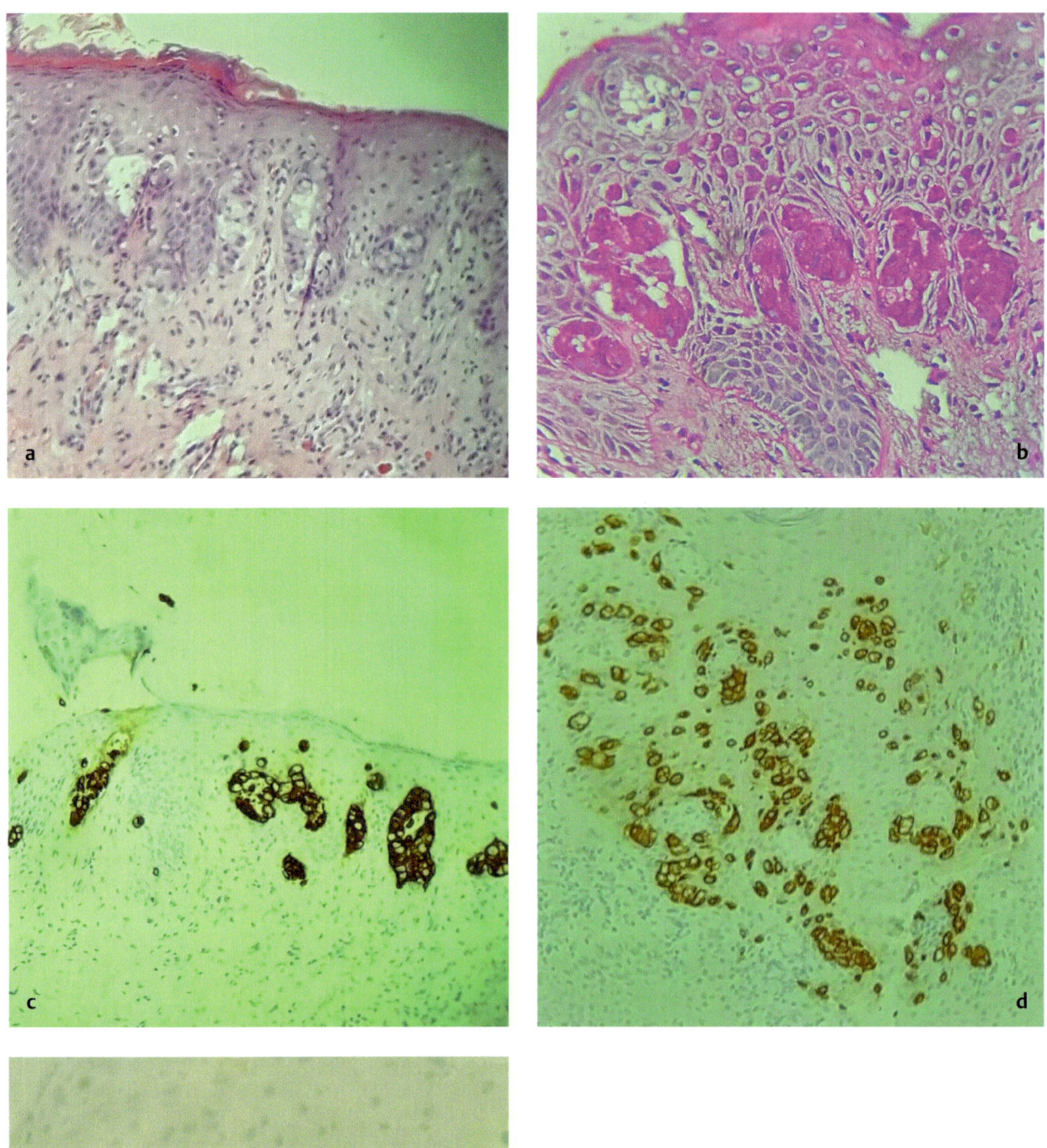

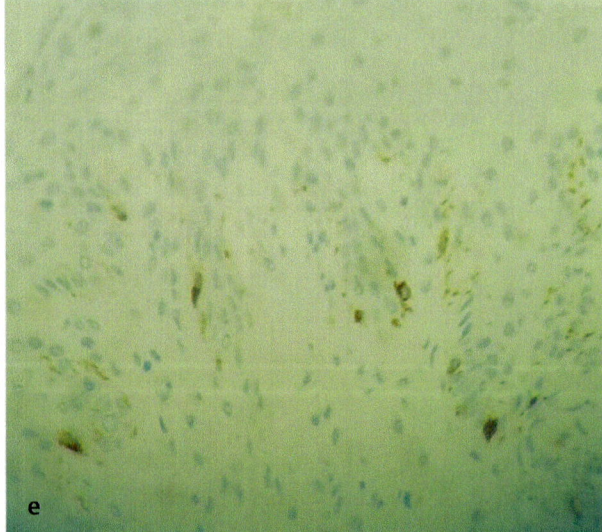

Fig. 12-8. Doença de Paget. (a) Epitélio queratinizado infiltrado por células grandes, ovaladas com citoplasma claro e núcleo grande, isoladas ou agrupadas próximas da camada basal ("Células de Paget") (HE 40x).
(b) Imunohistoquímica: PAS positivo (400x). (c) Imunohistoquímica: CK7 fortemente positiva nas células neoplásicas na camada basal (200x).
(d) Imunohistoquímica: CK7 positiva no citoplasma (200x).
(e) Imunohistoquímica: HMB45 negativa nas células epiteliais. Coloração de poucos melanócitos da pele, afastando a hipótese de melanoma (200x).

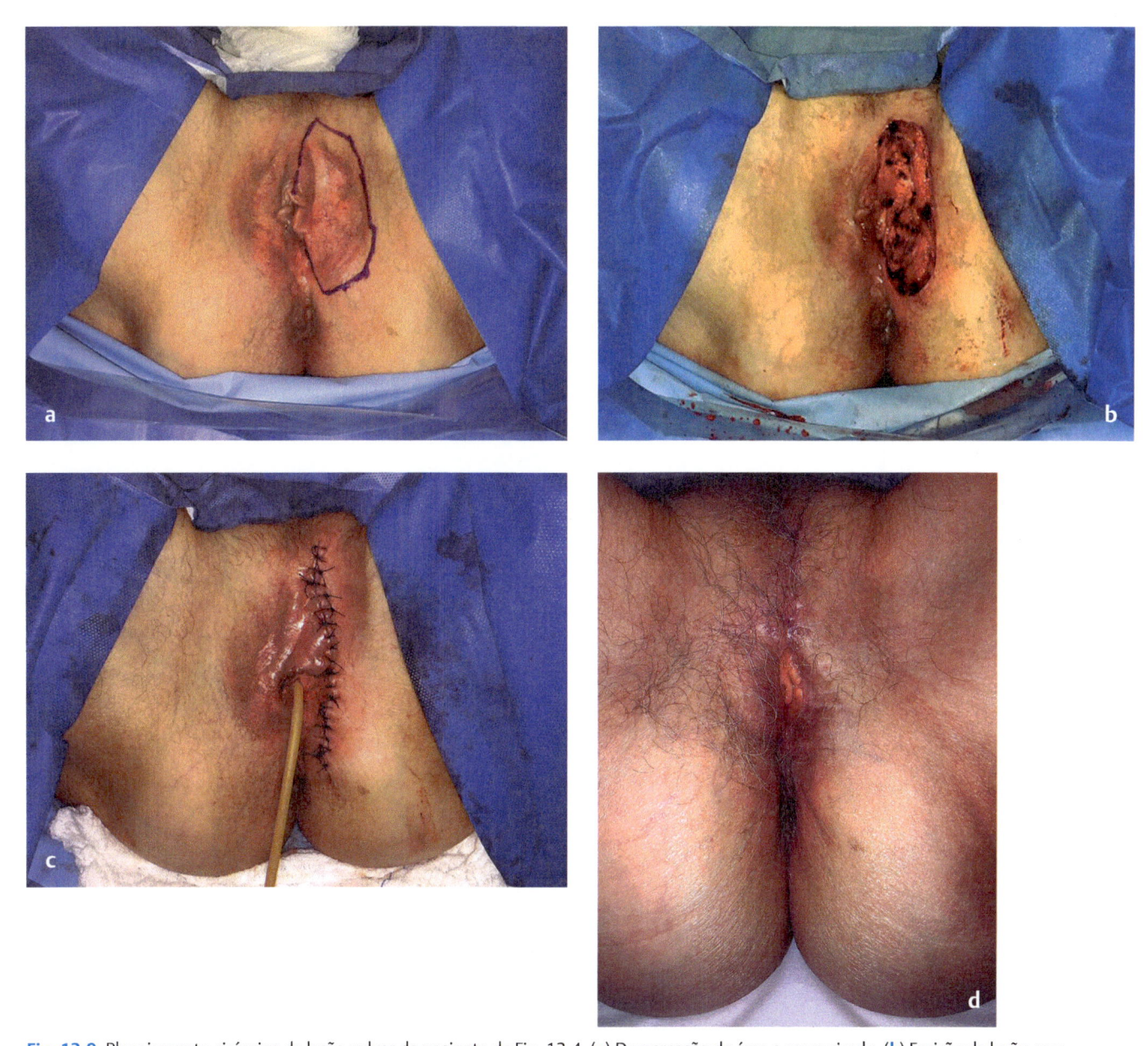

Fig. 12-9. Planejamento cirúrgico da lesão vulvar da paciente da Fig. 12-4. (**a**) Demarcação da área a ser excisada. (**b**) Excisão da lesão com margem de segurança. (**c**) Síntese per primam da pele com pontos separados. (**d**) Cicatrização completa. Aspecto final.

MELANOMA *IN SITU*

Definição

O termo melanoma é utilizado para representar o crescimento neoplásico envolvendo a linhagem de células melanocíticas. É denominado *in situ* quando limitado à epiderme (intraepitelial), isto é, não ultrapassa a membrana basal.

Características Gerais

O melanoma é a segunda neoplasia maligna mais comum da vulva, correspondendo a 8%-10% de todas as lesões malignas vulvares. Acomete mulheres idosas mais frequentemente entre a sexta e a sétima década de vida e tem predominância na raça branca. A incidência de melanomas vulvares em áreas não expostas à radiação ultravioleta manteve-se estável nos últimos tempos. Os melanomas ocorrem mais frequentemente nos pequenos lábios ou no clitóris.

Fisiopatologia

A lesão pode não ser diagnosticada clinicamente, já que é muito parecida com lesões benignas hiperpigmentadas. Além disso, 10% dos casos de melanoma *in situ* são provenientes de nevos vulvares preexistentes. Outro dado é que o risco de progressão para o melanoma invasor é desconhecido. A fase *in situ* pode durar um longo período.

Apresentação Clínica

Os sintomas iniciais incluem prurido, a presença de uma mácula, placa ou tumor de coloração mais escurecida ou, ainda, a mudança no tamanho, forma ou cor de uma lesão preexistente (Figs. 12-10 e 12-11). Pode ocorrer sangramento no local da lesão.

O melanoma *in situ* vulvar localiza-se principalmente em pele glabra, geralmente nos pequenos lábios ou no clitóris. Normalmente é hiperpigmentado e solitário. Histórico familiar deve ser sempre questionado, além do relato prévio de nevos atípicos em outras regiões do corpo.

Diagnóstico

A suspeita diagnóstica ocorre por meio do exame minucioso da vulva e posterior biópsia para confirmação histopatológica. O exame dermatoscópico é também de grande importância. O prognóstico para pacientes com melanoma vulvar é ruim, pois normalmente o diagnóstico é feito quando a doença já atingiu uma grande extensão. Por tal fato é que o sistema ABCDE de diagnóstico dos melanomas ainda tem grande importância. Consiste em:

A) *Assimetria:* a lesão é assimétrica se os segmentos opostos da mesma são sensivelmente diferentes.
B) *Bordas:* geralmente são irregulares, porém bem definidas.
C) *Cor:* a variabilidade da cor é uma característica importante. Por vezes, um halo vermelho pode ser visto ao redor da borda do melanoma.
D) *Diâmetro:* normalmente tem um diâmetro maior que 6 mm.
E) *Evolução:* mudança recente em tamanho, forma ou cor, ou sangramento são suspeitos.

Achados Microscópicos

A história natural do melanoma cursa com o início da lesão na junção dermoepidérmica, onde se localizam normalmente os melanócitos. As células atípicas agrupam-se em pequenos ninhos que podem confluir ou distribuírem-se de forma isolada ao longo da epiderme adjacente (Fig. 12-12a).

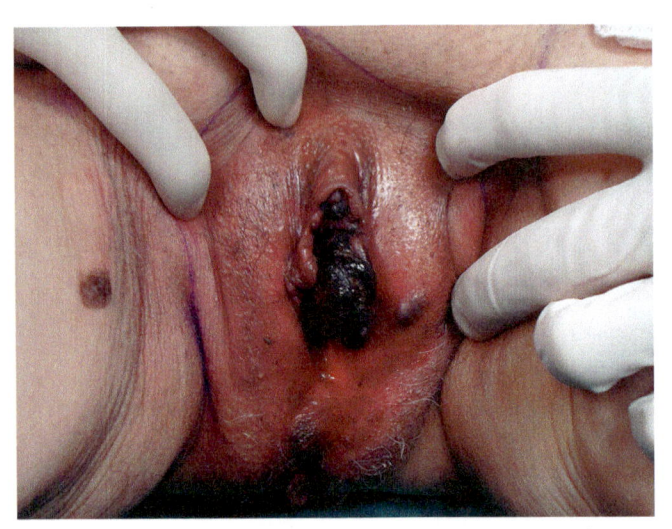

Fig. 12-10. Tumor hiperpigmentado de cor enegrecida ocupando quase toda área de pequeno lábio esquerdo se estendendo ao clitóris.

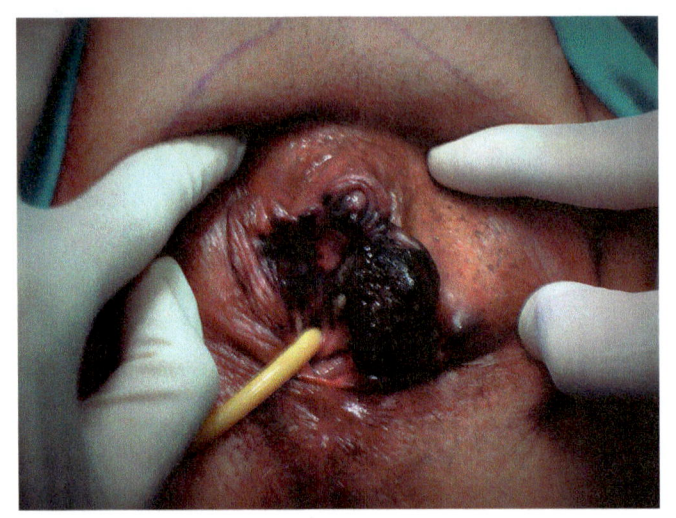

Fig. 12-11. Melanoma ocupando a maior parte de região vestibular com área tumoral mais importante em pequeno lábio esquerdo.

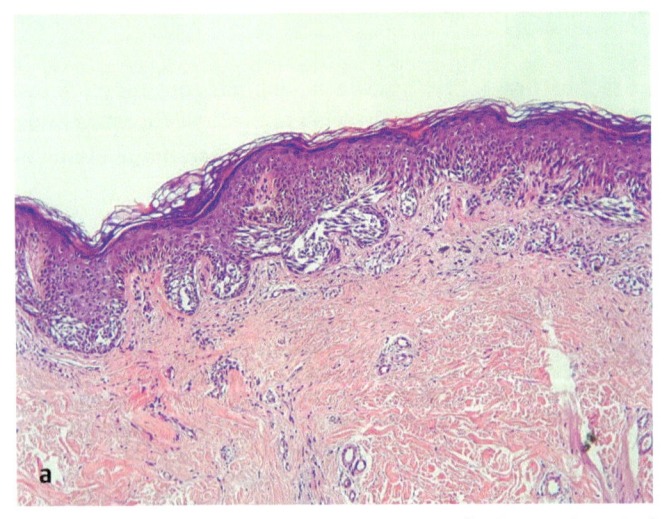

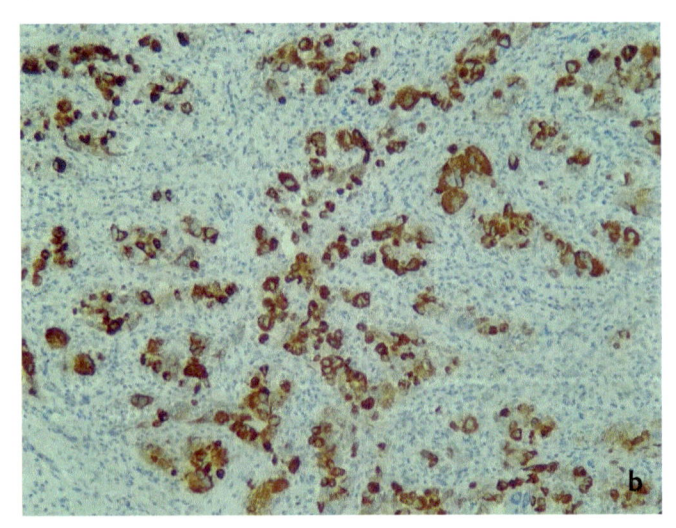

Fig. 12-12. (**a**) Melanoma in situ. Microscopia: melanócitos atípicos isolados ou agrupados em pequenos ninhos distribuídos ao longo da junção dermoepidérmica.(HE, 40x). (**b**) Melanoma in situ. Imunohistoquimica: Melan A positivo (200x).

É a fase de disseminação radial do tumor. Seu reconhecimento nesta fase indica uma lesão inicial com grande potencial de cura.

O melanoma *in situ* apresenta lesão com espessura inferior a 0,76 mm, pela classificação de Breslow, ou representa o nível I na classificação de Chung e de Clark, isto é, lesão intraepitelial.

O estudo imuno-histoquímico pode ser empregado principalmente para distinguir o melanoma da doença de Paget. O melanoma é positivo para a proteína S-100, Melan A e HMB-45 (Fig. 12-12b).

Diagnóstico Diferencial

O diagnóstico diferencial do melanoma *in situ* deve ser realizado com o nevo displásico e outras lesões pigmentadas benignas, doença de Paget, neoplasia intraepitelial vulvar e carcinoma escamoso.

Tratamento

O tratamento cirúrgico indicado é a excisão ampla da lesão com margem de segurança profunda e lateral de 2 cm, e sem necessidade de tratamento adjuvante. Caso seja identificado melanoma *in situ* multifocal, deve ser considerada a vulvectomia simples, já que a incidência de recorrência local é baixa (Fig. 12-13).

O tratamento clínico recomendado na literatura é o imiquimode, utilizado com sucesso, tendo sido observada regressão clínica e histológica. Todavia, ensaios randomizados ainda se fazem necessários. Este tipo de tratamento apresenta a desvantagem da falta do material para avaliação anatomopatológica.

O seguimento das pacientes deve ser feito com regularidade, realizando-se exame físico e dermatoscópico, haja vista essas pacientes apresentarem maior risco de desenvolver um novo melanoma em qualquer lugar da pele.

A taxa de sobrevida, a longo prazo, de pacientes com melanoma *in situ*, situa-se acima de 92%.

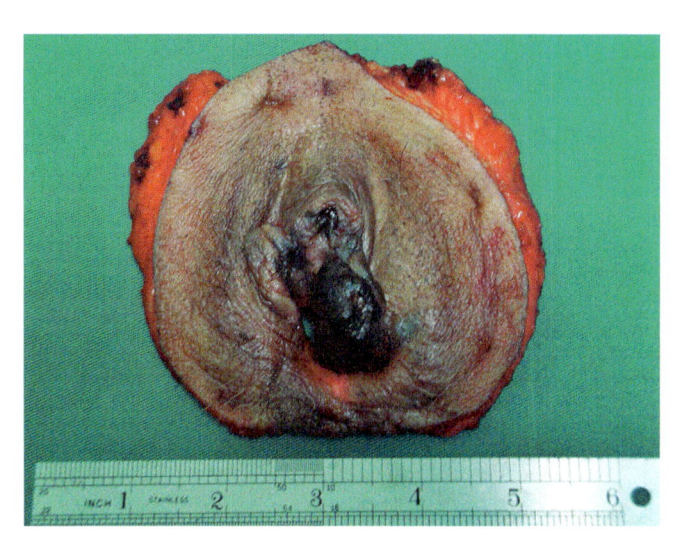

Fig. 12-13. (**a**) Vulvectomia simples realizada em paciente da Figura 12-11 com diagnóstico de melanoma *in situ* multifocal. (**b**) Peça cirúrgica de vulvectomia simples em paciente da Figura 12-11 com melanoma *in situ* multifocal.

BIBLIOGRAFIA

Berek & Novak. Tratado de Ginecologia. 15. ed. Rio de Janeiro. Guanabara Koogan; 2014.

Black M, McKay M, Braude P, Jones SV, Margesson L. Dermatologia em Ginecologia e Obstetrícia. 2. ed. Barueri, SP: Manole; 2003

Brandt SE, Welvaart K, Hermans J. Is long-term follow-up justified after excision of a thin melanoma (less than or equal to 1.5 mm)? A retrospective analysis of 206 patients. J Surg Oncol 1990;43:157-60.

Edwards L, Lynch P. Genital Dermatology Atlas. 2. ed. Philadelphia: Lippincott Williams e Wilkins, a Wolters Kluwer Bussiness; 2011.

Fleming CJ, Bryden AM, Evans A, Dawe RS, Ibbotson SH. A pilot study of treatment of lentigo maligna with 5% imiquimod cream. Br J Dermatol 2004;151:485-8.

Hatta N, Yamada M, Hirano T, Fujimoto A, Morita R. Extramammary Paget's disease: treatment, prognostic factors and outcome in 76 patients. Br J Dermatol. 2008;158:313-318.

Hoffman B, Schorge J, Schaffer J, Halvorson L, Bradshaw K, Corton MM. Ginecologia de Williams. MC Graw Hill; 2012.

Hoskins WJ, Perez CA, Young RC. Vulva. Principles and Practice of Gynecologic Oncology, 3th ed. Philadelphia: Lippincott Williams & Wilkins; 2000. p. 777.

Ito Y, Igawa S, Ohishi Y, Uehara J, Yamamoto AI, Iizuka H. Prognostic indicators in 35 patients with extramammary Paget's disease. Dermatol Surg. 2012;38:1938-1944.

Marchitelli C, Peremateu MS, Sluga MC, Berasategui MT, Lopez DG, Wernicke A, et al. Treatment of Primary Vulvar Paget Disease With 5% Imiquimod Cream. J Lower Gen Tract Dis. 2014;18: 347-350.

Martins NV. Patologia do trato genital inferior: Diagnóstico e tratamento. 2. ed. São Paulo: Roca; 2014.

Mehta S, Dixit SM. Premalignant lesions of the vulva. AOGD Bulletin Dec 2015; vol 15-8: 18-21.

Perez DR, Trakarnsanga A, Shia J, Nash GM, Temple LK, Paty PB, et al. Management and outcome of perianal Paget's disease: a 6-decade institutional experience. Dis Colon Rectum. 2014; 57:747-751.

Ridley M, Neill SM. A Vulva. 2. ed. Rio de Janeiro: Revinter; 2003.

Sadownik LA, Crawford RI. Post-surgical treatment of melanoma in situ of the vulva with imiquimod. J Obstet Gynaecol Can 2010;32(8):771-774.

Wilkinson EJ, Brown HM. Vulvar Paget disease of urothelial origin: a report of three cases and a proposed classification of vulvar Paget disease. Hum Pathol 2002;33:549-554.

Wilkinson EJ, Stone IK. Atlas de doenças da vulva. 2. ed. Rio de Janeiro: Revinter; 2011.

TUMORES EPITELIAIS BENIGNOS

PÓLIPO FIBROEPITELIAL
Definição
Tumor cutâneo polipoide, benigno de origem epitelial (queratinócito) e com componente estromal. Também conhecido como Acrocórdon ou Fibroma mole.

Fisiopatologia
Ainda pouco conhecida, parece tratar-se de lesões reativas subepiteliais da vulva mais do que uma neoplasia propriamente dita. Parece surgir a partir de um nevo em regressão. Influências hormonais podem participar na sua formação.

Apresentação Clínica
Tumor pediculado, da mesma cor da pele, de diferentes tamanhos, podendo aparecer como pequenas pápulas ou ter crescimento excessivo até que se tornem gigantes (Figs. 13-1 a 13-4). Geralmente assintomáticos, podem causar incômodo dependendo do tamanho e da localização. Pólipos fibroepiteliais gigantes podem ter suprimento vascular insuficiente e apresentar ulceração. São mais frequentes em mulheres obesas.

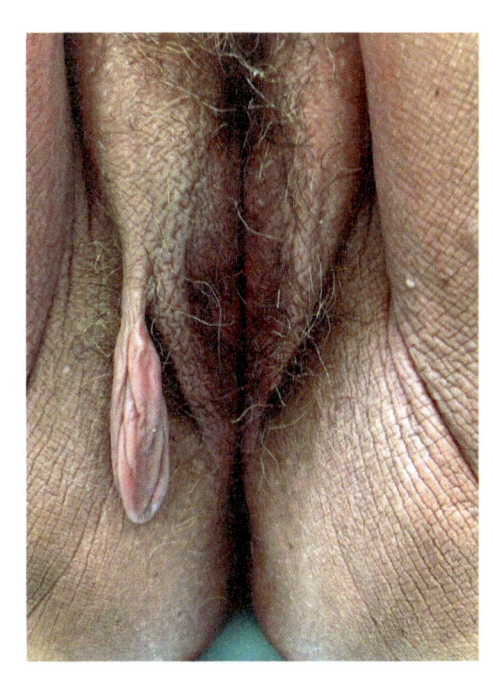

Fig. 13-1. Pólipo fibroepitelial de médio volume em grande lábio direito.

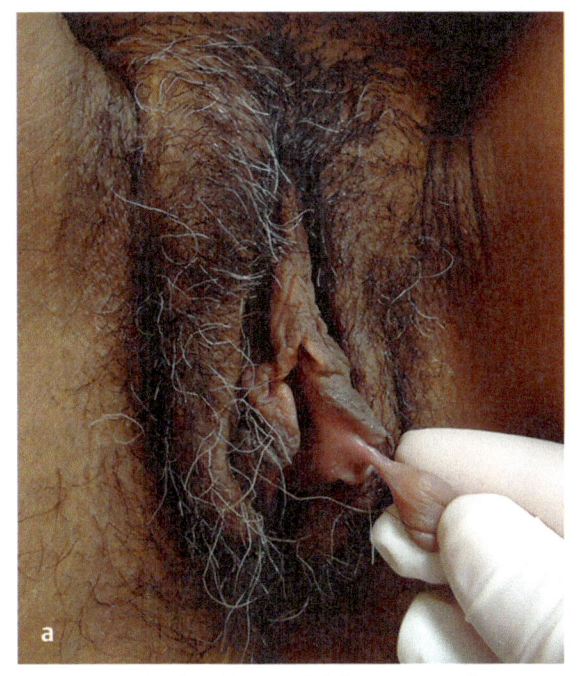

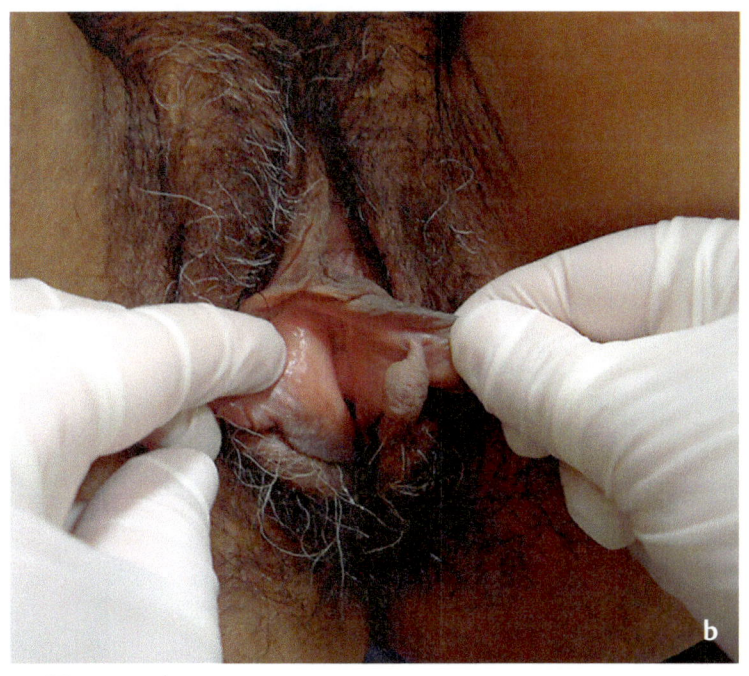

Fig. 13-2. (a,b) Pólipo fibroepitelial de pequeno volume em pequeno lábio esquerdo.

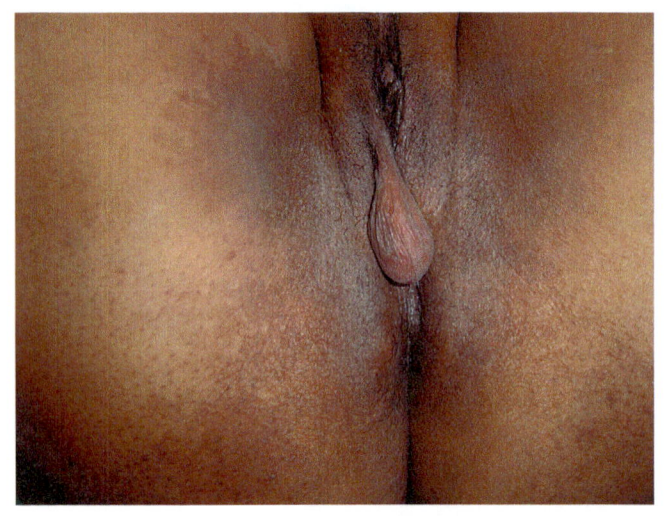

Fig. 13-3. Pólipo fibroepitelial de volume médio, pediculado, de textura macia e localizado no grande lábio direito.

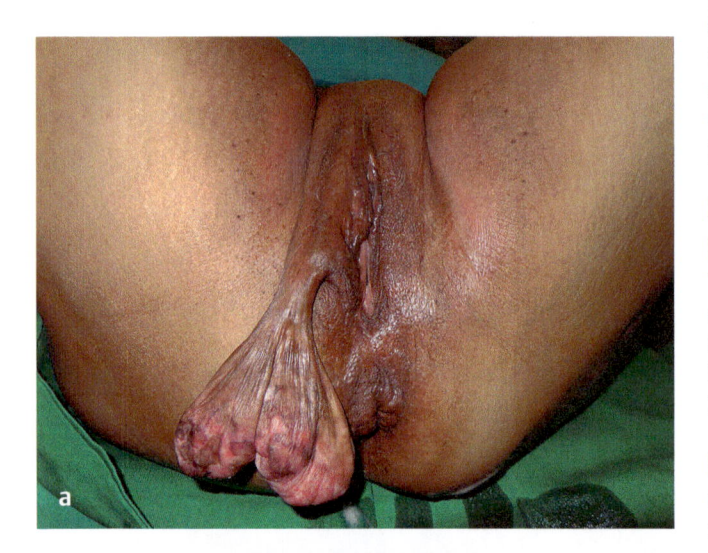

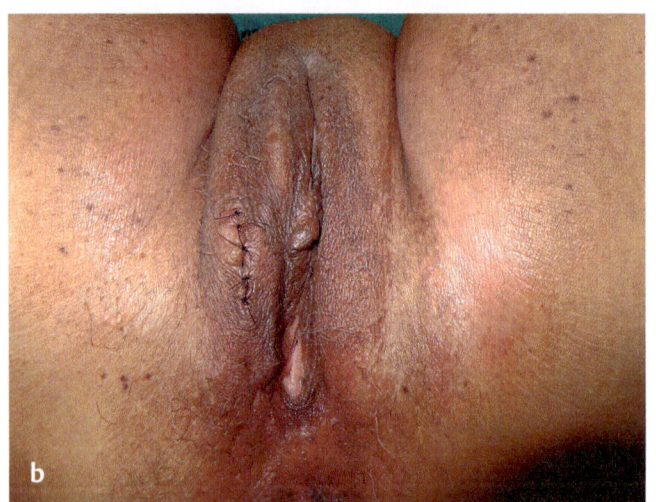

Fig. 13-4. (a) Grande pólipo fibroepitelial pediculado, indolor, mole e macio à palpação. (b) Grande lábio direito com pontos de *nylon* donde foi excisado o pólipo em sua base.

Achados Microscópicos
São compostos por estroma fibrovascular rico em colágeno, vasos e coberto por epitélio queratinizado, podendo apresentar acantose, hiperceratose e papilomatose.

Diagnóstico
É clínico e se faz por meio do exame da vulva com identificação de lesão polipoide séssil ou pediculada, de consistência amolecida e macia. A confirmação diagnóstica é feita por meio do exame histopatológico.

Diagnóstico Diferencial
O diagnóstico diferencial deve ser feito com nevo intradérmico e com condiloma acuminado.

Tratamento
Quando pequenos, o tratamento pode ser conservador, sem a necessidade de excisão cirúrgica. Todavia, algumas mulheres preferem a exérese cirúrgica por desconforto ou por estética. O procedimento pode ser realizado em ambulatório sob anestesia local. Os tumores maiores, com pedículo largo quando excisados podem necessitar de sutura. Apesar do baixo risco de malignidade, recomenda-se o envio do espécime excisado para estudo histopatológico (Fig. 13-4).

HIDRADENOMA PAPILÍFERO
Definição
Tumor anexial benigno com características de glândulas apócrinas e écrinas, originando-se de células glandulares mamária-símiles anogenitais localizadas no sulco interlabial e face interna dos grandes lábios e, mais raramente, no períneo e região perianal.

Fisiopatologia
O crescimento tumoral das células glandulares mamária-símiles na vulva não tem causa conhecida.

Apresentação Clínica
São pequenos nódulos móveis de localização típica em sulco interlabial ou face interna dos grandes lábios, geralmente menores que 1 cm, róseos ou da cor da pele (Figs. 13-5, 13-6a e 13-7). Podem ulcerar ou secretar líquido claro. Geralmente assintomáticos, porém quando ulceram podem causar dor e/ou sangramento (Fig. 13-8).

Achados Microscópicos
Neoplasia sólido-cística intradérmica com padrão complexo de túbulos que se ramificam e anastomosam, intermeados de bandas de tecido fibroso, formando papilas. Os túbulos são revestidos de uma camada de epitélio colunar com citoplasma claro ou eosinofílico, envolvidos por células mioepiteliais. Em alguns casos, remanescentes de células glandulares mamárias símiles podem ser visualizados na periferia da lesão. O tumor possui uma pseudocápsula e embora mimetize um adenocarcinoma papilar não tem atipia nuclear e não invade a derme (Fig. 13-9a,b).

TUMORES EPITELIAIS BENIGNOS

Diagnóstico
O diagnóstico é clínico, baseado nas características e na localização da lesão e confirmado pelo estudo histopatológico da lesão excisada.

Diagnóstico Diferencial
Assemelha-se a outros pequenos tumores anexiais que ocorrem na vulva.

Tratamento
O tratamento de escolha é a excisão cirúrgica (Fig. 13-6), podendo ser ambulatorial e sob anestesia local. Nos casos de nódulos pequenos e assintomáticos, de acordo com o desejo e consentimento da paciente, a excisão pode ser dispensada.

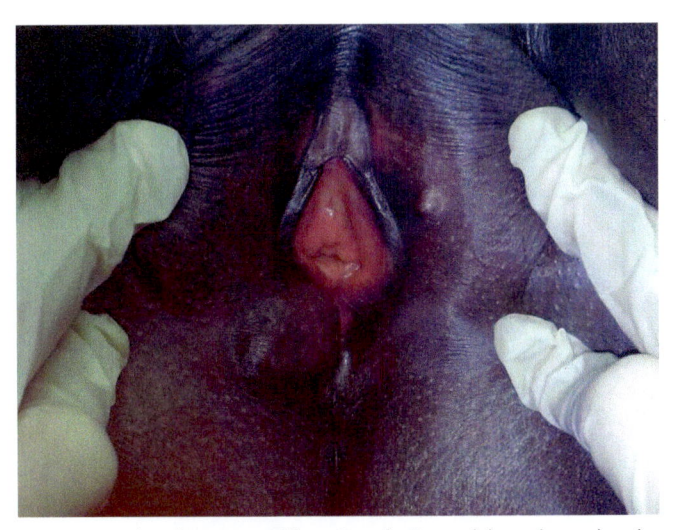

Fig. 13-5. Hidroadenoma papilífero. Duas lesões nodulares da cor da pele, uma em região perineal e outra em face interna de grande lábio esquerdo.

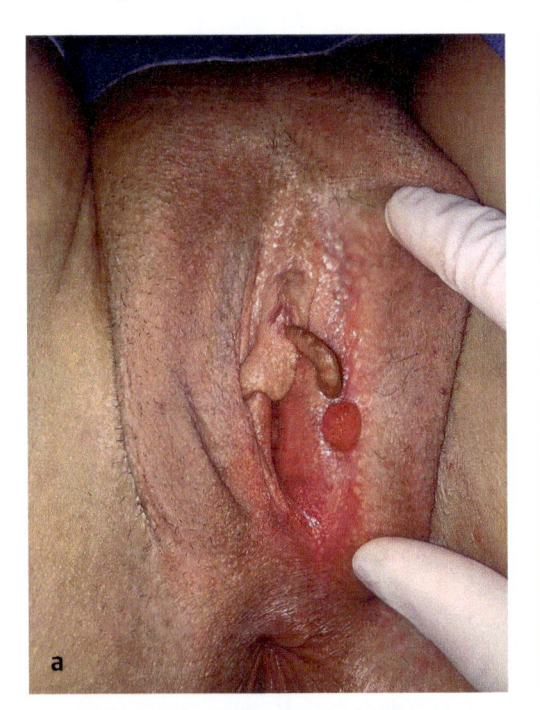

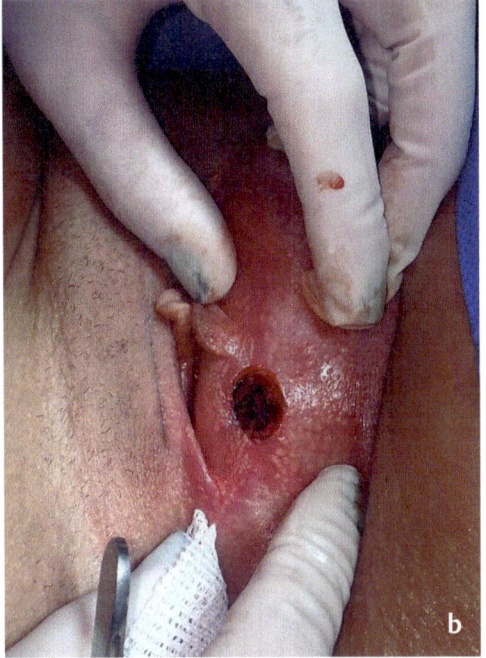

Fig. 13-6. (a) Hidroadenoma papilífero. Lesão nodular rósea na face interna de grande lábio esquerdo. (b) Excisão de Hidroadenoma papilífero em face interna de grande lábio esquerdo.

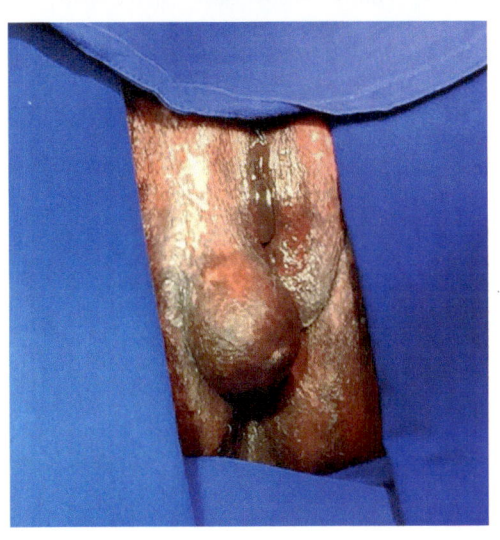

Fig. 13-7. Hidroadenoma papilífero em região perineal com apresentação rara medindo mais que 1 cm.

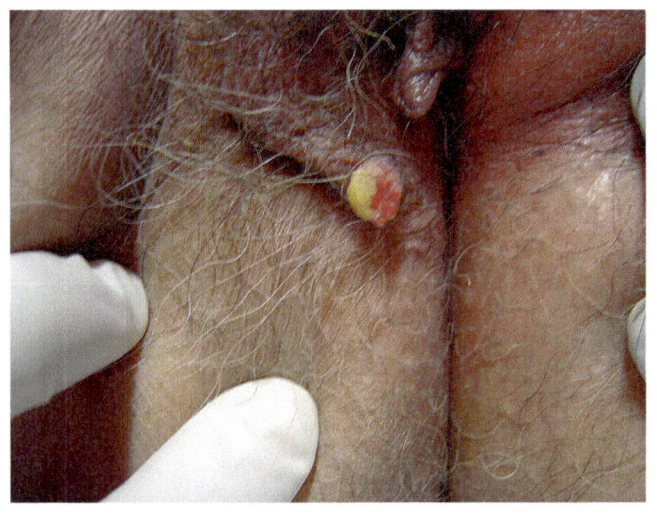

Fig. 13-8. Hidroadenoma papilífero. Pequeno nódulo, sólido, de 1 cm de diâmetro, móvel, ulcerado, indolor, localizado próximo ao sulco interlabial direito.

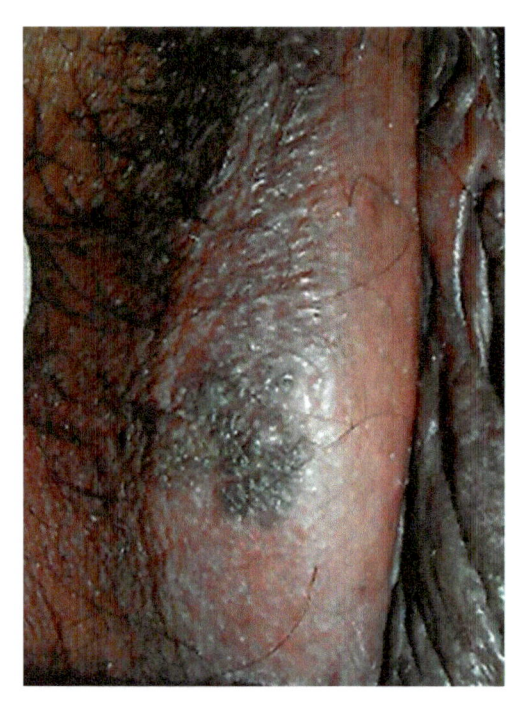

Fig. 13-9. Ceratose seborreica em terço médio de grande lábio direito.

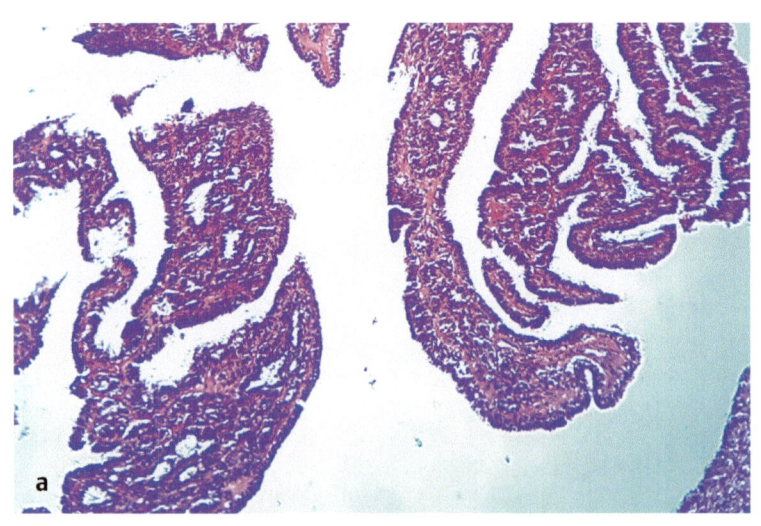

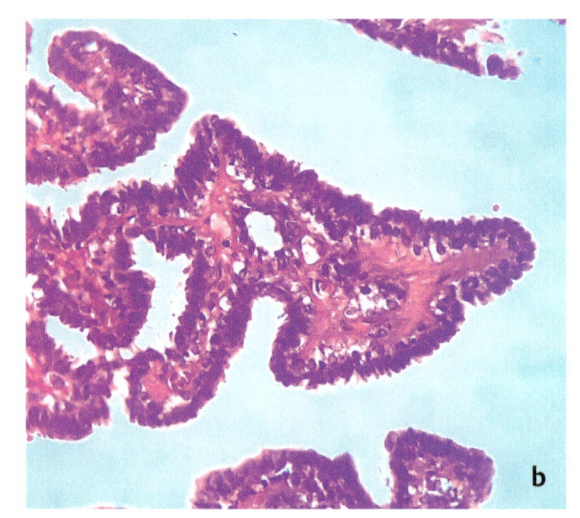

Fig. 13-10. (**a**) Hidroadenoma papilífero. Lesão bem delimitada composta por estruturas papilares e glandulares com estroma frouxo vascularizado de permeio (HE, 40x). (**b**) Hidroadenoma papilífero. As estruturas papilares e tubulares são revestidas por dupla camada celular: externamente, por epitélio cilíndrico secretor e por células mioepiteliais subjacentes (HE, 100x).

CERATOSE SEBORREICA

Definição
Tumor epidérmico benigno de ocorrência comum, de origem nos queratinócitos e que pode ocorrer em qualquer superfície queratinizada, como face e tronco, e menos comum na vulva.

Fisiopatologia
Proliferação de queratinócitos de causa indefinida, porém, com padrão familiar sugerindo predisposição genética.

Apresentação Clínica
Geralmente assintomáticas. Apresenta-se como pápulas ou pequenas placas ceratósicas de superfície levemente verrucosa, bem demarcadas, de coloração marrom uniforme (Fig. 13-9). Podem perder a uniformidade e a coloração quando ocorre processo inflamatório da vulva. Mais comum em mulheres brancas, acima de 40 anos e são múltiplas, aparecendo simultaneamente em outros sítios.

Achados Microscópicos
O epitélio é espessado e apresenta hiperceratose, acantose e pseudocistos córneos. Não há atipia ou coilócitos.

Diagnóstico
O diagnóstico é clínico, porém caso haja dúvida diagnóstica a lesão deverá ser biopsiada e enviada para análise histopatológica.

Diagnóstico Diferencial

A ceratose seborreica geralmente tem aparência clássica. Mas às vezes pode ter difícil a diferenciação com nevus, condiloma acuminado, carcinoma basocelular, neoplasia intraepitelial vulvar e melanoma. Enquanto o condiloma tende a ocorrer como lesões vulvares múltiplas, a ceratose tende a apresentar-se como lesão única. Mulheres com ceratose seborreica vulvar normalmente apresentam outras lesões em outros sítios.

Tratamento

A ceratose seborreica não requer tratamento específico. Caso a lesão seja sintomática ou haja desejo da paciente, poderá ser tratada em ambulatório, com eletrocauterização, cauterização química, crioterapia ou *shaving*.

BIBLIOGRAFIA

Eads TJ. The Utility of Submitting Fibroepithelial Polyps for Histological Examination. Arch Dermatol. 1996;132(12):1459.

Edwards L, Lynch PJ. Genital Dermatology Atlas. 2nd ed. Lippincott Williams & Wilkins; 2010.

Edwards L. Pigmented vulvar lesions. Dermatol Ther. 2010;23(5):449;57.

El-Khoury J, Renald MH, Plantier F, Avril MF, Moyal-Barracco M. Vulvar hidradenoma papilliferum (HP) is located on the sites of mammary-like anogenital glands (MLAGs): Analysis of the photographs of 52 tumors. J Am Acad Dermatol. 2016; 90-96(16)114-6.

Galeana C, Casas D, Rodríguez A, Cantú MA, Aguilar F, Moreno V, et al. Benign tumors of vulva: review and case report of achrocordon. Medwave. 2014;14(1):e5886-e5886.

Kazakov DV, Spagnolo DV, Kacerovska D, Michal M. Lesions of anogenital mammary-like glands: an update. Adv Anat Pathol. 2011;18(1):1-28.

Nucci MR, Fletcher CD. Vulvovaginal soft tissue tumours: update and review. Histopathology. 2000;36(2):97-108.

Vázquez-Velo JA, Terán ALR, Vega-Memije ME. Hidradenoma papilliferum. Report of two cases and review of literature. Ginecol Obstet México. 2013;81(7):420-4.

Venkatesan A. Pigmented lesions of the vulva. Dermatol Clin. 2010; 28(4):795-805.

Wilkinson EJ, Stone IK. Atlas of Vulvar Disease. 3a ed. LWW; 2011.

Woodworth H, Dockerty MB, Wilson RB, Pratt JH. Papillary hidradenoma of the vulva: a clinicopathologic study of 69 cases. Am J Obstet Gynecol. 1971;110(4):501-8.

TUMORES NÃO EPITELIAIS BENIGNOS

ANGIOCERATOMA
Definição
São lesões papulosas, benignas contendo vasos sanguíneos dilatados recobertos por epitélio escamoso e grau variado de hiperceratose.

Características Clínicas
São tidas como uma variante do hemangioma, mas sua etiologia ainda é desconhecida. São lesões vasculares isoladas ou agrupadas, uni ou bilaterais, com 2 a 5 mm de diâmetro e coloração podendo variar de vermelha brilhante a violácea ou negra (Fig. 14-1). Não são vistos antes da puberdade e acometem mulheres abaixo dos 50 anos de idade. Lesões similares podem acometer a pele da bolsa escrotal.

Na maioria das vezes são encontradas fortuitamente durante um exame ginecológico de rotina. Localizam-se nos grandes lábios e, muito raramente, no clitóris. As lesões são assintomáticas e raramente pruriginosas. Eventualmente, podem se ulcerar dando origem a sangramento de pequena monta.

O diagnóstico diferencial deve ser feito como nevo, lesões melanocíticas e sarcoma de Kaposi. A biopsia é necessária para esclarecer o diagnóstico definitivo.

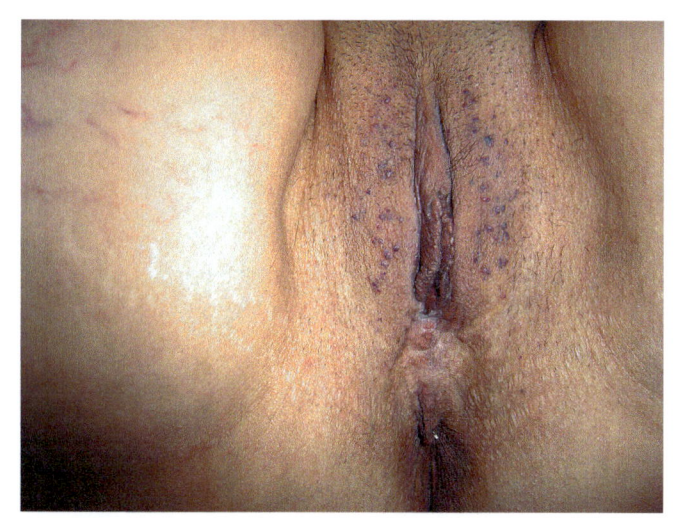

Fig. 14-1. Angioceratomas. Múltiplas pequenas lesões, violáceas disseminadas nos grandes lábios bilateralmente.

Histopatologia
Caracterizam-se por vasos sanguíneos dilatados na derme e recobertos por epitélio escamoso com graus variados de hiperceratose, acantose e papilomatose.

Tratamento
As lesões assintomáticas podem ser apenas acompanhadas. A biopsia deverá ser realizada previamente quando o tratamento cirúrgico for indicado. Lesões únicas e pequenas podem ser tratadas ambulatorialmente. Lesões múltiplas e grandes devem ser tratadas, sob anestesia, no bloco operatório. As lesões sintomáticas podem ser excisadas, eletrocoaguladas ou sofrerem ablação por *laser*. As lesões tratadas têm tendência a recidivar.

HEMANGIOMA
Definição
É uma malformação vascular localizada no interior da derme ou no tecido celular subcutâneo.

Características Clínicas
Os hemangiomas surgem logo após o nascimento, crescem rapidamente em tamanho e depois podem evoluir, permanecer estável ou regredir. Os hemangiomas podem ser **capilares** ou **cavernosos**. O **capilar** é uma malformação vascular superficial, plana e de coloração avermelhada. O **cavernoso** se caracteriza por dilatações vasculares profundas com aspecto varicoso, que além da vulva podem acometer a face interna da coxa, estender-se para as paredes vaginais ou para o interior da pelve. São verdadeiros tumores vasculares localizados, unilateralmente, no grande lábio. São geralmente assintomáticos, porém, esteticamente, pouco aceitáveis (Fig. 14-2).

A definição da extensão da profundidade do hemangioma visando uma intervenção cirúrgica deve ser feita por meio da ressonância magnética (Fig. 14-3).

Histopatologia
São caracterizados por proliferação endotelial de vasos dérmicos, dilatados e repletos de sangue.

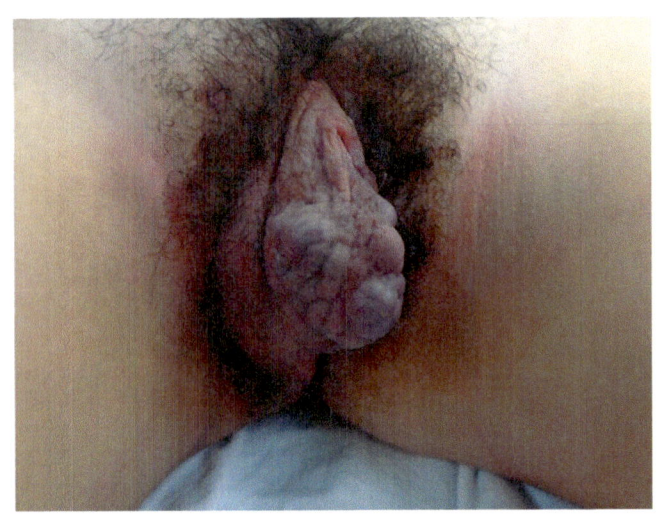

Fig. 14-2. Hemangioma vulvar: vasos dilatados, lobulados e violáceos.

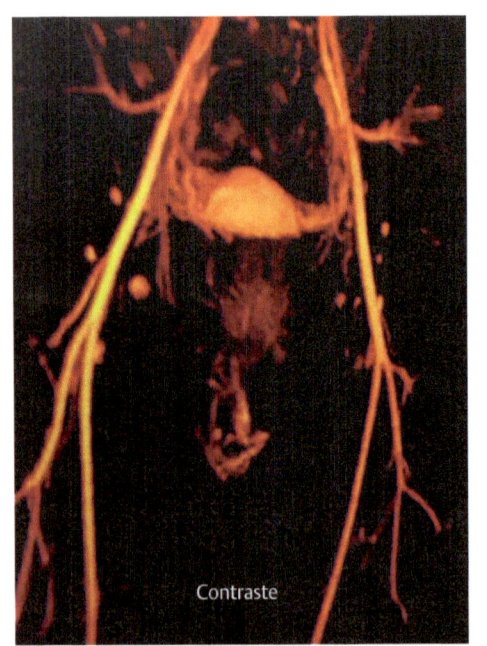

Fig. 14-3. Hemangioma vulvar. Ressonância magnética: vasos dilatados na vulva sem comunicação com vasos intrapélvicos.

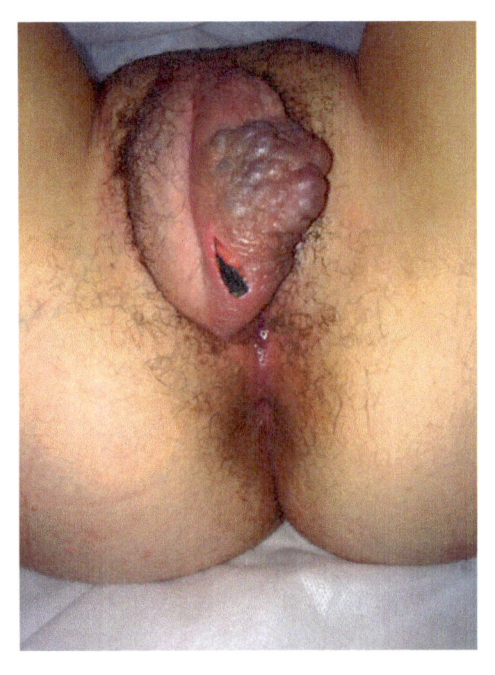

Fig. 14-4. Hemangioma: área de necrose na pele e visualização dos cristais de Onix.

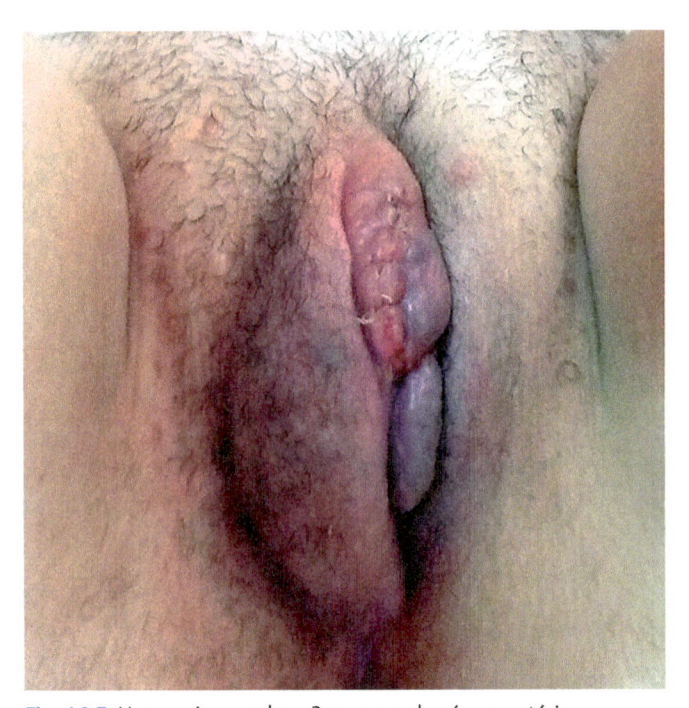

Fig. 14-5. Hemangioma vulvar: 3 semanas de pós-operatório.

Tratamento

O hemangioma **capilar** pode ser conduzido de forma expectante. Pequenos hemangiomas **cavernosos** na infância devem ser apenas observados em razão da possibilidade de regressão. Pequenos hemangiomas esteticamente bizarros e sem extensão pélvica profunda podem ser ressecados cirurgicamente. Hemangiomas sintomáticos, com erosão ou ulceração, e sangrantes podem ser tratadas com *laser*. A ressecção cirúrgica quando indicada deve ser precedida pela embolização cuidadosa dos vasos nutridores do tumor com cristais de Onix, o que facilita a intervenção (Figs. 14-4 a 14-7). Não é recomendada a intervenção cirúrgica nos hemangiomas **cavernosos** com extensão pélvica profunda.

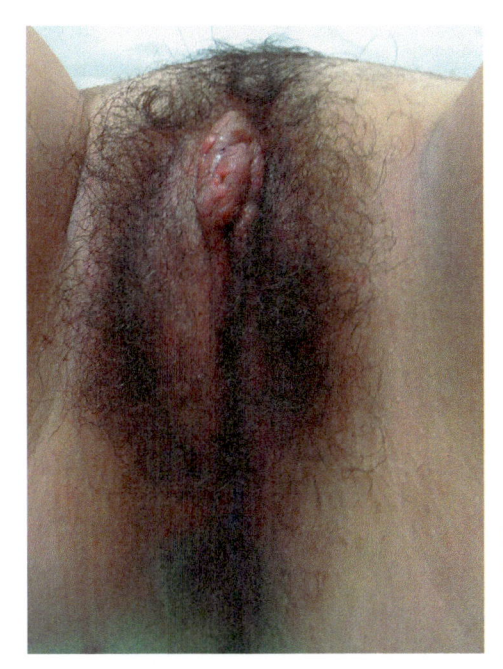

Fig. 14-6. Hemangioma vulvar: 6 meses de pós-operatório.

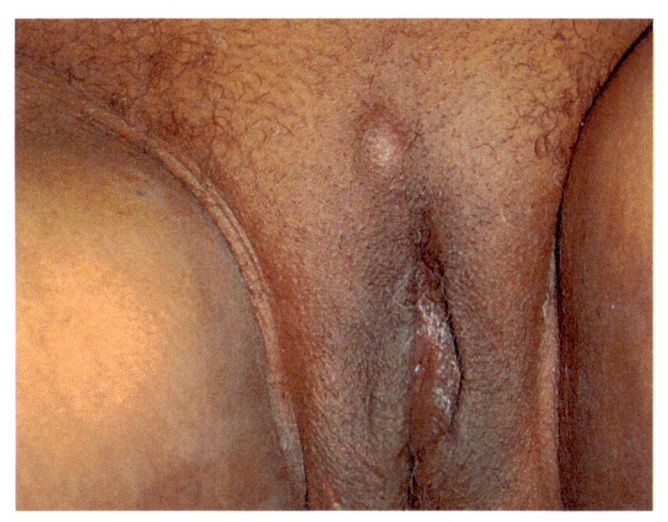

Fig. 14-8. Lipoma vulvar: pequeno abaulamento no monte de Vênus.

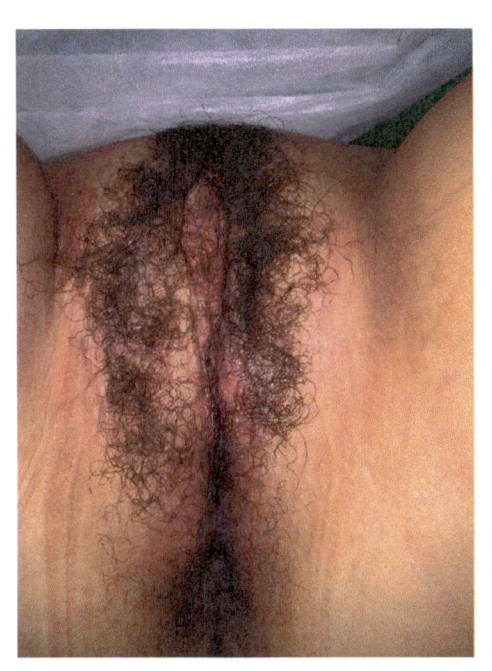

Fig. 14-7. Hemangioma vulvar: 12 meses de pós-operatório.

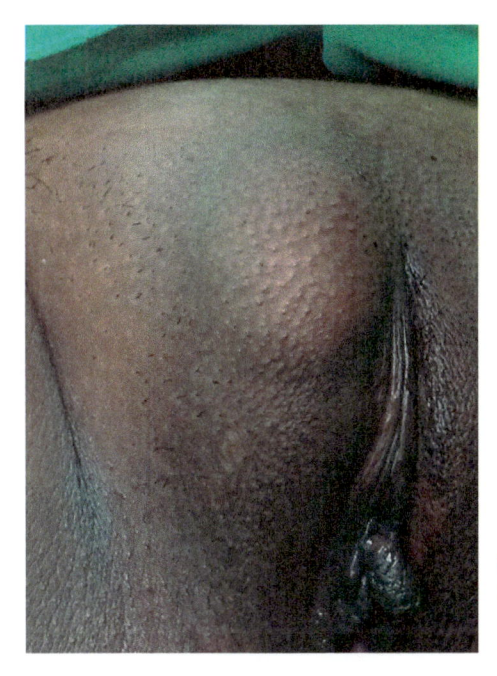

Fig. 14-9. Lipoma vulvar: abaulamento no monte de Vênus.

LIPOMA
Definição
Tumor benigno circunscrito à vulva composto por células adiposas com uma fina cápsula de tecido fibroso.

Características Clínicas
Geralmente assintomático pode-se constituir num achado fortuito durante exame ginecológico de rotina (Fig. 14-8). A queixa principal das pacientes é o aumento do volume do grande lábio. Caracteriza-se por ser uma massa tumoral, macia, circunscrita, redonda ou lobulada, de volume variável localizada em grande lábio ou monte de Vênus. (Fig. 14-9).

Histopatologia
O tumor é constituído por células adiposas (adipócitos) entremeadas por componente de tecido fibrovascular. É chamado de **Fibrolipoma** quando o tecido fibroso é dominante e **Angiolipoma** quando o tecido vascular predomina.

Tratamento
Os pequenos lipomas e os assintomáticos podem ser apenas observados. Todavia, podem ser excisados, sob anestesia, em ambulatório. Os grandes lipomas devem ser excisados, sob anestesia regional, no bloco operatório (Figs. 14-10 a 14-13).

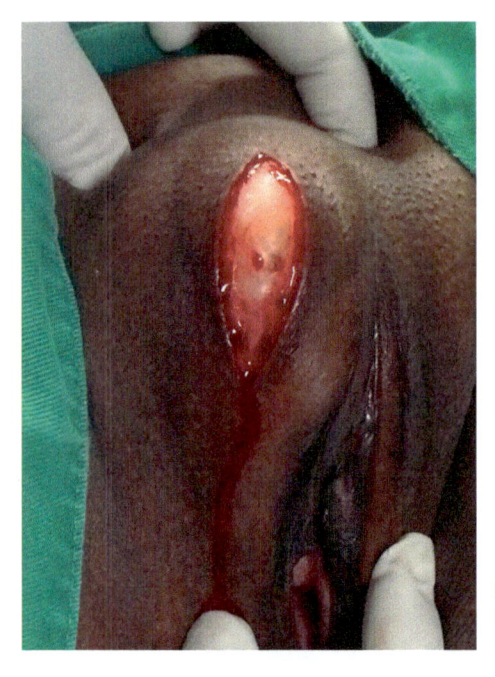

Fig. 14-10.
Lipoma vulvar: incisão na pele.

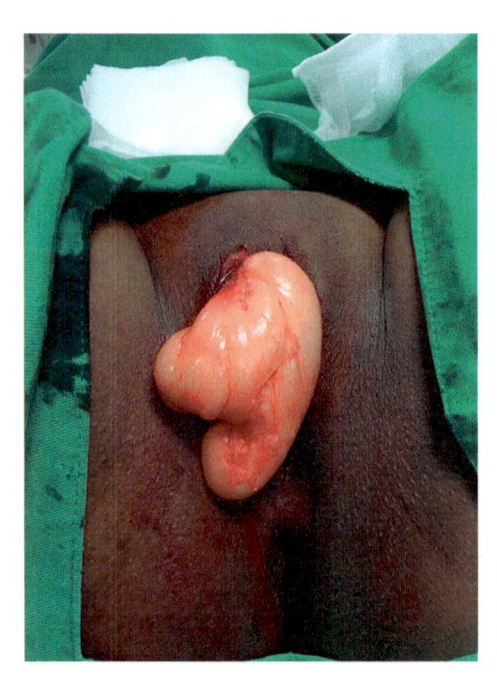

Fig. 14-11.
Lipoma vulvar: exteriorização do tumor.

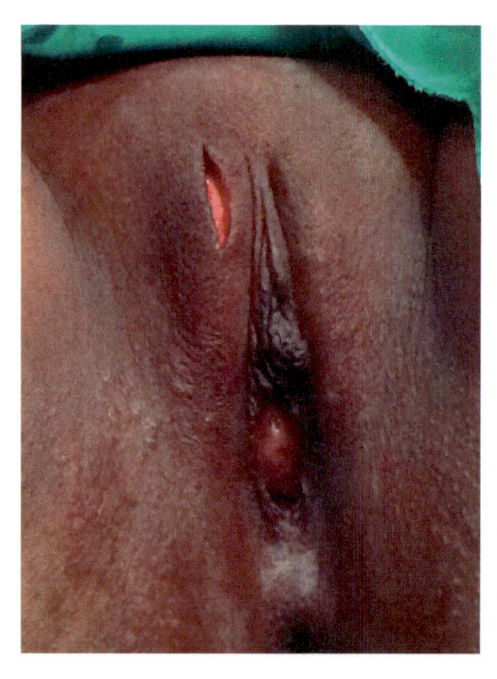

Fig. 14-12.
Lipoma vulvar: ferida operatória após exérese do tumor.

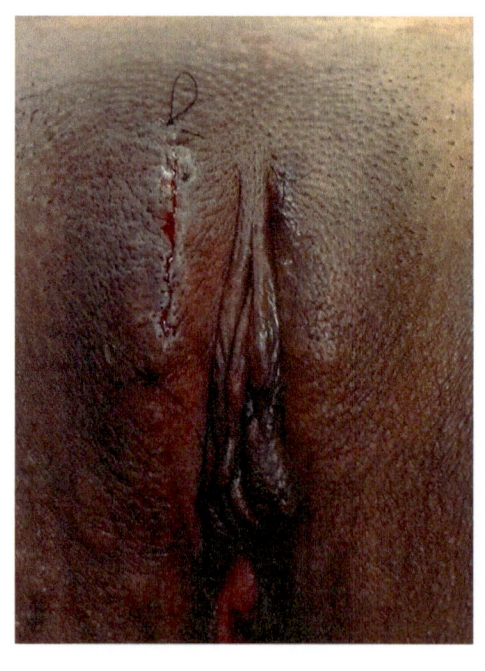

Fig. 14-13.
Lipoma vulvar: síntese da pele com sutura intradérmica.

LEIOMIOMA

Definição
Tumor benigno originado do músculo liso dos vasos sanguíneos, do tecido erétil e músculo eretor dos pelos vulvares.

Características Clínicas
É relativamente raro na região vulvar. A paciente tem como queixa principal a presença de massa indolor na vulva. Apresenta-se como massa endurecida como seu similar uterino, circunscrita, móvel, indolor e que abaula o lábio maior (Fig. 14-14).

TUMORES NÃO EPITELIAIS BENIGNOS

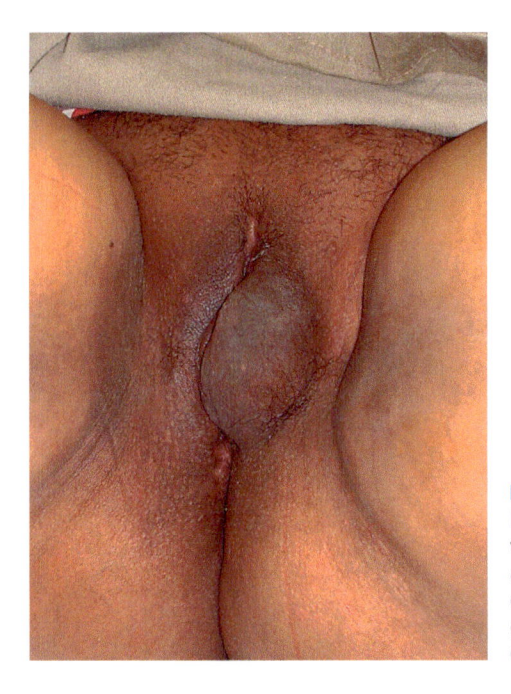

Fig. 14-14. Leiomioma vulvar: abaulamento endurecido no grande lábio esquerdo.

Histopatologia
O aspecto é o mesmo dos tumores similares localizados no útero. O tumor é composto por fibras musculares lisas fusiformes dispostas em feixes entrelaçados. As células são de tamanho e forma uniformes e com núcleo central com raras figuras de mitose.

Tratamento
O tratamento recomendado é a excisão cirúrgica completa.

TUMOR DE CÉLULA GRANULAR
Definição
Tumor sólido, benigno, que se origina das células de Schwann.

Características Clínicas
O tumor apresenta-se como um nódulo endurecido, indolor localizado no lábio maior ou no monte de Vênus. Porém acomete com mais frequência a língua. A concomitância de lesão vulvar e lingual pode acontecer. Tem predileção por mulheres negras. Apresenta uma variante maligna que dá metástases.

Histopatologia
Consiste em um grupamento de células epitelioides grandes, dentro da derme superficial, com citoplasma granular, grosseiro, núcleo uniforme e separadas por um estroma hialinizado. Foi relatada uma variante maligna. Estes tumores devem ser distintos do carcinoma escamoso e do carcinoma metastático.

Tratamento
A conduta recomendada é a excisão cirúrgica ampla local sob anestesia. As margens cirúrgicas devem ser livres. A recidiva local é comum.

GRANULOMA PIOGÊNICO
Definição
É uma pápula, benigna, de origem vascular que surge a partir de um trauma e pode aumentar de volume rapidamente.

Características Clínicas
Caracteriza-se por uma pápula pequena, rósea, originada na região de um trauma prévio, geralmente na face ou nas extremidades, embora a maioria das pacientes não refira esta queixa. A lesão pode crescer dando formação a um tumor exofítico, vermelho escarlate que se úlcera e pode sangrar facilmente ao contato (Figs. 14-15 e 14-16). Frequente em crianças, também pode acontecer na mucosa oral de grávidas (*granuloma gravidarum*).

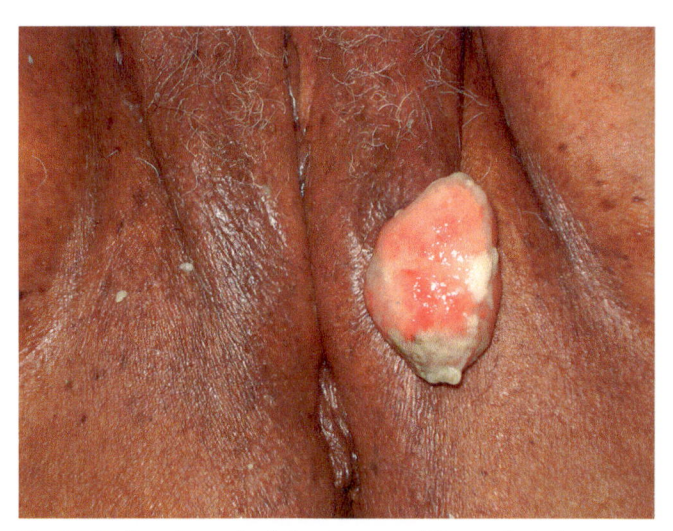

Fig. 14-15. Granuloma piogênico: tumor exofítico, pediculado, sem epitélio com inflamação dando um aspecto de um granuloma.

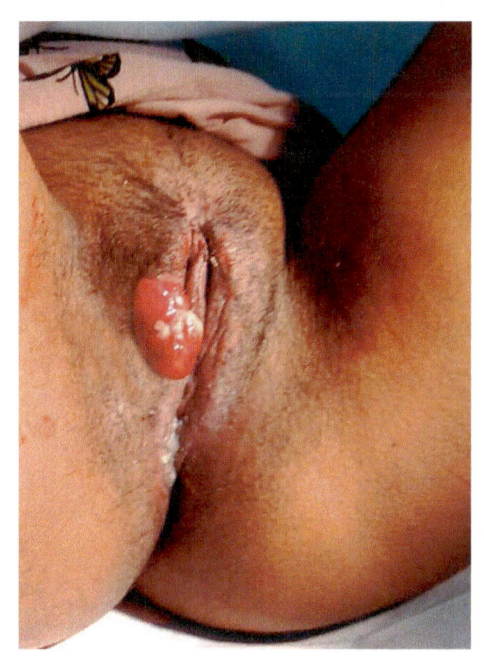

Fig. 14-16. Granuloma piogênico em grávida.

O diagnóstico diferencial deve ser feito com molusco contagioso, angioceratoma e nevo.

Histopatologia
Caracteriza-se por ser um tumor com ulceração do epitélio; com edema, inflamação e vascularização exacerbada na derme superficial, dando um aspecto de tecido de granulação.

Tratamento
É recomendada a excisão cirúrgica completa da lesão. As lesões retiradas incompletamente dão motivo a recidiva (Figs. 14-17 e 14-18).

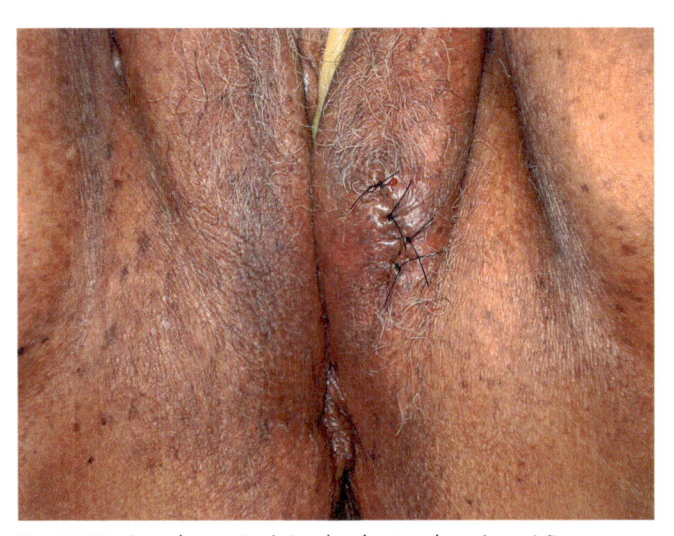

Fig. 14-17. Granuloma piogênico: local suturado após excisão completa do tumor da paciente da Figura 14-15.

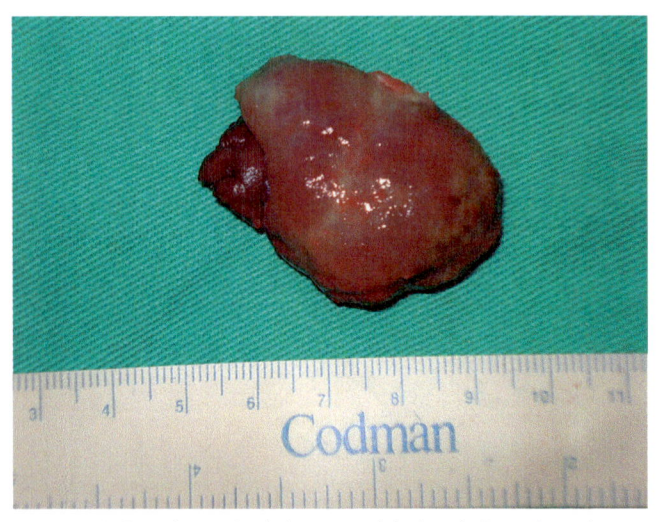

Fig. 14-18. Granuloma piogênico: peça cirúrgica, de 5 cm da paciente da Figura 14-15.

ENDOMETRIOSE
Definição
É a implantação de glândulas e estroma endometriais fora da cavidade uterina.

Características Clínicas
Carcateriza-se por ser de ocorrência incomum na vulva. É quase sempre decorrente de implante secundário em cicatriz de episiotomia. A paciente queixa-se de dispareunia e de dor cíclica no local da incisão cirúrgica. Apresenta-se como pequeno nódulo endurecido, superficial, circunscrito, doloroso e de coloração azulada. A lesão que ocorre após cesariana ou histerectomia tende a ser mais profunda alcançando a fáscia muscular.

Histopatologia
O tumor é composto por glândulas e estroma endometriais e macrófagos repletos de hemossiderina.

Tratamento
Os endometriomas mais extensos e mais profundos, e mesmo os pequenos, devem ser excisados cirurgicamente, sob anestesia regional, no bloco cirúrgico.

LINFANGIOMA
Definição
São tumores benignos resultantes da dilatação dos vasos linfáticos localizados na derme superficial.

Características Clínicas
Existem dois tipos de linfangioma: o **circunscrito** e o **cavernoso**. O **circunscrito** pode ocorrer espontaneamente, mas geralmente ocorre após tratamento cirúrgico ou radioterápico do câncer do colo uterino. É raro na infância, neste caso é devido a uma malformação dos linfáticos da derme. Caracteriza-se por um grupamento de pequenas vesículas e pápulas, mas pode assumir a aparência verrucosa. Ocorre transudação de linfa. O **cavernoso** surge na infância e caracteriza-se por massa macia localizado nos lábios vulvares, adquirem grande volume e podem transudar linfa (Fig. 14-19a).

Histopatologia
São observadas dilatações dos canais linfáticos da derme superficial contendo linfa que é eosinofilica e acelular. Estas dilatações se comunicam com focos linfáticos mais profundos.

Tratamento
O linfangioma **circunscrito** pode ser apenas observado se os sintomas não são significantes ou pode ser tratado por excisão cirúrgica ampla superficial ou por *laser* de CO_2. O linfangioma **cavernoso** pode ser tratado com excisão cirúrgica (Fig. 14-19b, c) e eventualmente por *laser* de CO_2. Pode ocorrer recidiva quando a remoção da lesão é incompleta.

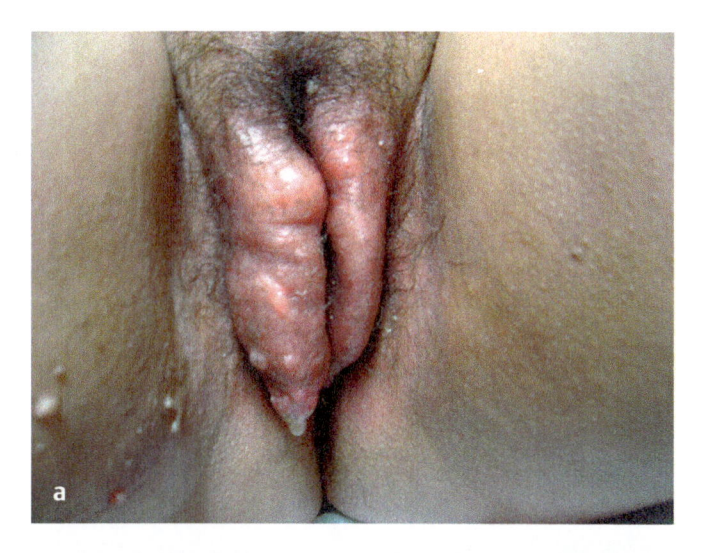

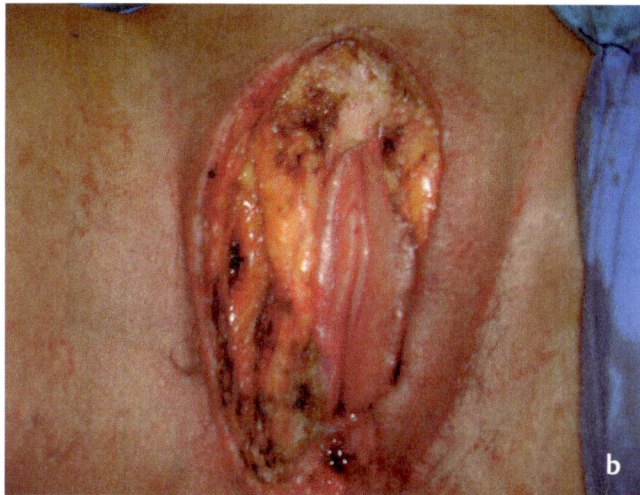

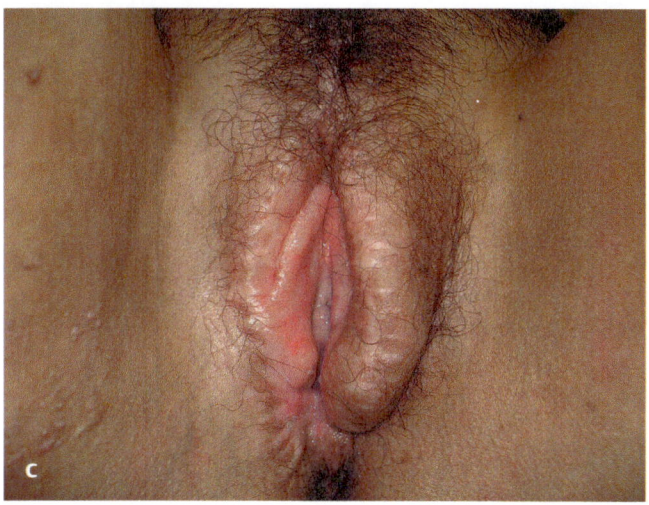

Fig. 14-19. (a) Volumoso linfangioma do tipo cavernoso atingindo os grandes lábios bilateralmente. Observa-se transudação com a presença de uma gota de linfa na extremidade inferior direita. Observam-se ainda pequenos linfangiomas na raiz da coxa direita. (b) Excisão cirúrgica do linfangioma do tipo cavernoso. (c) Cicatrização completa após excisão cirúrgica do linfangioma do tipo cavernoso.

CISTO DO CANAL DE NUCK

Definição
Massa cística de localização no lábio maior ou no canal inguinal.

Características Clínicas
Caracteriza-se por massa similar a um cisto, envolvida por peritônio, com conteúdo fluido peritoneal, macia, indolor que abaula o terço superior do lábio maior ou se localiza no canal inguinal (Fig. 14.20a). O diagnóstico diferencial é feito com hérnia inguinal, todavia pode vir associada a esta. A ultrassonografia pode ter importância no diagnóstico diferencial. O cisto é análogo à hidrocele masculina.

Histopatologia
O cisto é revestido por uma camada única de células mesoteliais achatadas e enfileiradas.

Tratamento
O tratamento é a excisão cirúrgica, sob anestesia, no bloco operatório (Fig. 14-20b,c).

SIRINGOMA

Definição
Tumor benigno originado a partir do epitélio do duto das glândulas écrinas sudoríparas.

Características Clínicas
Caracteriza-se por múltiplos e pequenos nódulos papulares, bilaterais localizados simetricamente nos lábios maiores (Fig. 14-21). São assintomáticos, mas incômodos esteticamente. Lesões semelhantes podem coexistir em outra parte do corpo.

Histopatologia
Caracteriza-se por dutos revestidos por epitélio formando pequenos cistos arredondados com um conteúdo eosinofílico, circundado por um estroma fibroso. É característico o prolongamento epitelial em "vírgula" a partir dos dutos.

Tratamento
A conduta recomendada é expectante. Por motivos estéticos pode-se realizar a excisão cirúrgica.

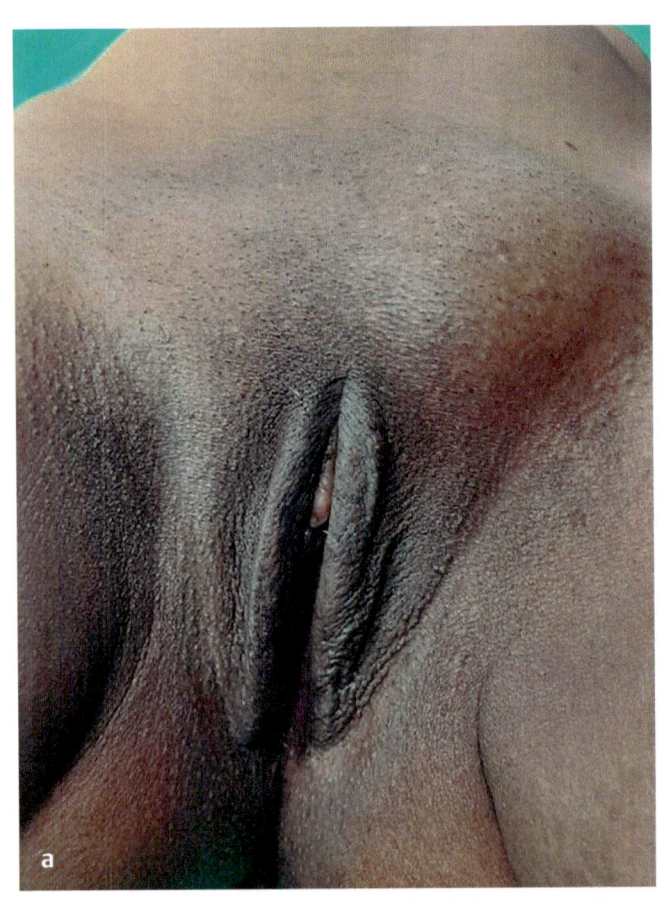

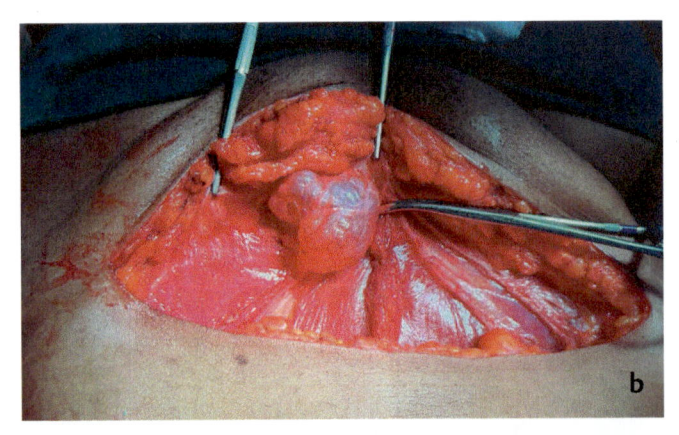

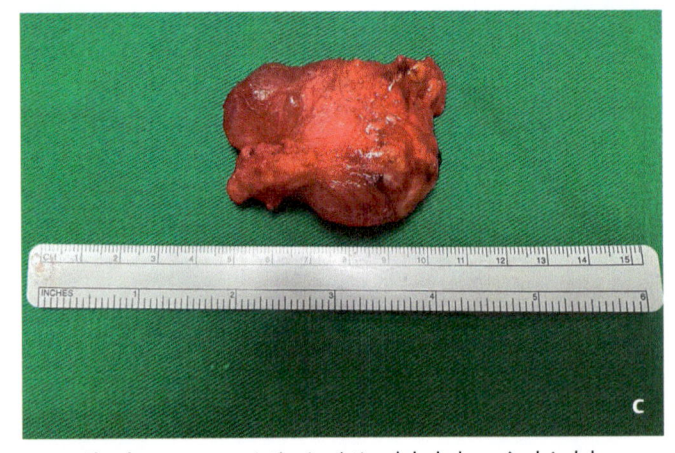

Fig. 14-20. Cisto de Nuck. (**a**) Massa cística lobulada com conteúdo transparente. Abaulamento, consistência cística, lobulado, móvel, indolor, localizado no monte púbico á esquerda, próximo a linha inguinal esquerda. (**b**) Tumor cístico excisado por via abdominal devido à paciente ter um leiomioma de grandes dimensões que foi abordado por esta via. (**c**) Peça cirúrgica constituída por cisto lobulado com conteúdo transparente, medindo 6 x 6 cm.

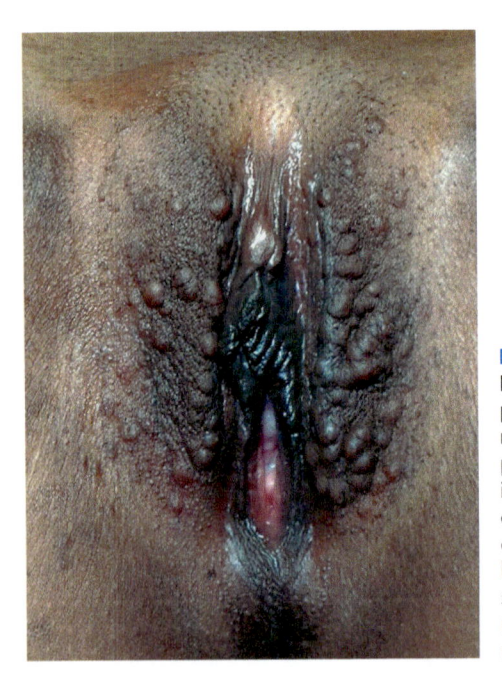

Fig. 14-21. Múltiplos e pequenos nódulos papulares, indolores, da cor da pele, distribuídos bilateral e simetricamente nos lábios maiores.

DERMATOFIBROMA

Definição
Tumor sólido, benigno composto por fibroblastos.

Características Clínicas
Tumor raro, assintomático e de crescimento lento. Apresenta-se como pápula aplanada ou com discreto relevo, menor que 1 cm de diâmetro, avermelhada ou marrom, O diagnóstico diferencial deve ser feito com nevo, melanoma e dermatofibrossarcoma protuberante.

Histopatologia
O tumor é bem circunscrito. O epitélio mostra acantose e alguma pigmentação. Localiza-se na derme, contém histiócitos, mas é composto por grupamentos de fibroblastos fusiformes entremeados de feixes de colágeno.

Tratamento
A conduta recomendada é a excisão cirúrgica completa.

Histopatologia

O pólipo é recoberto por epitélio escamoso, ceratinizado, que pode apresentar acantose, papilomatose e hiperceratose. O estroma é fibrovascular, rico em colágeno e composto por vasos proeminentes, de paredes finas e que correm paralelos a um bem definido pedículo.

Tratamento

Os tumores pequenos e assintomáticos podem ser apenas observados. Os tumores maiores ou que causam desconforto devem ser excisados, ambulatorialmente, após anestesia local de seu pedículo.

BIBLIOGRAFIA

Althausen AM, Kowalski DP, Ludwig ME, Curry SL, Greene JF. Granular cell tumors: a new clinically important histologic finding. Gynecol Oncol 2000;77:310-313.

Anderson CC, Brodie TA, Mackey JE, Kopecky KK. Hydrocele of the Nuck: ultrasound appearance. Ann Surg 1995;61:959-961.

Brown JV, Stenchever MA. Cavernous lynphangioma of the vulva. Obstet Gynecol 1989;73:877-879.

Brown JV, Stenchever MA. Cavernous lynphangioma of the vulva. Obstet Gynecol 1989;73:877-879.

Cheng DL, Heller DS Oh C. Endometriosis of the perineum: report of two new cases and a review of the literature. Eur J Obstet Gynecol Reprod Biol 1991;42:81-84.

Cohen PR, Young AW, Tovell HM. Angiokeratoma of the vulva: diagnosis and review of the literature. Obstet Gynecol Survey 1989;44:339-346.

Fogagnolo L, Cintra ML, Velho PENF. Angiokeratoma of the vulva. An Bras Dermatol. 2011;86(2):333-5.

Gupta S, Radotra BD, Kumar B. Multiple, genital lobular capillary haemangioma (pyogenic granuloma) in a young woman: a diagnostic puzzle. Sex Trans Infect 2000;76:51-52.

Hood AF, Lamadue J. Benign vulvar tumors. Dermatol Clin 1992; 10:371-385.

Kaur T, Gupta S, Kumar B, Multiple pyogenic granuloma involving female genitalia: a rare entity? Pediatric Dermatology, 2004;21(5):614-615.

Larrabee R, Kylander DJ. Benign vulvar disorders. Identifying features, practical management of nonneoplastic conditions and tumors. Postgrad Med 2001;109:151-154.

Mahaian R, Bang D, Nagar A, Bilimoria F. Rare sweat gland tumors of the vulva: report of two cases. Indian J Sex Trans Dis 2012;33(2):124-127.

Odoi AT, Owusu-Bempah A, Dassah ET, Darkey DE, Quaison SE. Vulvar lipoma: is it so rare? Ghana Med J. 2011;45(3):125-127.

Powell J. Update on hemangiomas and vascular malformations. Curr Opin Pediatr 1999;11:457-463.

Ramos PC, Kapp DS, Longacre TA, Teng NNH. Malignant granular cell tumor of the vulva in a 17 –year-old: case report and review of the literature. Int J Gynecol Cancer 2000;10:429-434.

Schwab RA, McCollough ML. Acquired vulvar lymphangiomas: a sequela of radiation therapy.Cutis 2001;67:239-240.

Vilavella M, Bassas-Vila J, Pérez-Ochoa JF. Siringomas localizados en la vulva: una causa de prurito vulvar persistente. Piel (barc) 2012;27(6):311-313.

Villarán MJC, Vázquez LFV, Cardenal MS. Tumor de células granulares de la vulva. Prog Obstet Ginecol 2015;58(3):141-143.

Vlastos AT, Malpica A, Follen M. Lymphangioma circumscriptum of tha vulva: a review of the literature. Obstet Gynecol 2003;101:946-954.

Young AW, Herman EW, Tovell HMM. Syringoma of the vulva: incidence, diagnosis and cause of pruritus. Obstet Gynecol 1980;55:515-518.

TUMORES EPITELIAIS MALIGNOS

CARCINOMA EPIDERMOIDE (CARCINOMA ESTÁDIO IA)

O câncer de vulva é uma lesão maligna incomum nas mulheres, sendo registrado numa incidência de 2% a 5% dos tumores ginecológicos. O carcinoma escamoso é o tipo histológico mais frequente, sendo responsável por 90% dos tumores malignos de vulva. O tratamento cirúrgico é reconhecido como a terapêutica mais curativa destes tumores, sendo que nas últimas décadas estes procedimentos têm sido modificados para diminuir a morbidade. O uso da biopsia do linfonodo sentinela tem demonstrado ser seguro nos estádios iniciais e tanto a radioterapia quanto a quimioterapia são indicadas como terapias adjuvantes ou como tratamento de escolha em lesões irressecáveis.

Em 1994 a Federação Internacional de Ginecologia e Obstetrícia (FIGO) revisou o estadiamento do câncer de vulva e introduziu o estádio I. Em 2021 a FIGO propôs manter o sistema de estadiamento de 2009 para o estádio I, dividindo em IA e IB, que são tumores limitados à vulva. O tumor no estádio IA foi definido como uma lesão de ≤ 2 cm de diâmetro com profundidade de invasão de ≤ 1 mm. A profundidade de invasão é medida da junção epitélio-estromal adjacente à papila dérmica mais superficial até o ponto de maior profundidade de invasão, mas existem outras formas de medidas.

Einden *et al.* (2015) mostraram em artigo de revisão algumas formas de medidas do tumor no estádio IA. Os autores referiram a importância de se uniformizar o método de medição entre os patologistas, na definição da conduta e seguimento do carcinoma epidermoide no estádio IA. Wilkinson *et al.* descreveram vários métodos de medida (Fig. 15-1). Em 1984 a Sociedade Internacional de Estudos em Doenças Vulvovaginais (ISSVD – International Society for the Study of Vulvovaginal Disease) e a Sociedade Internacional de Patologistas Ginecológicos (ISGYP – International Society of Gynecological Pathologists) recomendaram que a profundidade de invasão deveria ser medida da junção da papila dérmica mais superficial adjacente ao tumor até o ponto mais profundo de invasão (método A da Figura 15-1). As razões para a escolha deste método não foram científicas, mas pelo fato de a papila dérmica ser facilmente identificada em todos os sítios da vulva e esta medição não ser influenciada tanto pela hiperceratose, quanto pela superfície ulcerada do tumor e hiperplasia epitelial adjacente.

O diagnóstico de tumores no estádio IA permite-nos formas conservadoras de tratamento, uma vez que menos de 1% dos casos apresenta metástases linfonodais (em contraste, os tumores com > 1 mm de profundidade de invasão têm risco de invasão linfonodal de até 34%, na dependência da localização). O tratamento indicado é apenas excisão ampla da lesão (Fig. 15-2a,b)

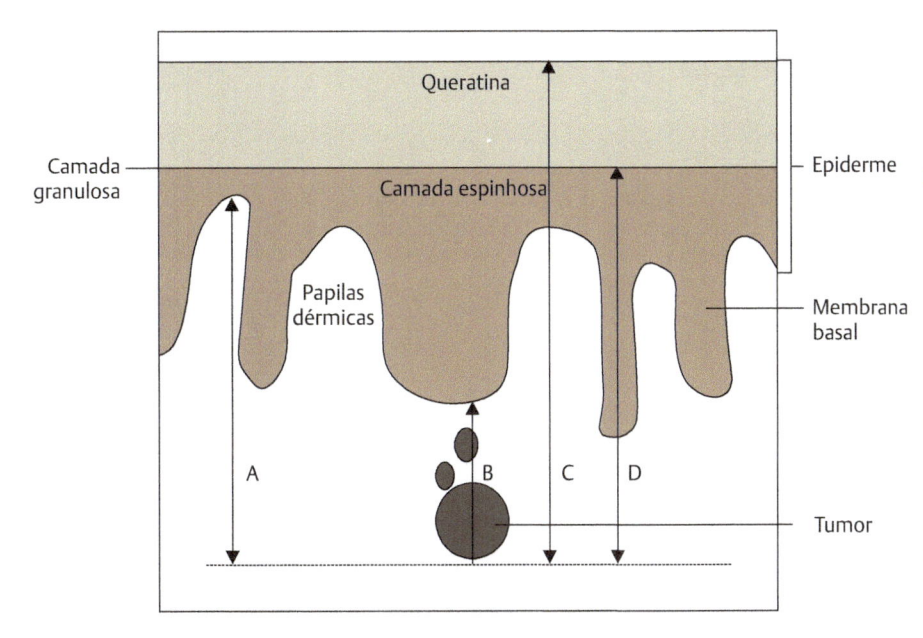

Fig. 15-1. Esquema ilustrativo de diferentes métodos de medida da profundidade de invasão do carcinoma de células escamosas da vulva. Método A – medida da junção epitelial da papila dérmica adjacente mais superficial até o ponto mais profundo de invasão; método B – medida do maior "cume" anormal displásico até o mais profundo ponto de invasão (modificado do método descrito por Wilkinson *et al.* método C – medida da superfície do ponto de maior profundidade de invasão (é igual á espessura do tumor); método D – medida da camada granulosa até o maior ponto de profundidade de invasão. (Modificada de Wilkinson EJ. Superficial invasive carcinoma of the vulva. Clin Obstet Gynecol 1985;28:188-95.)

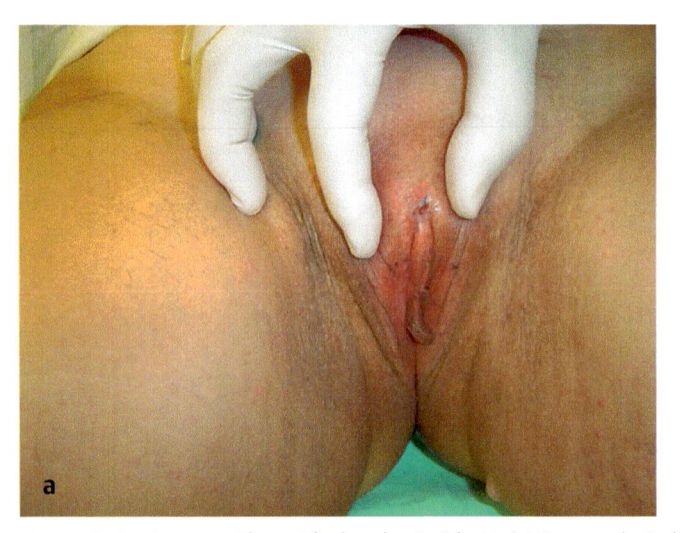

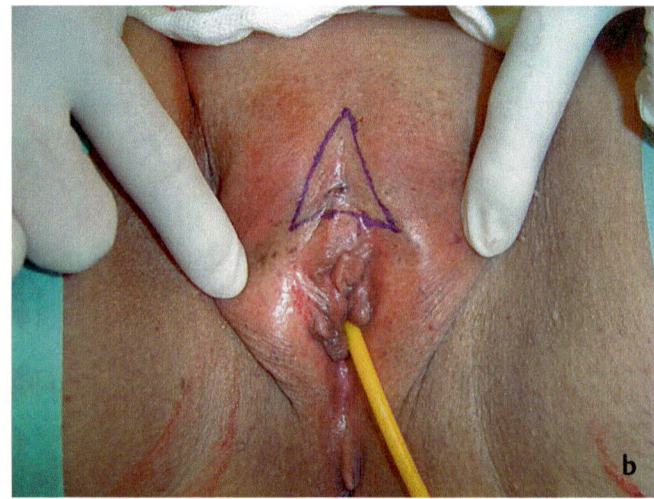

Fig. 15-2. Carcinoma epidermoide de vulva Estádio IA. (a) Pequena lesão localizada acima do clitóris. (b) Demarcação da área a ser excisada.

CARCINOMA ADENOIDE CÍSTICO

O carcinoma adenoide cístico (CAA) originado na glândula de Bartholin é um tumor raro do trato reprodutivo feminino, representando menos de 1% dos tumores malignos da região genital feminina, e apenas 0,1% a 7% de todos os carcinomas vulvares. É comum ser diagnosticado em mulheres na pós--menopausa, mas podem ser raramente diagnosticados em mulheres com idade inferior a 40 anos. Histologicamente, o CAA compreende apenas 15% de todos os diversos tumores da glândula de Bartholin. Desde a primeira documentação do CAA, por Klob, em 1864, apenas 350 casos foram diagnosticados e registrados na literatura.

Por ser uma categoria rara, não existe suspeita clínica e nem distinção clínica entre o CAA e outros tipos de carcinoma da glândula de Bartholin, e, muitas vezes, as mulheres portadoras podem ser tratadas como cisto ou abscesso de Bartholin. A importância de se fazer este diagnóstico são as altas taxas de recorrência local do CAA e a tendência às metástases hematogênicas à distância. Adicionalmente, a invasão perineural é comum no CAA, e se reconhece o risco de recorrência local, mesmo quando a ressecção foi ampla e segura, com margens cirúrgicas negativas. O crescimento lento deste tumor é considerado uma das causas de recorrência local e metástase à distância. Ossos e pulmões são os sítios de metástases mais frequentes.

O tratamento é cirúrgico assim como para outros tumores vulvares. Como não existe nenhum ensaio clínico randomizado, não há consenso da melhor abordagem cirúrgica, mas esta se baseia nas indicações já consagradas para o carcinoma epidermoide de vulva. A cirurgia indicada tem sido a vulvectomia radical com linfadenectomia inguinofemoral, entretanto os benefícios da linfadenectomia uni ou bilateral ainda são controversos. O importante ponto sobre a cirurgia é que a incisão seja alargada para assegurar a margem da peça negativa de doença. A razão para isso é porque, particularmente, o CAA tende a se estender para as paredes laterais da vagina, assim como para a fossa ísquiorretal. Desta forma, a excisão parcial dos músculos elevadores do ânus ou do terço inferior da vagina deve ser considerada em algumas situações de extensão tumoral.

Os benefícios da radioterapia adjuvante são significativos no tratamento do CAA. Estudo de López-Varela *et al.* (2007) mostrou que o tratamento primário com radioterapia e quimioterapia teve resultados satisfatórios, semelhantes à série de casos cirúrgicos de Leuchter *et al.* (1982). Yang *et al.* (2006) em relato de dois casos e revisão de literatura concluíram que o tratamento cirúrgico primário seguido de radioterapia e quimioterapia diminui as taxas de recorrência e de metástase à distância.

CARCINOMA BASOCELULAR

O carcinoma basocelular (CBC) é um tumor derivado das células não ceratinizadas, que tem origem na camada basal da epiderme. É um tumor de crescimento lento, com baixas taxas de metástase e mortalidade e tem uma incidência de aproximadamente 0,1%. Este tumor é o tipo mais comum de câncer na Europa, na Austrália e nos Estados Unidos e representa aproximadamente 75% dos tumores não melanômicos de pele diagnosticados anualmente nos Estados Unidos. Aceita-se que a exposição aos raios ultravioleta é o principal fator que contribui para o desenvolvimento do CBC. Consequentemente, este tumor ocorre em idades mais avançadas, se desenvolvendo nas áreas mais expostas ao sol, tais como cabeça, pescoço e parte superior do tórax. O CBC é menos frequente nas áreas que em geral ficam cobertas, como por exemplo na área genital. Na área genital se desenvolve menos de 1% dos CBC e este representa menos de 5% dos tumores vulvares. Tem mínima chance de metástase, mas pode recorrer em 20% após o tratamento. O CBC pode ser confundido clinicamente com carcinoma escamoso de células basaloides, porém este último demonstra um comportamento mais agressivo, com invasões profundas e metástases à distância. Pode também ter como diagnóstico diferencial a doença de Paget, carcinoma escamoso, nevus melanocítico ou melanoma.

A manifestação clínica do CBC varia de vegetação, lesão ulcerativa, pedunculada, pigmentada a lesão despigmentada (Fig. 15-3). Os sintomas clínicos são subjetivos podendo as queixas ser de prurido ou desconforto vulvar. Dor e sangramento são sintomas mais frequentes das lesões ulcerativas. Em geral afeta mais a pele dos pequenos e grandes lábios, mas

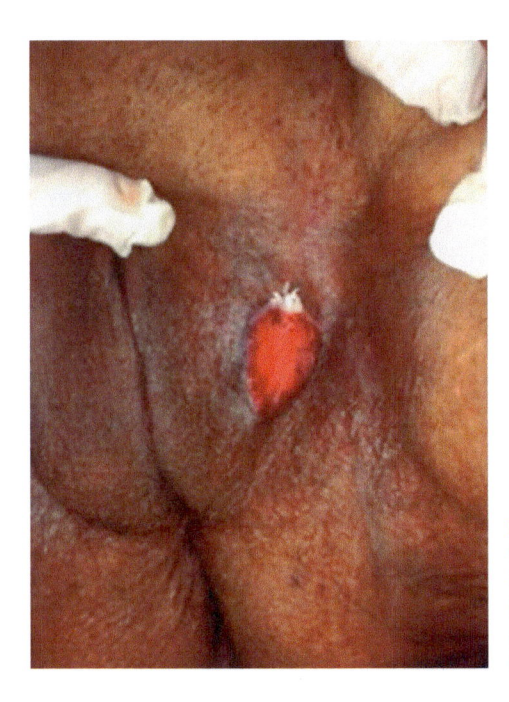

Fig. 15-3. Carcinoma basocelular em face externa do grande lábio esquerdo.

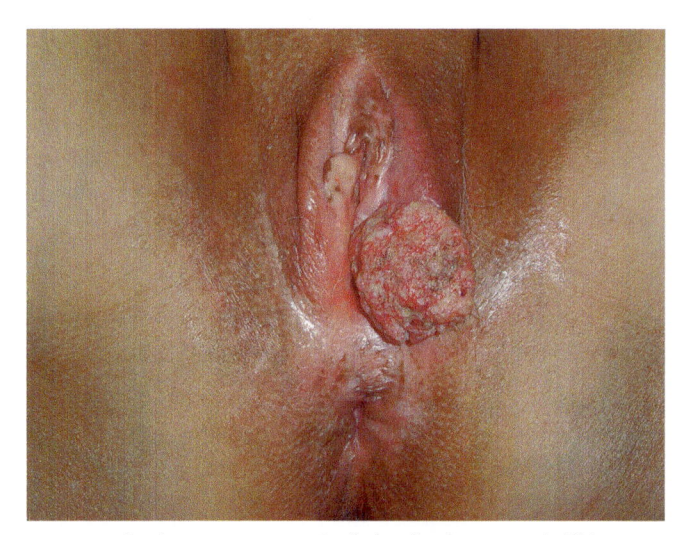

Fig. 15-4. Carcinoma verrucoso. Lesão localizada no grande lábio esquerdo, circunscrita, de crescimento exofítico e lento. Raramente resulta em metástases para linfonodos.

pode também ser diagnosticado no clitóris ou mesmo próximo ao meato uretral. Pode se apresentar como uma lesão única ou lesão bilateral ou lesões disseminadas em toda a vulva.

O tratamento do CBC é usualmente cirúrgico, sendo a vulvectomia parcial o tratamento-padrão, mas a vulvectomia radical pode ser indicada em raros casos de doença invasora ou avançada. A aplicação tópica de imiquimode, um imunomodulador, pode ser considerada se a cirurgia for contraindicada. Em raros casos a radioterapia pode ser o tratamento de primeira escolha. Criocirurgia tende a ser um tratamento indicado no CBC de baixo risco, apesar de resultados animadores nos casos de CBC de alto risco também já terem sido registrados. Nos casos bem selecionados, a taxa de recidiva usando criocirurgia pode ser menos de 1%.

CARCINOMA VERRUCOSO

É descrito como um tipo incomum do carcinoma escamoso, que usualmente ocorre nas mulheres mais velhas, constituindo menos de 1% a 2% dos tumores genitais. O carcinoma verrucoso (CV) pode ser também encontrado na orofaringe, nas regiões anal e perianal, no colo uterino, na vagina, no pênis, no saco escrotal e na bexiga. Alguns fatores de risco têm sido considerados na patogênese deste tumor tal como a infecção por papilomavírus humano (HPV) de alto risco oncogênico (com confirmação da presença do DNA-HPV em aproximadamente 27% dos casos), além de tabagismo, diabete e obesidade. Recentes estudos têm mostrado uma crescente ocorrência destes tumores nos casos diagnosticados como carcinomas *in situ* de vulva (principalmente relacionado com HPV), os quais ocorrem mais frequentemente em mulheres jovens.

Representa uma categoria distinta, sendo caracterizado por crescimento lento, raramente com metástases para linfonodos e se apresenta como uma lesão de crescimento exofítico (Fig. 15-4). A infiltração dos tecidos adjacentes ao tumor pode provocar uma falsa impressão clínica de carcinoma de células escamosas. A biópsia é necessária para conduta no tratamento.

A mulher com carcinoma verrucoso pode ter como principais queixas o prurido ou a dor local.

O tratamento recomendado é apenas a ressecção cirúrgica local, sem a necessidade de realização de linfadenectomia. Outros tipos de tratamento, como radioterapia, quimioterapia local, crioterapia, não se mostraram eficientes, sendo a taxa de recorrência alta nestes casos. Podem também ocorrer recidivas do tumor se as margens de ressecção não estiverem livres de doença, sendo importante no exame histopatológico serem avaliadas as margens cuidadosamente. Pela chance de recidiva com margens comprometidas de doença, a excisão cirúrgica deve ser alargada e profunda. A recidiva do carcinoma verrucoso anuncia um pior prognóstico. Recomenda-se o exame do parceiro pois o carcinoma verrucoso também pode ser observado em outros sítios e ser relacionado com infecção pelo HPV.

ADENOCARCINOMA DE CÉLULAS CLARAS

O adenocarcinoma de vulva, quando excluído de origem da glândula de Bartholin ou da doença de Paget extramamária, responde por 0,1% dos tumores vulvares. Pela rara ocorrência do adenocarcinoma vulvar, pouco se sabe do comportamento e da resposta às terapias correntes. Quando se faz o diagnóstico, pode se pensar em metástase de adenocarcinoma de colo uterino ou do endométrio, mas o exame minucioso do colo uterino e do endométrio pode excluir a doença nestes dois sítios.

O adenocarcinoma de células claras da vulva é diagnóstico histopatológico, caracterizado microscopicamente pela presença de células com citoplasma claro. Há poucos casos descritos na literatura, existindo uma correlação da presença do carcinoma de células claras e focos de endometriose. Mesko *et al.* (1988) descreveram o desenvolvimento do adenocarcinoma vulvar a partir de focos de endometriose no canal de Nuck, como já tinha sido descrito por Sampson em 1925. Furuhashi *e cols.* (2004) publicaram relato de caso, onde se confirmou o diagnóstico de adenocarcinoma de células claras de vulva, com tumor de aspecto ulcerativo, mas não teve associação com endometriose. Os autores alegaram que o próprio tumor pode destruir o tecido endometrial, impedindo esta confirmação no estudo histológico.

O tratamento primário descrito é cirúrgico, com ressecção alargada da lesão, podendo ser seguido de radioterapia e quimioterapia adjuvante. O seguimento pode incluir exames de imagem e a dosagem do CA 125 como controle de recorrências.

ADENOCARCINOMA MUCINOSO

O adenocarcinoma vulvar é tumor raro, sendo mais comum se desenvolver nas glândulas de Bartholin, mas deve ser excluída a origem das glândulas de Skene, principalmente nos casos dos tumores próximos ao meato uretral. Adenocarcinoma mucinoso vulvar tipo intestinal é extremamente raro, descrito em poucos relatos de caso na literatura, sendo considerado uma provável variante do adenocarcinoma apócrino, do adenocarcinoma similar ao da glândula mamária ou do carcinoma adenoide cístico da glândula de Bartholin. O adenocarcinoma viloglandular, do tipo semelhante a cólon, é uma variante de origem desconhecida. Existe uma variante destes tipos de tumores mucinosos com diferenciação neuroendócrina. Existe ainda a teoria descrita por Tiltman e Knutzen (1978) de que este tipo de tumor tem origem provável de "restos cloacais" que evoluem com transformação maligna, caracterizando a chamada "metaplasia cloacogênica". Pode ser confundido com o adenocarcinoma que se origina de focos de endometriose, porém nestes casos o tecido endometrial pode ser detectado no estudo histopatológico do tumor.

Pela rara frequência do tumor, o diagnóstico é sempre um desafio. Rosmalen *et al.* (2016) descreveram, em relato de caso, tumor em grande lábio esquerdo, espesso, medindo 10 × 7 cm, com lesão ulcerativa. A microscopia revelou um tumor circunscrito, que mostrava grandes áreas de depósito de mucina, com estruturas glandulares cribriformes e trabeculares, com epitélio glandular altamente atípico. A imuno-histoquímica completou o diagnóstico, demonstrando células com difusa imunomarcação do antígeno carcinoembrionário (CEA), citoqueratina-7 (CK-7), citoqueratina-20 (CK-20) difusamente negativo, marcador de membrana epitelial (EMA), marcadores neuroendócrinos (sinaptofisina e cromogranina). Os mesmos autores observaram uma baixa expressão de MIB 1 (Ki 67), indicando baixa taxa de proliferação celular. Cormio *et al.* (2012) observaram, em outro relato de caso, um padrão imunofenotípico de CK-7 marcante e de CK-20 fraco.

O diagnóstico é histopatológico. Como existe a possibilidade de ser tumor metastático, uma investigação de outros sítios tumorais deve ser realizada e excluída esta possibilidade, sendo que a expressão da CK-7 não é relacionada com as metástases de tumores cólon-retais, sendo assim, o uso da imuno-histoquímica é muito importante para a confirmação diagnóstica.

O tratamento proposto varia de ressecção local a vulvectomia parcial e vulvectomia radical com linfadenectomia, ou até mesmo com colpectomia. O tratamento com radioterapia foi proposto apenas em um estudo identificado, como forma exclusiva de tratamento, não tendo sido demonstrada vantagem nesta indicação.

BIBLIOGRAFIA

Boutas I, Sofoudis C, Kalampokas E, Anastasopoulos C, Kalampokas T, Salakos N. Verrucous Carcinoma of the Vulva: A Case Report. Case Rep Obstet Gynecol. 2013;2013:932712.

Chokoeva AA, Tchernev G, Castelli E, Orlando E, Verma SB, Grebe M, et al. Vulvar cancer: a review for dermatologists. Wien Med Wochenschr 2015;165:164–77.

Cormio G, Carriero C, Loizzio V, Gissi F, Leone L, Putignano G, et al. "Intestinal-type" mucinous adenocarcinoma of the vulva: a report of two cases. Euro J Gynaec Oncol. 2012;4:433-5.

Dubé V, Veileux C, Plante M and Têtu B. Primary villoglandular adenocarcinoma of cloacogenic origin of the vulva. Human Pathol, 2004;35(3):377-8.

Einden LCGVD, Massuger LFAG, Jonkman JK, Bult P, de Hullu JA, Bulten J. An alternative way to measure the depth of invasion of vulvar squamous cell carcinoma in relation to prognosis. Modern Pathol ,2015; 28:295-302.

Furuhashi M, Suganuma N. Primary adenocarcinoma of the vulva with an unusual histological pattern. Arch Gynecol Obstet (2004)269:287-289.

Garg M, SharmaP P, Gupta S, Sankhwar SN. Giant vulvar basal cell carcinoma. BMJ Case Rep 2013.

Graf AH, Su HC, Tubbs RR, Hacker GW, Dietz O, Staudach A. Primary neuroendocrine differentiated mucinous adenocarcinoma of the vulva: case report and review of the literature, Anticancer Res. 18 (1998) 2041–5.

Hwang TLC, Hung YC, Chang HW. Adenoid cystic carcinoma of Bartholin's gland. Taiwan J Obst Gynecol. 2012;51:119-20.

Japaze H, Dinh TV, Woodruff JD. Verrucous carcinoma of the vulva: study of 24 cases. Obstetr Gynecol. 1982;60(4):462-6.

Jolinière JB, Khomsi F, Gothuey JM, Guillou L, Fadhlaoui A, Dubuisson JB, et al. Verrucous carcinoma of the vulva: a case report and review of the literature. Front Surg 2016;3(8):1-3.

Judson PL, Habermann EB, Baxter N, Durham SB, Virnig BA. Trends in the incidence of invasive and in situ vulvar carcinoma. Obstetr Gynecol 2006;107(5):1018-22.

Koh W-J, Greer BE, Abu-Rustum NR, Campos SM, Cho KR, Chon HS, et al. NCCN Clinical Practice Guidelines in Oncology. Vulvar Cancer 1.2017. J Natl Compr Canc Netw 2017;15(1):92-120.

Leuchter RS, Hacker NF, Voet RL, Berek JS, Townsend DE, Lagasse LD. Primary carcinoma of the Bartholin gland: a report of 14 cases and review of the literature. Obstet Gynecol 1982;60: 3618.

Li J, Cai Y, Ke G, Xiang L, Wang L, Yang W, Wu X, et al. Validation of the new FIGO staging system (2009) for vulvar cancer in the Chinese population. Gynecol Oncol.2015;137:274-9.

López-Varela E, Oliva E, McIntyre JF, Fuller AF Jr. Primary treatment of Bartholin's gland carcinoma with radiation and chemoradiation: a report on ten consecutive cases. Int J Gynecol Cancer 2007;17:6617.

Mesko JD, Gates H, Thomas WM, Youmans R, Lewis J. Clear Cell ("Mesonephroid") Adenocarcinoma of the Vulva Arising in Endometriosis: A Case Report. Gynecol Oncol. 1988;29:385-91.

Nag G, Rao SR. A rare mesenchymal neoplasm at unusual location: Solitary fibrous tumor of vulva. Gynecol Oncol Rep 2015;12:52-4.

Ohno T, Nakano T, Abe A, Sano T, Niibe Y, Oka K. Mucinous adenocarcinoma of Bartholin gland treated with radiation therapy: a case report, Jpn. J. Clin. Oncol. 31(2001)226-30.

Olawaiye AB, Cuello MA, Rogers LJ. Cancer of the vulva: 2021 update. Int J Gynecol Obstet. 2021;155(Suppl. 1):7-18.

Oonk MHM, Planchamp F, Baldwin P, Bidzinski M, Brännström M, Landoni F, et al. European Society of Gynaecological Oncology

Guidelines for the Manegement of Patients with Vulvar Cancer. Int J Gynecol Cancer 2017;27(4):832-837.

Rodríguez VG, De la Fuente García A, Torres MA, Flores MG, Moreno GJ, Candiani JO. Could cryosurgery be an alternative treatment for basal cell carcinoma of the vulva? Indian Dermatol Online J. 2014;5(2):160-3.

Sampson JA. Endometrial carcinoma of the ovary arising in endometrial tissue in that organ, Arch Surg 1925;10:1.

Tiltman AJ, Knutzen VK. Primary adenocarcinoma of the vulva originating in misplaced cloacal tissue. Obstet Gynecol. 1978;51(1 Suppl):30s-33s.

van Rosmalen MHJ, Reijnen C, Boll D, Pijnenborg JM, van der Wurff AA, Piek JM. Vulvar mucinous adenocarcinoma with neuroendocrine differentiation: A case report and review of the literature. Pathol Research Pract 2016;212:234-7.

Wilkinson EJ, Kneale B, Lynch PJ. Report of the ISSVD terminology committee. J Reprod Med 1986;31:973-4.

Wilkinson EJ. Superficial invasive carcinoma of the vulva. Clin Obstet Gynecol 1985;28:188-95.

Yang SY, Lee JW, Kim WS, Jung KL, Lee SJ, Lee JH, et al. Adenoid cystic carcinoma of the Bartholin's gland: report of two cases and review of the literature. Gynecol Oncol 2006;100:422-425.

Yoon G, Kim HS, Lee YY, Kim TJ, Choi CH, Song SY, et al. Analysis of clinical outcomes of patients with adenoid cystic carcinoma of Bartholin glands. Int J Clin Exp Pathol 2015;8(5):5688-94.

TUMORES NÃO EPITELIAIS MALIGNOS

DOENÇA DE PAGET

Considerações Gerais

A doença de Paget foi descrita por James Paget em 1894. O autor descreveu uma doença que provocava prurido, escoriações, eritema, descarga papilar e era associada a câncer subjacente na glândula mamária. Em 1889, Radcliffe Crocker descreveu a doença de Paget extramamária (DPEM).

A DPEM é um raro adenocarcinoma intraepitelial (não invasor). Manifesta-se em 60% das vezes na vulva, e tem frequência de 1% considerando as neoplasias desta região. É mais comum em mulheres caucasianas na pós-menopausa e, aproximadamente, em 10% a 20% dos casos estão associados com a coexistência de tumores malignos na própria vulva ou em outros sítios como mama, reto, bexiga, colo e pele.

A origem da DPEM é controversa. Tem sido considerado como um carcinoma de células de anexo de pele ou um carcinoma derivado de células totipotenciais semelhantes a glândulas mamárias na vulva. Tem uma natureza multifocal e uma forma oculta de disseminação, além de um curso crônico e recidivante.

Wilkinson e Brown (2002) propuseram uma classificação que subdivide a DPEM em dois grupos: primário (cutâneo) que é definido como um adenocarcinoma intraepitelial que ocorre dentro da pele ou dos anexos da pele subjacente; e secundário (não cutâneo) que é originado do adenocarcinoma não cutâneo (anorretal e urotelial) subjacente e de tumores desenvolvidos à distância (colo, endométrio, ovário).

Apresentação Clínica

A DPEM manifesta-se na região vulvar como uma placa eritematosa, com crescimento indolente, com bordas bem demarcadas, na presença de finas escamas. Pode ser assintomática ou com presença de graus variados de sensação de queimação e prurido, e que pode causar a aparência escoriada, com exulcerações e liquenificações. É usualmente multifocal, com extensão subclínica, o qual muitas vezes esconde os limites da pele sã (Fig. 16-1).

Diagnóstico

O diagnóstico é clínico e histopatológico. O estudo histopatológico revela a presença das características células de Paget na epiderme. Quando são usadas reações histoquímicas para mucina ácida (como azul Alcian, ferro coilodal e mucicarmina Mayer), é detectada a presença desta substância no citoplasma

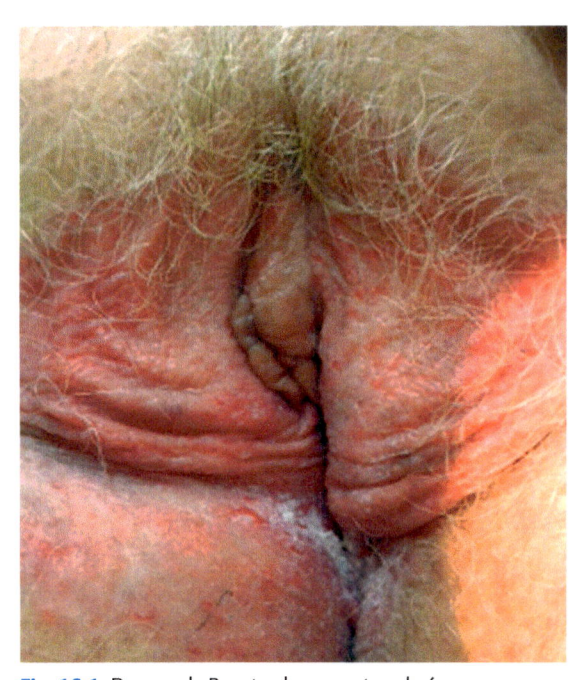

Fig. 16-1. Doença de Paget vulvar, mostrando área eritematosa comprometendo grandes lábios e região perianal.

das células neoplásicas. A imuno-histoquímica é usada para diagnóstico diferencial com doença de Bowen e melanoma ou para distinguir se é doença primária ou secundária. A doença de Bowen expressa os imunomarcadores AE1AE3, p67 e eventualmente CK-7. Os imunomarcadores CEA, CK 7 e GCDFP-15 são positivos na doença primária (cutânea). O GCDFP-15 é negativo na doença secundária não cutânea (urotelial e anorretal).

Tratamento

O tratamento-padrão para DPEM é cirúrgico, mas como a doença é multifocal ou o limite histológico pode não corresponder ao limite clínico da lesão, a total excisão da doença nem sempre é garantida. Ainda assim não se recomenda o exame de congelação rotineiro para estudo das margens. Na neoplasia intraepitelial ou com invasão igual ou menor que 1 mm, recomenda-se a excisão ampla local (margem de 2 cm e profundidade de 5 mm). Na neoplasia com invasão de mais de 1 mm ou com adenocarcinoma subjacente indica-se a vulvectomia radical com linfadectomia inguinofemoral bilateral seguida de reconstrução plástica. Na doença secundária (não cutânea) o tratamento será dirigido ao tumor de origem.

Formas conservadoras de tratamento têm sido propostas para DPEM, como a aplicação de imiquimode, 5-Fluorouracil e ácido retinoide, isolados ou em combinação. A aplicação destas drogas tem sido indicada baseada na premissa de que a maioria das DPEM representa a forma intraepitelial da neoplasia, na qual a proliferação das células neoplásicas está confinada à epiderme e pode ser destruída pela droga, diretamente ou por meio de processo imunorreativo.

O imiquimode induz a uma resposta imunomoduladora, tendo como alvo os receptores das células dendríticas e de Langerhans, que resulta na liberação de múltiplas citocinas, e pode diretamente induzir a apoptose das células epiteliais transformadas. Machida *et al.* (2015) conduziram revisão sistemática para descrever a eficiência do uso tópico do imiquimode no tratamento do DPEM. O estudo teve limitações por ter sido baseado mais em estudos retrospectivos de literatura, porém observaram-se resposta terapêutica de 52% a 80% e recidiva em torno de 19% dos casos. De acordo com esta revisão, recomenda-se o uso de imiquimode 3 a 4 vezes por semana por 6 meses, podendo reduzir a frequência nos casos de eventos adversos (Fig. 16-2).

Existem especulações que se o DPEM estiver invadindo a derme subjacente, o tratamento tópico será menos efetivo. O envolvimento de anexos cutâneos poderia servir como passagem para a disseminação e a recorrência da doença. Konstantinova *et al.* (2016) analisaram o envolvimento de anexos cutâneos (folículo piloso, glândulas sebáceas, glândulas apócrinas etc.) observando o envolvimento em 90% de folículos pilosos e ductos écrinos o que poderia contribuir para disseminação ou recidiva da doença. Não existem evidências objetivas do grau de penetração do Imiquimode (bem como do 5-fluorouracil e dos retinoides) o que dificulta a conclusão da eficácia dos tratamentos tópicos com envolvimento de anexos cutâneos. O autor propõe estudo histológico de cada caso de DPEM para que sejam instituídos o tratamento conservador e a avaliação da resposta terapêutica e recidiva.

A ablação a *laser*, terapia fotodinâmica (exposição das células a ondas de luz, com ativação da cascata de eventos fotoquímicos e fotobiológicos, causando danos irreversíveis ao tecido tumoral) ou radioterapia são outras modalidades de tratamentos que têm sido propostos na literatura.

MELANOMA
Considerações Gerais

Lesões vulvares pigmentadas ocorrem em até 12% das mulheres, sendo que no diagnóstico diferencial incluem-se proliferações melanocíticas benignas e malignas, tais como nevus e melanoma. Lesões não melanocíticas como carcinoma basocelular, carcinoma de células escamosas, tumores vasculares, ceratose seborreica e condiloma acuminado também podem apresentar-se como lesões vulvares pigmentadas. Por causa da sobreposição clínica e características histológicas entre os processos benignos e malignos, as lesões pigmentadas vulvares muitas vezes representam um desafio diagnóstico. Como é um tumor de localização vulvar rara, o melanoma vulvar é frequentemente diagnosticado tardiamente e, por isso, pode evoluir com prognóstico sombrio. Se identificado precocemente, a intervenção pode gerar melhor desfecho para a paciente.

O melanoma maligno (MM) vulvar constitui menos de 5% de todos os casos de MM na mulher e corresponde a 3% a 10% de todos os tumores malignos da vulva. A vulva é o local mais comum de manifestação do MM no trato genital, seguido pela vagina. Nos casos de diagnóstico tardio, a disseminação tumoral pode favorecer sobrevida de 5 anos em menos de 50% das mulheres portadoras da doença.

As mulheres de maior risco para o desenvolvimento do MM são mulheres caucasianas (risco relativo em relação a mulheres afrodescendentes é de 2,6:1) e o pico de idade de incidência é entre 60 e 70 anos, apesar de haver casos isolados em adolescentes e mulheres jovens. Idade avançada, tamanho e espessura do tumor, ulceração, presença de lesões satélites, envolvimento de estruturas adjacentes (como vagina e uretra) e metástases regionais ou à distância, funcionam como marcadores prognósticos importantes.

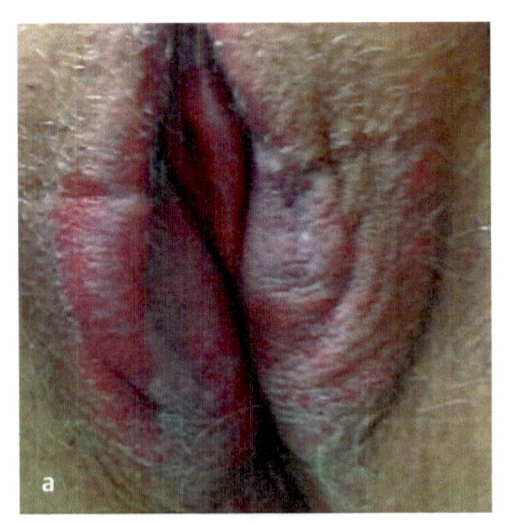

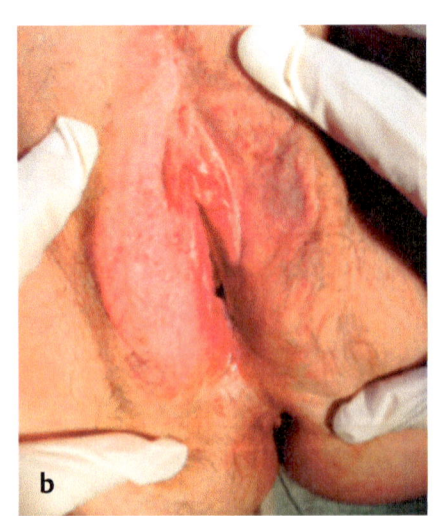

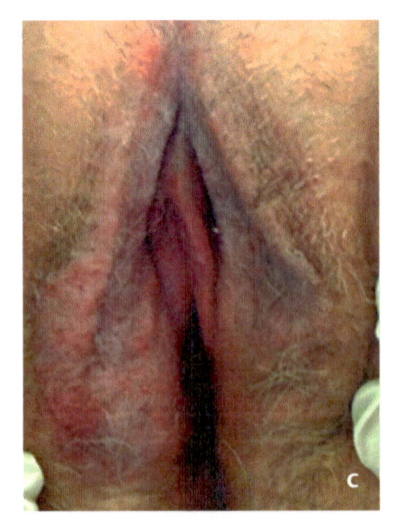

Fig. 16-2. (a) Doença de Paget vulvar antes de iniciar o tratamento com imiquimode. Sintomas de ardência e prurido intensos. (b) Doença de Paget vulvar após 1 mês do início do tratamento com imiquimode. Melhora parcial de sintomatologia. (c) Doença de Paget vulvar após 3 meses do início do tratamento com imiquimode. Melhora total de sintomatologia.

As causas do desenvolvimento do MM são multifatoriais e complexas. Alterações de cópias cromossomiais, particularmente em 1q e 6p, podem estar presentes em taxas crescentes, comparadas com o melanoma cutâneo. Mutações de genes como *KIT* podem ser detectados em mais de 35% dos casos. Inflamação crônica, como líquen escleroso, tem sido relacionada com o MM, entretanto estes achados são controversos, assim como a relação com infecção pelo papilomavírus humano (HPV). A exposição aos raios ultravioletas, diferentemente dos melanomas cutâneos, parece não ter relação.

Apresentação Clínica

O MM apresenta-se clinicamente como máculas escuras, pápulas, nódulos de coloração irregular, com bordas assimétricas, e diâmetro maior que 7 mm (Fig. 16-3). Lesões amelanocíticas podem também ser encontradas. Acompanham sintomas inespecíficos que incluem sangramento de pele vulvar, prurido, secreção, irritação (podendo simular uma dermatite crônica ou DPEM) e linfoadenomegalia (Fig. 16-4). O MM vulvar é mais frequentemente observado nos lábios maiores, seguido dos lábios menores e clitóris. Em cerca da metade dos casos de MM, as lesões surgem na mucosa, 38% surgem na junção da área de pelo e mucosa e 13% na área de pelo. A mácula escurecida aumenta gradativamente e perifericamente enquanto se tornae progressivamente mais palpável. Outra forma não usual é representada por múltiplos melanomas vulvares, relatados no padrão do lentigo, com várias máculas ou pápulas pigmentadas espalhadas por toda pele da vulva.

Estadiamento

Alguns sistemas de estadiamento têm sido aplicados ao melanoma vulvar com o objetivo de tentar melhorar a predição da sobrevida das mulheres. Tem sido usada a profundidade de invasão ou a localização anatômica (FIGO) que é aplicada para outros cânceres vulvares. A espessura do tumor parece ser o mais importante fator preditor de sobrevida. Tem-se preferido utilizar a versão revisada em 2009 do sistema de estadiamento do Comitê Americano Conjunto em Câncer (American Joint Committee on Cancer – AJCC), Comitê do Melanoma. Este Comitê incluiu fatores prognósticos como espessura do tumor, ulceração, *status* linfonodal, presença de metástases à distância, nível de desidrogenase láctica sanguínea (*serum lactate dehydrgenase* – LDH). Além disso, usou padrão

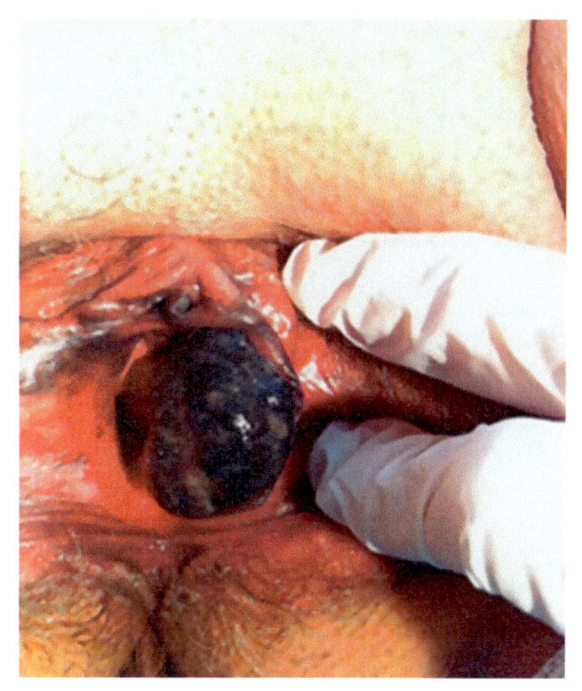

Fig. 16-3. Melanoma vulvar em face interna de pequeno lábio esquerdo e região vestibular à esquerda.

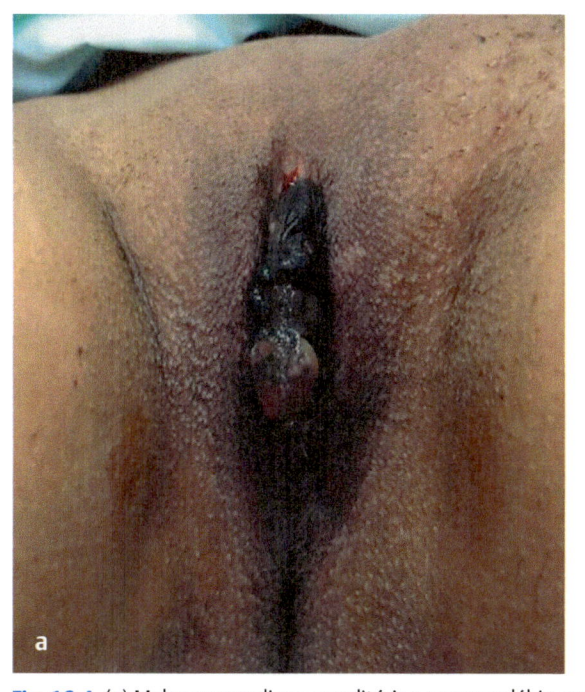

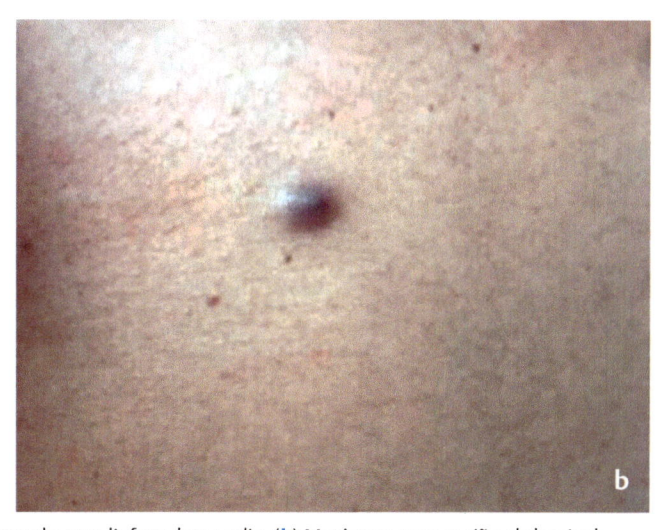

Fig. 16-4. (**a**) Melanoma maligno em clitóris e pequeno lábio esquerdo com linfonodomegalia. (**b**) Metástase para região abdominal.

de característica do tumor T1a, baseada na espessura ≤ 1 mm, taxas de mitose 1/mm² e ausência de ulceração. A importância desta definição é que o tumor neste estadiamento determina sobrevida após tratamento que varia de 85% a 90% em 10 anos.

Diagnóstico

A dermatoscopia pode facilitar a identificação precoce do melanoma vulvar, mostrando "véu" branco-azulado, estrias atípicas, forma irregular, pontos escuros de vários tamanhos, e, mais recentemente, descreve-se despigmentação reticular que se parece com finas linhas brancas.

Se existe suspeita de melanoma, realizar biópsia com espécime que inclua o máximo de área da lesão, para garantir a análise da profundidade de invasão e programar o tratamento. Na análise histopatológica observam-se múltiplos melanócitos em forma de fita, que substituem gradualmente as camadas basais e parabasais. Células apoptóticas e poucas mitoses podem ser vistas em todo o espécime. Próximos à área de pigmentação existem proeminentes dendritos, particularmente visualizados com impregnação de prata. No MM os imunomarcadores específicos são reatores para as proteínas S-100, HMB 45 e Melan-A.

Tratamento

A cirurgia é o tratamento de escolha. O tratamento e o prognóstico estão relacionados com a profundidade de invasão. Para a medida da lesão se utiliza os sistemas de Breslow e de Clark. Os tumores com invasão igual ou menor que 0,75 mm podem ser tratados com excisão ampla da lesão com margem profunda e lateral de 2 cm. Mesmo os tumores incluídos como Clark I e II podem ser tratados com excisão ampla local. A opção pelas ressecções localizadas, é porque não se observou diferença de maior sobrevida em relação à vulvectomia radical com linfadenectomia inguinofemoral bilateral. Os procedimentos radicais estão associados à maior morbidade e a excisão do tumor com margens livres parece ser suficiente no tratamento do melanoma vulvar. Os benefícios da linfadenectomia têm sido questionados. O papel da linfadenectomia no tratamento do MM parece ser muito mais de prognóstico do que curativa. O uso da biópsia do linfonodo sentinela tem sido discutido, mas ainda os resultados de pequenas séries de caso não nos fornecem evidência objetiva de ser procedimento seguro. Taxas de falso-negativo em torno de 15% no linfonodo sentinela têm sido registradas, com maior chance de recidiva local.

A utilização da radioterapia, imunoterapia e/ou quimioterapia são tipicamente indicadas para doença extensa ou em algumas circunstâncias clínicas. Relatos da utilização da radioterapia são escassos e não mostram maior sobrevida, assim como de quimioterapia e imunoterapia. Mais ensaios clínicos sobre tratamento adjuvante devem ser desenvolvidos para se ter certeza da sua indicação no melanoma de vulva.

ANGIOMIXOMA AGRESSIVO

Considerações Gerais

O angiomixoma agressivo (AA) é uma neoplasia mesenquimal (neoplasia miofibroblástica) rara, com alto risco de infiltração e recorrência local, que cresce principalmente na pelve e região perineal de adultos. Foi descrito inicialmente por Steeper e Rosai em 1983, e desde então menos de 350 casos foram descritos na literatura. É uma neoplasia de crescimento lento, indolente e baixa tendência à disseminação metastática, e o nome "agressivo" vem da sua capacidade de infiltração local. A doença é diagnosticada erroneamente em 80% dos casos.

O pico de incidência acontece na quarta década e, apesar de ser comum nas mulheres em idade reprodutiva, existem poucos casos documentados na literatura. É mais frequente nas mulheres do que nos homens, com taxas de 6,6:1.

Apresentação Clínica

Clinicamente pode se apresentar como um tumor polipoide e ser confundido com um cisto cutâneo ou neurofibroma. As mulheres são assintomáticas, queixando-se apenas do crescimento da massa vulvar. A patogênese da AA vulvar é pobremente entendida, porém parece que alterações genéticas no braço curto do cromossomo 12 (12q) têm sido implicadas.

Diagnóstico

Os exames de imagem podem auxiliar no diagnóstico, podendo ser utilizadas a ultrassonografia e a ressonância magnética. O diagnóstico diferencial pode ser feito com lipoma, fibromatose pélvica, tumores mesenquimais mistos, pseudossarcoma botrioide e rabdomiossarcomas embrionários.

Aspectos Microscópicos

É um tumor volumoso, de consistência gelatinosa e pobremente encapsulado. O histopatológico é o padrão-ouro para o diagnóstico e, geralmente, mostra vasos de tamanho médio e paredes espessadas, circundadas por uma camada de células estromais de aparência mixoide. Histologicamente, este tumor é hipo ou moderadamente celular, estando as células fusiformes ou estreladas no meio de uma matriz mixoide de mucopolissacarídeos.

Tratamento

O tratamento é cirúrgico, com ressecção alargada da lesão. Radioterapia como tratamento adjuvante não tem demonstrado melhores resultados do que a cirurgia isolada. A maioria dos AA tem receptores de estrogênio e progesterona positivos, sendo por isso indicado o uso de agonista de liberação de gonadotrofinas, principalmente como tratamento adjuvante nos tumores residuais.

DERMATOFIBROSSARCOMA *PROTUBERANS*

Considerações Gerais

O dermatofibrossarcoma *protuberans* (DFSP) é um tumor de origem fibroblástica, de consistência macia, de crescimento lento e de baixo a intermediário grau de malignidade. Tem sido descrito como uma neoplasia maligna rara, que responde por aproximadamente 0,1% de todos os tumores malignos. Tende a ser localmente agressivo e a apresentar recorrências se for excisado incompletamente. Apesar do comportamento agressivo local, raramente evolui com metástases. Uma das características é evoluir envolvendo estruturas adjacentes, o que o torna difícil de enuclear completamente. É diagnosticado mais no tórax, seguido de porção proximal das extremidades e região de cabeça e pescoço. Muito raramente envolve região inguinal e perineal, especialmente a área da vulva.

O DFSP vulvar é responsável por relatar menos de 50 casos nos dados da literatura, porém demonstra mesmo comportamento clínico e características histológicas de outras áreas. A média de idade de aparecimento é por volta dos 50 anos, sendo que, na literatura, os dados mostram variações de 14 a 78 anos.

Apresentação Clínica

Clinicamente, observa-se pele com coloração marrom-avermelhada, contorno irregular com nódulo, em geral solitário, com coloração azulada ou placas violáceas (Fig. 16-5). Ozmen *et al.* (2013) publicaram relato de caso mostrando a importância do uso da ressonância magnética para definição de profundidade de invasão e sua relação com estruturas adjacentes.

Aspectos Microscópicos

O diagnóstico histológico desta neoplasia é facilitado pelo padrão de células fusiformes com citoplasma escasso e núcleos alongados, infiltrando a gordura subcutânea, num aspecto "favo de mel". A imuno-histoquímica confirma o diagnóstico, mostrando imunomarcação positiva para CD34 e negatividade para o fator XIIIa.

Tratamento

O tratamento do DFSP vulvar é cirúrgico, sendo recomendada a excisão alargada, com margem de segurança de 2 a 3 cm tanto para a lesão primária como para a lesão recorrente.

BIBLIOGRAFIA

Balch CM, Gershenwald JE, Soong SJ, Thompson JF, Atkins MB, Byrd DR, et al. Final Version of 2009 AJCC Melanoma Staging and Classification. J Clin Oncol 2009;27(36):6199-206.

Bernárdez C, Machan S, Molina-Ruiz AM, Pérez de la Fuente T, Pavón M, Carrillo I, et al. Dermatofibrosarcoma Protuberans of the Vulva With Myoid Differentiation. Am J Dermatopathol 2015;37:107-11.

Edey KA, Allan E, Murdoch JB, Cooper S, Bryant A. Interventions for the treatment of Paget's disease of the vulva, Cochrane Database Syst. Rev. 2013;10:CD009245.

Iacoponi S, Zalewski K, Fruscio R, Diaz-De la Noval B, De Iaco P, Ceccaroni M, et al. Prognostic factors for recurrence and survival among patients with invasive vulvar Paget disease included in the VULCAN. Int J Gynecol and Obstet 2016;133:76-9.

Konstantinova AM, Shelekhova KV, Stewart CJ, Spagnolo DV, Kutzner H, Kacerovska D, et al. Depth and Patterns of Adnexal Involvement in Primary Extramammary (Anogenital) Paget Disease: A Study of 178 Lesions From 146 Patients. Am J Dermatopathol 2016;0:1-7.

Lopes Filho LL, Lopes IM, Lopes LR, Enokihara MM, Michalany AO, Matsunaga N. Mamary and extramamary Paget's disease. An Bras Dermatol. 2015;90(2):225-31.

Machida H, Moeini A, Roman LD, Matsuo K. Effects of imiquimod on vulvar Paget's disease: A systematic Review of literature. Gynecol Oncol 2015;139:165-71.

Murzaku EC, Penn LA, Hale CS, Pomeranz MK, Polsky D. Vulvar nevi, melanosis, and melanoma: an epidemiologic, clinical, and histopathologic review. J Am Acad Dermatol 2014;71:1241-9.

Nobbenhuis MAE, Lalondrelle S, Larkin J, and Banerjee S. Management of melanomas of the gynaecological tract. Curr Opin Oncol. 2014;26(5):508-13.

Ohlinger R, Kühl A, Schwesinger G, Bock P, Lorenz G, Köhler G. Dermatofibrosarcoma protuberans of the vulva. Acta Obstet Gynecol Scand. 2004;83:685-6.

Ozmen E, Güney G, Algin O. Magnetic resonance imaging of vulvar dermatofibrosarcoma protuberans – report of a case. Radiol Oncol 2013;47(3):244-246.

Paget J. On the disease of the mammary areola preceding cancer of the mammary gland. St Bartholomew's Hosp Rep. 1874;10:87-9.

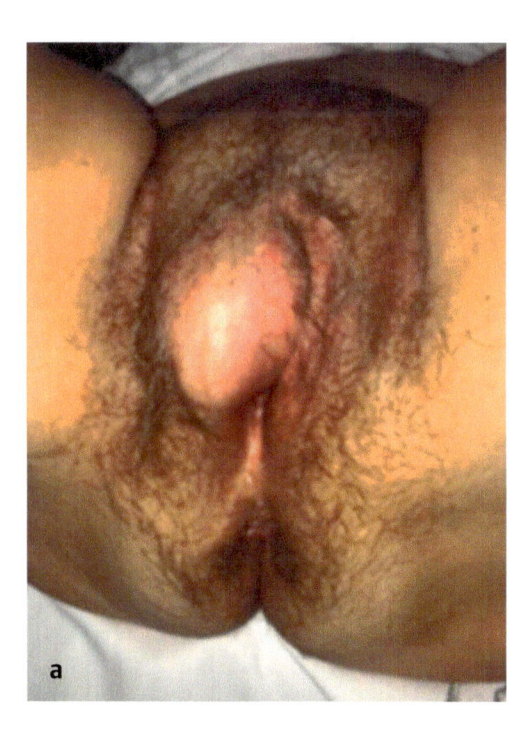

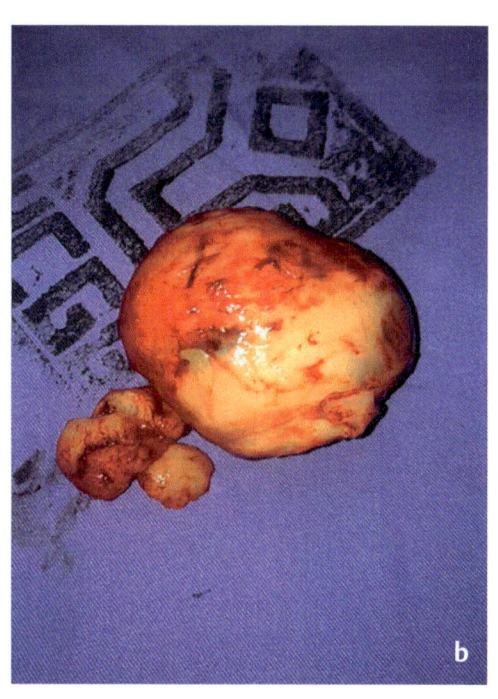

Fig. 16-5. (**a**) Dermatofibrossarcoma *protuberans* em face interna de grande lábio, sulco interlabial e pequeno lábio à direita. (**b**) Aspecto macroscópico do tumor sólido, com área pálida, e área de coloração violácea, superfície regular, porém observa-se, inferiormente, área de expansão tumoral sólida e irregular.

Ribeiro JC, Vieira SC, Silva BB, Santos LG, Costa PVL, Fonsêca LAC. Angiomixoma agressivo da vulva: relato de caso. Einstein. 2015;13(2):276-8.

Srivastava P, Ahluwalia C, Zaheer S, Mandal AK. Aggressive angiomyxoma of vulva in a 13 year old female. J Cancer Res Therapeutics 2015;11(4):937-9.

Steeper TA, Rosai J. Aggressive angiomyxoma of the female pelvis and perineum. Report of nine cases of a distinctive type of Gynecologic soft tissue neoplasm. Am J Surg Pathol 1983;7:463-75.

Tariq S, Hasnain S, Siddiqui MT, Ahmed R. Aggressive Angiomyxoma: Swirled configuration on Ultrasound and MR Imaging. J Pak Med Assoc. 2014;64(3):345-8.

Tcheung WJ, Selim MA, Herndon JE 2nd, Abernethy AP, Nelson KC. Clinicopathologic study of 85 cases of melanoma of the female genitalia. J Am Acad Dermatol 2012;67:598-605.

Wilkinson EJ, Brown HM. Vulvar Paget disease of urothelial origin: a report of three cases and a proposed classification of vulvar Paget disease. Hum Pathol 2002;33(5):549-54.

Wiszniewska J, Roy A, and Masand RP. Myxoid Dermatofibrosarcoma Protuberans of the Vulva: Case Report of a Rare Variant in an Unusual Location, With Unusual Morphologic and Immunohistochemical Features. Am J Dermatopathol 2016;38(3):226-30.

Zizi-Sermpetzoglou A, Myoteri D, Koulia K, Kontostolis V, Moschouris H, Dellaportas D. Aggressive Angiomyxoma of the Vulva: A Bizarre Perineal Lesion. Case Reports Oncol Med 2015;4:1-4.

DOENÇAS BOLHOSAS

DOENÇA DE DARIER
Definição
A doença de Darier-White (DD), ceratose folicular ou disceratose folicular é uma rara genodermatose autossômica dominante com penetrância completa e expressão variável. Apresenta achados característicos como pápulas ceratóticas no tronco e eritroníquia longitudinal. A função insuficiente da isoforma 2b da Ca^{2+} ATPase do retículo sarco/endoplasmático (SERCA2b) leva à sinalização anormal do Ca^{2+} intracelular, especialmente envolvendo o retículo endoplasmático. O resultado é a perda da adesão celular suprabasal (acantólise) e a indução de apoptose (disceratose). A prevalência varia de 1:30.000 a 1:50.000.

Fisiopatologia
A DD ocorre devido a mutações no gene *ATP2A2* do cromossomo 12q24.1 que codifica o cálcio ATPase tipo 2 do retículo sarco/endoplasmático (SERCA2). SERCA2 é membro de uma família de bombas de íons que mantêm alta concentração de cálcio no retículo endoplasmático. Dessa forma, SERCA2 desempenha papel crucial na síntese e modificações pós-translacionais de proteínas. Existem duas isoformas: 2a e 2b. SERCA 2b é a principal isoforma expressa na epiderme. Mutações de inserção/deleção nesta isoforma originam produção anormal de proteínas e perda da aderência desmossomal, que causa a acantólise. Uma resposta ao estresse prejudicada também pode predispor à apoptose, o que poderia explicar as células disceratóticas. Existe evidência de expressão reduzida de Bcl-2 e proteínas antiapoptóticas relacionadas na pele lesionada.

Apresentação Clínica
A DD geralmente ocorre entre as idades de 6 e 20 anos, com pico de incidência na puberdade. Homens e mulheres são igualmente afetados, sem diferença entre os grupos étnicos. Pápulas ceratóticas amareladas a acastanhadas, com aparência oleosa, nas áreas seborreicas da face, couro cabeludo e tórax são características. Estas pápulas podem coalescer e formar placas vegetantes fissuradas, tornarem-se malcheirosas e infectadas secundariamente, em especial nas áreas flexurais (Fig. 17-1). A gravidade da doença está associada a alguns fatores: trauma mecânico, calor, umidade, radiação ultravioleta B, infecções piogênicas e lítio. O prurido é um sintoma comum. Anormalidades ungueais incluem estrias longitudinais brancas ou vermelhas e entalhes com formato em "V", na região distal das lâminas ungueais, bastante características. Depressões e pápulas ceratóticas palmoplantares, bem como pápulas achatadas diminutas no dorso de mãos e pés podem ser observados.

Embora o envolvimento das membranas mucosas seja incomum, pápulas brancas indolores podem estar presentes na mucosa oral, esôfago, vulva e reto. Até 50% dos pacientes têm lesões orais e o local mais afetado é o palato duro, seguido da gengiva e da língua. Pápulas brancacentas com depressão central podem formar placas irregulares mimetizando estomatite nicotínica. As glândulas parótidas também podem estar envolvidas: fibrose periductal e obstrução ductal ocasionam edema intermitente em até 30% dos pacientes.

Formas localizadas da doença ocorrem em 10% dos pacientes. A aparência clínica é de lesões lineares que seguem as linhas de Blaschko localizadas unilateralmente sem história familiar. A síndrome de Kaposi-Juliusberg é uma infecção herpética cutânea generalizada grave que pode ser uma rara complicação da DD. Doenças neuropsiquiátricas como epilepsia, depressão maior, transtorno bipolar, esquizofrenia e dificuldades de aprendizado podem acompanhar a DD.

Achados Microscópicos
Existem duas características histológicas proeminentes: acantólise e disceratose. A acantólise ocorre por um distúrbio na adesão celular que leva à formação de fenda suprabasal. Ao nível ultraestrutural corresponde a perda de desmossomas e a separação dos filamentos de queratina destes. A disceratose é causada pela apoptose de queratinócitos e caracterizada por condensação nuclear e aglutinação de queratina perinuclear. Dois tipos de células disceratóticas são observados na DD:

- *"Corpos redondos"*: queratinócitos acantolíticos aumentados na camada de Malpighi com núcleo de coloração escura e parcialmente fragmentado, cercado por citoplasma claro envolvido por anel brilhante de feixes de queratina colapsadas.
- *"Grãos"*: células ovais pequenas no estrato córneo caracterizadas por um citoplasma intensamente eosinofílico composto de feixes de queratina colapsada contendo restos nucleares paraceratóticos encolhidos.

A epiderme sobre o foco acantolítico ou disceratótico é espessa e mostra papilomatose e hiperceratose. Existe um infiltrado inflamatório perivascular de leve a moderado na derme superficial. As alterações histológicas diagnósticas são frequentemente focais, é necessária uma pesquisa cuidadosa.

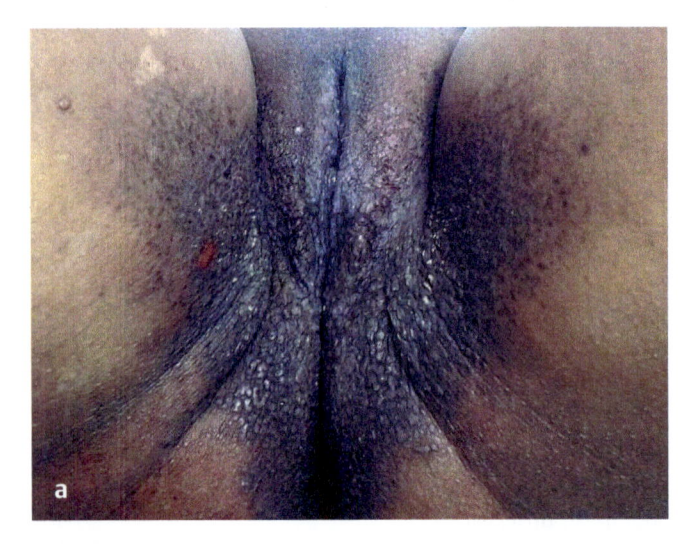

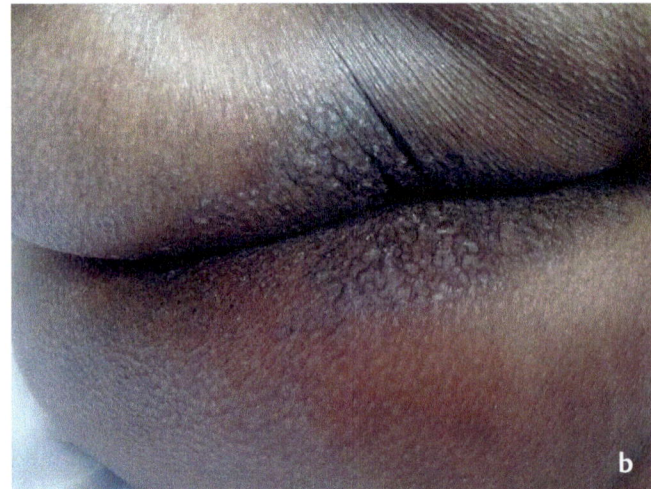

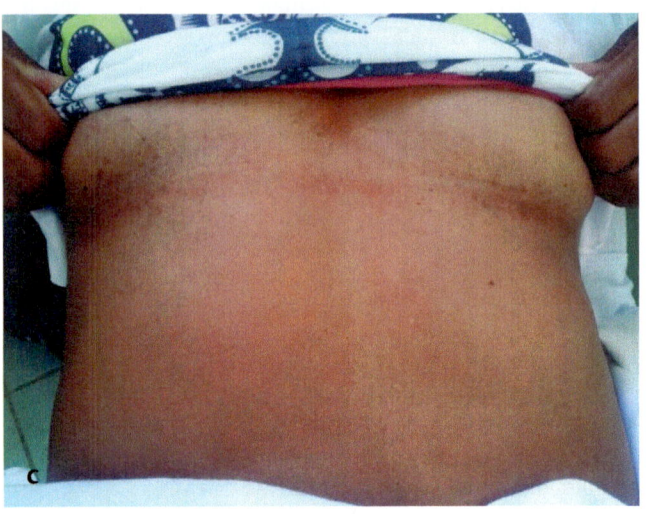

Fig. 17-1. Paciente apresentando forma frusta da doença de Darier: (a) pápulas ceratósicas acastanhadas coalescentes na vulva e regiões inguinocrurais; (b) extensão das pápulas ceratósicas acastanhadas agrupadas para a região perianal e nádegas; (c) pápulas acastanhadas confluentes nas regiões inter e inframamárias.

Diagnóstico

É baseado no exame histológico de biópsias das lesões cutâneas que revelam hiperceratose, disceratose focal e acantólise suprabasal.

Diagnóstico Diferencial

Acroceratose verruciforme de Hopf e nevo epidérmico acantolítico disceratótico compartilham semelhanças clínicas, histológicas e mutações em *ATP2A2* com a DD. Acredita-se que o nevo epidérmico acantolítico disceratótico seja uma forma localizada de DD. As lesões de mãos e pés da acroceratose verruciforme são comuns na DD, porém só apresentam acantólise e disceratose histologicamente após intensa exposição à radiação ultravioleta.

DD deve ser distinguida de doenças que causam acantólise e disceratose como a doença de Hailey-Hailey e a doença de Grover. Nos casos com acometimento flexural grave devem ser consideradas doenças como pênfigo vegetante, pioderma vegetante e doença de Hailey-Hailey. Pênfigo vegetante é uma doença cutânea autoimune de início tardio que produz acantólise. No pioderma vegetante o infiltrado inflamatório é neutrofílico e não ocorre acantólise.

Algumas vezes pode ser difícil distinguir clinicamente a doença de Hailey-Hailey da DD intertriginosa. Acantólise parcial na camada espinhosa da epiderme como uma "parede de tijolos dilapidada" seria característica para a doença de Hailey-Hailey. Pápulas palmoplantares, leuconíquia longitudinal, chanfradura distal da lâmina ungueal, lesões mucosas e histologia com disceratose evidente associada a acantólise são fatores que apontam para DD. Lesões papulovesiculosas pruriginosas que não tendem a confluir, diferentemente da DD, caracterizam a doença de Grover (dermatose acantolítica transitória).

Acne e dermatite seborreica podem ser incluídas pela aparência oleosa das lesões. DD é prontamente distinguida pelo envolvimento da pele acral, unhas e mucosa oral. História familiar também pode ser uma pista. Na DD localizada pode-se considerar no diferencial: Herpes-zóster, líquen estriado, doença de Grover, líquen plano e doença nevoide linear.

Tratamento

Muitas pacientes com doença leve não precisam de nada mais que emolientes, higiene e conselho para evitar queimadura solar, trauma, calor, umidade e infecções. Tretinoína, isotretinoína, adapaleno e tazaroteno tópicos são efetivos, mas a irritação é um fator limitante do uso.

Antissépticos podem auxiliar no manejo de placas infectadas, que podem responder à combinação tópica esteroide/antibiótico.

Nos pacientes com doença grave estão indicados os retinoides orais: acitretina ou isotretinoína. Essas drogas focam na redução da hiperceratose e são efetivas em 90% das pacientes. Os efeitos colaterais podem ser sérios e a doença costuma recorrer quando a droga é retirada. O uso de contraceptivos é mandatório durante e após o tratamento devido aos efeitos teratogênicos. Não parecem apropriados para pacientes com formas intertriginosas e bolhosas. Ciclosporina pode ser a droga de escolha nos casos graves não responsivos.

O tratamento cirúrgico é útil para lesões permanentes localizadas nas áreas flexurais e glúteas. Tratamentos alternativos incluem: dermoabrasão, excisão e enxerto ou laser (erbium YAG parece ser vantajoso sobre o CO_2 pela prevenção de cicatrizes).

DOENÇA DE HAILEY-HAILEY
Definição
A doença de Hailey-Hailey (DHH) ou pênfigo benigno familial crônico é uma doença bolhosa intraepidérmica rara, de herança autossômica dominante e com prevalência de cerca de 1:50.000. É caracterizada por vesículas e erosões cronicamente recorrentes nas áreas intertriginosas (cervical, axilar e regiões inguinais).

Fisiopatologia
Ocorre uma mutação no gene *ATP2C1* localizado no braço longo do cromossomo 3, nas regiões 3 q21-q24. Este gene codifica proteínas cálcio ATPase (hSPCA1) no aparelho de Golgi. O hSPCA1 é um transportador de Ca^{+2} e Mn^{+2} responsável pelo depósito de cálcio no lúmen desta organela. Com esta mutação, a deposição de cálcio no aparelho de Golgi falha, o que leva a defeito no processamento de proteínas e culmina na separação desmossomal. Isso resulta em defeitos de adesão entre os queratinócitos e na ocorrência de acantólise. Os níveis reduzidos de ATP nas células causam prejuízo na organização da actina e na adesão célula-a-célula.

Apresentação Clínica
Esta condição geralmente surge na terceira ou quarta décadas. Vesicopústulas flácidas, erosões crostosas ou placas circinadas expansivas aparecem em áreas sujeitas a fricção como as laterais cervicais, axilas, regiões inguinais e períneo. As mucosas oral, esofágica, conjuntival e vaginal são raramente envolvidas. O acometimento pode estar restrito a apenas um sítio, mas pode ser generalizado. As lesões estendem-se perifericamente e tendem à cura central. A doença flexural pode ser hipertrófica e de odor desagradável, com vegetações macias, úmidas e fissuras. Prurido e dor são comuns e podem ser incapacitantes, principalmente quando as regiões inguinais são afetadas. Estrias brancas, longitudinais, assintomáticas podem estar presentes nas unhas de alguns pacientes, sinal que pode ser útil no diagnóstico.

A DHH é exacerbada por insultos cutâneos que causam inflamação como dermatite de contato, irradiação UVB, sudorese, fricção, infecções cutâneas ou escabiose. Pode surgir por fenômeno de Koebner sobre doenças inflamatórias como psoríase ou dermatite seborreica. Regride sem formação de cicatrizes e deixa pigmentação pós-inflamatória. Ocorre de forma recorrente e pode melhorar com o envelhecimento.

Achados Microscópicos
Espaços acantolíticos e bolha intraepidérmica suprabasal são observados em cortes histopatológicos. A perda de pontes intercelulares é mais difundida na epiderme em comparação com a doença de Darier. A acantólise parcial dá a aparência de "parede de tijolos dilapidada". Queratinócitos necróticos e células disceratóticas acantolíticas ("corpos redondos" e "grãos") são raros, diferindo da doença de Darier. Hiperplasia epidérmica, paraceratose e infiltrado linfocítico perivascular na derme superficial são observados. A imunofluorescência direta é negativa.

Diagnóstico
A história familiar, a distribuição típica e a morfologia das lesões podem ajudar no diagnóstico. O sinal de Nikolsky é negativo. A análise histopatológica e a imunofluorescência são fundamentais no diagnóstico diferencial com outras buloses autoimunes.

Infecções fúngicas, virais e bacterianas exacerbam e perpetuam a doença e devem ser excluídas por cultura. Teste de contato (*patch test*) deve ser considerado em pacientes com doença de longa data.

Diagnóstico Diferencial
Erros diagnósticos são frequentes porque as lesões podem simular impetigo, eczema, intertrigo por cândida ou tinea corporis. Herpes simplex virus ocasiona exacerbação dolorosa que pode ser difícil diferenciar das vesículas da DHH, mas o teste de Tzank é útil neste intento. Formas graves de DHH podem simular eritema multiforme ou necrólise epidérmica tóxica. Lesões vulvares hipertróficas podem sugerir malignidade. Lesões vegetantes intertriginosas podem ser confundidas com pênfigo vegetante, mas a análise por imunofluorescência direta é negativa para DHH. A doença de Darier pode ter manifestações vegetantes semelhantes, mas seu início é mais precoce, lesões vesiculosas são raras, entalhes em forma de V na parte distal da lâmina ungueal e pápulas orais são sugestivas desta doença.

As dificuldades diagnósticas são acrescidas da boa resposta que a DHH pode ter por tratamentos com antibióticos ou corticosteroides tópicos, utilizados para algumas das outras entidades nosológicas citadas anteriormente, mas as estrias longitudinais brancas nas unhas podem corroborar na confirmação diagnóstica.

Tratamento
Medidas simples devem ser tentadas para reduzir a fricção cutânea e manter as flexuras secas, incluindo o uso de roupas frescas e soltas e a perda ponderal, se necessário.

Combinações de corticosteroides tópicos, de média a alta potência, com agentes antibacterianos e/ou antifúngicos podem ser efetivas, especialmente se o esteroide tópico for aplicado prontamente em lesões iniciais. A menor potência que seja efetiva deve ser utilizada para minimizar efeitos colaterais em zonas intertriginosas (atrofia cutânea, estrias, telangiectasias). Podem ser administrados de forma intermitente e/ou agentes poupadores de esteroides podem substituí-los.

Relatos anedóticos têm descrito benefício terapêutico com tacrolimus tópico, ciclosporina tópica e oral, 5-fluorouracil, análogos da vitamina D tópicos, retinoides orais, etanercept e toxina botulínica (axilar e inframamária, por contribuir na redução sudoral).

A terapia cirúrgica deve ser considerada apenas para doença que não seja responsiva a medidas gerais e tratamentos tópicos, mas os benefícios a longo prazo são incertos (criocirurgia, excisão com ou sem enxertia, dermoabrasão, eletrodissecção, várias formas de cirurgia a laser e terapia fotodinâmica).

ERITEMA MULTIFORME

Definição

Eritema multiforme (EM) é uma doença aguda e autolimitada, caracterizada pelo início abrupto do surgimento de pápulas eritematosas simétricas fixas e algumas evoluem para lesões em alvo "típicas" e/ou ocasionalmente "atípicas". São reconhecidas duas formas: EM *minor* e EM *major*. Ambas caracterizadas pelo mesmo tipo de lesão elementar (alvo), mas distinguidas pela presença (EM *major*) ou ausência (EM *minor*) do envolvimento mucoso e sintomas sistêmicos.

Fisiopatologia

A fisiopatologia do EM ainda não é completamente entendida, mas provavelmente é mediada imunologicamente e parece envolver uma reação de hipersensibilidade que pode ser desencadeada por estímulos variados, especialmente viral, bacteriano ou produtos químicos.

A imunidade mediada por células parece ser responsável pela destruição das células epidérmicas. Inicialmente no processo a epiderme se torna infiltrada por linfócitos T CD8 e macrófagos enquanto a derme exibe um influxo leve de linfócitos T CD4. Estas células imunologicamente ativas não permanecem presentes em número suficiente para serem diretamente responsáveis pela morte celular do epitélio. Contudo elas liberam citocinas difusíveis que mediam a reação inflamatória e a resultante apoptose das células epiteliais. Em alguns pacientes, células T circulantes transitoriamente demonstram uma resposta de citocinas do tipo 1 de células T-helper (TH1 – interferon gama, fator de necrose tumoral alfa, interleucina 2). Resultados de análises imuno-histoquímicas do fluido de bolha lesional também demonstraram conter fator de necrose tumoral, uma importante citocina pró-inflamatória.

O principal fator de risco para o EM é o vírus herpes *simplex* (HSV), seja recente ou recorrente. A reação imunológica afeta os queratinócitos que expressam HSV. Existe uma relação entre tipos de HLA e EM recorrente, particularmente o HLA-DQ3, que pode ser um marcador útil para distinguir EM associado ao HSV de outras doenças cutâneas.

A hipersensibilidade à droga envolve um metabolismo alterado da droga pelo paciente, considerado um acetilador lento, genotípica ou fenotipicamente. Significa que uma proporção aumentada do metabolismo da droga é dirigida para a via alternativa de oxidação pelo sistema citocromo P-450, que resulta na produção aumentada de metabólitos reativos e potencialmente tóxicos. Os indivíduos afetados têm um defeito na depuração destes metabólitos reativos, que podem se comportar como haptenos por ligação covalente a proteínas da superfície das células epiteliais e consequente indução da resposta imune.

Apresentação Clínica

EM com envolvimento genital é relativamente frequente e é mais amiúde encontrado nas formas conhecidas como EM *major*, com aspectos que lembram a síndrome de Stevens-Johnson: erosões e lesões bolhosas de conteúdo citrino ou hemático que, caso atinjam a parte terminal da uretra, ocasionam disúria intensa aliviada pela cateterização. Mas a mucosa genital é raramente o único sítio acometido, normalmente ocorre envolvimento simultâneo da cavidade oral e lábios, coanas nasais, conjuntivas oculares e região anal. A presença de lesões em alvo clássicas, que surgem repentinamente e de forma simétrica no dorso das mãos e pés e áreas extensoras de antebraços e pernas, ajudam a confirmar o diagnóstico. As lesões individuais regridem em 1 a 2 semanas com hiper ou hipocromia e sem deixar cicatrizes, enquanto novas lesões aparecem em surtos. O episódio total costuma perdurar cerca de 1 mês.

Achados Microscópicos

As alterações mais importantes estão nas camadas inferiores da epiderme e na derme superficial. Alguns casos apresentam um infiltrado dérmico linfo-histiocitário rico em linfócitos T ao redor de vasos, edema e vasodilatação, mas pouca alteração epidérmica. Pode haver degeneração vacuolar da camada basal da epiderme ou células epidérmicas necróticas individuais. Essas alterações ocorrem especialmente nas lesões em alvo clássicas do EM. Nos casos bolhosos mais graves existe necrose de toda a epiderme. A microscopia eletrônica demonstra a membrana basal danificada no assoalho da bolha, com poucas células epidérmicas em ilhas sugerindo alguma evidência de regeneração. A histologia das lesões mucosas é semelhante à da pele e pode haver marcada alteração degenerativa no epitélio.

Diagnóstico

O diagnóstico é clínico nos casos típicos e a biópsia deve ser realizada naqueles atípicos.

A imunofluorescência direta pode ser necessária para excluir outras doenças bolhosas.

Observam-se VHS elevado e leucocitose moderada nos casos mais graves.

Diagnóstico Diferencial

Erupções por drogas tais como eritema pigmentar fixo, doença por IgA linear induzida por vancomicina e lúpus eritematoso devem ser excluídos juntamente com penfigoide e outras buloses autoimunes. A distinção entre EM atípico e urticária vasculite pode ser difícil, enquanto o diferencial com urticária gigante tem critérios bem definidos (o surgimento das lesões é diário, estas exibem zona central normal e são transitórias, perduram por no máximo 24 horas). A doença de Kawasaki pode se assemelhar ao EM, mas os característicos lábios eritematosos, "língua em morango", palmas e plantas edemaciados e eritematosos e a linfadenopatia devem permitir o diagnóstico clínico.

Tratamento

O valor dos corticosteroides sistêmicos é controverso, porém nos casos mais graves, podem ser utilizadas doses de prednisolona de 30-60 mg/dia, reduzidas num período de 1-4 semanas. A terapia antiviral, com agentes tais como aciclovir para EM subsequente à infecção por HSV, tende a ser decepcionante uma vez que a erupção esteja evidente, mesmo quando administrado logo no primeiro sinal de herpes recorrente. No entanto, o uso profilático a longo prazo pode ser bastante útil, com doses de 200 mg três vezes/dia, embora doses menores ou maiores possam ser necessárias. Recaídas são observadas quando a droga é descontinuada.

BIBLIOGRAFIA

Andreassi L, Bilenchi R. Non-infectious inflammatory genital lesions. Clin Dermatol. 2014;32(2):307-14.

Chiaravalloti A, Payette M. Hailey-Hailey disease and review of management. J Drugs Dermatol. 2014;13(10):1254-7.

Engin B, Kutlubay Z, Çelik U, Serdaroğlu S, Tüzün Y. Hailey-Hailey disease: A fold (intertriginous) dermatosis. Clin Dermatol. 2015;33(4):452-5.

Engin B, Kutlubay Z, Erkan E, Tüzün Y. Darier disease: A fold (intertriginous) dermatosis. Clin Dermatol. 2015;33(4):448-51.

Falto-Aizpurua LA, Griffith RD, Yazdani Abyaneh MA, Nouri K. Laser therapy for the treatment of Hailey-Hailey disease: a systematic review with focus on carbon dioxide laser resurfacing. J Eur Acad Dermatol Venereol. 2015;29(6):1045-52.

Knopp EA, Saraceni C, Moss J, McNiff JM, Choate KA. Somatic ATP2A2 mutation in a case of papular acantholytic dyskeratosis: mosaic Darier disease. J Cutan Pathol. 2015;42(11):853-7.

Le Saché-de Peufeilhoux L, Raynaud E, Bouchardeau A, Fraitag S, Bodemer C. Familial benign chronic pemphigus and doxycycline: a review of 6 cases. J Eur Acad Dermatol Venereol. 2014;28(3):370-3.

Mauzo SH, Sulit DJ. Hailey-Hailey disease exacerbated by multiple pregnancies: case report and review of the literature. Dermatol Online J. 2014;20(10):13030. 2014 Oct 15. Avaiable from: https://pubmed.ncbi.nlm.nih.gov/25526005/. Acesso em 24/02/22

Savignac M, Edir A, Simon M, Hovnanian A. Darier disease: a disease model of impaired calcium homeostasis in the skin. Biochim Biophys Acta. 2011;1813(5):1111-7.

Spencer S, Buhary T, Coulson I, Gayed S. Mucosal erosions as the presenting symptom in erythema multiforme: a case report. Br J Gen Pract. 2016;66(644):e222-4.

Staikuniene J, Staneviciute J. Long-term valacyclovir treatment and immune modulation for Herpes-associated erythema multiforme. Cent Eur J Immunol. 2015;40(3):387-90.

Stoopler ET, Houston AM, Chmieliauskaite M, Sollecito TP. Erythema Multiforme. J Emerg Med. 2015;49(6):e197-8.

Takagi A, Kamijo M, Ikeda S. Darier Disease. J Dermatol. 2016;43(3):275-9.

Vogt KA, Lohse CM, El-Azhary RA, Gibson LE, Lehman JS. Kaposi varicelliform eruption in patients with Darier disease: a 20-year retrospective study. J Am Acad Dermatol. 2015;72(3):481-4.

TRAUMA

CAPÍTULO 18

HEMATOMA

Definição
O hematoma vulvar é uma coleção sanguínea extravasada na intimidade do tecido celular subcutâneo e que se observa em qualquer sítio desta região anatômica. Sua ocorrência pode advir de qualquer injúria. A literatura é vasta, embora a causa obstétrica, (pós-parto) seja relatada como a mais comum.

Fisiopatologia
Devido à grande quantidade de vasos dessa região, os traumas são capazes de gerar hematomas de grande monta dependendo de sua extensão e localização. Costumam evoluir de forma rápida. Quanto maior a área do hematoma, mais órgãos podem ser atingidos e haver perda e necrose de tecido da região acometida. Nos hematomas extensos que atingem a fáscia e os tecidos mais profundos distorcendo assim a anatomia (Figs. 18-1 e 18-2), a equimose resultante pode levar semanas para obtenção de melhora.

Apresentação Clínica
Algumas vezes nenhuma laceração externa é observada; no entanto; a queixa de dor na parte inferior do abdome após trauma deverá ser valorizada. Lesões externas são mais facilmente identificadas.

As lesões iatrogênicas vulvovaginais no pós-operatório, também podem ser causas de trauma. Grandes hematomas ocasionados após cirurgia de varizes vulvares e por ruptura de pseudoaneurisma da artéria pudenda são relatos de casos publicados.

Diagnóstico
É importante que qualquer criança, adolescente ou mulher adulta com queixa de trauma, dor, sangramento e edema na vulva e/ou na vagina, seja avaliada de forma detalhada para investigar o trauma genital.

As injúrias mais comuns são as obstétricas: lacerações da cérvice e da região perineal de diversos graus, bem como da vagina e da vulva podem ocorrer durante o parto (Fig. 18-3). Os fatores de risco obstétricos incluem: nuliparidade, macrossomia fetal, parto precipitado e complicações advindas da episiotomia.

Dentre as causas ginecológicas, as mais comuns são as quedas e os acidentes automobilísticos (Fig. 18-4), quedas a cavaleiro (Fig. 18-6a), de bicicleta, em *playgrounds*, em brinquedos e em piscinas.

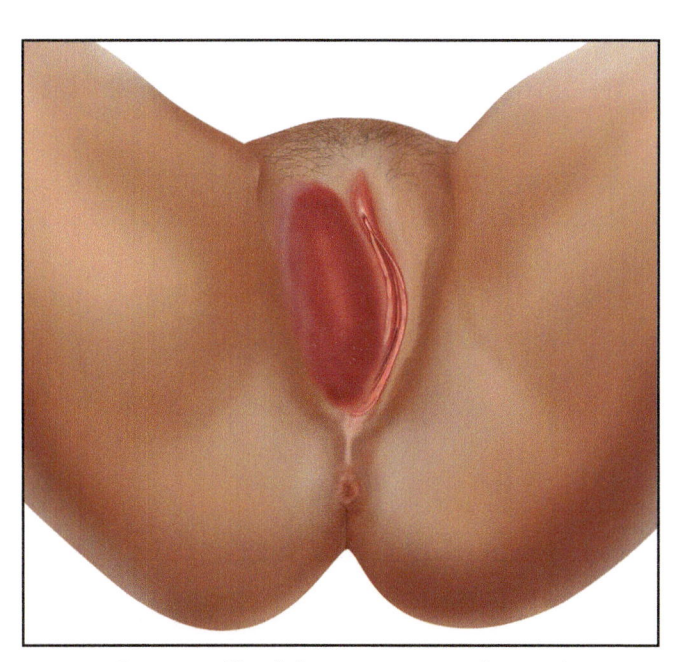

Fig. 18-1. Esquema gráfico de hematoma extenso distorcendo a anatomia.

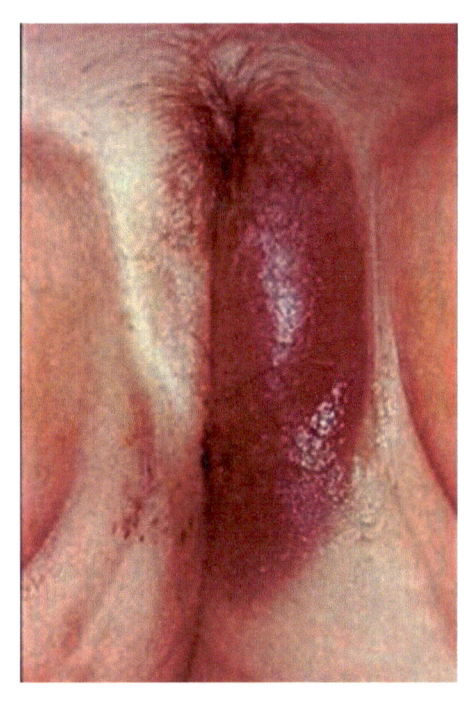

Fig. 18-2. Hematoma extenso em região de grande lábio esquerdo em menina de 13 anos.

169

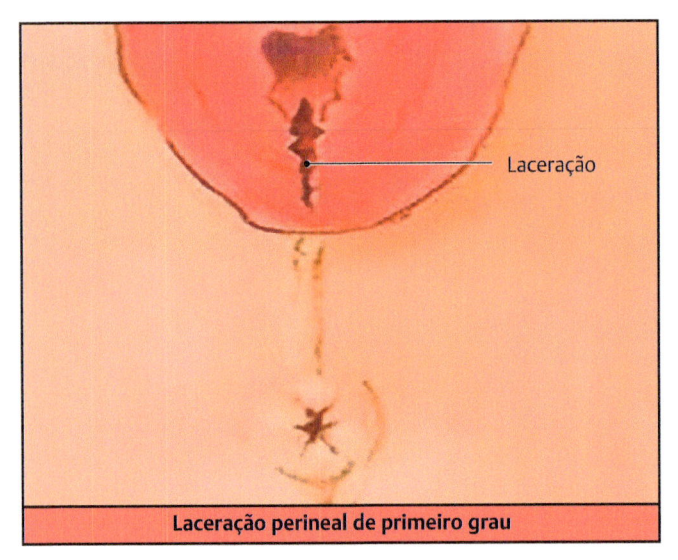

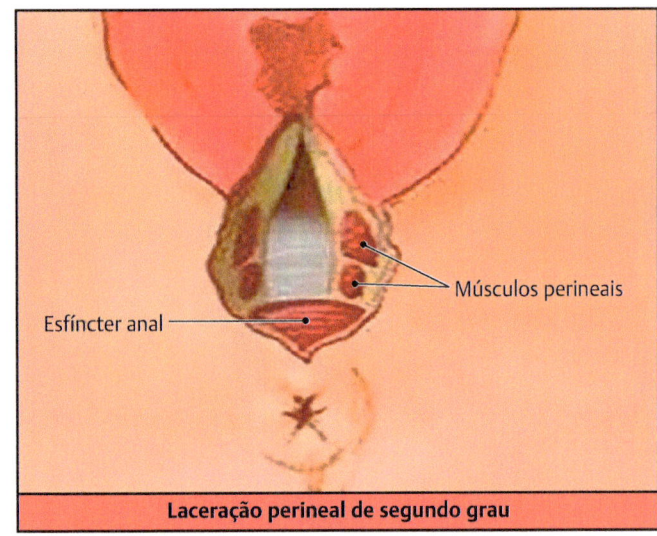

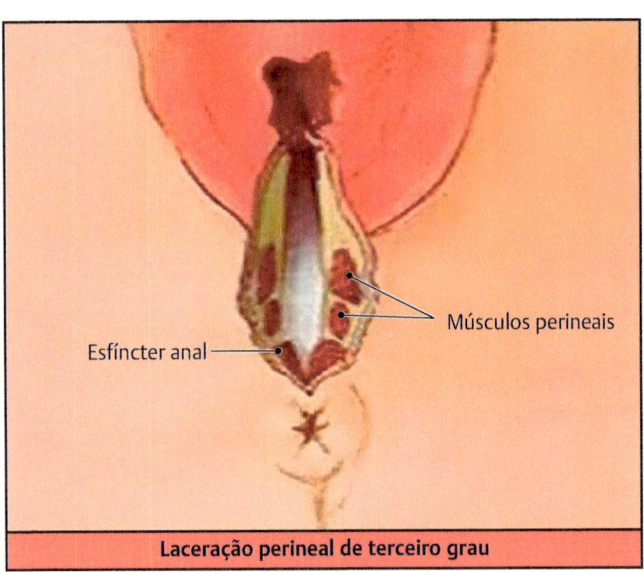

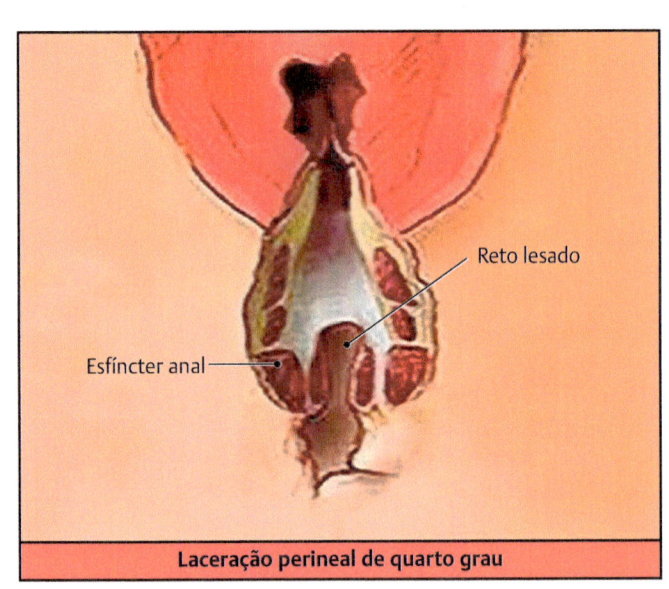

Fig. 18-3. Graus de lacerações perineais pós-parto.

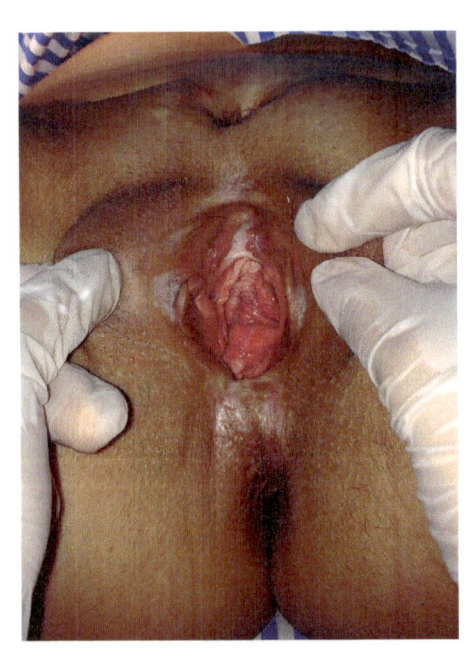

Fig. 18-4. Sequela após acidente automobilístico com áreas de rotura de tecido vulvar.

Diagnóstico Diferencial

Fazem parte do diagnóstico diferencial do hematoma vulvar, a mordedura de animais, queimaduras e, até mesmo, a automutilação e as mutilações abruptamente realizadas em determinadas culturas. Não devem ser esquecidas as diversas formas de abuso sexual ou mesmo o trauma por coito consentido. As neoplasias de uretra, de vagina e de vulva podem determinar hematomas não traumáticos importantes.

Tratamento

A maioria dos pequenos hematomas não requer intervenção. Compressas de gelo, observação e seguimento geralmente resolvem.

A intensidade do trauma e da perda sanguínea em decorrência deste, irão definir qual a melhor conduta e o melhor local para tratamento da paciente. A abordagem inicial é comum a todos os traumas e incluem avaliação dos sinais vitais e da estabilidade hemodinâmica. O exame da vulva e da vagina deve ser minucioso. Na dependência desta avaliação a abordagem poderá ser realizada no ambulatório ou no bloco operatório.

Em casos de maior extensão e impedimento da micção espontânea é inevitável a colocação de cateter urinário de Foley (Fig. 18-5 e 18-6a). O sangramento contínuo é mais bem resolvido com drenagem. Dificilmente será identificado um vaso isolado sangrante (Fig. 18-6b). A drenagem do hematoma e a retirada dos coágulos reduzem o quadro álgico, previnem a necrose e a infecção secundária. A incisão de drenagem de preferência deve ser efetuada na parede medial da mucosa, próxima ao orifício vaginal. A adequada hemostasia e a inserção de dreno de Penrose evitam o reacúmulo de sangue. Em alguns casos a drenagem será acompanhada pela instalação de dreno suctor para irrigação contínua, com a finalidade de evitar complicações já sinalizadas. O dreno colocado pode ser removido em 24 a 48 horas.

Os hematomas de vulva necessitam, portanto, de abordagem imediata sob pena de aumentarem e dissecarem áreas adjacentes. Quando não são diagnosticados em tempo hábil, podem levar a paciente a quadros clínicos graves, desde anemia até choque hipovolêmico e morte.

O ideal é que todo obstetra e ginecologista tenha conhecimento anatômico e capacidade de avaliar e conduzir qualquer paciente com trauma genital, independentemente da etiologia e da idade da paciente.

ABUSO SEXUAL

Definição

A violência sexual é definida por Krug como "qualquer ato sexual, tentativa de realizar um ato sexual, comentários sexuais indesejáveis, ou a tentativa de comércio, dirigida contra a sexualidade de outrem, mediante coerção, perpetrados por qualquer pessoa, independentemente de seu relacionamento com a vítima, em qualquer lugar, incluindo, mas não limitado, à casa ou local de trabalho".

Fisiopatologia

O abuso sexual é um fenômeno universal, podendo afetar todas as classes sociais e faixas etárias, incluindo crianças e adolescentes. Quando envolve crianças e adolescentes, na maioria das vezes, é praticado por alguém próximo e através de práticas sexuais que procuram evitar lesões teciduais. Isto favorece a invisibilidade deste fenômeno.

Apresentação Clínica

A história clínica é de especial relevância para este diagnóstico porque o abuso sexual muitas vezes vai se manifestar somente por alterações comportamentais e emocionais, tais

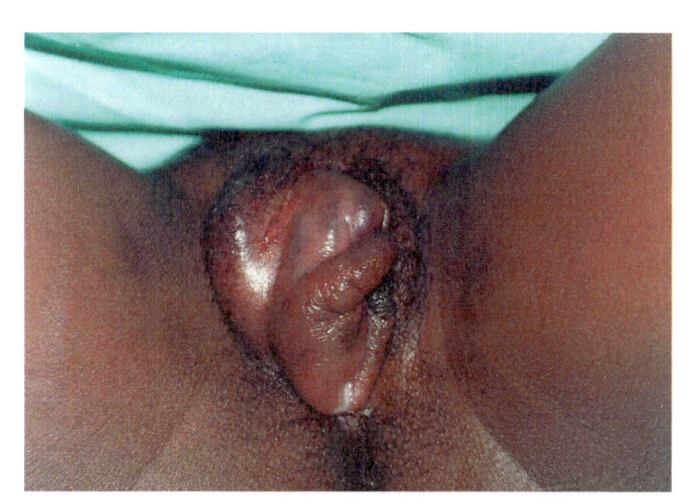

Fig. 18-5. Hematoma traumático vulvar volumoso dificultando micção espontânea.

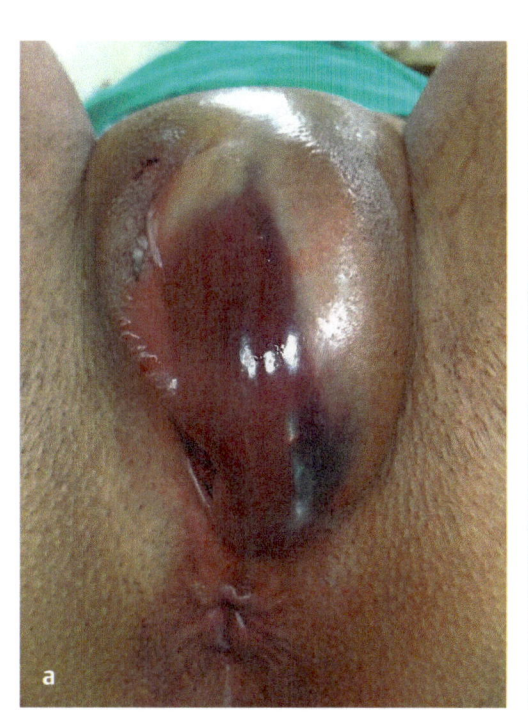

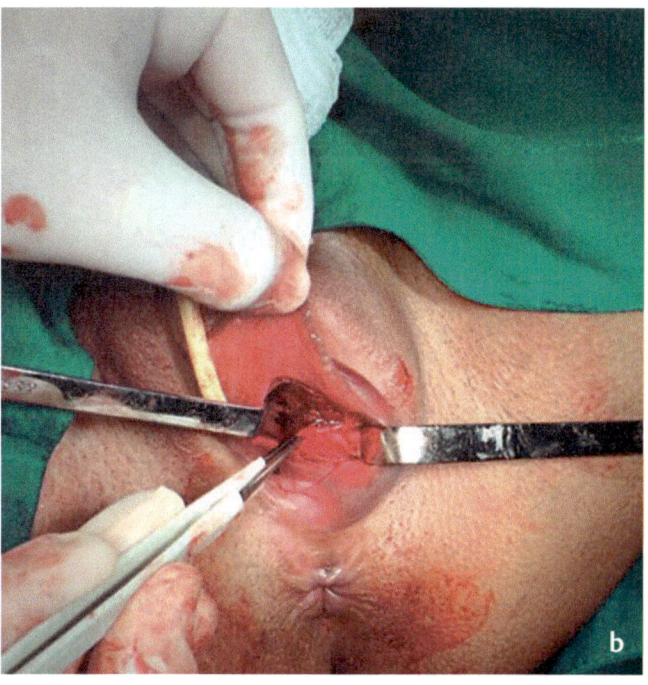

Fig. 18-6. (**a**) Menina de 12 anos apresentando volumoso hematoma ocupando a hemivulva esquerda após queda a cavaleiro. (**b**) Drenagem e exploração do interior do hematoma sob anestesia no bloco operatório. Geralmente não se identifica o vaso sangrante. O sangramento se faz por esmagamento de vasos contra o osso da região.

como: agressividade, isolamento social, perda do controle esfincteriano e pesadelos.

A decisão quanto ao momento e o local para realização do exame físico deve ser baseada na necessidade de instituição de medidas terapêuticas imediatas e/ou na possibilidade de coleta de provas forenses quando a história de abuso for recente (até 24 horas para menores impúberes e até 72 horas para adolescentes e adultos). Quando esses critérios estão contemplados, o exame físico é considerado emergencial e realizado imediatamente. Nos casos classificados como urgente ou não urgente, pode ser adiado entre 1 e 7 dias visando obter condições mais adequadas à sua realização, tanto em relação ao espaço físico quanto ao profissional que o realizará.

Diagnóstico

As crianças e as adolescentes, em especial, devem ser examinadas de uma forma global em busca de outros sinais que possam configurar formas de violência física e/ou negligência que podem estar associadas à violência sexual.

No tocante às lesões produzidas pela violência sexual, Kellog *et al.* (2005) privilegiam algumas áreas diretamente envolvidas na atividade sexual que devem ser investigadas: boca, mamas, genitais, região perineal, nádegas e ânus. Como regra geral, no exame genital (principalmente em crianças pré-púberes) uma atenção específica deve ser dirigida a toda genitália externa (grandes e pequenos lábios, clitóris, uretra, tecido periuretral, hímen, orifício himenal, fossa navicular e comissura posterior), devendo, ainda, abranger a face medial da coxa e o ânus.

O exame genital nessas faixas etárias é feito por meio da inspeção da vulva e do ânus, com afastamento e tração suave dos grandes lábios e das nádegas. O exame instrumental raramente está indicado, ficando reservado para aqueles casos em que há necessidade de se diagnosticar lesões provenientes da violência sexual ou para coleta de provas forenses, devendo ser realizado sob narcose.

Os traumatismos físicos severos são pouco frequentes. As lesões genitais mais prevalentes são as lacerações e os hematomas. Abraham *et al.* (2016), em uma revisão de casos de laceração vaginal pós-violência sexual, propõem que essas pacientes sejam submetidas a uma avaliação laparoscópica para rastrear lesões internas e o reparo das lesões genitais com a utilização de fios monofilamentares (como a polidioxanona ou a poliglactina – Vicryl®).

A suspeita de abuso sexual infantil coloca o clínico frente a uma grande dificuldade: discernir as alterações genitais patológicas das variações normais (que podem ser decorrentes de diferenças congênitas, raciais, hormonais, da cicatrização de traumas ou de infecções) e, dentro do que é anormal, diferenciar o que é sugestivo, compatível ou patognômico do abuso sexual infantil.

Diagnóstico Diferencial

Dentre as lesões vulvares passíveis de um diagnóstico diferencial com o abuso sexual em crianças e adolescentes são citadas: as dermatites atópicas, líquen escleroso, síndrome de Behçet, sarcoma, leucemia, hemangioma, prolapso de mucosa uretral.

As infecções transmitidas por contato sexual, desde que não haja evidência de transmissão perinatal ou outra forma de transmissão não sexual claramente demonstrada constituem um diagnóstico definitivo de abuso sexual em crianças e adolescentes: infecção por *Neisseria gonorrhae, Treponema pallidum,* pela *Clamydia trachomatis,* pelo *Trichomonas vaginalis* e pelo HIV (Fig. 18-7).

A infecção pelo HPV em crianças é controversa quanto ao diagnóstico de abuso sexual. Alguns fatores implicados nessa dificuldade diagnóstica estão relacionados: com o longo período de latência dessa infecção viral e a impossibilidade de determiná-lo; as várias formas de transmissão viral: perinatal ou pré-natal (através do canal do parto, por defeito no âmnio, por via hematogênica), autoinoculação, heteroinoculação por meio de contato com cuidadores portadores de verrugas nas mãos (Fig. 18-8).

Sinal e Wood (2005) e Honor (2004) indicam que a avaliação global da criança e do seu entorno é necessária para confirmar ou não uma situação abusiva frente a uma infecção pelo HPV (Figs. 18-9 a 18-12).

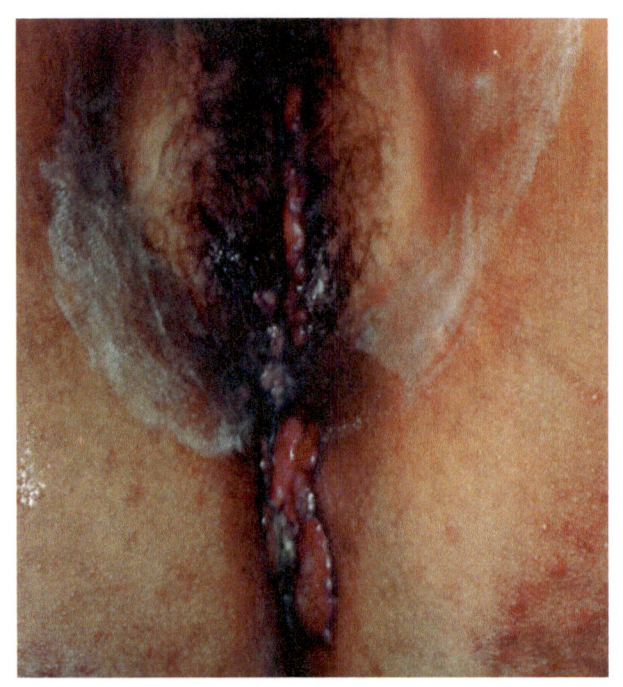

Fig. 18-7. Adolescente com 13 anos com sífilis secundária adquirida após abuso sexual.

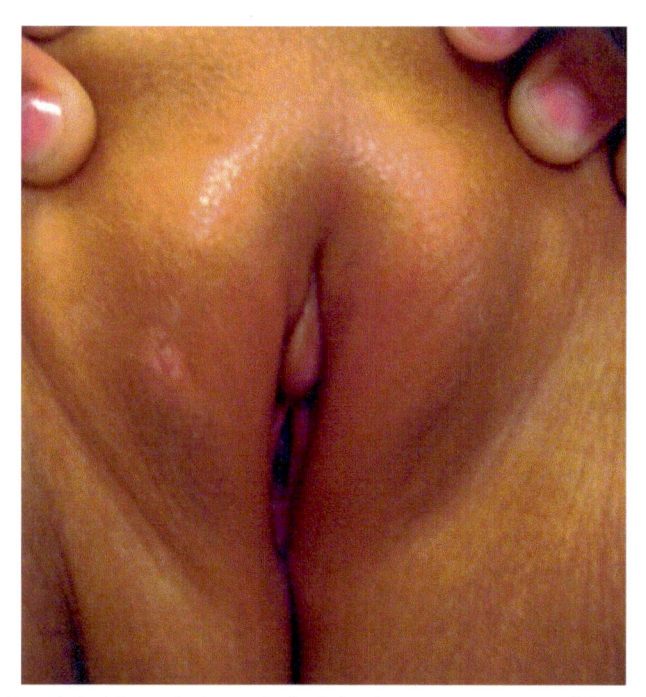

Fig. 18-8. Criança de 4 anos, lesão única de aspecto verrucoso, há 2 anos. Exame de reação em cadeia da polimerase (PCR) positivo para HPV cutâneo 2.

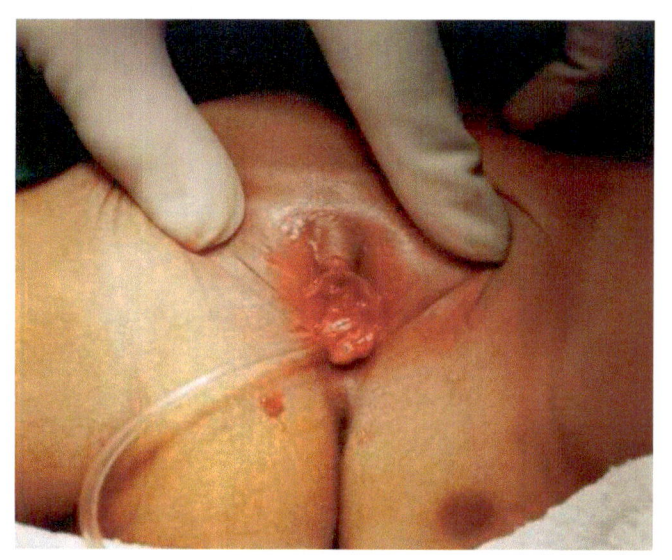

Fig. 18-9. Criança com condiloma em introito vaginal e marcas corporais sugestivas de violência física.

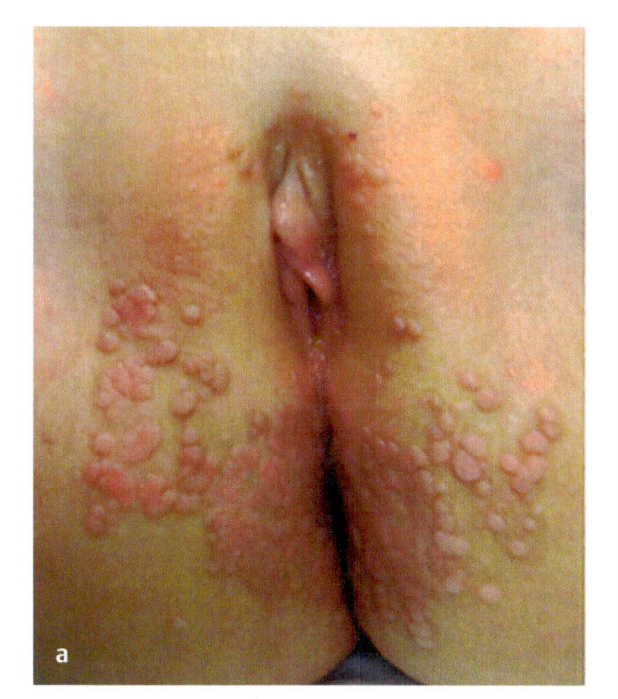

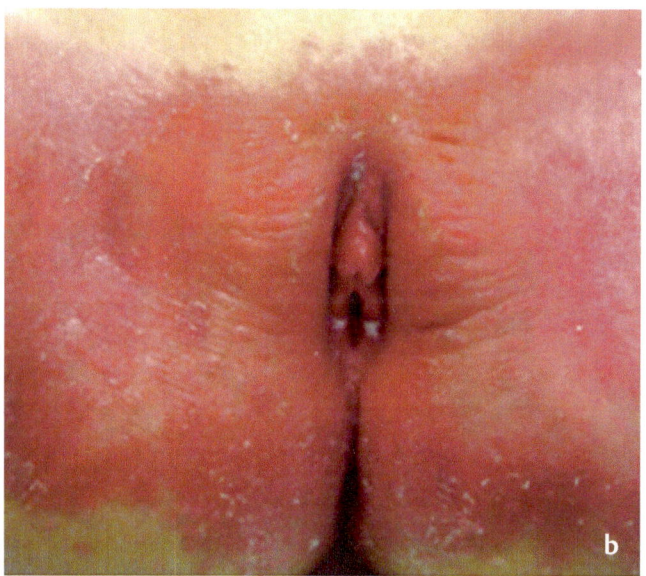

Fig. 18-10. (a) Criança com 1 ano e 11 meses de idade com lesões papulosas – condiloma acuminado – e PCR positivo para HPV 11. (b) Eritema, edema e descamação em consequência à ação do Imiquimode 5%.

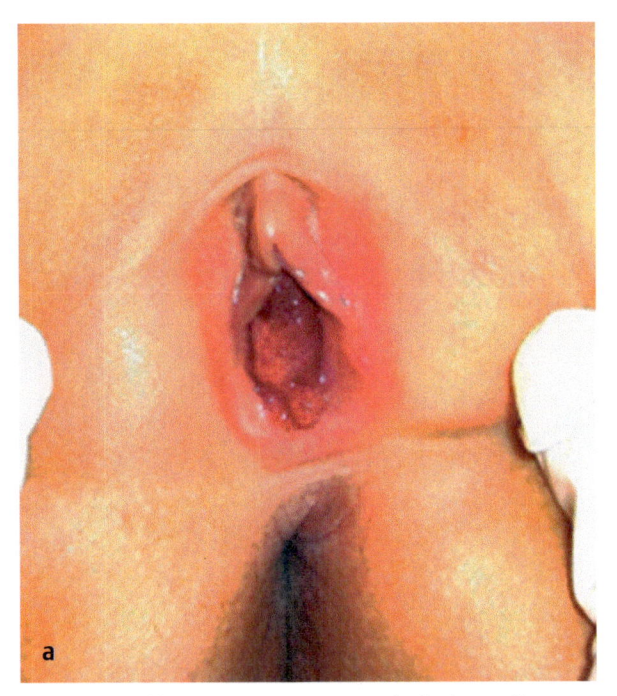

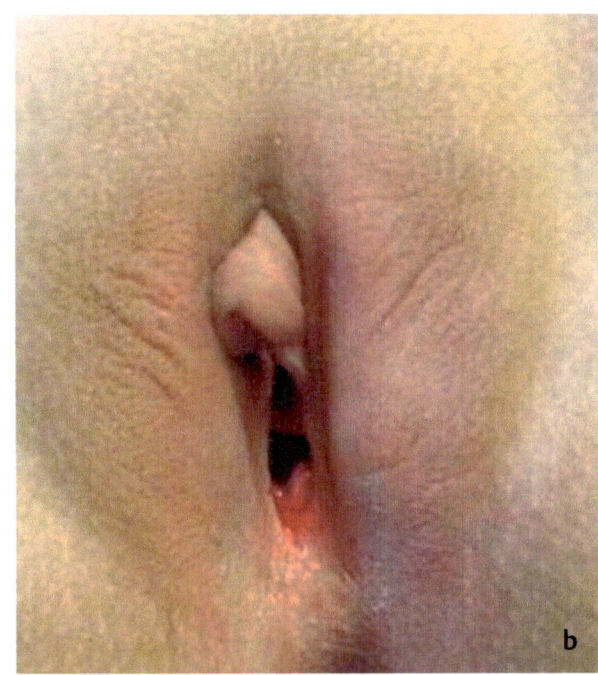

Fig. 18-11. (a,b) Criança com 4 anos com lesão de condiloma acuminado por HPV 11.

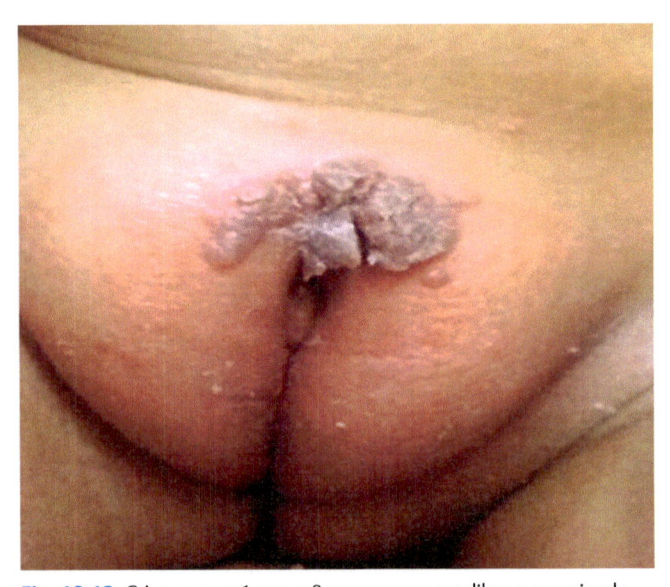

Fig. 18-12. Criança com 1 ano e 8 meses com condiloma acuminado. Mãe com história da lesão durante a gestação.

Tratamento

Em mulheres, crianças e adolescentes submetidas à violência sexual, o procedimento para as lesões encontradas busca o tratamento das infecções sexualmente transmissíveis, a profilaxia da gravidez resultante do abuso sexual e o suporte emocional e social feito por equipe multidisciplinar.

BIBLIOGRAFIA

Abraham M, Kondis J, Merrit DF. Case Series: Vaginal Rupture Injuries after Sexual Assault in Children and Adolescents. J Pediatr Adolesc Gynecol 2016;29:e49-e52.

Adams JA, Kellog ND, Farst KJ, Harper NS, Palusci VJ, Frasier LD, et al. Updated Guidelines for the Medical Assesment and Care of Children Who May Have Been Sexually Abused. J Pediatr Adolesc Gynecol 2016;29:81-87.

Aldrighi MJ, Aldrighi CMS, Munhoz A. Quando é necessário a colaboração do cirurgião plástico nos traumas vulvares? Rev. Assoc. Med. Bras. Vol.50 no.4 São Paulo Oct./Dec.2004.

American Academy Of Pediatrics (AAP). Comitee on Child buse and Neglect. The Evaluation of Children in the Primary Care Setting When Sexual Abuse Is Suspected. Pediatrics 2013,v 132(2):558-567.

Dash S,Verghese J, Nizami DJ, Awasthi RT, Jaishi S, Sunil M. Severe haematoma of the vulva: A report of two cases and a clinical review. Kathmandu University Medical Journal 2006;4(2):228-231.

Dietz HP. Obstetric Anal Sphincter Injury (OASI. Sydney Pelvic Floor Health. http://sydney.edu.au/medicine/nepean/research/obstetrics/pelvic-floor-assessment/English/sydney%20pelvic%20floor%20body/After%20Birth/Anal%20Sphincter%2Muscle/Anal%20Sphincter%20Muscle%20html.html

Ernest A, Knapp G. Severe traumatic vulva hematoma in teenage girl. Clinical Case Reports 2015;3(12):975–978.

Goldman HB, Idom CB, Dmochowski RR. Traumatic injuries of the female external genitalia and their assocation with urological injuries. J Urol. 1998 Mar;159(3):956-9.

Hong HE, Hwang KR, Kim SA, Kwon JE, Jeon HW, Choi JE, et al. A case of vulvar hematoma with rupture of pseudoaneurysm of pudendal artery. Obstet Gynecol Sci 2014;57(2):168-171.

Honor G. Ano-genital warts in children: sexual abuse or not? J Pediatr Health Care 2004;18:165-170.2.

Jackson AM, Kissoon N, Greene C. Aspectos of Abuse: Recognizing and Responding to Child Maltreatment. Current Probl Pediatr Adolesc Health Care 2015;45(3):58-70.

Jones ISC, O'Connor A. Non-obstetric vaginal trauma. Open Journal of Obstetrics and Gynecology, 2013;3:21-23.

Kellog N. Committee on Child Abuse and Neglect. The evaluation of sexual abuse in children. Pediatrics 2005;116:506-512.

Kokanali I, Kokanali D, Pabuçcu EG. Severe hematoma of vulva after vulvar varicose Vein surgery. Gynecol Obstet Reprod Med 2014;20:169-171.

Kontoyannis M, Katsetos C. Female genital mutilation. Health Science Journal. 2010;4(1):31-36.

Merrit D. Vulvar and genital trauma in pediatric and adolescent gynecology. Current Opinion in Obstetrics and Gynecology. 2004;16:371-381.

Porzionato A, Alaggio R, Aprile A. Perianal and vulvar disease presenting as suspected abuse. Forensic Science International 2004;155:24-27.

Siegfried E, Rasnick-Conely J, Cook S, Leonardi C, Monteleone J. Human Papillomavirus screening in pediatric victims of sexual abuse. Pediatris 1998;101(1):43-47.

Sinal SH, Woods C. Human Papillomavirus infection of the genital and respiratory tracts in young children. Seminar Pediatr Infec Dis 2005, 16:306-316.

Stevens-Simon C, Nelligan D, Breese P, Jenny C, Douglas JM. The prevalence of Genital Human Papillomavirus Infection in abused and nonabused preadolescent girls. Pediatrics 2000;106(4):645-649.

Viana IO, Quintão A, Andrade CRA, Ferreira FFA, Dumont RD, Ferraz DO, et al. Hematoma vulvar pós-parto: relato de caso. Rev Med Minas Gerais 2011;21(2 Supl 4):S1-S113.

MISCELÂNEA

SINÉQUIA DE PEQUENOS LÁBIOS DA MULHER ADULTA

Definição
Fusão superficial dos pequenos lábios podendo levar à oclusão do intróito vaginal e do meato uretral.

Fisiopatologia
Decorre do hipoestrogenismo levando à adesão não vascularizada entre os pequenos lábios. Esta fusão também pode ser decorrente de complicações do líquen escleroso.

Apresentação Clínica
Pode ocorrer em mulheres idosas anos após a menopausa, especialmente naquelas sem atividade sexual. Observa-se fusão entre os pequenos lábios ocluindo o intróito vaginal, parcial ou totalmente. Situações mais graves podem levar à retenção urinária por oclusão da região vestibular/meato uretral. Em sinéquias completas é comum ocorrerem infecções urinárias de repetição além da retenção miccional (Figs. 19-1a e 19-2a).

Diagnóstico
O diagnóstico baseia-se nos achados clínicos. Geralmente é assintomática em casos de inatividade sexual ou pode cursar com dispareunia e queixas urinárias.

Diagnóstico Diferencial
Líquen escleroso pode causar atrofia e bridas parciais mimetizando o quadro.

Tratamento
Em pacientes assintomáticas, o tratamento pode ser conservador. Pode-se tentar o estrogênio tópico e, caso não observe melhora, a separação manual dos pequenos lábios após a aplicação de anestésico tópico ou lise cirúrgica sob anestesia local ou geral.

Para evitar a recidiva da coalescência aconselha-se o uso de creme de estrogênio e massagem diária na região.

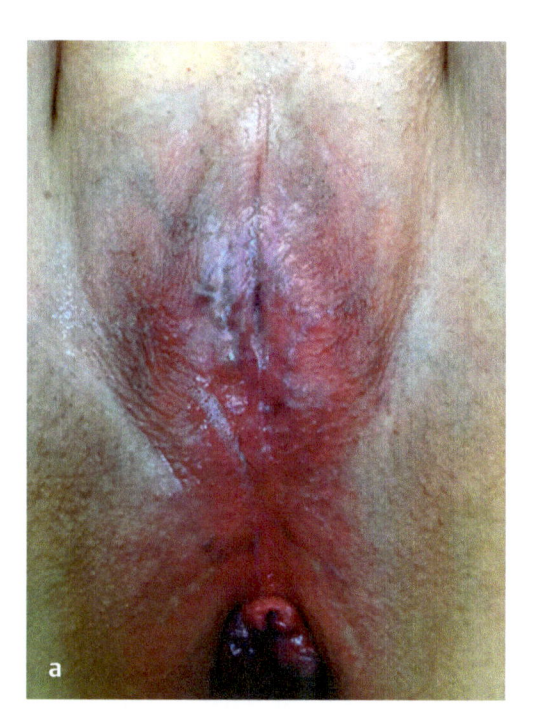

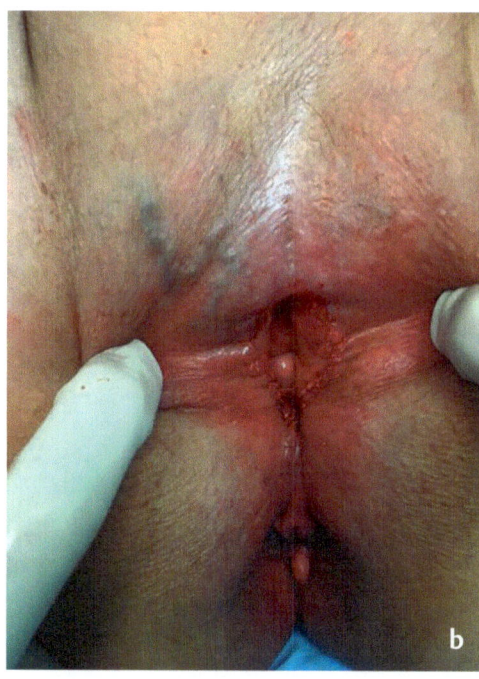

Fig. 19-1. (**a**) Sinéquia vulvar: coalescência dos lábios e pequeno orifício por onde sai a urina em mulher de 85 anos. (**b**) Lise cirúrgica da sinéquia sob anestesia geral no bloco operatório seguida de síntese com pontos separados de fio absorvível.

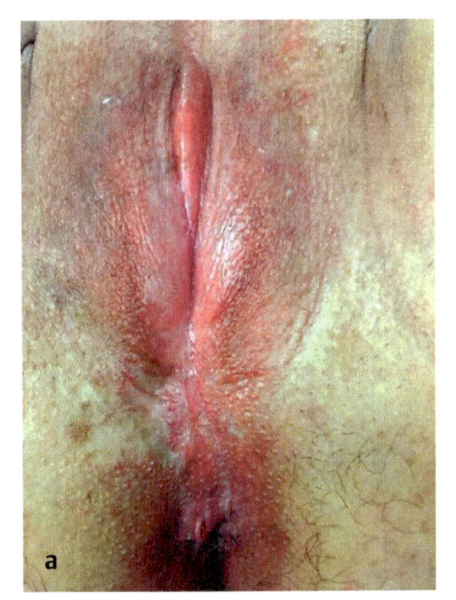

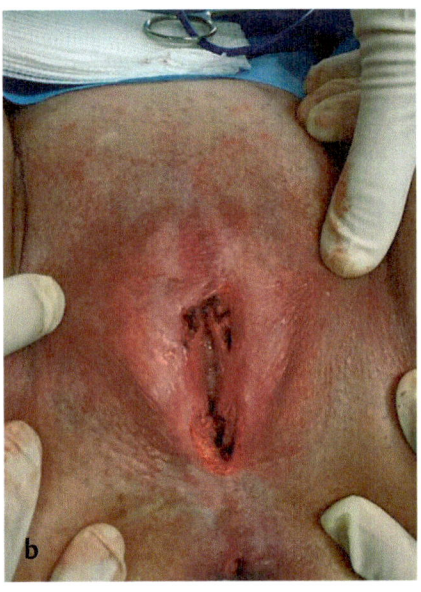

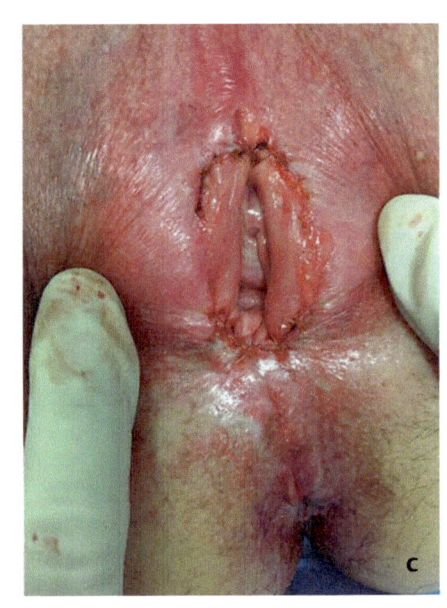

Fig. 19-2. (a) Sinéquia de pequenos lábios em mulher idosa. (b) Lise cirúrgica da sinéquia realizada sob anestesia geral no bloco operatório. (c) Aspecto final do procedimento deixando livre o vestíbulo vaginal e o meato uretral esterno.

HÍMEM IMPERFURADO
Definição
Consiste na obliteração do canal vaginal pela ausência de canalização da membrana himenal.

Fisiopatologia
A ausência de degeneração das células epiteliais centrais da membrana himenal, que separa o lúmen vaginal do seio urogenital durante o desenvolvimento fetal leva à ausência de comunicação entre a vagina e o vestíbulo vaginal.

Apresentação Clínica
Pode ser observado logo após o nascimento. De forma geral, a menina permanece assintomática até a menarca, quando o fluxo menstrual se acumula no canal vaginal distendendo-o e podendo causar dor abdominal, pélvica ou lombar e retenção urinária. Ao exame pode ser observado abaulamento do hímen pelo sangue retido (Fig. 19-3a). Exames complementares de imagem mostram hematocolpo e podem evidenciar hematométrio, dependendo do volume de sangue acumulado.

Diagnóstico
O diagnóstico é clínico. Exames de imagem evidenciam o hematocolpo e o hematométrio.

Diagnóstico Diferencial
O diagnóstico diferencial deve ser feito com agenesia de vagina e com septo vaginal transverso que é mais cranial. Na agenesia de vagina não há dor pélvica cíclica nem abaulamento do vestíbulo. O diagnóstico é feito a partir da queixa de amenorreia e/ou de impossibilidade de coito. Nos exames de imagem não se visualizam a vagina e o útero.

Tratamento
O tratamento é cirúrgico pela himenotomia. Procedimento realizado em centro cirúrgico, sob anestesia geral. Faz-se uma abertura em cruz na membrana himenal, evacua-se o sangue retido e ressecam-se as pontas da membrana himenal (Fig. 19-3b-d). Geralmente não necessita de suturas.

HIPERTROFIA DE PEQUENOS LÁBIOS
Definição
Aumento excessivo, simétrico ou assimétrico, dos pequenos lábios.

Fisiopatologia
A vulva apresenta uma grande variedade anatômica de uma mulher para outra, sem que isto signifique uma anormalidade. Desta forma o aumento dos pequenos lábios deve ser considerado como uma variação anatômica. Não é um defeito genético, mas uma anomalia do desenvolvimento.

Apresentação Clínica
É geralmente assintomática. A mulher sintomática apresenta queixas de desconforto, irritação local pelo atrito com as roupas, prática de exercícios físicos, ao andar de bicicleta e dispareunia. A queixa pode ser apenas estética ou de vergonha frente ao parceiro durante o ato sexual.

Diagnóstico
O diagnóstico é clínico e subjetivo, uma vez que não há um tamanho padrão que permita a definição de pequenos lábios hipertróficos. Pode ser considerado como o tecido protuberante que se projeta além dos grandes lábios ou que ultrapassa a linha genitocrural. Alguns autores consideram hipertrofia quando o lábio menor ultrapassa em 3 a 4 centímetros o lábio maior medido horizontalmente desde a linha média, tracionando-o mas sem fazer tensão (Figs. 19-4 a 19-6).

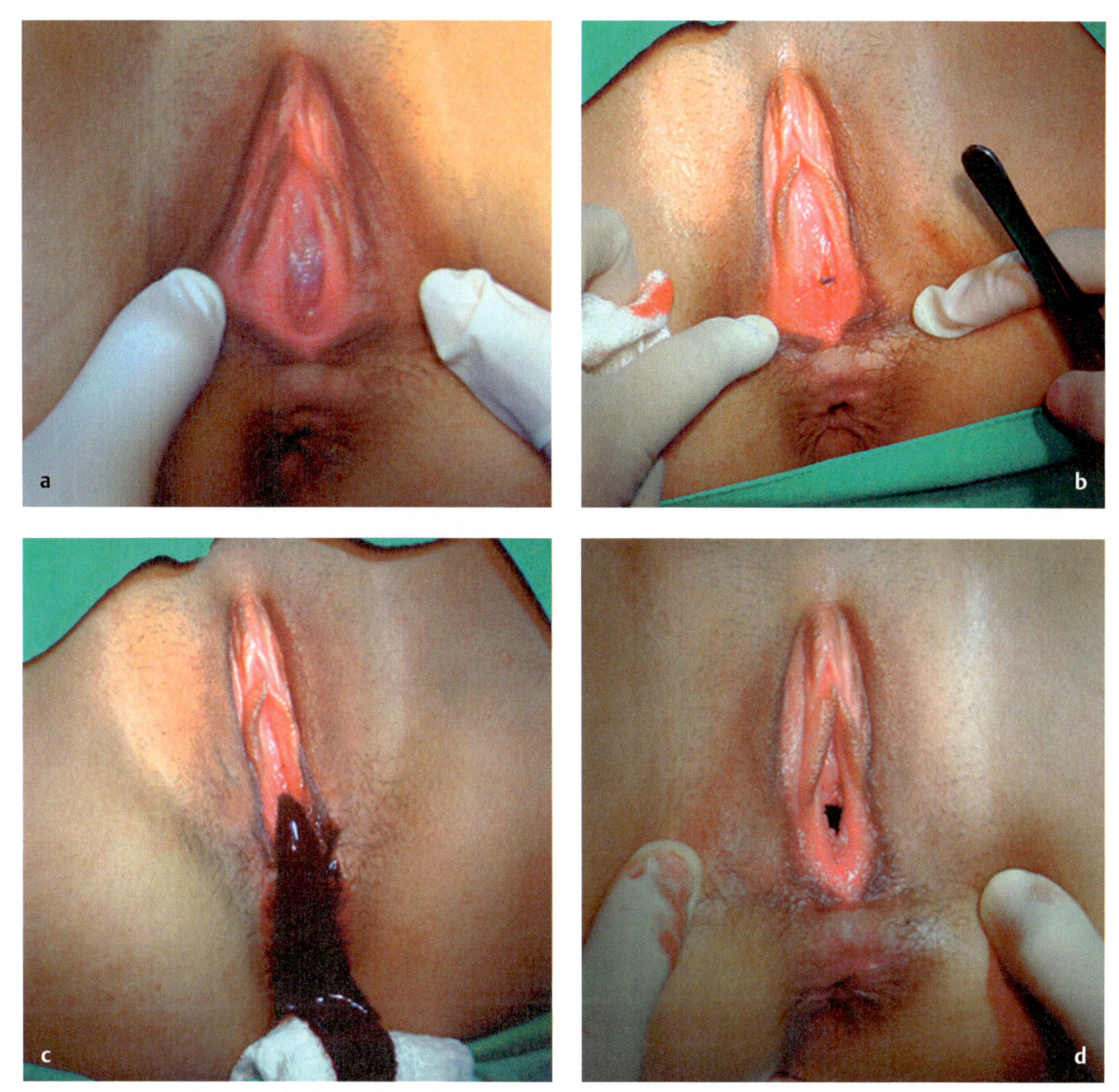

Fig. 19-3. Hímen imperfurado: (**a**) abaulamento himenal; (**b**) incisão em cruz; (**c**) drenagem do sangue retido; (**d**) aspecto final da abertura himenal.

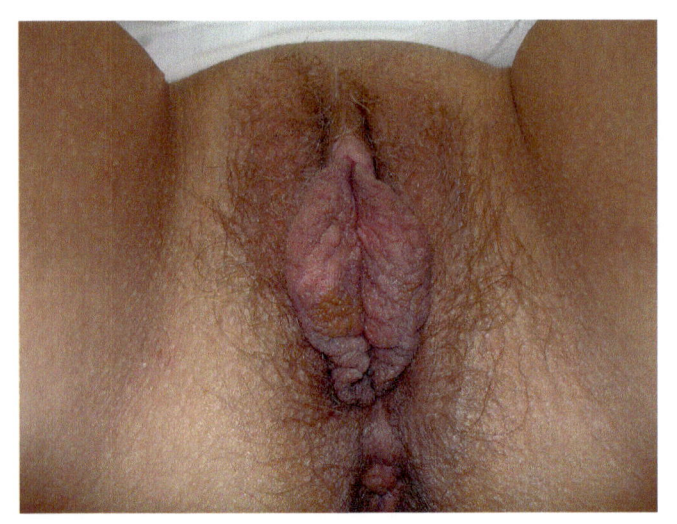

Fig. 19-4. Hipertrofia de pequenos lábios.

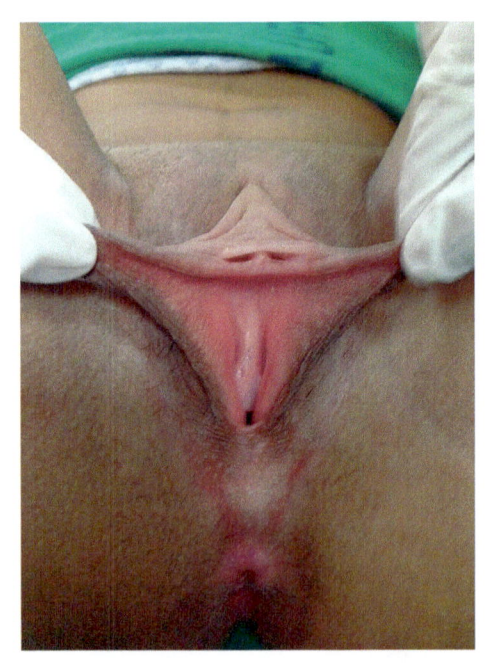

Fig. 19-5. Hipertrofia pequenos lábios.

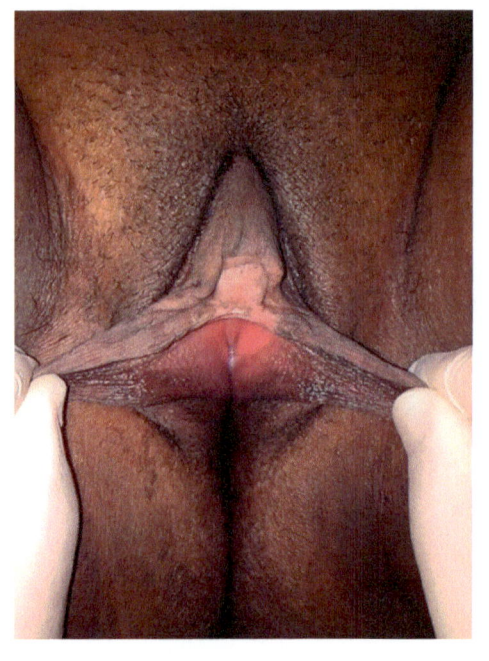

Fig. 19-6. Hipertrofia de pequenos lábios. Os pequenos lábios tracionados lateralmente, sem tensão, ultrapassam, horizontalmente, as pregas genitocrurais.

Diagnóstico Diferencial

Nos casos em que há aumento importante do prepúcio do clitóris pode confundir-se com hipertrofia do clitóris.

Tratamento

O tratamento cirúrgico pode ser realizado nas pacientes que desejam correção. Mas esta nunca deve ser realizada antes do completo desenvolvimento anatômico. A ninfoplastia ou labioplastia pode ser realizada através de diferentes técnicas, sendo as principais a ressecção da borda livre (Fig. 19-7) e a ressecção em V. Ao ser submetida ao procedimento cirúrgico a paciente deve estar ciente dos possíveis riscos da cirurgia corretiva: cicatriz visível, deiscência, assimetria, retração, dor, dispareunia, alteração da cor e da sensibilidade.

FISSURAS VULVARES

Definição

A fissura é uma perda de substância sob a forma de ulceração linear, fina e superficial da mucosa do vestíbulo vulvovaginal.

Na maioria das vezes, a fissura vulvar não é uma doença específica, mas sim a consequência de várias condições e/ou patologias que podem predispor ao seu surgimento. A vulva é a parte da genitália feminina que, pelas condições que costuma ser submetida, como calor, umidade, maceração, quase sempre coberta por roupas e etc., tem maior predisposição a sofrer os efeitos dessas situações (Fig. 19-7).

Tipos de Fissuras

Existem dois tipos de fissura vulvar: as fissuras que surgem no tecido normal e as fissuras decorrentes de tecido anormal.

Fissuras que Surgem no Tecido Normal

São relacionadas com o intercurso sexual ou são idiopáticas. Essas fissuras geralmente são recorrentes, e ocorrem após coito com penetração vaginal. Estudos mostram que, biópsias realizadas nos locais de fissura, revelam à microscopia apenas processo inflamatório inespecífico.

As fissuras que surgem no tecido normal, podem ser subdivididas em fissuras himenais e fissura da fossa navicular.

As fissuras himenais acontecem durante o primeiro coito com penetração vaginal e permanecem cronicamente (Fig. 19-8). Podem ser únicas ou múltiplas. Deixam como queixas crônicas a dispareunia superficial e o sangramento pós-coito. Localizam-se geralmente entre 3-4 horas e entre 8-9 horas. Têm como característica reaparecerem após cada coito. Todavia, evitar o coito não evita a recorrência. A cura espontânea pode ocorrer.

MISCELÂNEA

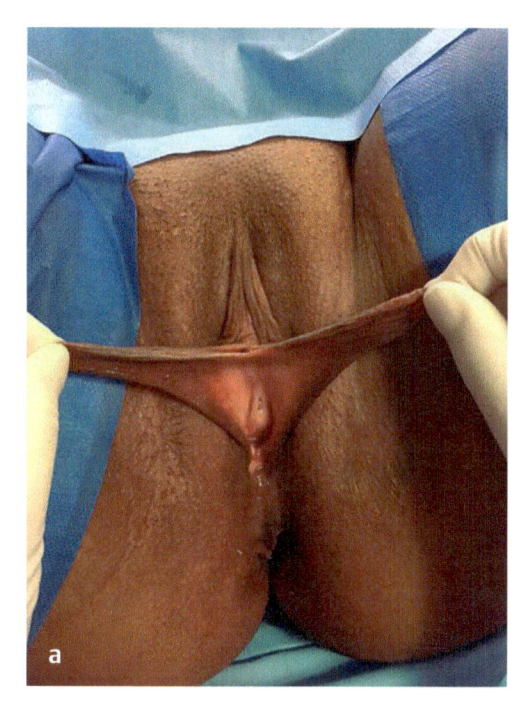

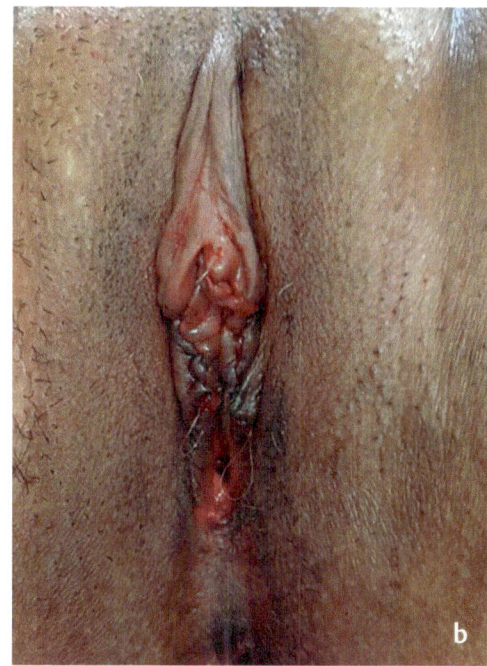

Fig. 19-7. Hipertrofia de pequenos lábios. (**a**) Os pequenos lábios tracionados lateralmente, sem tensão, ultrapassam, horizontalmente, as pregas genitocrurais. (**b**) Aspecto final da operação após ressecção de borda livre e sutura intradérmica com monocryl 4-0.

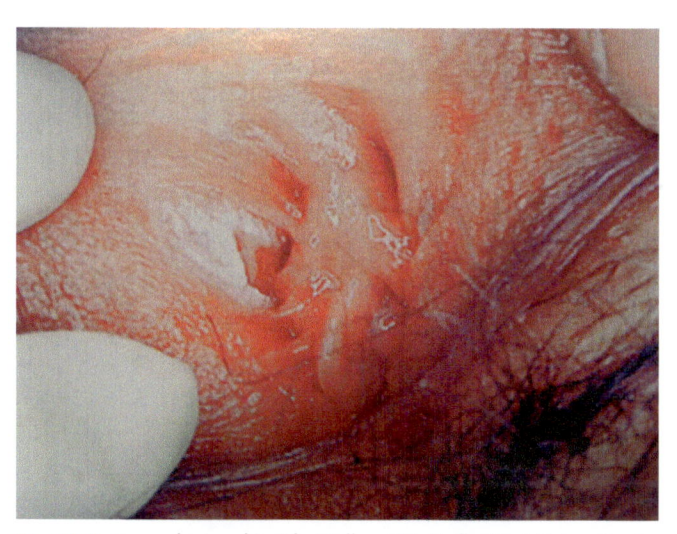

Fig. 19-8. Fissura himenal às 9 h. (Ridley, CM, Neill, SM. A Vulva. 2ª ed. 2003. Revinter. Rio de Janeiro.)

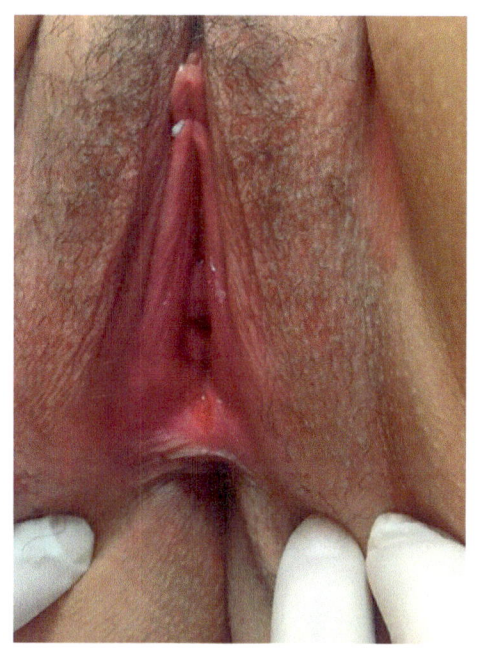

Fig. 19-9. Fissura da fossa navicular.

O tratamento dessas fissuras é a excisão cirúrgica no sentido sagital, seguida de sutura transversal com pontos separados com fio absorvível de poliglactina 4-0. A liberação para o coito com penetração vaginal somente após a completa cicatrização. A paciente deve ser assegurada psicologicamente.

A fissura da fossa navicular ocorre após cada coito. O tecido dessa região é aparentemente normal, mas parece existir uma certa fragilidade desta área (Figs. 19-9, 19-10a e 19-11a). Deixam como queixas crônicas dispareunia superficial, sangramento pós-coito, queimação localizada após a micção. É lesão única e localiza-se na linha média do vestíbulo posterior, partindo do hímen estendendo-se até a fúrcula. Tem como característica cicatrizar após cada coito e abstinência sexual evita a recorrência.

O tratamento com medidas gerais, como reduzir o número de coitos e o uso de lubrificantes suaves, pode espaçar as crises. Todavia o tratamento desse tipo de fissura é uma vulvoperineoplastia. Excisão cirúrgica da fissura, dissecção cranial de 2-3 cm da parede vaginal posterior, tração proximal da mesma e sutura transversal, sem tensão, com pontos separados com fio absorvível de poliglactina 4-0 (19-10b,c e 19-11a,b). A liberação para o coito com penetração vaginal somente após a completa cicatrização. A paciente deve ser assegurada psicologicamente.

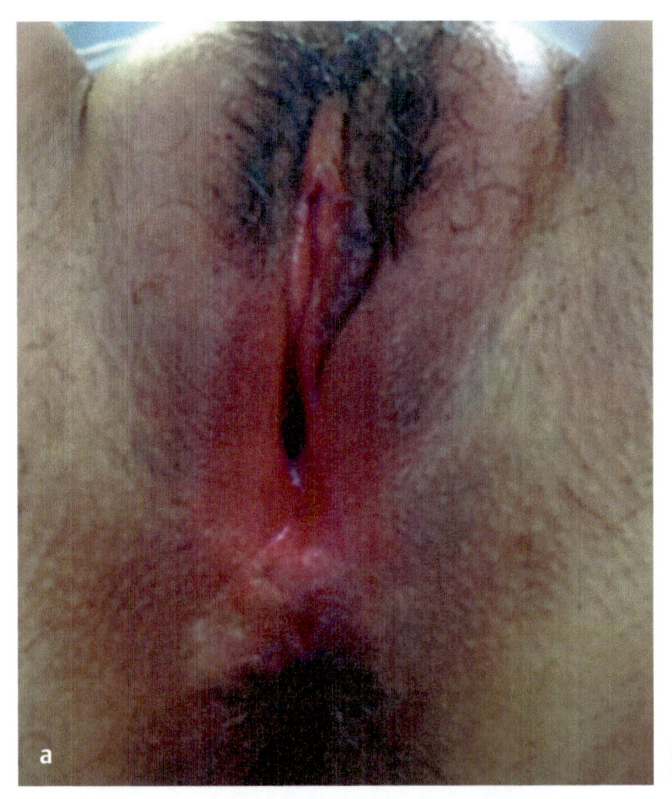

Fig. 19-10. (**a**) Fissura de fossa navicular. (**b**) Excisão cirúrgica da fissura. (**c**) Sutura transversal.

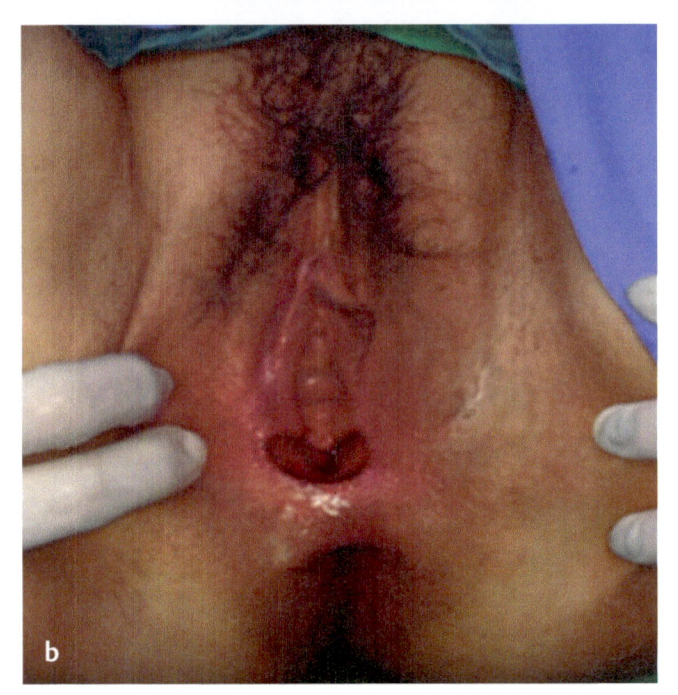

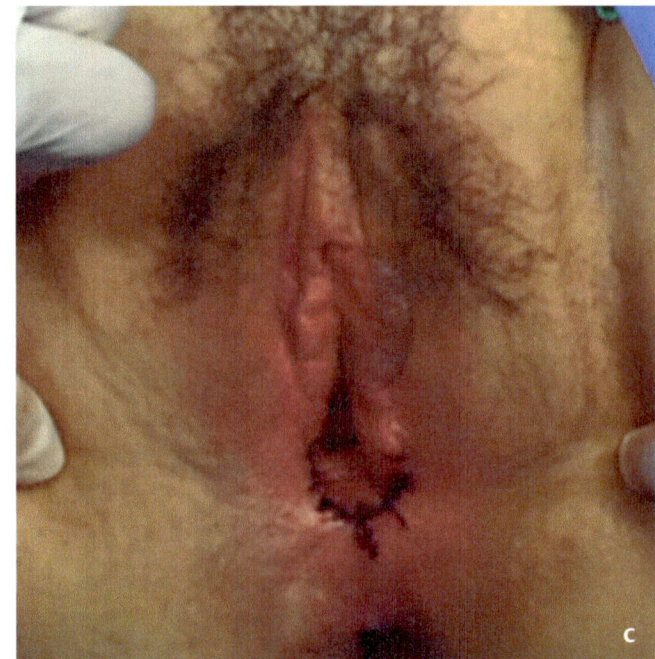

MISCELÂNEA

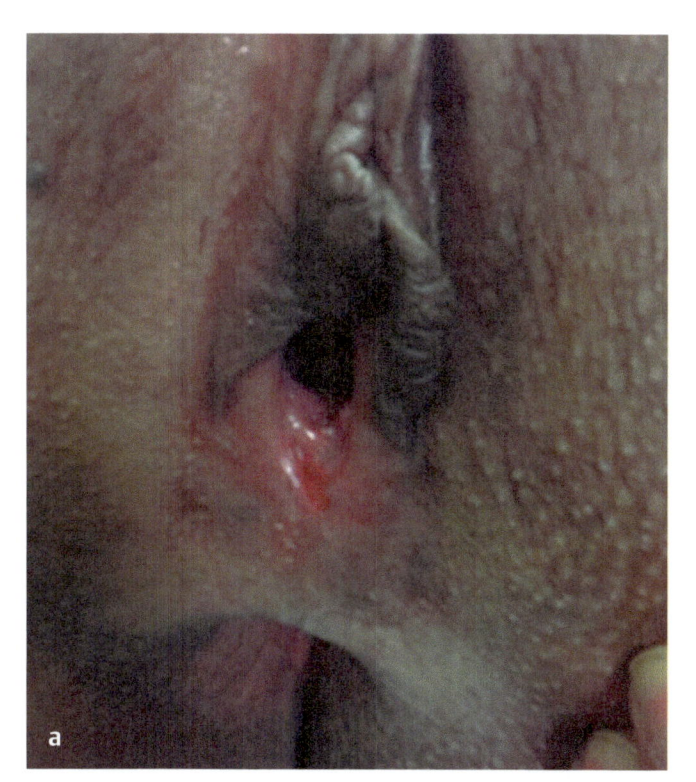

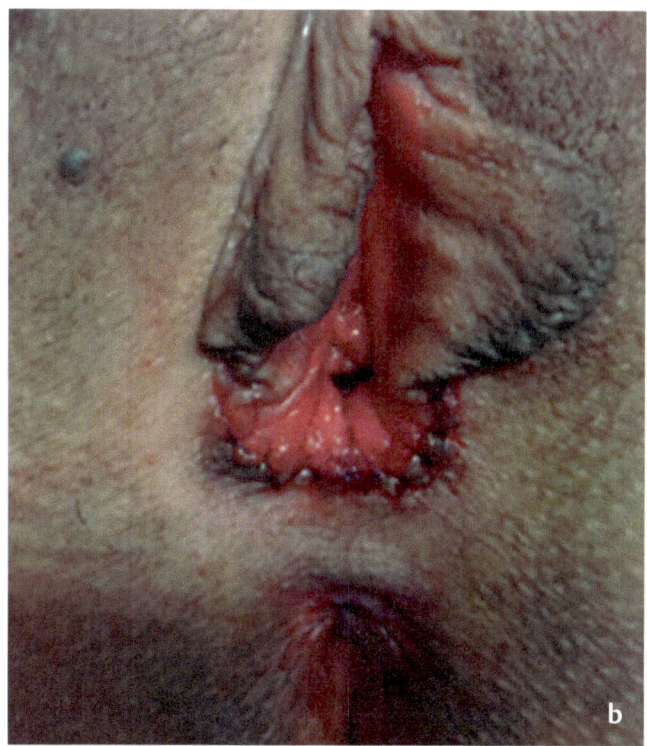

Fig. 19-11. (a) Fissura de fossa navicular. (b) Excisão cirúrgica da fissura com sutura transversal

Fissuras Decorrentes de Tecido Anormal

Como na candidíase vulvovaginal, líquen escleroso, líquen simples crônico, líquen plano e líquen plano erosivo, psoríase, doença de Crohn, reação alérgica de contato e atrofia vulvovaginal pós-menopausa.

Descreveremos a seguir cada uma dessas situações clínicas citadas.

A candidíase vulvovaginal, que devido a reação inflamatória local, torna a mucosa do intróito vulvovaginal mais fina e sensível, de modo que qualquer pressão local, seja pelo ato de coçar ou ao passar um papel higiênico, pode levar à formação de uma fissura vulvar (Fig. 19-12).

O líquen escleroso é uma das dermatoses vulvar mais comuns. O prurido é um sintoma frequente e representa, de longe, a queixa principal. No entanto, dependendo da forma como a doença se desenvolveu, outras queixas podem ser expressas. A dor pode resultar de fissuras, que podem surgir devido ao ato de coçar intensamente, principalmente devido a essa patologia ser caracterizada pelo progressivo adelgaçamento epitelial, pois ocorre uma esclerose da derme superior e um infiltrado inflamatório, mas também devido a presença de sinéquia posterior, que costuma aparecer nesses casos, criando uma maior área de tração na região do intróito (Fig. 19-13).

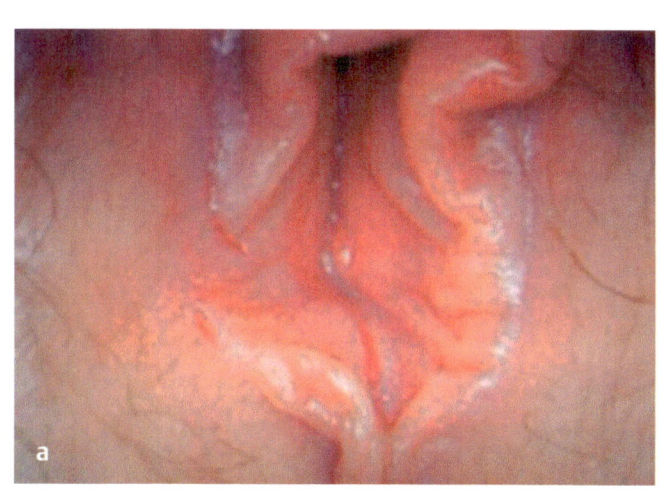

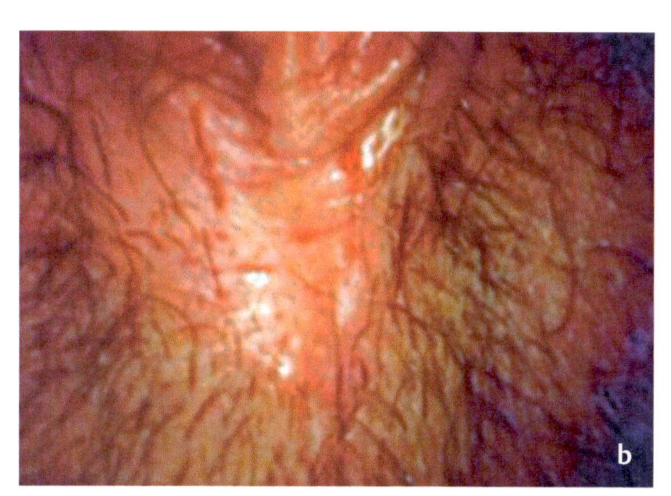

Fig. 19-12. (a,b) Fissura em pacientes com candidíase vulvovaginal.

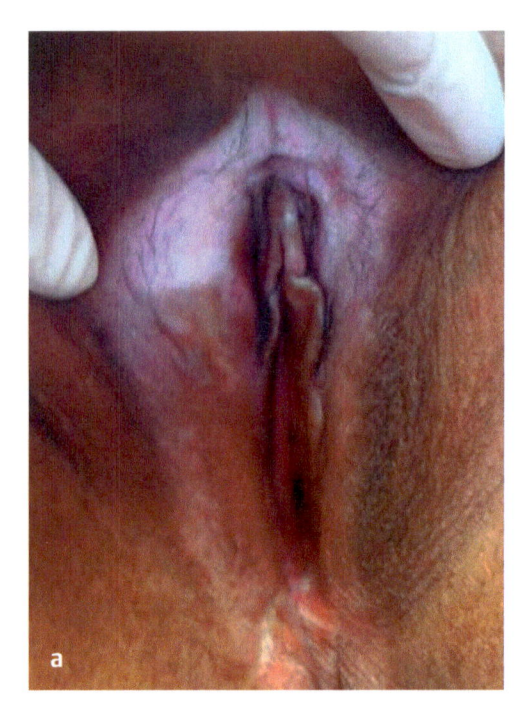

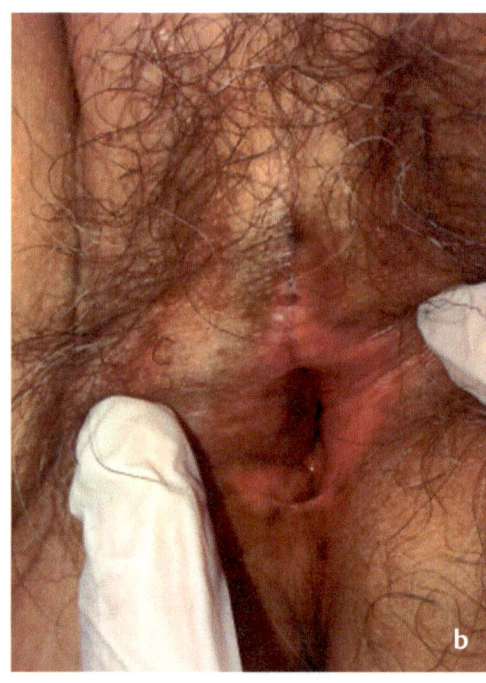

Fig. 19-13. (a,b) Fissura em pacientes com líquen escleroso vulvar.

O líquen simples crônico é uma condição eczematosa crônica caracterizada por intenso prurido. Esfregar e coçar produzem placas mal demarcadas de pele espessada, dita liquenificada. Erosões e fissuras podem resultar de arranhões e infecções.

O líquen plano é uma condição mais incomum que pode ser assintomática, apresentar coceira ou mais frequentemente ser dolorosa. Isto se deve principalmente por causa de formas erosivas mais frequentes, especialmente aquelas que afetam o vestíbulo. A patologia pode mostrar padrões diferentes, em relação a diferentes aparências clínicas. A epiderme pode ser espessa ou erosiva, e com isso resultar em formação de fissura vulvar.

A psoríase é uma erupção cutânea muito comum que afeta até 2% da população. Existem vários tipos diferentes, mas a forma mais frequente aparece como manchas escamosas prateadas nos cotovelos e nos joelhos. Outras áreas da pele podem ser afetadas, incluindo o couro cabeludo e algumas pessoas têm alterações nas unhas. A psoríase pode ocorrer na pele genital como parte de uma doença mais geral, mas em algumas pessoas afeta apenas essa área. A psoríase vulvar aparece como manchas úmidas, cor de salmão e rosa, que geralmente têm uma borda bem definida. Afeta mais comumente os lábios maiores e pode se espalhar para as dobras da virilha e monte pubiano. Portanto, na fase pruriginosa, o ato de coçar pode espalhar a psoríase na vulva, e levar ao surgimento de fissuras.

A doença de Crohn é uma doença granulomatosa não caseosa, primariamente do intestino, mas pode acometer a vulva. Neste caso, geralmente ocorre aparecimento de ulcerações em algumas regiões da vulva, o aspecto dessas lesões é em "facadas", podendo atingir inclusive o introito, e com isso fazer diagnóstico diferencial com outros casos de fissura vulvar.

A reação alérgica ou irritativa de contato são dois tipos de dermatite de contato. O tipo irritativa ocorre após o contato da pele da vulva à exposição repetida a irritantes, como sabonetes ou géis, urina, loções de limpeza e a lavagem genital intensa e/ou abusiva. Já o tipo alérgico é causado pela exposição a uma substância alergênica, como, por exemplo, benzocaína, neomicina, conservantes encontrados nos lenços umedecidos etc. Em ambos os casos, as reações variam de leve a intensa, levando à hiperemia, ao edema e com aparecimento de fissuras.

A atrofia vulvovaginal da pós-menopausa, onde a atrofia da genitália, ocorre devido à diminuição acentuada dos estrógenos locais, levando ao ressecamento vaginal, afinamento da mucosa do introito, com dispareunia e dificuldade de penetração durante o ato sexual, e na maioria das vezes levando a formação da fissura vulvar (Fig. 19-14).

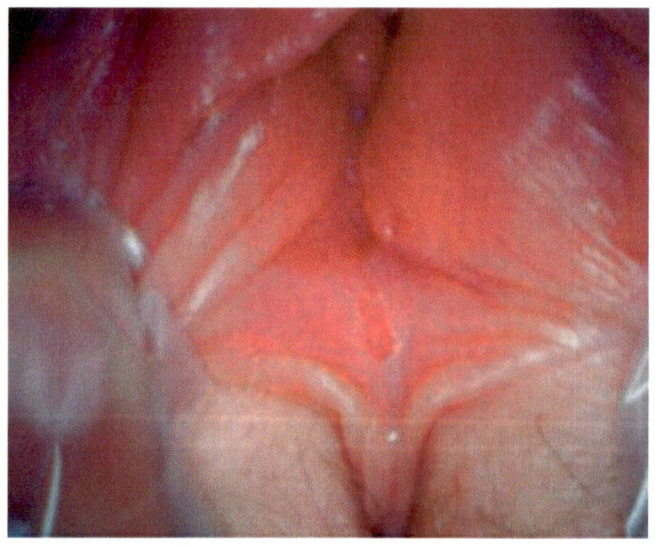

Fig. 19-14. Fissura por atrofia vulvovaginal da pós-menopausa.

Tratamento

O tratamento da fissura vulvar, para que seja efetivo, envolve o conhecimento prévio da sua real etiologia. Portanto, o tratamento depende de qual patologia originou a fissura.

BIBLIOGRAFIA

Bacon JL, Romano ME, Quint EH. Clinical Recommendation: Labial Adhesions. J Pediatr Adolesc Gynecol. 2015;28(5):405-9.

Berville-Levy S, et al. Fissures of the fossa navicularis: 20 cases treated by vulvoperineoplasty. XIVth ISSVD Congress. Italy, 1997.

Bohl TG. Fissures, Herpes Simplex Virus, and Drug Reactions: Important Erosive Vulvar Disorders. Obstet Gynecol Clin North Am. 2017;44(3):421-443.

Bornstein J, Sideri M, Tatti S, Walker P, Prendiville W, Haefner HK; Nomenclature Committee of International Federation for Cervical Pathology and Colposcopy. 2011 terminology of the vulva of the International Federation for Cervical Pathology and Colposcopy. J Low Gen Tract Dis. 2012;16(3):290-5.

Bussen S, Eckert A, Schmidt U, Sütterlin M. Comparison of Conservative and Surgical Therapy Concepts for Synechia of the Labia in Pre-Pubertal Girls. Geburtshilfe Frauenheilkd. 2016;76(4):390-5.

Cecutti A. Hematocolpos with imperforate hymen. Can Med Assoc J. 1964;90:1420-1.

Dietrich JE, Millar DM, Quint EH. Obstructive reproductive tract anomalies. J Pediatr Adolesc Gynecol. 2014;27(6):396-402.

Doyen J, Demoulin S, Delbecque K, Goffin F, Kridelka F, Delvenne P. Vulvar Skin Disorders throughout lifetime: about some representative dermatoses. Bio Med Res Intl. 2014:1-6.

Edwards L. Vulvar fissures: causes and therapy. Dermatol Therapy 2004:17(1):111-6.

Federação Brasileira das Associações de Ginecologia e Obstetrícia. Úlceras genitais não DST. Manual de Orientação Trato Genital Inferior. 2010: Cap 09. Disponível em: https://www.febrasgo.org.br

Fruchter R, Melnick L, Pomeranz MK. Doença vulvar liquenóide: uma revisão. Rev Internacional de Dermatologia Feminina. 2017;3:58-64.

González PI. Classification of Hypertrophy of Labia Minora: Consideration of a Multiple Component Approach. Surg Technol Int. 2015;27:191-4.

Hoffman B, Schorge J, Schaffer J, Halvorson L, Bradshaw K, Cunningham F. Williams Gynecology, Second Edition. McGraw Hill Professional; 2012.

International Society for the Study of Vulvovaginal Disease [acesso em 22 jun 2019]. Disponível em: https://www.issvd.org/issvd-terminology-clinical-diagnosis

Kelishadi SS, Omar R, Herring N, Tutela JP, Chowdhry S, Brooks R, et al. The Safe Labiaplasty: A Study of Nerve Density in Labia Minora and Its Implications. Aesthetic Surg J Am Soc Aesthetic Plast Surg. 2016;36(6):705-9.

Kennedy CM, Dewdney S, Galask RP. Vulvar granuloma fissuratum: a description of fissuring of the posterior fourchette and the repair. Obstet Gynecol. 2005;105(5 Pt 1):1018-23.

Kennedy CM, Manion E, Galask RP, Benda J. Histopathology of recurrent mechanical fissure of the fourchette. Int J Gynaecol Obstet. 2009;104(3):246-247.

Krychman M, Graham S, Bernick B, Mirkin S, Kingsberg S. The Women's Empower Survey: Identifying Women's Perceptions on Vulvar and Vaginal Atrophy and Its Treatment. J Sex Med. 2017;14(3):425-433.

Mayoglou L, Dulabon L, Martin-Alguacil N, Pfaff D, Schober J. Success of treatment modalities for labial fusion: a retrospective evaluation of topical and surgical treatments. J Pediatr Adolesc Gynecol. 2009;22(4):247-50.

Michlewitz, H. Laser ablation of hymeneal fissures. J Reprod Med 1986;31:61-64

Moyal-Barracco M, et al. Mechanical hymeneal fissures: 18 cases. XIVth ISSVD Congress, Italy, 1997.

Omar HA. Management of labial adhesions in prepubertal girls. J Pediatr Adolesc Gyenecol. 2000;13:183-186.

Oranges CM, Sisti A, Sisti G. Labia minora reduction techniques: a comprehensive literature review. Aesthetic Surg J Am Soc Aesthetic Plast Surg. 2015;35(4):419-31.

Reddy J, Laufer MR. Hypertrophic labia minora. J Pediatr Adolesc Gynecol. 2010;23(1):3-6.

Savas JA, Pichardo RO. Female Genital Itch. Dermatologic Clinics. 2018;36(3):225-243.

Wilkinson, EJ, Stone, IK. Atlas of Vulvar Disease. 3rd ed. Lippincott Willians& Wilkins. Philadelphia.

Yurteri-Kaplan LA, Miranne JM, Iglesia CB. Vulvar anatomy and labia minoraplasty. Int Urogynecology J.2014;25(6):841-3.

DOENÇAS VULVARES NA INFÂNCIA

CAPÍTULO 20

COALESCÊNCIA DE PEQUENOS LÁBIOS

Definição
Fusão superficial transitória e reversível dos pequenos lábios. Também conhecida como aderência ou adesão de pequenos lábios.

Fisiopatologia
Decorre da inflamação superficial da pele da vulva associada ao hipoestrogenismo levando à reepitelização e adesão não vascularizada entre os pequenos lábios. Esta inflamação também pode ser causada por dermatite de contato, infecção bacteriana, infecção fúngica ou líquen escleroso. A causa mais frequente de irritação da vulva é a higiene inadequada ou excessiva.

Apresentação Clínica
Ocorre no período de quiescência hormonal com maior frequência na idade de 2 a 4 anos. Observa-se uma fina membrana translúcida ocluindo o introito vaginal, parcial ou totalmente. Quanto mais grave a aderência labial, mais precoces serão as queixas clínicas. Em aderências labiais completas é comum ocorrerem infecções urinárias de repetição (Figs. 20-1 e 20-2).

Diagnóstico
O diagnóstico baseia-se nos achados clínicos. Geralmente é assintomática e descoberta pelos pais.

Diagnóstico Diferencial
Líquen escleroso pode causar atrofia e bridas parciais mimetizando o quadro.

Tratamento
Em pacientes assintomáticas o tratamento pode ser conservador, uma vez que a produção endógena de estrogênio irá resolver o quadro espontaneamente com a chegada da puberdade. A conduta conservadora também deve ser considerada em crianças que ainda usam fraldas, pois a recorrência é frequente neste grupo.

O tratamento pode ser realizado com estrogênio tópico, corticoide tópico, separação manual dos pequenos lábios após aplicação de anestésico tópico ou lise cirúrgica sob anestesia geral.

Para evitar a recidiva da coalescência aconselha-se o uso de creme de estrogênio e separação diária dos pequenos lábios. O sucesso deste procedimento deve-se muito mais ao efeito mecânico da separação diária dos pequenos lábios do que à ação do creme de estrogênio.

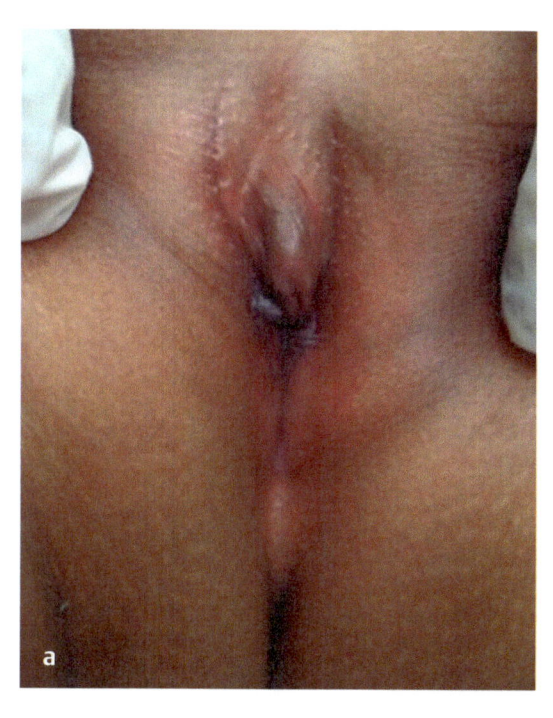

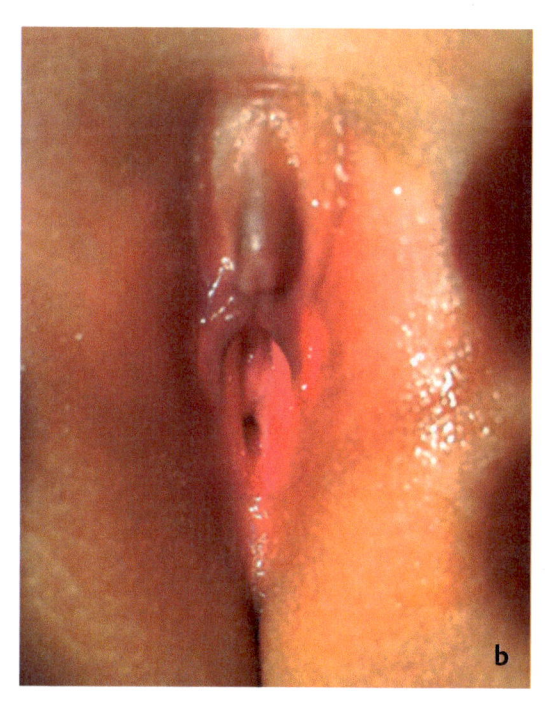

Fig. 20-1. (**a**) Coalescência de pequenos lábios – criança apresentando adesão dos pequenos lábios. Presença de rafe na linha média que não permite observar o vestíbulo vaginal. (**b**) Coalescência de pequenos lábios – após resolução, por descolamento incruento da rafe mediana, observam-se áreas de hiperemia, o vestíbulo vaginal e o meato uretral externo.

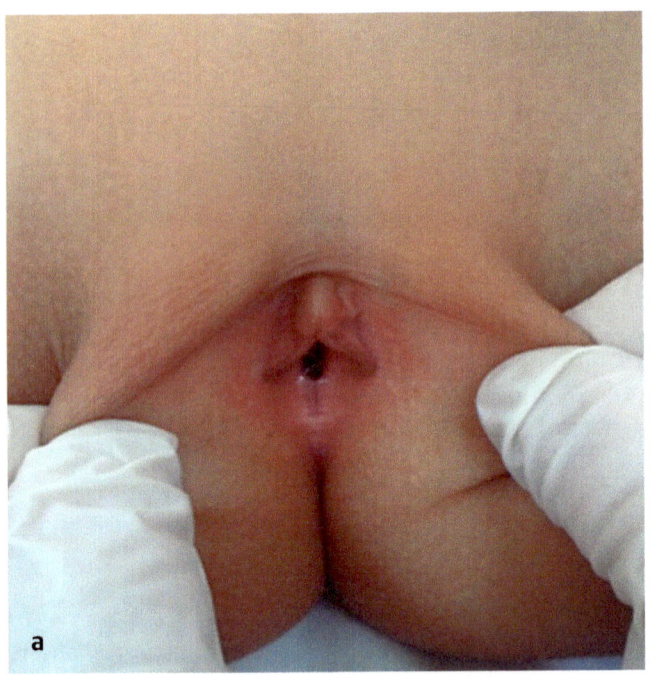

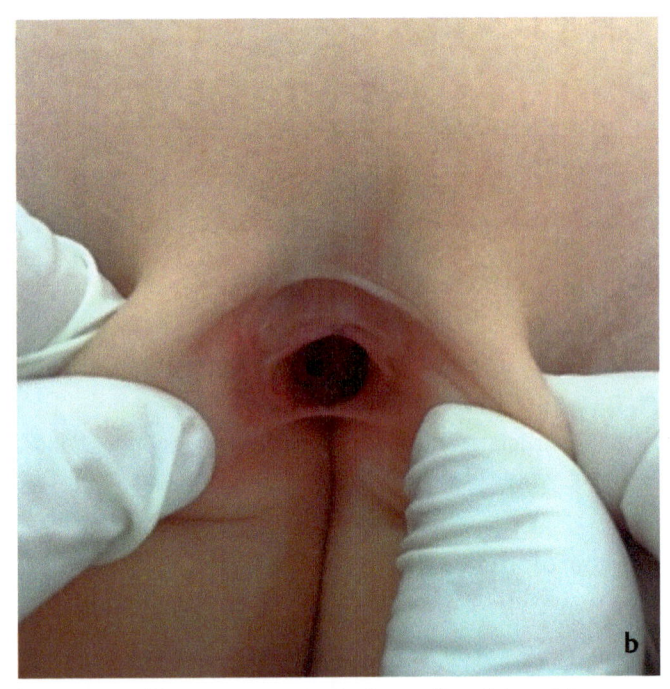

Fig. 20-2. (a) Coalescência de pequenos lábios – observa-se adesão parcial dos pequenos lábios com presença de tênue rafe na linha média. (b) Coalescência de pequenos lábios – o afastamento dos grandes lábios permite que se observe melhor a rafe mediana e, no interior do vestíbulo vaginal, o meato uretral externo.

LÍQUEN ESCLEROSO

Definição

O líquen escleroso (LE) é uma dermatite inflamatória crônica, que afeta comumente a área anogenital, em ambos os sexos, com acometimento em 10% dos casos em outras regiões da pele.

Considerações Gerais

É uma entidade relativamente frequente no sexo feminino, ainda que muito pouco reconhecida. Pode ocorrer em qualquer idade, embora tenha uma distribuição bimodal, com um pico de incidência na fase pré-púbere e outro na pós-menopausa. Representa aproximadamente 18% de patologia vulvar em criança, apenas precedida pela dermatite atópica. A verdadeira prevalência é difícil de determinar devido aos casos assintomáticos, mas é estimada em 1:900 meninas.

A média de idade do diagnóstico nas meninas é de 4 a 6 anos, com demora no diagnóstico de 1 a 2 anos.

Diagnóstico

É um desafio diagnóstico devido à variedade de sinais clínicos. O diagnóstico é clínico e a maioria dos autores não indica biópsia. A criança pode ser assintomática (em torno de 7% dos casos) ou pode ter prurido e/ou ardência intensos (Fig. 20-3); sintomas comuns da doença, independentemente da faixa etária. Sintomas gastrointestinais, como constipação e defecação dolorosa, são comuns, mas se desconhecem as causas. Outro sintoma na população infantil é o sangramento, que ocorre por fragilidade da pele e pode gerar, frequentemente, confusão com quadros de abuso sexual (Fig. 20-4).

Apresentação Clínica

Ao exame físico, observam-se máculas branco-rosadas, que confluem e se tornam extensas. Também são comuns a hiperceratose, liquenificações, fissuras, estenose do introito vaginal e hipocromia/acromia da pele (Fig. 20-5). A doença envolve, mais frequentemente, os sulcos interlabiais, pequenos lábios,

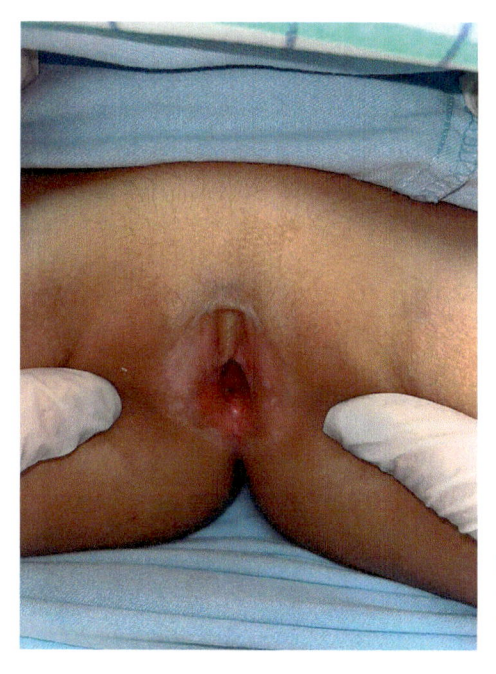

Fig. 20-3. Líquen escleroso vulvar clássico em criança de 6 anos.

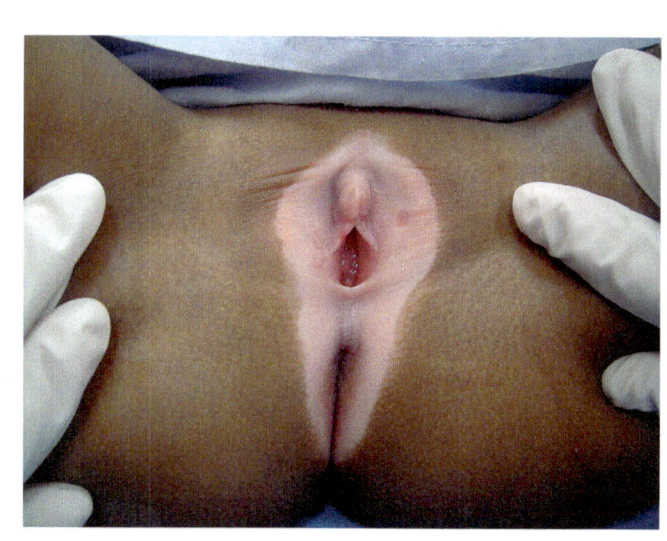

Fig. 20-5. Líquen escleroso infantil.

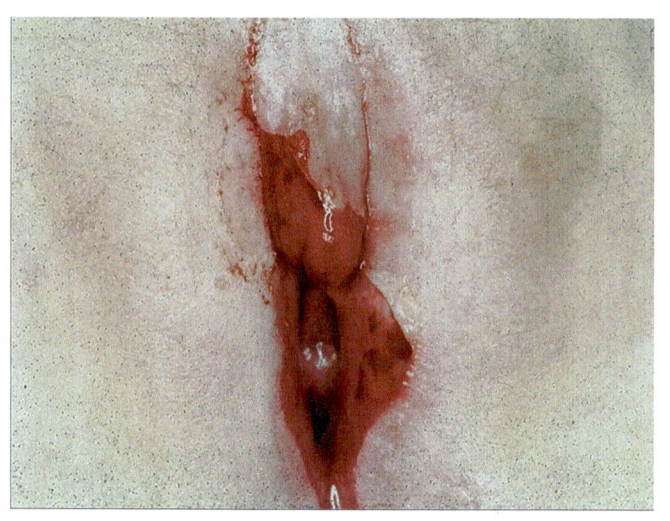

Fig. 20-4. Líquen hemorrágico. LE em paciente de 5 anos com hemorragia subepitelial.

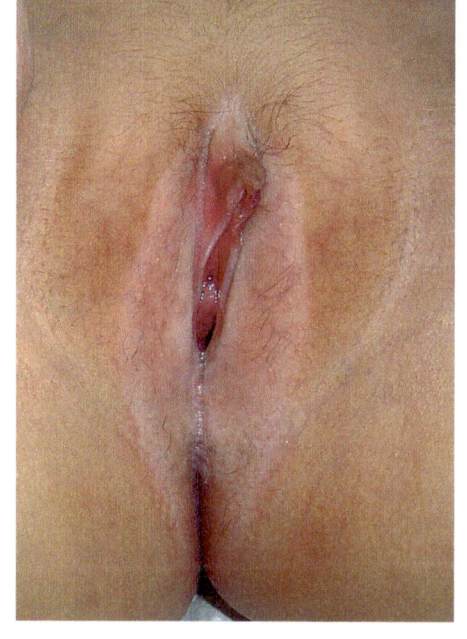

Fig. 20-6. Adolescente de 19 anos sem diagnóstico durante a infância. Assintomática. Hipocromia central com apagamento de pequenos lábios, fissura frequente em região perineal pela atrofia. Diagnóstico suspeitado pelo exame clínico.

vestíbulo, prepúcio e região perianal. Pode ser identificada a alteração pigmentar circundando a vulva, rafe perineal e ânus, formando uma imagem em "oito" (Fig. 20-6). Em alguns casos o clitóris está "encarcerado" por aderência do prepúcio. O apagamento dos pequenos lábios é difícil de avaliar nas crianças.

Tratamento

Crianças devem ser tratadas. O objetivo do tratamento não é a cura, mas sim o controle dos sintomas e evitar as alterações da anatomia vulvar como encarceramento de clitóris e estenose de introito vaginal com prejuízo da vida sexual futura. A malignidade é excepcional, mas o tratamento da criança visa diminuir a chance de progressão da doença. Corticoides tópicos de alta potência constituem a primeira linha de tratamento, sendo bastante seguros. O propionato de clobetasol 0,05% ou dipropionato de betametasona 0,05% têm sido os mais estudados em vários esquemas. A quantidade preconizada nas meninas/adolescentes deve ser suficiente para cobrir meia polpa digital em cada aplicação. Uma vez estabilizado o quadro, a manutenção pode ser feita com um corticoide de alta potência de forma intermitente, um corticoide de potência moderada ou utilizando os inibidores da calcineurina, como o tacrolimus 0,1% e pimecrolimus 0,1%, a partir dos 2 anos de idade. Estes são imunomoduladores locais e sem os efeitos da atrofia dos dermocorticoides. A recomendação de tratamento para crianças assintomáticas tem sido a mesma dos adultos, realizando tratamento com o esquema de 3 meses, com o objetivo de prevenir o surgimento dos sintomas e evitar as sequelas já mencionadas.

A história natural do LE na infância é inesperada, pode ocorrer a remissão espontânea após a menarca ou a doença persistir, na vida adulta, ainda que de forma assintomática (Fig. 20-7).

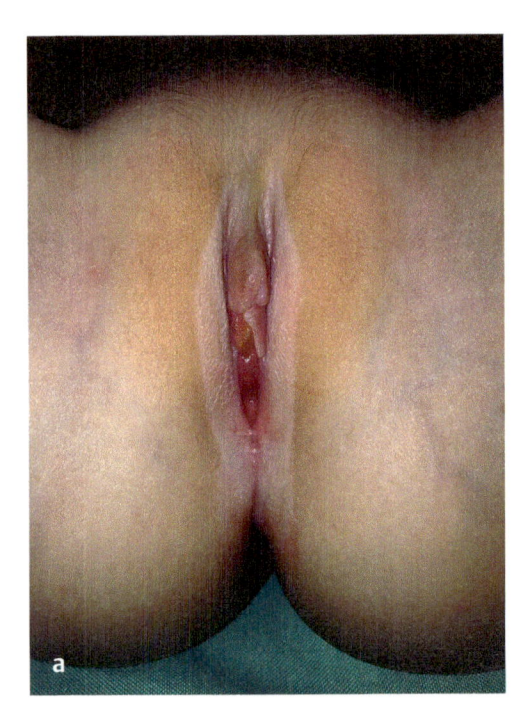

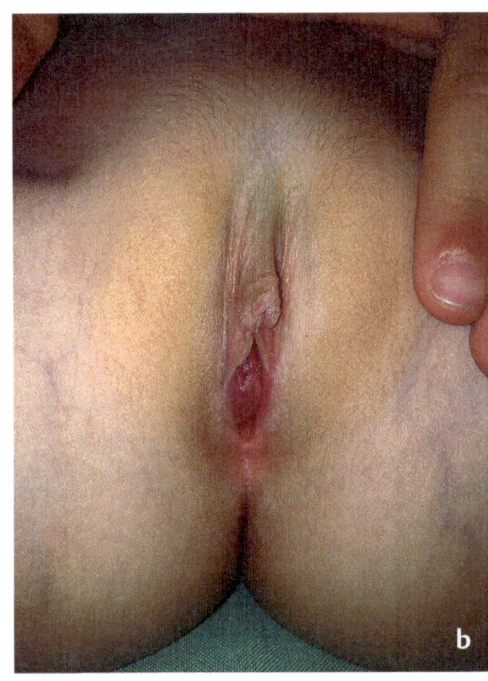

Fig. 20-7. Criança com diagnóstico clínico de LE: (a) antes do tratamento e (b) após 6 meses de tratamento com propionato de clobetasol. Observa-se melhora da hipocromia.

CONDILOMA ACUMINADO

A infecção por HPV genital afeta, predominantemente, adultos sexualmente ativos. Por outro lado, verrugas em vários sítios anatômicos afetam principalmente crianças. Lesões em laringe por HPV são também infecções pediátricas típicas. Mais recentemente, infecções por HPV também foram descritas na mucosa nasal e no trato genital de crianças.

A incidência de condiloma acuminado em crianças está aumentando, talvez por aumento da consciência desta doença, mas também pelo verdadeiro aumento na incidência dessa infecção.

A aquisição do HPV durante a infância e a adolescência não é uma causa imediata de morbidade grave, porém, há fortes evidências de que a exposição precoce não somente precipita o desenvolvimento de cânceres anogenitais, mas também aumenta o risco destes.

Vias de Transmissão

Pouco se sabe sobre a epidemiologia do HPV em crianças e suas possíveis formas de transmissão. As vias de transmissão viral em crianças permanecem controversas. Os possíveis modos de transmissão incluem transmissão perinatal, auto e heteroinoculação, abuso sexual e transmissão indireta via fômites.

A transmissão vertical pode ser dividida em três categorias: 1. transmissão de periconcepção (período próximo da fertilização), 2. transmissão pré-natal (durante a gravidez) e 3. transmissão perinatal (durante e imediatamente após o nascimento). A transmissão periconcepção através de oócitos e espermatozoides infectados ainda não foi comprovada. A detecção do DNA do HPV em líquido amniótico, membranas fetais, sangue do cordão umbilical e células trofoblásticas da placenta sugere infecção no útero, isto é, a transmissão pré--natal. A transmissão perinatal pode ocorrer durante o parto, pelo contato direto com o trato genital infectado da mãe.

Estudos sobre a transmissão hematogênica *in utero* mostram--se controversos e essa via de transmissão do HPV deve ainda ser considerada como um conceito não confirmado. Há evidências de que o parto por cesariana não é proteção contra a transmissão vertical.

A transmissão horizontal pode ocorrer por autoinoculação ou heteroinoculação. A autoinoculação refere-se à contaminação de uma área do corpo por um outro sítio infectado. Heteroinoculação envolve a transmissão por terceiros, particularmente por pais ou cuidadores da criança, por contato direto. Transmissão através de fômites, incluindo a partilha de produtos de higiene pessoal, banho, ou mesmo roupa íntima, é sugerido, mas parece ter pequeno impacto no desenvolvimento de infecções ativas.

A fase de latência da infecção pelo HPV pode durar de meses a anos. Este período de latência imprevisível torna a determinação da via de transmissão um problema.

Abuso Sexual

O abuso sexual parece ser o modo mais comum de transmissão viral, no caso de condilomas acuminados causados pelos tipos 6 e 11 do HPV. Porém, estudos recentes sugerem que a infecção perinatal e a auto ou heteroinoculação possam ser mais prevalentes do que se pensava anteriormente. Tem sido repetidamente documentado que o tipo 2 do HPV está presente em uma proporção significativa de lesões pediátricas anogenitais, sugerindo fortemente auto ou heteroinoculação como um modo importante de transmissão da doença.

O mecanismo de transmissão é o fato mais relevante desse assunto, porém é também um dos mais controversos. A possibilidade de abuso sexual dessas crianças torna o manejo destas um grande desafio. Estudos sobre verrugas anogenitais em crianças com idade entre recém-nascido e 12 anos, comprovaram abuso sexual em apenas 32 de 339 crianças com condiloma acuminado.

Autores como, Cohen *et al.* (1990); Heaton (1995); Obalek *et al.* (1990), defendem a ideia de que a principal forma de transmissão é a não intencional ou a autoinoculação na infância. Porém esses estudos apresentam limitações na investigação de abuso (p. ex., negação de abuso por não existir testemunha e negação de abuso por inexistência de evidências físicas de abuso) ou mostraram viés ao estudar a maioria dos pacientes em idade pré-escolar.

A exclusão da hipótese de abuso sexual depende do minucioso trabalho de uma equipe multidisciplinar, o que pode ser muito difícil ou mesmo impossível, principalmente no caso de bebês e pré-escolares, onde pode não haver evidências físicas de abuso e o relato espontâneo da criança é impossível.

ser realizada em caso de dúvida. O diagnóstico diferencial inclui condiloma plano da sífilis secundária, molusco contagioso, pênfigo benigno crônico, histiocitose X, neurofibromatose, rabdomiossarcoma (sarcoma botrioide).

A genotipagem do DNA do HPV em crianças e adolescentes suspeitos de abuso sexual sem evidência clínica de condiloma é desencorajada, porque a infecção é transitória e o vírus é eliminado por um sistema imunológico saudável. Além disso, são poucos os tipos de HPV genitais que especificamente estão associados a abuso sexual. Nenhuma evidência consistente foi estabelecida entre o tipo de HPV e o modo de transmissão, e pesquisas adicionais são necessárias para elucidar essa associação.

Apresentação Clínica

O aparecimento e o aspecto das verrugas irão depender do tipo de HPV e do sítio infectado. As verrugas geralmente aparecem como pápulas verrucosas da cor da pele, de aproximadamente 1 a 5 mm de diâmetro. Elas podem ser pediculadas ou extremamente exofíticas. Quando grandes podem ter a aparência de uma couve-flor. Massas tumorais gigantes que ocupam toda a área anogenital são conhecidas como tumores Buschke-Lowenstein. As verrugas geralmente são assintomáticas; no entanto, elas podem sangrar e se tornarem dolorosas ou pruriginosas. Em meninos pré-púberes, a região mais afetada por condiloma acuminado é a região perianal. Nas meninas, as localizações preferidas são as regiões perianal e vulvar, independentemente da ocorrência de abuso sexual (Figs. 20-8 a 20-11).

Diagnóstico

O diagnóstico do condiloma acuminado é basicamente clínico, mas pode ser auxiliado por um colposcópio. A biópsia só deve

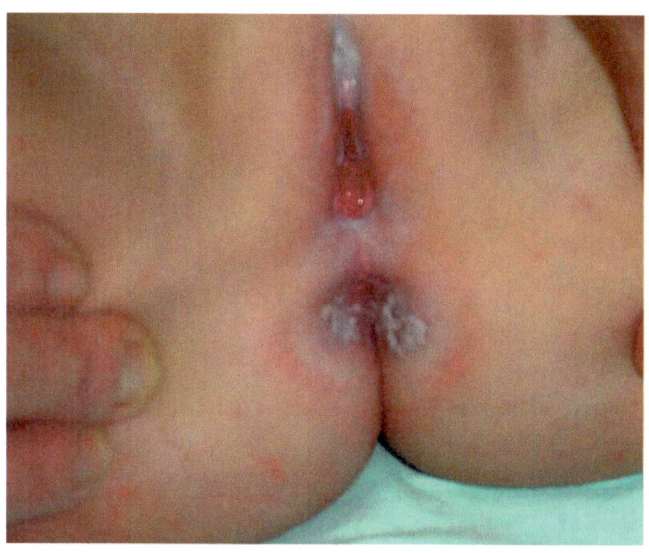

Fig. 20-8. Condiloma acuminado na região perianal de uma criança.

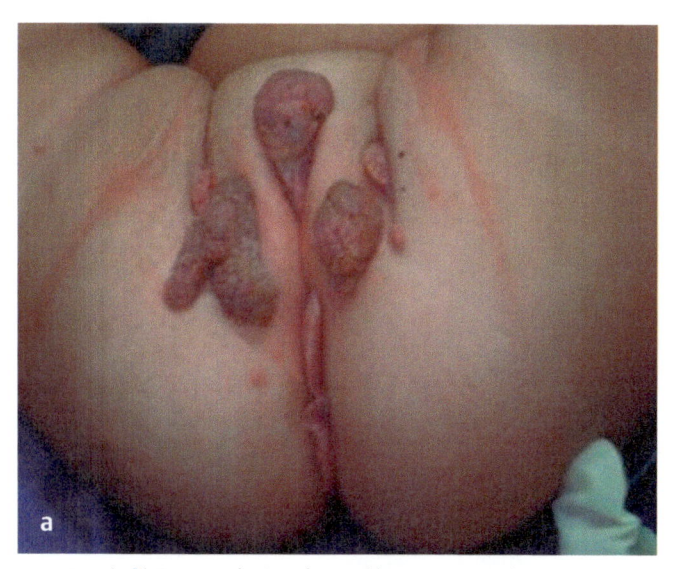

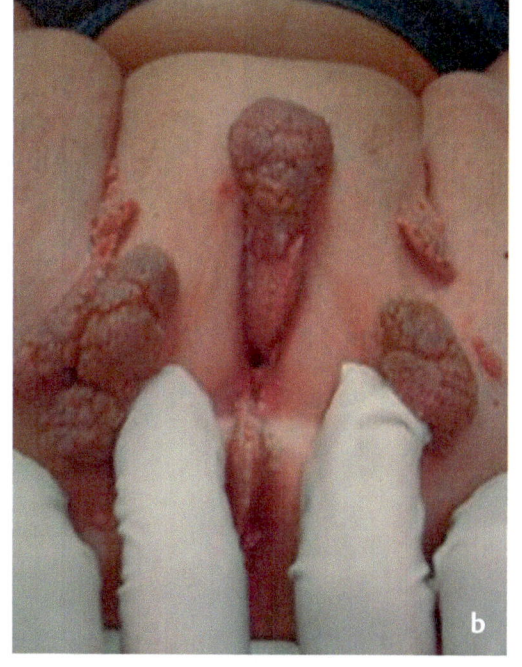

Fig. 20-9. (a,b) Extensas lesões de condiloma acuminado em criança com 1 ano e 8 meses. Nascida de parto cesáreo de mãe portadora de HPV genital.

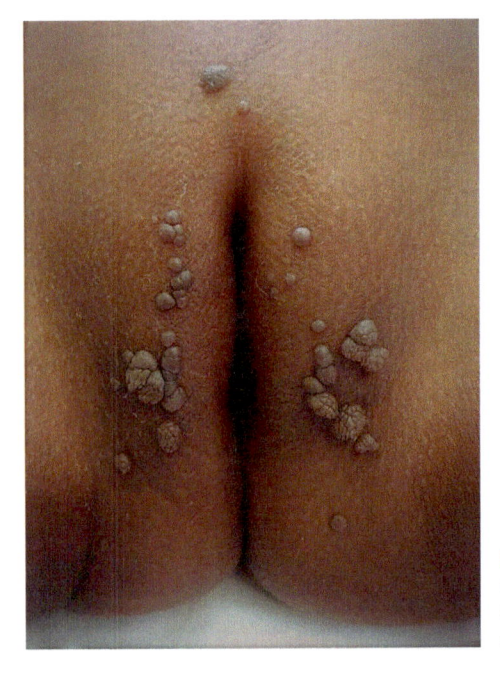

Fig. 20-10. Criança com vários condilomas acuminados.

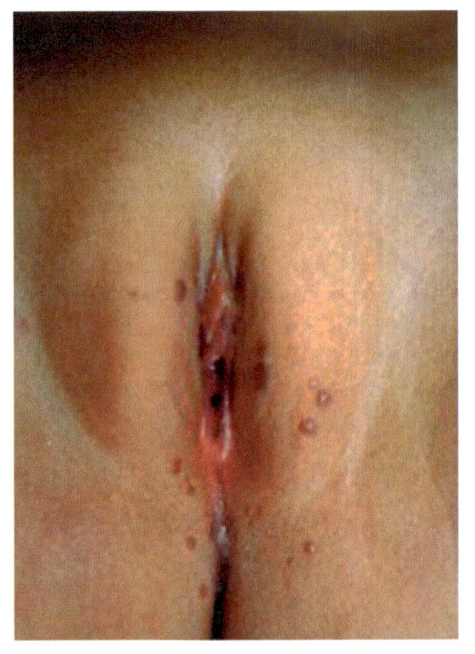

Fig. 20-11. Criança com 3 anos de idade com lesões papulosas em vulva e períneo. O histopatológico confirmou infecção por HPV. Faz-se neste caso necessário o diagnóstico clínico diferencial com molusco contagioso. Não foi possível estabelecer abuso sexual nesta paciente.

Testes sorológicos com a detecção de anticorpos anti-HPV não são rotineiros. Estes testes são utilizados para estudos epidemiológicos e não representam um teste diagnóstico válido na prática clínica.

A indicação de pesquisa de outras doenças sexualmente transmissíveis nessas pacientes é controversa. Nos Estados Unidos essas investigações são recomendadas somente para casos de penetração declarada ou evidente.

Tratamento

A maioria dos condilomas acuminados desaparece espontaneamente dentro de alguns meses ou anos, em crianças com sistemas imunológicos saudáveis. Assim, a não intervenção é uma opção em crianças com lesões assintomáticas. No entanto, estudos sugerem que as lesões persistentes por mais de 2 anos ou aquelas sintomáticas devem ser ativamente tratadas.

Os tratamentos podem ser divididos em métodos cirúrgico e não cirúrgico. Os métodos cirúrgicos envolvem a eliminação do tecido infectado, incluindo crioterapia (Fig. 20-12), terapia com *laser* de CO_2, terapia com luz pulsada, eletrocoagulação e excisão cirúrgica. Esses procedimentos, frequentemente, requerem anestesia local ou geral.

Sobre tratamento medicamentoso, o imiquimode a 5% foi aprovado para tratamento em crianças de 12 anos ou mais e é o tratamento de primeira linha para condiloma acuminado em crianças nessa faixa etária. Esse imunomodulador sintético

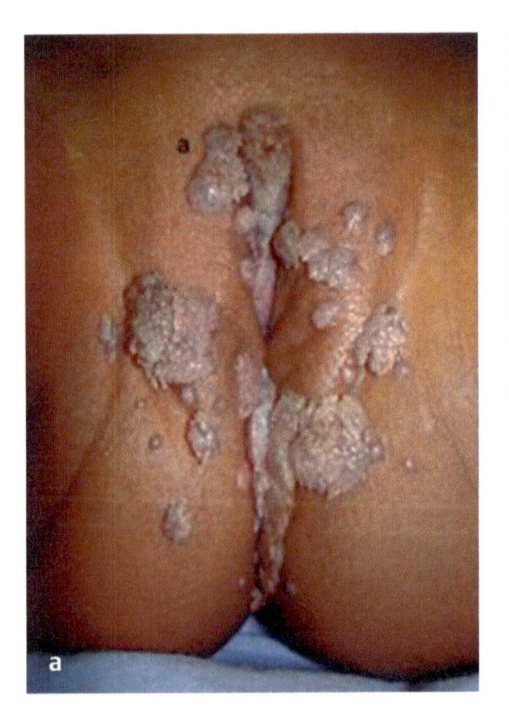

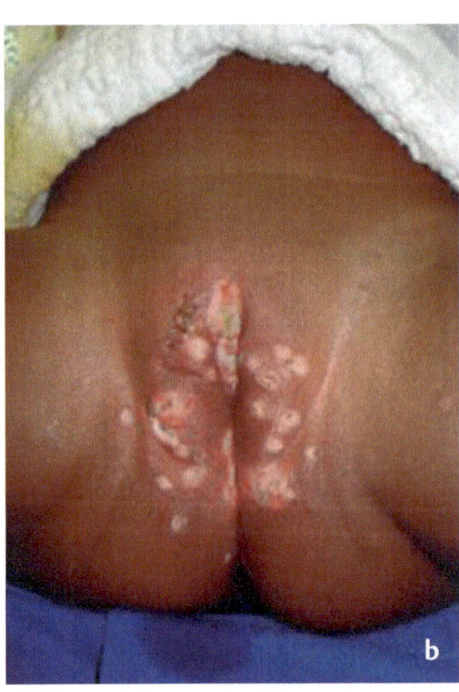

Fig. 20-12. (**a**) Criança com extensas lesões condilomatosas. (**b**) Realizada crioterapia sob narcose em centro cirúrgico. Afastar abuso sexual é imperativo.

estimula a atividade celular e as respostas imunes inatas via ativação de citocinas. A ativação dos mediadores imunes parece ser responsável pela erradicação do HPV. Apesar do tratamento clínico de condiloma para crianças menores de 12 anos não ter sido aprovado pela Food and Drug Administration dos Estados Unidos, vários estudos relataram a eficácia desta droga em crianças a partir dos 6 meses, com taxas de cura de até 75%. A vantagem desse tratamento para crianças é a conveniência do tratamento poder ser realizado em ambiente domiciliar e sem dor, sintoma muitas vezes presente nas terapias ablativas. O imiquimode a 5% em creme é bem tolerado, sendo as reações adversas mais comuns o eritema, a queimação, o prurido, a erosão e a hipersensibilidade, frequentemente limitados aos locais de aplicação. Os sintomas sistêmicos são raros, mas os pacientes podem apresentar fadiga, febre, mialgia, alterações dos sistemas nervoso central e periférico e sintomas gastrointestinais.

Ainda falando sobre tratamento medicamentoso, a destruição química com ácido tricloroacético com concentração entre 50% e 80% é de baixo custo e constitui uma das formas de manejo dessa patologia. Podemos ainda usar os agentes queratolíticos, como o ácido salicílico. As drogas com propriedades antimitóticas, incluindo podofilotoxina, podofilina e 5-fluorouracil, não foram aprovadas para uso na população pediátrica.

Não existe tratamento único para essa condição. Múltiplas sessões e combinações de diferentes técnicas são geralmente necessárias para alcançar a cura. Os tratamentos baseados na destruição química ou física dos queratinócitos infectados não inibem diretamente a infecção ou replicação viral. Cada opção terapêutica possui vantagens e desvantagens, não existindo até o momento nenhuma medicação que efetivamente elimine o HPV.

Conclusões

A avaliação médica e o manejo da infecção pelo HPV em crianças são complicados devido ao longo período de latência do vírus, aos diferentes modos de transmissão e à ausência de um regime terapêutico único e eficaz.

A identificação de condiloma acuminado em crianças muitas vezes levanta suspeitas de abuso sexual. Em crianças com essas lesões, os relatos de abuso sexual variam de 0% a 80%. A associação com abuso sexual aumenta com a idade; entretanto, a idade abaixo da qual a hipótese de abuso sexual pode ser excluída não foi definida.

Existem poucos relatos na literatura médica sobre condiloma acuminado em crianças. Os mecanismos de transmissão, epidemiologia e as consequências futuras dessas infecções, para essas crianças, ainda continuam controversos.

DERMATITE DA FRALDA

Definição

A dermatite da fralda (DF), também chamada de "assadura", é uma condição inflamatória da pele das recém-nascidas ou das crianças, que se manifesta coincidindo com a área de cobertura da fralda.

Na definição mais restrita, é um tipo de dermatite de contato por efeito da permanência prolongada de urina e fezes na pele ou mesmo por retenção de resíduos de produtos de higiene (como os lenços umedecidos e sabonetes), que resulta em processo inflamatório agudo da pele. Usualmente ocorre nos dois primeiros anos de vida, especialmente entre 9 e 12 meses. Recentes estudos mostram prevalência de 36% em crianças abaixo de 2 anos de idade, mas 50% da população infantil já experimentou pelo menos um episódio. Esta frequência de recidiva vai diminuindo à medida que a criança fica mais velha.

Poucos estudos esclarecem o mecanismo específico de inflamação da pele na DF, mas parece estar relacionado com a quebra da barreira da pele.

Função da Barreira da Pele

Para entendermos um pouco deste tipo de dermatite, temos que ficar mais esclarecidos sobre a função da barreira da pele dos neonatos e crianças.

A função da barreira da pele é primariamente atribuída ao extrato córneo, que protege contra o meio ambiente e mantém hidratação suficiente para regular a taxa de perda líquida. Ao nascimento, o neonato a termo tem um extrato córneo bem definido, entretanto a maturidade da pele continua se estabelecendo até a vida adulta. A perda de líquido por evaporação é significativamente maior do que na pele adulta. A hidratação da pele atinge o auge entre 3 e 12 meses, por provável maturação das glândulas sudoríparas. Apesar de a pele na infância ter o máximo de hidratação comparada com adultos, a capacidade de retenção hídrica é baixa.

Quanto à barreira imunológica, sabe-se que as células de Langerhans são responsáveis pela ativação dos linfócitos T. Nos neonatos e crianças este sistema não está amadurecido. Entretanto, a colonização bacteriana inicia gradualmente com evolução-padrão, devido às características específicas da pele da criança (pH alto, baixa atividade sebácea e superfície seca). Inicialmente o microbioma é dominado por *firmicute* (a maioria *Staphylococcus*). Finalmente, atingindo a maturação máxima, observa-se a flora de *firmicute*, actinobactéria e *phyla* proteobactéria.

Estudos mostram que a pele da criança afetada pela DF mostra uma baixa integridade da barreira, comparando com a pele íntegra. A composição da microbiota da pele nos casos de DF muda, e a diversidade bacteriana nestes casos é grande se comparada com a pele saudável. A área afetada pela dermatite mostra uma concentração escassa de cepas benéficas como *Staphylococcus epidermidis, Bifidobacterium longum, Clostridium butyricum* e *Lactobacillus ruminis*. Os patógenos mais frequentemente isolados são *Candida albicans* e *Staphylococcus aureus*, apesar de que já foi demonstrado o isolamento de coliformes fecais em DF severas.

Características Clínicas

Tipicamente, afeta a região de baixo ventre, coxas, e toda área de cobertura da fralda, incluindo as dobras de região crural (intertrigo), área genital, região perianal e nádegas. Clinicamente, a dermatite da fralda inclui eritema, edema e lesões na pele como erosões, pápulas, vesículas, ulcerações e descamação (Figs. 20-13 e 20-14). A DF pode ser classificada como leve, moderada e severa na dependência da extensão da dermatite e da presença das lesões da pele.

Diagnóstico Diferencial

O diagnóstico diferencial inclui todos os quadros de manifestação como eritema e descamação. Exemplos destes quadros são psoríase, *tinea cruris*, dermatite estreptocócica perianal e infecção por oxiúros.

Tratamento

É fundamental diminuir o contato da pele com a umidade. Algumas medidas como trocar mais frequentemente a fralda e usar água para fazer higiene, em vez de lenços umedecidos, podem diminuir as agressões à pele e as recidivas da DF. Fatores como a limpeza com forte fricção e a super-hidratação da pele devem ser evitadas. Como um dos patógenos mais usual é a *Candida albicans*, o uso de antimicóticos tópicos como nistatina, miconazol e clotrimazol podem ser usados em base oleosa (pomadas) ou em cremes. Podem ainda ser usados pomadas ou cremes tópicos com corticoide para diminuir o processo inflamatório.

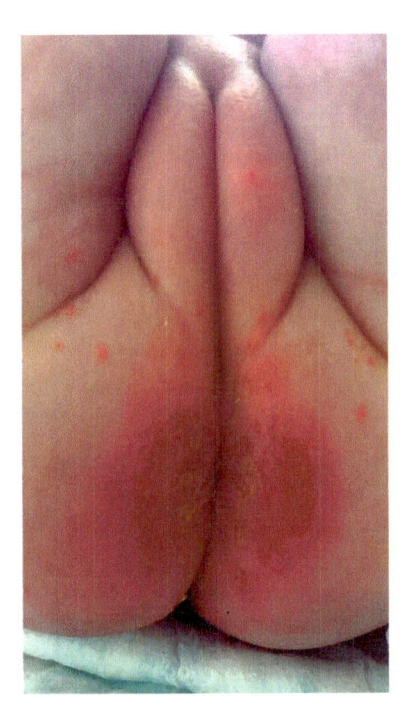

Fig. 20-13. Dermatite de contato irritativa da fralda gerando eritema, secura, erosão e descamação da região perianal.

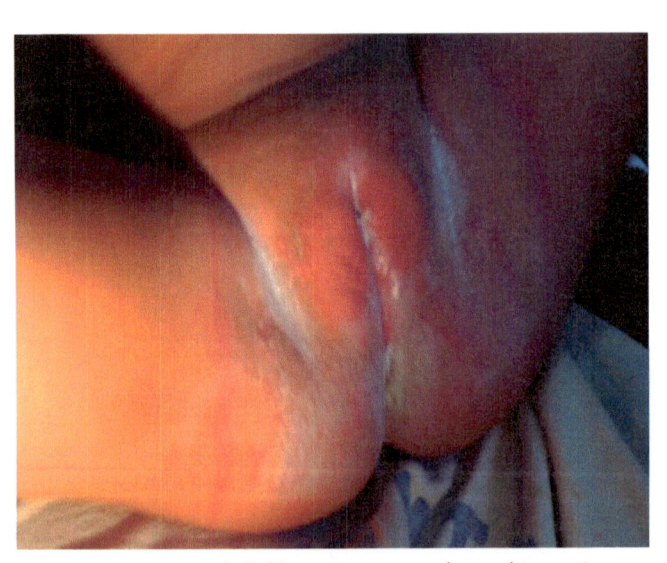

Fig. 20-14. Dermatite de fralda – criança com edema e hiperemia vulvar. Observar as marcas da fralda na face interna das coxas e lesões papulares na raiz da coxa esquerda. O branco é resíduo de creme que a mãe aplicava sem orientação médica.

BIBLIOGRAFIA

Armbruster-Moraes E, Ioshimoto LM, Leão E, Zugaib M. Presence of human papillomavirus DNA in amniotic fluids of pregnant women with cervical lesions. Gynecol Oncol. 1994 Aug;54(2):152-8.

Bennett RS, Powell KR. Human papillomaviruses: associations between laryngeal papillomas and genital warts. Pediatr Infect Dis J. 1987 Mar;6(3):229-32.

Brandt HRC, Fernandes JD, Patriota RCR, Criado PR, Belda W Jr. Tratamento do papiloma vírus humano na infância com creme de imiquimode a 5%. An Bras Dermatol 2009;84(5):549-53.

Cason J, Kaye JN, Jewers RJ, Kambo PK, Bible JM, Kell B, Shergill B, Pakarian F, Raju KS, Best JM. Perinatal infection and persistence of human papillomavirus types 16 and 18 in infants. J Med Virol. 1995 Nov;47(3):209-18.

Cohen BA, Honig P, Androphy E. Anogenital warts in children. Clinical and virologic evaluation for sexual abuse. Arch Dermatol. 1990 Dec;126(12):1575-80.

Costa-Silva M, Fernandes I, Rodrigues AG, Lisboa C. Anogenital warts in pediatric population. An Bras Dermatol 2017;92(5):675-81.

Heaton CL. Clinical manifestations and modern management of condylomata acuminata: a dermatologic perspective. Am J Obstet Gynecol. 1995 Apr;172(4 Pt 2):1344-50.

Jesus LE, Neto OLLC, Nascimento LMM, Araújo RC, Baptista AA. Anogenital warts in children: sexual abuse or unintentional contamination? Cad. Saúde Pública, Rio de Janeiro, 2001;17(6):1383-1391.

Obalek S, Jabłońska S, Orth G. Anogenital warts in children. Clin Dermatol. 1997 May-Jun;15(3):369-76.

Passos MRL. Deessetologia, DST. 5. ed. Rio de Janeiro, Cultura Médica, 2011.

Passos MRL, Almeida Filho GL. Atlas de DST e Diagnóstico Diferencial. 2. ed. Rio de Janeiro, Revinter, 2012.

Passos MRL, Almeida Filho GL, Coêlho IC et al Atlas of Sexually Transmitted Diseases. Clinical Aspects and Differencial Diagnosis. Switzerland.Springer. 2018.

Protocolo Clínico e Diretrizes Terapêuticas para Atenção Integral às Pessoas com Infecções Sexualmente Transmissíveis (IST)/ Ministério da Saúde, Secretaria de Vigilância e Saúde, Departamento de Doenças de Condições Crônicas e Infecções Sexualmente Transmissíveis. Brasília: Ministério da Saúde, 2020.

Puranen M, Yliskoski M, Saarikoski S, Syrjänen K, Syrjänen S. Vertical transmission of human papillomavirus from infected mothers to their newborn babies and persistence of the virus in childhood. Am J Obstet Gynecol. 1996 Feb;174(2):694-9.

Rehme MFB, Carvalho NS, Ihlenfeld MFK, Chuery ACS. Condiloma Acuminado em Crianças e Adolescentes. RBGO 1998; 20 (7):377-380.

Stina Syrjänen S, Puronen M. Human papillomavirus infections in children:the potential role of maternal transmission. Crit Rev Oral Biol Med 2000;11(2):259-274.

Bacon JL, Romano ME, Quint EH. Clinical Recommendation: Labial Adhesions. J Pediatr Adolesc Gynecol. 2015;28(5):405-9.

Bussen S, Eckert A, Schmidt U, Sütterlin M. Comparison of Conservative and Surgical Therapy Concepts for Synechia of the Labia in Pre-Pubertal Girls. Geburtshilfe Frauenheilkd. 2016;76(4):390-5.

Mayoglou L, Dulabon L, Martin-Alguacil N, Pfaff D, Schober J. Success of treatment modalities for labial fusion: a retrospective evaluation of topical and surgical treatments. J Pediatr Adolesc Gynecol. 2009;22(4):247-50.

Omar HA. Management of labial adhesions in prepubertal girls. J Pediatr Adolesc Gyenecol. 2000;13:183-186.

Araújo MMV. Líquen escleroso vulvar na infância e adolescência. Estudo de 7 casos. [tese - mestrado]. Instituto de Ginecologia: Universidade Federal do Rio de Janeiro – UFRJ; 1993.

Araújo MMV, Souza MCB, Azevedo LMS, Mongenot MB, Simões PM. Lichen Sclerosus et Atrophicus among children and adolescence. Adolesc Pediatr Gynecol. 1992; 5:132.

Bercaw-Pratt JL, Boardman LA, Simms-Cendan JS. Clinical Recommendation: pediatric lichen sclerosus. J Pediatr Adolesc Gynecol. 2014;27:111-116.

Ellis E, Fischer G. Prepubertal-onset vulvar lichen sclerosus: the importance of maintenance therapy in long-term outcomes. Pediatric Dermatol. 2015;32(4):461-67.

Lagerstedt M, Karvinen K, Joki-Erkkila M, Huotari-Orava R, Snellman E, Satu-Leena L. Childhood lichen sclerosus – a challenge for clinicians. Pediatric Dermatology. 2013;30(4):444-50.

Pelisse M, Fischessert D, Moyal M, Lessana-Leibowitch M, Hewitt J, Enjouras O, Escande JP. Lichen scléreux vulvaire infantile (vingt-deux observations). Ann Dermatol Veneral. 1984; III:741-2.

Powell J, Wojnarowska F. Childhood vulvar sclerosus: an increasingly common problem. J Am Acad Dermatol 2001;44:803-6.

Ridley CM. Genital lichen sclerosus (lichen sclerosus et atrophicus) in childhood and adolescence. J Soc Med. 1993 86:69-75.

Smith SD, Fischer G. Childhood onset vulvar lichen sclerosus does not resolve at puberty: A prospective case series. Pediatric Dermatol. 2009;26(6):725-9.

Vieira-Baptista P, Soares H, Beires J, Caldas Afonso A. Líquen esceleroso vulvar na criança: um diagnóstico a ter em mente. Acta Pediátrica Port. 2014;45:138-45.

Petek TH, Petek M, Petek T, Varda NM. Emerging Links between Microbiome Composition and Skin Immunology in Diaper Dermatitis: A Narrative Review. Children (Basel). 2022 Jan 15;9(1):112.

Rahma A, Majella E Lane ME. Skin Barrier Function in Infants: Update and Outlook. Pharmaceutics.2022 Feb 17;14(2):433.

CORTICOSTEROIDES: CLASSIFICAÇÃO, MODO DE AÇÃO, DOSAGEM

INTRODUÇÃO

A terapia anti-inflamatória é o tratamento mais importante e mais frequente utilizado em doenças dermatológicas e o sucesso da terapêutica é dependente de vários fatores, a saber: o tipo de lesão a ser tratada, a via utilizada (tópica, intralesional ou sistêmica), a escolha da potência, a dose, o veículo, a quantidade a ser administrada e a duração em que o produto deve ser utilizado.

O tipo de lesão a ser tratada é importante. Na dermatite de contato aguda com lesões úmidas, trocas de curativos molhados com loções irão ajudar a "secar" a dermatite, proporcionando alívio. Assim, para dermatoses exsudativas agudas, tratamentos em veículos líquidos (ex., loções) são geralmente recomendados. Em contraste, para o tratamento de psoríase crônica, agentes terapêuticos incorporados em cremes ou unguentos podem ajudar a reter a umidade nativa e proporcionar alívio para a pele seca e pruriginosa.

Os corticosteroides tópicos estão disponíveis numa variedade de veículos. Se o medicamento é correto, mas é usado o veículo errado, a resposta ao tratamento pode ser atrasada, inadequada, ou em alguns casos, até piora. Como exemplos, a utilização de um gel de corticosteroide no eczema da mão e nas fissuras irá provocar um aumento de dor e ardor em decorrência da base de álcool do gel. Tratamento de uma lesão úmida, com uma pomada pode causar foliculite secundária a suas propriedades oclusivas. Os veículos mais utilizados são:

- *Pó:* absorve a umidade, diminui o atrito e ajuda a cobrir grandes áreas com facilidade.
- *Óleo:* atua como emolientes e, devido às suas propriedades oclusivas, muitas vezes aumenta a penetração de drogas.
- *Líquido:* em veículos evapora, proporcionando uma sensação de resfriamento e de calmante, além de ajudar as lesões exsudativas a secar.
- *Pomada:* é predominantemente constituída por água em suspensão no óleo. Este tipo de veículo é um excelente lubrificante, facilita a retenção de calor, diminui a perda de água transepidérmica, proporciona melhor absorção de medicamentos e é semioclusiva. As pomadas geralmente são os veículos mais potentes devido ao seu efeito oclusivo, mas a aceitação do paciente pode ser baixa porque elas são gordurosas, e não são úteis em áreas com pelos. Elas são mais potentes do que os cremes, permanecem mais tempo na pele, são menos irritantes e possuem menos componentes alérgenos do que qualquer outro veículo.
- *Creme:* é emulsão semissólida de petróleo em 20 a 50 por cento de água e pode ser lavado com água. É um veículo esteticamente atraente para medicamentos tópicos. Formulações do mesmo medicamento em cremes são geralmente mais fortes do que loções, mas menos potentes do que pomadas.
- *Loção:* (bem como aerossol e solução) são as terapias tópicas menos potentes, mas são úteis em áreas com pelos e em condições em que grandes áreas têm de ser tratadas. Eles consistem de pó-em-água. Assim, as pacientes devem agitar o recipiente antes de cada aplicação para receber a concentração terapêutica desejada (e, por conseguinte, o efeito desejado). Além disso, como as loções evaporam, proporcionam um efeito de resfriamento e de secagem, tornando-os úteis para o tratamento de dermatoses e/ou pruridos úmidos.
- *Solução:* contém água ou líquidos não aquosos, tais como álcool ou propilenoglicol. Proporciona frescor e ajuda na secagem de lesões exsudativas por meio de evaporação. Além disso, a vasoconstrição resulta em diminuição do fluxo sanguíneo local e redução de edema local.
- *Compressa úmida:* permite a limpeza de exsudato mantendo drenagem em lesões infectadas (p. ex., úlceras). Deve ser trocada a cada 6 horas, por 2 a 3 dias, antes de julgar sua eficácia. Compressa úmida fechada consiste de uma compressa úmida coberta por uma substância impermeável, tais como, plástico de poliuretano ou filme de PVC (policloreto de vinila), que permite que o calor seja retido, impede a evaporação, e causa maceração.
- *Gel:* é uma emulsão de óleo-em-água com o álcool na base, e seca numa película fina, gordurosa, sem coloração. Combina as melhores vantagens terapêuticas de pomadas com as melhores vantagens cosméticas de cremes. Os géis são transparentes, incolores emulsões semissólidas, que se liquefazem quando em contacto com a pele.
- *Espuma:* é uma coleção pressurizada de bolhas gasosas em uma matriz de película de líquido. Preparações de espuma espalham facilmente e são mais fáceis de aplicar do que outras preparações, em especial para a pele inflamada e de dermatoses do couro cabeludo. Eles são também frequentemente mais aceitáveis, cosmeticamente, o que pode levar a uma maior adesão ao uso.

Os corticosteroides tópicos induzem a uma resposta anti-inflamatória, antiproliferativa, de vasoconstrição cutânea compatível com a sua potência, e imunossupressora. Eles promovem constrição de capilares na derme superficial reduzindo o eritema e o edema. A ação antiproliferativa desencadeia diminuição na proliferação de fibroblastos e na formação de queratinócitos tornando mais finas as lesões dérmicas e epidérmicas espessadas. De acordo com o sistema de classificação dos Estados Unidos (EUA), corticosteroides tópicos podem ser subdivididos em grupos de acordo com a potência, isto é, do mais para o menos potente. Um agente do grupo I (p. ex., pomada de propionato de clobetasol) é aproximadamente 1.000 vezes mais potente do que 1 por cento de hidrocortisona (Quadro 21-1). Uma classificação mais simplificada e utilizada na Europa é a que está representada no Quadro 21-2. A potencia do corticoide varia de intensidade do mais potente (nível I) para o menos potente (nível IV).

Quadro 21-1. Classificação Americana dos Dermatocorticoides

Classe do fármaco*	Nome genérico/formulação	Nome comercial no Brasil
1 Muito potente	Dipropionato de betametasona (creme, pomada, loção) a 0,05%	Diprosone
	Propionato de clobetasol (pomada) a 0,05%	Psorex, Clob-X, Therapsor
	Diacetato de diflorasona (pomada) a 0,05%	____
	Propionato de halobetasol (creme) a 0,05%	Halobex
	Fluocinonida (creme) a 0,1%	____
	Flurandrenoline (fita/rolo) 4 mcg/cm²	____
2 Muito potente	Ancinonida (pomada) a 0,1%	____
	Dipropionato de betametasona (pomada) a 0,05%	Diprosone
	Desoximetasona (creme, pomada, *spray*) a 0,25%, (gel) a 0,05%	Esperson
	Fluocinonida (creme, pomada, gel, solução) a 0,05%	Fluonex, Lidex – não há no Brasil
	Halcinonida (creme) a 0,5% e 0,1%, (pomada) 0,1%	Halog
	Propionato de clobetasol (creme) a 0,05%	Clob-X
	Diacetato de diflorasona (creme, pomada, emoliente) a 0,05%	____
	Propionato de halobetasol (loção) a 0,01%	____
3 Potente	Dipropionato de betametasona (creme) a 0,05%	Diprosone
	Valerato de betametasona (pomada, espuma) a 0,1%	Genérico
	Diacetato de diflorasona (creme) a 0,05%	____
	Acetonido de triancinolona (pomada, creme) a 0,5%	Genérico ou com associações
	Ancinonida (creme, loção) 0,1%	____
	Desoximetasona (creme) a 0,05%	____
	Valerato de diflucortolona (creme, pomada) a 0,1%	Nerisona
	Fluocinonida (creme aquoso emoliente) 0,05%	____
	Propionato de fluticasona (pomada) a 0,005%	Flutivate
	Furoato de mometasona (pomada) a 0,1%	Topison
4 Potente	Acetonida de fluocinolona (pomada) a 0,025%	Só com associações
	Flurandrenolida (pomada) a 0,05%	____
	Valerato de hidrocortisona (pomada) a 0,2%	____
	Acetonido de triancinolona (pomada, creme, pasta) a 0,1% (pomada) a 0,05%	Omcilon-A Oralbase ou com associações
	Furoato de mometasona (creme, pomada, solução, loção) a 0,1%	Elocom, Topison, Resgat
	Dipropionato de betametasona (*spray*) a 0,05%	____
	Pivolato de clocortolona (creme) a 0,1%	____

(Continua.)

Quadro 21-1. Classificação Americana dos Dermatocorticoides

Classe do fármaco*	Nome genérico/formulação	Nome comercial no Brasil
5 Potência moderada	Dipropionato de betametasona (loção) a 0,05%	Diprosone
	Valerato de betametasona (creme) a 0,1%	Betnovate
	Acetonido de fluocinolona (creme) a 0,025%	Synalar
	Florandrenolida (creme, loção) a 0,05%	_____
	Butirato de hidrocortisona (creme, pomada, loção, solução) a 0,1%	Locoid
	Valerato de hidrocortisona (creme) a 0,2%	_____
	Acetonido de triancinolona (creme, loção) a 0,1%	Uso oralbase ou com associações
	Acetonido de triancinolona (pomada) 0,025%	_____
	Prednicarbato (creme, pomada) a 0,1%	_____
6 Potência moderada	Desonida (creme, loção, espuma) a 0,05%	Desonol
	Acetonido de fluocinolona (creme, solução) a 0,01%	Só em associações
	Acetonido de triancinolona (creme, loção) a 0,025%	_____
	Valerato de betametasona (loção) a 0,1%	Betnovate
7 Potência fraca	Acetato de hidrocortisona a 2,5% (creme) e a 2% (loção)	Berlison 1% (creme
	Hidrocortisona a 0,5% (creme, pomada), a 1,0% (pomada, creme, gel, *spray*, solução), a 2,5% (creme, pomada, solução)	Stilcortil 1% (pomada, creme)

Adaptado de Comparison of representative topical corticosteroid preparations (classified according to the US system) 2020 UpToDate. US: United States.

Quadro 21-2. Classificação dos Dermocorticoides

Nível	Potência	Nome científico	Nome comercial
I	Muito potente	Popionato de clobetasol	Psorex, Clob X
		Dipropionato de betametasol	Diprosone
		Propionato de halobetasol	Halobex
II	Potente	17-Valerato de betametasona	Betnovate
		Butirato de hidrocortisona	Locoid
		Acetonido de fluocinalona	Synalar
		Furoato de mometasona	Topison
III	Potência moderada	Butirato de clobetasol	-
		Dipropionato de alclometasona	-
IV	Potência fraca	Hidrocortisona	Berlison

Adaptado de Leibowitch M, Staughton R, Neil S et al. An Atlas of Vulval Disease. London: Martin Dunitz; 1995.

A potência dos corticoides tópicos depende de quatro fatores, a saber: a molécula do cortisol utilizada, a concentração do esteroide no veículo, tipo do veículo e frequência da aplicação e do tempo de uso.

Os corticosteroides são mais bem absorvidos através de áreas de inflamação e descamação de pele normal, e mais rapidamente através do estrato córneo fino de lactentes do que a pele dos adultos. Além disso, regiões anatômicas com uma epiderme fina são significativamente mais permeáveis aos esteroides tópicos do que áreas espessas de pele. As diferenças regionais na absorção percutânea (percentual total da dose absorvida em todo o corpo) são as seguintes: planta do pé 0,14%, palma da mão 0,83%, antebraço 1,0%, couro cabeludo 3,5%, testa 6,0%, mandíbula 13% e genitália 42%.

Outros fatores que afetam a potência do corticosteroide tópico incluem: aumentos na concentração de um corticosteroide em um veículo definido para melhorar a potência; compressas oclusivas promovem a hidratação cutânea e aumentam significativamente a absorção e a potência (a oclusão pode melhorar a potência do corticosteroide tópico em até 100 vezes); preparações em pomada geralmente permitem uma melhor absorção da droga percutânea e são, portanto, mais potentes do que cremes e loções.

A seleção de corticosteroides depende, em certa medida, da condição a ser tratada. Em geral, é melhor começar com os agentes de mais baixa potência e usar durante o menor período de tempo possível. Os corticosteroides superpotentes são utilizados para dermatoses severas sobre áreas não faciais/não intertriginosas (ex. psoríase, dermatite atópica, dermatite de contacto grave). Eles são especialmente úteis nas áreas genitais dos adultos. A penetração e eficácia são otimizadas quando corticosteroides tópicos são aplicados à pele úmida após o banho ou imersão em água. No entanto, eles também podem ser aplicados à pele seca.

Segundo a Sociedade Brasileira de Dermatologia (SBD), os corticosteroides são prescritos nas seguintes condições: os de baixa potência: são indicados para crianças, em pacientes que possuem pele sensível e lesões presentes na região genital; os de média potência: são indicados para pacientes que apresentam sintomas moderados; os de alta potência: para pacientes que apresentam inflamação intensa bem como para áreas espessadas da pele. De forma geral, segundo a SBD, o tempo de uso recomendado é: potência muito alta: período curto; potência alta: até 2-4 semanas; potência média: até 2 meses; potência baixa: uso prolongado.

A duração do uso diário de corticosteroides tópicos de alta potência não deve exceder 4 semanas, se possível, embora lesões persistentes em pequenas áreas possam ser tratadas com segurança por mais tempo. Preparações de alta potência e força média raramente causam efeitos colaterais cutâneos se usados por menos de 6 a 8 semanas, embora possam ocorrer com ciclos de tratamento mais curtos. Cursos de terapia mais longos podem ser necessários para pacientes com doenças crônicas, e esses indivíduos devem ser monitorados de perto para o desenvolvimento de efeitos adversos.

O uso de corticosteroides tópicos de menor potência (grupos 4 a 7 da Quadro 21-1) em crianças é geralmente seguro quando usado por curtos períodos e para condições inflamatórias apropriadas. Crianças menores de 12 anos normalmente não devem usar corticosteroides tópicos potentes ou superpotentes. Uma exceção pode ser feita para dermatoses inflamatórias muito graves (p. ex., psoríase, dermatite atópica grave), nas quais podem ser necessários cursos curtos (até 2 semanas) de corticosteroides tópicos mais potentes (grupos 1 a 3 da Quadro 21-1).

Além disso, corticosteroides de alta potência devem ser utilizados idealmente apenas uma vez ao dia. Mesmo corticosteroides tópicos de baixa potência podem causar efeitos colaterais em crianças quando usados por longos períodos de tempo.

Os dados sobre a segurança dos corticosteroides tópicos na gravidez são limitados. Com base nas evidências disponíveis, o uso de corticosteroides tópicos de baixa a média potência não parece aumentar o risco de resultados adversos para a mãe e o feto, incluindo parto prematuro, defeitos congênitos e baixo peso ao nascer. Como uma associação entre o uso materno prolongado de corticosteroides tópicos potentes e o baixo peso ao nascer não pode ser excluída com certeza, é prudente que as mulheres grávidas que precisam de tratamento com corticosteroides tópicos usem aqueles de baixa ou média potência em vez de preparações potentes ou superpotentes. Se forem necessários corticosteroides tópicos potentes ou superpotentes, eles devem ser utilizados por um curto período de tempo, a quantidade utilizada deve ser mantida no mínimo e o crescimento fetal deve ser monitorado.

Não se sabe se os corticosteroides tópicos são secretados no leite materno. Não foram observados efeitos adversos em mulheres que amamentam. Os medicamentos não devem ser aplicados nos mamilos antes da amamentação.

Os corticosteroides tópicos devem ser descontinuados quando a condição da pele estiver resolvida. Os surtos de rebote podem ser evitados pela terapia tópica crônica, com uma redução gradual da potência e/ou da frequência de aplicações em intervalos de 2 semanas. Para alguns distúrbios, como dermatite atópica e psoríase, a terapia intermitente pode ser eficaz para manter o controle da doença a longo prazo. Em estudos randomizados, a aplicação duas vezes por semana de corticosteroides tópicos (em 2 dias consecutivos, "terapia de fim de semana") demonstrou reduzir o risco de recaída em pacientes com dermatite atópica, uma vez que a dermatose subjacente esteja sob controle.

EFEITOS ADVERSOS

Os corticosteroides tópicos são mais seguros do que os sistêmicos. No entanto, os efeitos colaterais cutâneos e sistêmicos podem ocorrer, particularmente com drogas potentes e superpotentes, ou a utilização extensiva de agentes de baixa potência, com ou sem oclusão. Uma série de efeitos cutâneos pode ocorrer com o uso de corticoide tópico. Os corticoides tópicos superpotentes e potentes podem induzir à atrofia, telangiectasias e estrias tão cedo quanto 2 a 3 semanas após a aplicação diária. O uso prolongado de esteroides tópicos pode induzir a uma erupção acneiforme que resolve com a interrupção do tratamento. A retirada de corticosteroides tópicos após uso prolongado, especialmente nos genitais, pode induzir a uma variedade de sinais e sintomas, incluindo eritema, ardor, prurido e dor. Estes sinais e sintomas ocorrem dias ou semanas após a interrupção do esteroide. Outros efeitos colaterais cutâneos de corticosteroides tópicos incluem púrpura, alterações na pigmentação (hipo ou hiperpigmentação) e hipertricose. A sensibilização alérgica a preparações de corticosteroides tópicos pode ocorrer. Veículos ou conservantes na maioria das vezes são os agentes sensibilizadores, embora a alergia de contato contra a própria porção esteroide seja possível. A alergia de contato com o uso de corticoides tópicos deve ser suspeitada em pacientes com dermatoses crônicas que parecem ser agravadas pela terapia. O teste de sensibilidade é útil para determinar se a dermatite de contato associada a um corticosteroide tópico é secundária para o veículo ou para o próprio corticosteroide. Reações cruzadas entre os diferentes corticosteroides tópicos são determinadas por sua estrutura química.

Em relação aos efeitos sistêmicos, os corticosteroides tópicos, particularmente de superpotência e alta potência (grupos 1 a 3 do Quadro 21-1), podem causar supressão do eixo hipotálamo-hipófise (EHH). Os fatores que predispõem à supressão do EHH incluem o uso de corticosteroides de alta potência, uso crônico, aplicação em áreas altamente permeáveis, tratamento de grandes áreas, oclusão, barreira cutânea alterada (comum nas condições para as quais esses medicamentos são prescritos) e idade jovem. O uso rotineiro de corticosteroides leves, mesmo em crianças pequenas, pode causar supressão do EHH. Também podem ocorrer hiperglicemia e revelar um diabetes melito latente. Nenhum efeito dos corticosteroides tópicos na densidade mineral óssea foi relatado. O uso inadequado de corticosteroides tópicos pode piorar ou mascarar as características clínicas típicas do aparecimento de infecções por dermatófitos ("*tinea incognito*").

A taquifilaxia foi associada ao uso tópico de corticosteroides com base em dados experimentais que mostram reduções na vasoconstrição induzida por corticosteroides, efeitos antiproliferativos e inibição da liberação de histamina após aplicações repetidas. No entanto, esse fenômeno não foi confirmado em contextos clínicos. Foi proposto que a falta de adesão dos pacientes ao tratamento ao longo do tempo pode ser responsável por aparentes reduções na eficácia tópica de corticosteroides.

ARMADILHAS DO TRATAMENTO

As causas de falhas no tratamento mais comuns são: uso inadequado da medicação relacionado com a força de medicação muito baixa ou muito alta, veículo ou dose insuficiente. Falta de adesão do paciente como resultado de educação inadequada do paciente relacionada com as informações sobre a importância e a forma do uso, razões financeiras e preocupação com eventos adversos, além de antipatia com a forma de administração. O uso de formulações combinadas de esteroides/antifúngicos é prescrito por falta de certeza se o diagnóstico é de dermatite fúngica ou inflamatória. Geralmente, uma raspagem simples para exame direto, cultura ou exame molecular, permite ao clínico prescrever a medicação acertada.

TERAPIA ESTEROIDE TÓPICA

A terapia esteroide tópica representa a base da terapia anti-inflamatória. O número de produtos disponíveis é grande. O clínico precisa estar familiarizado com pelo menos quatro destes produtos. A hidrocortisona é um esteroide de baixa potência. Está disponível a 1,0% e a 2,5%. As duas concentrações são adequadas para terapia inicial de distúrbios genitais eczematosos em infantes e crianças. A segurança é excelente, mesmo a longo prazo, entretanto o nível de eficácia é baixo. A triancinolona é um esteroide de média potência. A concentração mais usada na área genital é a de 0,1%. É adequada como tratamento de segunda linha da doença eczematosa em crianças e terapia inicial em adultos. A segurança é excelente, mesmo a longo prazo é muito boa. A fluocinonida é um esteroide de alta potência disponível em diversas concentrações, mas a de 0,05% que deve ser considerada para a genitália. É adequada para o tratamento de segunda linha da doença eczematosa em adultos (primeira linha para o líquen simples crônico–LSC) e terapia inicial para doenças não eczematosas. O clobetasol é um esteroide superpotente, adequado para o tratamento de segunda linha para o LSC e para o tratamento de primeira linha dos distúrbios não eczematosos, como o líquen escleroso, o líquen plano e a psoríase.

TERAPIA ESTEROIDE INTRALESIONAL

A triancinolona é normalmente o único esteroide utilizado para injeção intralesional. Esta via é utilizada quando houver fracasso no tratamento tópico. A apresentação comercial é de frasco de 10 mg/mL ou 20 mg/mL. Este produto pode ser usado na concentração de 10 mg/mL ou para evitar a possibilidade de atrofia local, pode ser diluído para 5 mg/mL com partes iguais de solução salina normal ou lidocaína. Uma injeção de 0,1 mL irá se difundir por cerca de 1 cm^2; portanto, o número de injeções irá depender da área de lesão.

TERAPIA ESTEROIDE SISTÊMICA

Raramente é necessário o uso da terapia sistêmica para os distúrbios da área anogenital, embora seja ocasionalmente necessária nas portadoras de líquen plano erosivo, doença de Behçet, doença de Crohn e hidradenite supurativa.

A terapia esteroide sistêmica pode ser administrada por via oral. A prednisona é o produto utilizado com maior frequência. Na dose de 40 mg a 60 mg diária, pela manhã. Em geral é iniciada em forma de "pulsos" por 7 a 10 dias. A dose deve ser gradualmente reduzida para evitar o efeito rebote e possibilitar a recuperação de qualquer supressão hipotalâmica-hipofisária-adrenal que tenha ocorrido. Quando a prednisona é usada há preocupação com a elevação da glicemia, aumento da pressão arterial sanguínea, problemas psicológicos (insônia, agitação), piora de qualquer infecção sistêmica adjacente. Os efeitos adversos que ocorrem com o uso prolongado (por exemplo: osteoporose, catarata) não são preocupantes quando a terapia é limitada a 1 mês ou menos de uso.

BIBLIOGRAFIA

Broersen LH, Pereira AM, Jørgensen JO, Dekkers OM. Adrenal Insufficiency in Corticosteroids Use: Systematic Review and Meta-Analysis. J Clin Endocrinol Metab 2015; 100:2171.

Burkhart G., Morreil D., Goldsmith L. Glicocorticoides. In: As bases farmacológicas da terapêutica de Goodman e Gilman. 12. ed. São Paulo: AMGH Ed. Ltda, 2012.

Chan HL. The effects of topical corticosteroids on human skin. Ann Acad Med Singapore 1991;20:133.

Chi CC, Wang SH, Wojnarowska F, Kirtschig G, Davies E, Bennett C. Safety of topical corticosteroids in pregnancy. Cochrane Database Syst Rev 2015.

Chi CC, Kirtschig G, Aberer W, Gabbud JP, Lipozenčić J, Kárpáti S, et al. Updated evidence-based (S2e) European Dermatology Forum guideline on topical corticosteroids in pregnancy. J Eur Acad Dermatol Venereol 2017;31:761.

Coopman S, Degreef H, Dooms-Goossens A. Identification of cross-reaction patterns in allergic contact dermatitis from topical corticosteroids. Br J Dermatol 1989;121:27.

Cornell RC, Stoughton RB. Correlation of the vasoconstriction assay and clinical activity in psoriasis. Arch Dermatol 1985;121:63.

Costa AD, Machado S, Selores M. Corticóides tópicos Considerações sobre a sua aplicação na patologia cutânea. Rev Port Clin Geral 2005;21:367-73.

Davis MD, el-Azhary RA, Farmer SA. Results of patch testing to a corticosteroid series: a retrospective review of 1188 patients during 6 years at Mayo Clinic. J Am Acad Dermatol 2007; 56:921.

do Val I, Sampaio L, Fonseca F, do Val R, do Val C, Furtado Y, Aidé S. Corticoterapia tópica em doenças vulvares. Rer Bras Patol Genital Infer. 2012;2(3):138-41.

Drake LA, Dinehart SM, Farmer ER, Goltz RW, Graham GF, Hordinsky MK, et al. Guidelines of care for the use of topical glucocorticosteroids. American Academy of Dermatology. J Am Acad Dermatol 1996;35:615.

Edwards L, Lynch PJ. Atlas de Dermatologia Genital. 2. ed. Rio de Janeiro: Revinter; 2012. Cap 2. p. 11-20.

Feiwel M, James VH, Barnett ES. Effect of potent topical steroids on plasma-cortisol levels of infants and children with eczema. Lancet 1969;1:485.

Guin JD. Contact sensitivity to topical corticosteroids. J Am Acad Dermatol 1984;10:773.

Haeck IM, Hamdy NA, Timmer-de Mik L, Lentjes EG, Verhaar HJ, Knol MJ, et al. Low bone mineral density in adult patients with moderate to severe atopic dermatitis. Br J Dermatol 2009;161:1248.

Hajar T, Leshem YA, Hanifin JM, Nedorost ST, Lio PA, Paller AS, et al. A systematic review of topical corticosteroid withdrawal ("steroid addiction") in patients with atopic dermatitis and other dermatoses. J Am Acad Dermatol 2015;72:541.

Hebert AA, Friedlander SF, Allen DB. Topical fluticasone propionate lotion does not cause HPA axis suppression. J Pediatr 2006;149:378.

Hengge UR, Ruzicka T, Schwartz RA, Cork MJ. Adverse effects of topical glucocorticosteroids. J Am Acad Dermatol 2006;54:1.

Katz HI, Prawer SE, Mooney JJ, Samson CR. Preatrophy: covert sign of thinned skin. J Am Acad Dermatol 1989;20:731.

Leibowitch M, Staughton, Neill S et al. An Atlas of Vulval Diseases. Martin Dunitz. London. 1995.

McKensie AW, Stoughton RB. Method for comparing cutaneous absorption of steroids. Arch Dermatol 1962;86:608.

Miller JA, Munro DD. Topical corticosteroids: clinical pharmacology and therapeutic use. Drugs 1980;19:119.

Phan K, Smith SD. Topical corticosteroids and risk of diabetes mellitus: systematic review and meta-analysis. J Dermatolog Treat 2019;1.

Resnick SD, Hornung R, Konrad TR. A comparison of dermatologists and generalists. Management of childhood atopic dermatitis. Arch Dermatol 1996;132:1047.

Sociedade Brasileira de Dermatologia. Diagnóstico e Tratamento do Eczema de Contato. Disponível em: https://www.sbd.org.br/ Acessado em 23.05.2020.

Stoughton RB, Wullich K. The same glucocorticoid in brand-name products. Does increasing the concentration result in greater topical biologic activity? Arch Dermatol 1989;125:1509.

Tadicherla S, Ross K, Shenefelt PD, Fenske NA. Topical corticosteroids in dermatology. J Drugs Dermatol 2009;8:1093.

UptoDate. Comparison of representative topical corticosteroid preparations (classified according to the US system). Disponível em: https://www.uptodate.com/contents/image. Acessado em 23.05.2020.

Uptodate. Topical corticosteroids: Use and adverse effects. Disponível em: https://www.uptodate.com/contents/topical-corticosteroids-use-and-adverse-effects. Acessado 23.05.2020.

Wood Heickman LK, Davallow Ghajar L, Conaway M, Rogol AD. Evaluation of Hypothalamic-Pituitary-Adrenal Axis Suppression following Cutaneous Use of Topical Corticosteroids in Children: A Meta-Analysis. Horm Res Paediatr 2018;89:389.

GLOSSÁRIO

Abscesso	Uma coleção localizada de pus, geralmente envolvendo o tecido subcutâneo; na vulva pode ocorrer como complicação de uma hidradenite
Acantólise	Processo em que ocorre a perda da adesão e contato entre as células, os queratinócitos, da epiderme por perda dos desmossomos (proteínas de adesão celular), promovendo espaços intercelulares. Estes espaços podem ser alargados e preenchidos com líquido, transudado, formando bolhas. Na vulva, é uma lesão observada na doença de Hailey-Hailey e no pênfigo vegetante
Acantose	Espessamento da camada epidérmica, referindo-se especificamente ao espessamento da camada espinocelular. Na vulva está relacionada com escoriações repetidas
Acetobranqueamento	Efeito óptico resultando em aparência branca predominantemente em epitélio anormal quando é aplicado ácido acético a 3% ou 5%. Lesões de neoplasia intraepitelial vulvar são frequentemente mais acetobrancas do que o epitélio adjacente, mas o teste não é tão confiável como quando realizado na cérvice na avaliação da neoplasia intraepitelial cervical. No vestíbulo vulvar o acetobranqueamento é um achado normal e pode causar resultados falso-positivos
Acrocórdone	É um pólipo da pele, mole, de tamanho variado, com um pedículo estreito, composto de um estroma fibrovascular frouxo, e recoberto por epiderme. Geralmente não apresenta anexos cutâneos e, nas grandes lesões, têm significante quantidade de tecido adiposo. Acredita-se que resulte da fricção intertriginosa crônica, ocorrendo mais comumente nas dobras das virilhas; os outros locais incluem o monte pubiano e os grandes lábios
Acromia	Diminuição ou ausência da pigmentação da pele, o mesmo que hipopigmentação: ausência da melanina dérmica (leucodérmica, vitiligo, *nevo depigmentosus*, albinismo); redução da melanina epidérmica (micose superficial); camada granular aumentada (líquen escleroso); aumento do colágeno dérmico (cicatriz, líquen escleroso e atrófico, morfeia); diminuição da quantidade de sangue (cicatriz)
Aderência	Fusão firme de duas superfícies epiteliais. Na vulva é frequentemente secundária a líquen escleroso vulvar, líquen plano avançado ou circuncisão vulvar
Aglutinação	Agrupamento de duas ou mais superfícies epiteliais. Na vulva pode ser vista no líquen escleroso e em outras dermatoses inflamatórias
Anaplasia	Em uma neoplasia quando as células perdem suas características morfológicas de identidade com o tecido de origem, elas se tornam indiferenciadas. A perda da diferenciação ou anaplasia, é a marca da transformação maligna. O termo anaplasia é uma referência à morfologia das células em um estágio de evolução reminiscente ao período embrionário. A perda da diferenciação, ou anaplasia é marcada por um número de alterações morfológicas e funcionais. Nesta condição, ambos, o citoplasma e o núcleo exibem pleomorfismo, variação no tamanho e forma
Arborização dos cones periféricos	Inclinação destes cones nas laterais do fragmento cutâneo, vista em verrugas virais
Atrofia	Processo patológico básico de adaptação com diminuição da atividade funcional da célula, consequentemente diminuição do seu volume ou tamanho, por perda de substância (organelas). Em um determinado sistema ou órgão, quando há suficiente número de células envolvidas, o tecido ou órgão diminui de tamanho tornando-se atrófico. Diminuição do tamanho das células da camada espinhosa resulta no adelgaçamento da epiderme, levando a diminuição ou perda do padrão das cristas epidérmicas. A atrofia da pele modifica sua textura, decorrente de sua espessura anormal. Histologicamente a pele é retificada e adelgaçada, como se vê no líquen escleroso
Balonização celular	Aumento no volume das células da camada espinhosa, associada com a palidez dos seus citoplasmas. O edema intracelular acentuado promove rotura das membranas celulares e formação de vesículas multiloculadas intraepidérmicas, alteração reticular, observada nas vesículas do herpesvírus.
Behçet	Epônimo para a tríade de estomatite aftosa recorrente, úlceras genitais e uveíte recidivante, descrita em 1937 por Hulusi Behçet. Classificada entre as vasculites, uma combinação variável de manifestações multissistêmicas. Seu diagnóstico é clínico e baseia-se, atualmente, em um sistema de escore

GLOSSÁRIO

Bolha	Também conhecida como *bulla*. Grande coleção de fluido circunscrita, serosa a purulenta, que pode estar entre a epiderme e a derme subjacente ou no interior da epiderme, resultando em elevação do epitélio sobrejacente
Calcificação distrófica	Deposição de cálcio secundária a lesão tecidual (necrose) nos processos inflamatórios
Cancro	Lesão nodular, endurecida, ulcerada, a lesão primária, ou inóculo do *Treponema pallidum*, na sífilis. Em oncologia tem o significado de câncer ou tumor maligno
Cancroide	Ulceração isolada da pele ou mucosas que constitui o sítio primário ou o inóculo de doenças infecciosas, em geral sexualmente transmissível. Na vulva o cancroide causado pelo *Hemophilus ducrey* primeiro aparece como uma pápula, geralmente na fúrcula, pequeno lábio e, ocasionalmente, uretra, vagina ou cérvice. Então úlcera, causando dor e infecção secundária. A linfadenite satélite (bubão) pode se apresentar em 50% dos casos
Ceratinização	Termo usado para a formação da camada de ceratina na mucosa escamosa que é normalmente não ceratinizada
Ceratose	Similar à aspereza, lesão com mais escamas
Cisto	São estruturas cavitárias que podem decorrer de um processo de liquefação de tecido necrótico, assim chamados de cistos de retenção, ou se apresentarem como processo neoplásicos benignos, que modificam seus tamanhos, mais por conta do material acumulado em seu interior, geralmente queratina ou líquido, do que pela proliferação das células de suas paredes. Nesta condição, os cistos cutâneos são classificados pela sua origem, ou derivação, de um epitélio glandular, ou de um epitélio ceratinizado, ou de ambos (misto)
Coilocitose	A replicação do HPV no epitélio escamoso está associada com alterações morfológicas nas células, sendo a mais característica a coilocitose. As células que apresentam estas alterações são caracterizadas pela presença de uma grande zona clara ou halo que envolve os núcleos e deslocam o citoplasma para a periferia. O halo tem uma borda bem definida demarcada por delgado anel de citoplasma. O núcleo do coilócito é usualmente grande, hipercromático e irregular. O grau de anormalidade nuclear pode variar de um claro aumento e hipercromasia a discariose acentuada. Multinucleação também pode ser vista
Colarete	Estreita borda periférica e circunsférica de superfície ceratínica circundada por epitélio normal. Comumente vista relacionada com infecção por espécies de *Candida sp.* da pele ou como sequela de bolha rota
Comedão	Formado pela oclusão do folículo piloso, com dilatação das glândulas apócrinas relacionadas, decorrente de um processo inflamatório, supurativo (formação de piócitos); p. ex., hidradenite
Corpos de Civatte	As células da epiderme morrem em cumprimento do seu programa genético, no processo de maturação o final é a ceratinização. Várias formas de morte celular estão relacionadas com processos específicos de doenças. No líquen plano e outras doenças, a presença de corpos redondos ou ovoides, tendo uma aparência homogênea eosinofílica ou hialina medindo aproximadamente 10 micra de diâmetro, são conhecidos como corpos coloides ou "corpos de Civatte"
Craurose vulvar	Estruturas vulvares encolhidas, incluindo tecidos subcutâneo e submucoso subjacentes, com perda da arquitetura normal usualmente resultando em estenose do introito vaginal. Atualmente é conhecida como um antigo sinônimo do líquen escleroso vulvar
Crosta	Material fibrinoleucocitário, às vezes com paraceratose, vista na camada córnea
Degeneração hidrópica	Um tipo de degeneração produzindo vacuolização das células da camada basal. É também referida como liquefação degenerativa. Ocorre no lúpus eritematoso, e no líquen escleroso. Também é vista nas lesões iniciais do líquen plano, no qual, entretanto, ela usualmente progride para o desaparecimento da camada basal. Pode causar incontinência pigmentar. No lúpus eritematoso, no líquen escleroso e no líquen plano, a lesão da basal pode ser severa o bastante para a formação de bolha subepidérmica
Degeneração reticular	Severo edema intracelular na epiderme com formação de bolha multilocular. Os septos dentro da bolha são formados pelas células que se mantêm unidas formando uma parede. Este processo é encontrado nas bolhas das dermatites agudas, usualmente em associação com espongiose; e nas bolhas virais, geralmente em associação à degeneração balonizante
Descamação	Quando aplicada à pele ceratinizada, perda do epitélio superficial, semelhante à esfoliação ou *peeling* de uma porção da camada de ceratina
Despigmentação	Perda da pigmentação da pele, usualmente relacionada com a perda de melanina. Em alguns casos está relacionada com a perda de melanócitos e, em outros, está relacionada com o clareamento da melanina da pele
Disceratose	Tem um significado bem específico, sendo sinônimo de ceratinização de uma célula. Em certas doenças, como, por exemplo, Darier e Bowen, individualmente células tornam-se separadas de suas vizinhas por acantólise. Elas podem permanecer ceratinizadas como corpos redondos isolados (corpos redondos, grãos). São distinguidas disceratoses benignas e malignas. Tem-se que a doença de Darier é definida como uma disceratose benigna, e a doença de Bowen a sua equivalente maligna. Deve ser ressaltado que qualquer célula pode ceratinizar, entretanto não significa que tenha um potencial maligno, de forma que o diagnóstico de benigno ou maligno nessas doenças está baseado em outros critérios

GLOSSÁRIO

Distrofia	Termo previamente aplicado a dermatoses, incluindo líquen escleroso e líquen simples crônico. O termo é, em geral, não mais usado porque é ambíguo
Distrofia hiperplásica	Termo previamente proposto pela International Society for the Study of Vulvovaginal Disease (ISSVD) para definir mudanças epiteliais agora usualmente referidas como líquen simples crônico. O termo não é mais recomendado pela ISSVD
Distrofia hipoplásica	Termo previamente proposto pela ISSVD para definir mudanças epiteliais agora referidas como líquen escleroso. O termo não é mais recomendado pela ISSVD
Eczema	É um termo usado indiscriminadamente e variavelmente definido. Há uma abundante terminologia relacionada, mas nem todas têm uma característica clínica e histológica em comum. Há a indicação para o uso de **dermatite espongiótica**, em substituição a eczema, para as entidades papular, papulovesicular e vesicular, que são caracterizadas por espongiose
Edema	Acúmulo de água nos espaços intra e extracelular. Na pele e na mucosa, ocorre no conjuntivo e nos epitélios. Nestes quando ocorre nos espaços intercelulares denomina-se espongiose; quando dentro das células, promove o aumento no volume celular sendo denominado balonização celular. A intensidade do edema pode variar de uma discreta espongiose, a aumento dos espaços intercelulares, com consequente formação de vesículas ou bolhas; assim como o acúmulo intracelular pode variar de uma vacuolização celular à balonização e até à rotura da membrana celular
Eritema	Hiperemia ou vermelhidão decorrente da congestão dos capilares na derme. Pode ocorrer por irradiação de calor (*ab igne*) ou de processo inflamatório
Erosão	Descontinuidade da pele exibindo perda incompleta da epiderme
Escama	Lascas de fragmentos de epitélio ceratinizado superficial
Espongiose	Edema entre as células da camada espinhosa, resultando no aumento do espaço intercelular e uma aparência espongiforme. Espongiose severa pode eventualmente produzir uma bolha intraepidérmica
Exocitose	Permeação do epitélio por células inflamatórias, normalmente através de processos como a espongiose ou degeneração vacuolar da camada basal
Exúlcera	Solução de continuidade com perda da epiderme e que atinge a derme papilar
Hiperceratose	Espessamento acentuado da camada córnea. A hiperceratose pode ser "absoluta", um espessamento aumentado da própria camada córnea, ou "relativa", a camada córnea aparenta aumento em contraste a uma camada espinhosa delgada
Hipergranulose	Aumento no número das células na camada granular, geralmente associado com ortoceratose, como visto no líquen plano
Hiperpigmentação	Aumento no pigmento da pele, comumente relacionada com o aumento de melanina. Em alguns raros casos está relacionada com afecções despigmentantes metabólicas da pele ou a tatuagens
Hiperplasia	É o aumento no número de células resultando no espessamento da epiderme. O espessamento pode ser de grau variado. Quatro graus de hiperplasia podem ser caracterizados: 1. Psoriasiforme – cristas epiteliais uniformemente, mais ou menos regularmente alongadas, com preservação da configuração das cristas papilares normais (psoríase); 2. Irregular – cristas epiteliais irregulares alongadas, alongadas e obliteração da configuração das cristas papilares normais (líquen plano); 3. Papilomatosa – projeções digitiformes da epiderme acima da superfície da pele (verruga vulgar); e 4. Pseudoepiteliomatosa – hiperplasia epidérmica que superficialmente lembra carcinoma epidermoide (infecções fúngicas profundas, tumor de células granulares)
Hiperplasia de células escamosas	Termo previamente proposto pela *International Society for the Study of Vulvovaginal Disease* (ISSVD) para definir mudanças epiteliais agora usualmente referidas como líquen simples crônico. O termo não é mais recomendado pela ISSVD. É um termo que tem ganhado aceitação entre patologistas ginecologistas como termo histopatológico referindo para a mudança de pele com alargamento e espessamento das papilas dérmicas com acantose, sem inflamação dérmica associada, como tipicamente presente no líquen simples crônico
Hipogranulose	Diminuição da espessura da camada granulosa. Visto na psoríase e nos eczemas
Hipopigmentação	Relativo à diminuição do pigmento na pele, usualmente relacionado com a perda de melanina, comparado com a pele adjacente. Em raros casos, é relacionada com o clareamento da melanina da pele
Histiócito	Célula fagocítica de citoplasma pálido, núcleo tinto e com nucléolo evidente

Incontinência pigmentar	Melanina subepidérmica pode ser encontrada em macrófagos ou nos melanócitos dérmicos e, raramente, livre no conjuntivo. A pigmentação de macrófagos subepidérmicos é encontrada em muitas doenças inflamatórias crônicas, e pode ser associada, a uma das situações, hiperpigmentação ou com a perda do pigmento epidérmico. Nesta última condição, geralmente exibe lesão focal das células da camada basal e melanócitos, e melanossomas fagocitados pelos macrófagos, sendo designada como "incontinência pigmentar". Ela se apresenta na doença com o mesmo nome, ou como incontinência sintomática nas reações liquenoides, no lúpus eritematoso e no líquen escleroso
Lentigo	Essas lesões envolvem membranas mucosas, bem como a pele, e elas aparecem como pequenas máculas (5 a 10 mm de diâmetro), ovais, castanho escuro; ocorrendo em qualquer idade, mas geralmente na infância e na adolescência. A característica histológica é uma hiperplasia melanocítica linear, restrita à camada celular imediatamente acima da membrana basal
Leucoceratose	Etimologicamente significa leuco (branco) e ceratose (escamoso). São lesões escamosas e hipocrômicas
Leucoplasia	Termo usado para designar clinicamente manchas ou placas da mucosa oral, ou vulvar, que mostrava precocemente, isto é, *in situ*, alterações anaplásicas, enquanto o termo leucoqueratose foi usado para manchas ou placas com uma aparência histológica benigna. Entretanto, *leucoplasia* tem sido redefinida nas bases do conceito proposto pela patologia oral. De acordo com esse conceito, esse termo leucoplasia não comporta conotação histológica, e é usado somente como descrição clínica. Ela é definida como uma mancha ou placa branca que não é descamada, e que não pode ser caracterizada clinicamente ou histologicamente como uma doença específica (p. ex., líquen plano, lúpus eritematoso, candidíase, nevo espongioso branco). As razões para o uso do termo leucoplasia, como uma designação puramente clínica, é que a distinção entre leucoplasia benigna, e leucoplasia com alterações anaplásicas, não pode ser feito em bases clínicas, mas somente em bases histológicas
Linfócito	Célula de defesa com citoplasma escasso e núcleo basofílico, arredondado
Linha de Hart	Junção entre a mucosa escamosa não ceratinizada do vestíbulo vulvar e o epitélio ceratinizado do epitélio vulvar circunjacente. A linha de Hart define as margens periféricas do vestíbulo vulvar
Liquenificação	Espessamento papular da pele associada a acentuação dos vincos normais da pele, hiperpigmentação e às vezes, escamas córneas. Resulta da fricção crônica da pele. Observado no líquen simples crônico e os nódulos do prurido nodular. A coceira intermitente pode escoriar ou ulcerar. O sinal histológico definidor da liquenificação é o espessamento da derme papilar por fibras de colágeno verticalmente raiadas. O espessamento das papilas dérmicas é, usualmente, acompanhado de um aumentado número de fibroblastos vacuolados e estrelados; alguns dos quais são multinucleados. As alterações da epiderme na pele liquenificada são hiperceratose, hipergranulose e hiperplasia espinocelular
Liquenoide	Quando usado clinicamente, descreve mudanças na pele mostrando liquenificação. Quando usado em descrição de achados histológicos como assemelha ao líquen plano. Especificamente, inflamação da junção dermoepidérmica que parcial ou totalmente obscurece a junção
Lentiginoso	Refere ao padrão linear de proliferação dos melanócitos na camada basal da epiderme. Hiperplasia melanocítica lentiginosa pode ocorrer como uma alteração reativa, ou como parte de uma neoplasia melanocítica
Mácula	Área na pele plana, não elevada, despigmentada ou pigmentada
Macular	Área plana circunscrita de qualquer tamanho, e usualmente de coloração distinta da pele no seu entorno
Melanócito	Célula dentrítica epidérmica que produz o pigmento melânico
Melanose	Denominação genérica que traduz hipercromia cutânea
Membrana basal	Uma banda homogênea composta de filamentos dispostos ao longo da face inferior das células basais epidérmicas. Mede entre 35 nm a 45 nm de espessura, e é uma estrutura submiscrocópica visível somente pela microscopia eletrônica
Membrana mucosa	Epitélio escamoso que não é ceratinizado e não associado a folículos pilosos ou glândulas apócrinas ou écrinas, mas pode ter glândulas secretoras de mucina subjacentes, como as glândulas vestibulares menores, ou epitélio tipo mülleriano adquirido como visto na metaplasia mülleriana (adenose adquirida) da vagina ou do vestíbulo vulvar, no qual o epitélio colunar pode ser encontrado onde antes estava presente a mucosa escamosa
Microabscesso	Microabscesso é pequena acumulação de células na epiderme ou na papila subepidérmica. Três tipos de microabscessos podem ser reconhecidos: o *microasbcesso de Munro*, constituído de neutrófilos desintegrados na cama córnea paraceratótica na psoríase; o *microabscesso de Pautrier* constituído de células mononucleares e células micose no estrato de *Malpighii* na micose fungoides; e *microabscesso papilar*, constituído predominantemente de neutrófilos na dermatite herpetiforme, e de eosinófilos nas lesões do pênfigoide bolhoso
Ortoceratose	Ceratinização normal, ou orto-hiperqueratose, apresenta-se em três padrões: 1. Em rede de cesta de basquete, uma acentuação da camada cornificada normal; 2. Compacta (líquen simples); 3. Laminada (ictiose vulgar)

GLOSSÁRIO

Papila	Quando referidas na vulva, pequenas estruturas polipoides com largura tipicamente menor que 1/4 da altura que se projetam na superfície epitelial e têm uma superfície epitelial sobrejacente uniforme e um núcleo fibrovascular. Papilas ocorrem mais comumente no vestíbulo vulvar do que em outros sítios vulvares. As papilas vestibulares são consideradas como variante anatômica normal
Papilomatose	Alongamento da papila subepidérmica elevando a superfície da epiderme, promovendo ondulação irregular
Pápula	Área circunscrita e elevada da pele que é sólida, sem fluido, e contíguas com o epitélio ou derme superficial. Uma pápula pode ser pigmentada ou não
Paraceratose	Modos de ceratinização caracterizados por retenção do núcleo na camada córnea. Nas membranas mucosas, a paraceratose é normal
Placa	Para pele ou mucosa vulvar: área de pele ou mucosa demarcada, elevada, superficial, firme, sem fluido, redonda, oval ou com forma geométrica tipicamente maior que 5 mm na maior dimensão e distinta do epitélio adjacente
Plasmócito	Célula produtora de imunoglobulinas, citoplasma anfofílico e núcleo arredondado e excêntrico
Pústula	Vesícula ou bolha formando área elevada preenchida por numerosos neutrófilos, ou em algumas circunstâncias, por eosinófilos, como no pênfigo vegetante e no eritema neonatal tóxico
Ceratinócito	Célula escamosa que forma a epiderme
Reação de Köbner	Manifestação de uma doença associada no local do trauma, mais comumente observada na psoríase, na qual o trauma local pode resultar em aparecimento de doença naquele local. A reação pode ser observada em outras afecções dermatológicas como o líquen plano
Úlcera	Descontinuidade da pele exibindo perda completa da epiderme, da derme e mesmo do tecido celular subcutâneo
Verrugas	Lesões epiteliais caracterizadas por uma superfície hiperceratótica complexa, lobulada, hiperplásica e, frequentemente, assemelhando-se a característico condiloma acuminado
Vesícula	Área elevada preenchida com líquido de 5 mm de diâmetro ou menos
Vulvodínia	Desconforto vulvar, mais frequentemente descrito como dor em queimação, com duração de 3 a 6 meses, ocorrendo na ausência de achados visíveis relevantes ou doença neurológica específica e clinicamente identificável

ÍNDICE REMISSIVO

Entradas acompanhadas por um *f* ou *q* em itálico indicam figuras e quadros, respectivamente.

A

AA (Angiomixoma Agressivo)
  apresentação clínica, 160
  aspectos microscópicos, 160
  considerações gerais, 160
  diagnóstico, 160
  tratamento, 160
Abscesso, 19
  de glândula de Bartholin, 20*f*
    drenagem de, 20*f*
      de conteúdo purulento, 20*f*
      incisão da mucosa para, 20*f*
Abuso Sexual
  apresentação clínica, 171
  condiloma, 173*f*
    acuminado, 173*f*, 174*f*
      por HPV, 174*f*
    em introito vaginal, 173*f*
  definição, 171
  diagnóstico, 171
    diferencial, 172
  fisiopatologia, 171
  HPV cutâneo, 173*f*
  marcas corporais, 173*f*
    de violência física, 173*f*
  sífilis secundária, 173*f*
    adquirida após, 173*f*
  tratamento, 174
Acantose
  com hiperceratose, 37*f*
  com hipergranulose, 37*f*
  com paraceratose, 37*f*
  epiderme com, 53*f*, 54*f*
ACIP (*Advisory Commitee on Immunization Practices*), 39
Adenocarcinoma
  de células claras, 153
  mucinoso, 154
Adenopatia
  inguinal, 84*f*
    bilateral, 84*f*
AIDS (Síndrome da Imunodeficiência Adquirida), 31
Albinismo
  oculocutâneo, 70*f*
    psoríase pustulosa e, 70*f*
Alteração(ões)
  melanocíticas, 107-110
    lentigo simples, 107
    melanose, 107
    nevos, 109

Anatomia
  da vulva, 1-7
    do clitóris, 3*f*
    e períneo, 1*f*
    glândulas de Fordyce, 4*f*
    mucosa vestibular, 3*f*
Angioceratoma(s), 139*f*
  características clínicas, 139
  definição, 139
  histopatologia, 139
  tratamento, 139
Ansiedade
  e estresse, 58*f*
    LSC associado à, 58*f*
Apagamento
  dos pequenos lábios, 45*f*
    total, 45*f*
Áreas
  de hemorragia, 47*f*
    pele brilhante com, 47*f*
Atrofia
  vulvar, 46*f*, 52*f*
    com encarceramento clitoriano, 52*f*
      LP com, 52*f*
    hipopigmentação com, 46*f*

B

Bartholin
  cisto de, 17-20
    achados microscópicos, 18
    apresentação clínica, 17
    bilateral, 17*f*
    definição, 17
    diagnóstico, 18
      diferencial, 18
    fisiopatologia, 17
    tratamento, 18
      marsupialização, 19*f*
      cisto, 18
      abscesso, 19
    volumoso, 17*f*, 18*f*
  glândula de, 20*f*
    abscesso de, 20*f*
      de conteúdo purulento, 20*f*
      incisão da mucosa para, 20*f*
Base Hiperemiada
  vesículas em, 11*f*
    em mulher com herpes vírus, 11*f*
Behçet
  doença de, 14*f*, 63
    características clínicas, 63

    definição, 63
    histopatologia, 64
    tratamento, 65
    úlceras vulvares em, 14*f*, 63*f*, 65*f*
      dolorosas, 14*f*
      múltiplas, 14*f*
      no grande lábio, 63*f*
    úlcera de, 63*f*, 64*f*
      em lábio inferior, 63*f*
      no palato, 63*f*
Bolha(s), 12
  por impetigo bolhoso, 12*f*
    em região vulvar, 12*f*
    até raízes de coxa, 12*f*
Buschke-Löwenstein
  condiloma de, 33*f*, 34*f*
    gigante, 33*f*, 34*f*

C

CAA (Carcinoma Adenoide Cístico), 150
Camada
  basal, 44*f*
    da epiderme, 44*f*
      vacuolização da, 44*f*
Canal
  de Nuck, 147, 148*f*
    cisto do, 147, 148*f*
      características clínicas, 147
      definição, 147
      histopatologia, 147
      tratamento, 147
Câncer
  de vulva, 117
    lesões precursoras de, 117
      classificação das, 117
Cancro
  duro, 83*f*
    na região, 83*f*, 84*f*
      perianal, 84*f*
      vulvar, 83*f*
  mole, 88
    apresentação clínica, 88
    definição, 88
    diagnóstico, 89, 90
      diferencial, 90
    fisiopatologia, 88
    lesões ulceradas, 89*f*
      dolorosas, 89*f*
    tratamento, 90
Candida
  albicans, 29*f*

melhor visualização, 29f
  das hifas, 29f
  dos esporos, 29f
Candidíase
  achados microscópicos, 28
  apresentação clínica, 27
  definição, 27
  diagnóstico, 29
    diferencial, 29
  edema, 28f
    de pequenos lábios, 28f
    em região vestibular, 28f
  escoriações, 28f
    provocadas pela coçadura, 28f
  fisiopatologia, 27
  hiperemia, 28f
    com pontos de escoriações, 28f
    em pequenos lábios, 28f
    em região vestibular, 28f
  secreção branca, 27f
    exteriorizando pelo introito vaginal, 27f
  tratamento, 29
  vulva, 27f, 28f
    com descamação, 27f
    com hiperemia, 27f, 28f
    com liquenificação, 27f
    descamativa, 27f
    hiperemiada, 28f
  vulvar, 13f
    mulher com, 13f
      coçadura em, 13f
        área de liquenificação por, 13f
  vulvovaginal, 57f
    de repetição, 57f
      LSC vulvar secundário à, 57f
Carcinoma
  de células escamosas, 149f
    da vulva, 149f
      profundidade de invasão do, 149f
  epidermoide, 149
    de vulva, 150f
  estádio IA, 149
  LE e, 48f, 50f
    epidermoide, 50f
    escamoso, 48f
    vulvar, 48f
  mucinoso, 78f
    perianal, 78f
CBC (Carcinoma Basocelular), 152, 153f
Célula(s)
  claras, 153
    adenocarcinoma de, 153
  de Langerhans, 104
    histiocitose de, 104
      achados microscópicos, 105
      apresentação clínica, 104
      características gerais, 103
      definição, 104
      diagnóstico, 105
        diferencial, 105
      fisiopatologia, 104
      tratamento, 105
  granular, 145
    tumor de, 145
      características clínicas, 145
      definição, 145

histopatologia, 145
tratamento, 145
Ceratose
  seborreica, 138
    achados microscópicos, 138
    apresentação clínica, 138
    definição, 138
    diagnóstico, 138
      diferencial, 139
    fisiopatologia, 138
    tratamento, 139
Cicatriz(es), 15
  de marsupialização, 19f
    após procedimento, 19f
  em região de episiotomia, 15f
  hidradenite com, 74f, 79f
    axilar, 74f
    vulvar, 74f, 79f
Cisto(s), 17-25
  de Bartholin, 17-20
    achados microscópicos, 18
    apresentação clínica, 17
    bilateral, 17f
    definição, 17
    diagnóstico, 18
      diferencial, 18
    fisiopatologia, 17
    tratamento, 18
      abscesso, 19
      cisto, 18
      marsupialização, 19f
    volumoso, 17f, 18f
  de inclusão epidérmica, 21-24
    achados microscópicos, 21
    apresentação clínica, 21
    definição, 21
    diagnóstico, 23
      diferencial, 23
    em grandes lábios, 22f, 24f
    fisiopatologia, 21
    posterior, 21f
    tratamento, 23
      excisão cirúrgica de, 24f
      exérese de, 23f
    vaginal, 21f
  de Skene, 20-21
    achados microscópicos, 21
    apresentação clínica, 20
    definição, 20
    diagnóstico, 21
      diferencial, 21
    fisiopatologia, 20
    posterior, 20f
    tratamento, 21
      exérese de, 22f
  do canal de Nuck, 147, 148f
    características clínicas, 147
    definição, 147
    histopatologia, 147
    tratamento, 147
  mucoso, 24-25
    definição, 24
    fisiopatologia, 24
    apresentação clínica, 24
    achados microscópicos, 24
    diagnóstico, 24
      diferencial, 24

tratamento, 25
  bilocular, 25f
  do vestíbulo, 25f
  em introito vaginal, 24f
  em terço superior, 24f
  do pequeno lábio, 24f
Climatério
  mulher no, 2f
  vulva de, 2f
Clitóris
  anatomia do, 3f
  sepultamento do, 45f
  MM em, 159f
Coalescência
  de pequenos lábios, 187, 187f
    na infância, 187
      apresentação clínica, 187
      definição, 187
      diagnóstico, 187
        diferencial, 187
      fisiopatologia, 187
      tratamento, 187
Coçadura
  área de liquenificação por, 13f
    em mulher, 13f
      com candidíase vulvar, 13f
  escoriações, 28f
    provocadas pela, 28f
Colágeno
  homogeneização do, 44f
    da epiderme, 44f
Colpocleise
  redução após, 101f
    da úlcera de decúbito, 101f
Condiloma
  acuminado, 13f, 31-39, 124f, 173f, 174f, 191f
    acantose, 37f
      com hiperceratose, 37f
      com hipergranulose, 37f
      com paraceratose, 37f
    achados microscópicos, 36
    apresentação clínica, 32
    definição, 31
    diagnóstico, 36
      diferencial, 36
    em gestante, 36f
    fisiopatologia, 32
    gigante, 33f, 34f
      de Buschke-Löwenstein, 33f, 34f
    lesões condilomatosas, 32f, 35f
      coalescente, 35f
      em períneo, 32f
      em porção caudal da vulva, 32f
      eritematosa, 35f
      excisão completa, 32f, 35f
      extensa em couve-flor, 32f
      gigante, 35f
      múltiplas, 35f
      vegetante, 35f
    na infância, 186
      abuso sexual, 186
      apresentação clínica, 187
      diagnóstico, 187
      tratamento, 192
      vias de transmissão, 190

perianal, 33f
	volumosa lesão de, 33f
  por HPV, 173f
   tratamento, 37
    vacina HPV, 39
  em introito vaginal, 173f
  latum, 84f-86f
   lesões, 84f-86f
    em gestante, 87f
    papulosas, 86f
Corticosteroide(s)
 armadilhas do tratamento, 201
 classificação, 198, 199
  dos dermatocorticoides, 198q, 199q
   americana, 199q
 dosagem, 197-202
 efeitos adversos, 200
 modo de ação, 197-202
 terapia esteroide, 201
  sistêmica, 201
  tópica, 201
Criança
 com psoríase invertida, 15f
  placa eritematodescamativa em, 15f
   com escama fina, 15f
Crohn
 doença de, 66
  características clínicas, 66
  definição, 66
  histopatologia, 66
  tratamento, 66
  úlcera(s) por, 66f
   perianal, 66f
   vulvares, 66f
Crosta, 15
CV (Carcinoma Verrucoso), 153
CVVR (Candidíase Vulvovaginal Recorrente), 27

D

DD (Doença de Darier)
 achados microscópicos, 163
 apresentação clínica, 163
 definição, 163
 diagnóstico, 164
  diferencial, 164
 fisiopatologia, 163
 forma frusta da, 164f
 tratamento, 164
Decúbito
 úlcera de, 101
  achados microscópicos, 101
  apresentação clínica, 101
  características gerais, 101
  definição, 101
  diagnóstico, 101
   diferencial, 102
  em idosa cadeirante, 102f
  por trauma, 101f
   pelo prolapso genital, 101f
   redução da, 101f
    após colpocleise, 101f
  tratamento, 102
Dermatite
 vulvar, 65
  características clínicas, 65
  definição, 65

  histologia, 65
  tratamento, 65
Dermatocorticoide(s)
 classificação dos, 198q, 199q
  americana, 198q
Dermatofibroma
 características clínicas, 148
 definição, 148
 histopatologia, 148
 tratamento, 148
Dermatomicose
 LSC secundário à, 56f
  vulvar, 56f
Dermatose(s), 41-59
 classificação das, 41
  vulvares, 41q
 LE, 41
  vulvar, 41
 LP, 51
  erosivo, 51
 LSC, 55
Descamação
 vulva com, 27f
DF (Dermatite da Fralda)
 barreira da pele, 193
  função da, 193
 características clínicas, 193
 definição, 163
 diagnóstico diferencial, 194
 irritativa, 194f
 tratamento, 194
DFSP (Dermatofibrossarcoma *Protuberans*), 161f
 apresentação clínica, 161
 aspectos microscópicos, 161
 considerações gerais, 160
 tratamento, 161
DHH (Doença de Hailey-Hailey)
 achados microscópicos, 165
 apresentação clínica, 165
 definição, 165
 diagnóstico, 165
  diferencial, 165
 fisiopatologia, 165
 tratamento, 165
Doença(s)
 bolhosas, 163-167
  DD, 163
  DHH, 165
  EM, 166
 de Behçet, 14f, 63
  características clínicas, 63
  definição, 63
  histopatologia, 64
  tratamento, 65
  úlceras vulvares em, 14f, 63f, 65f
   dolorosas, 14f
   múltiplas, 14f
 de Crohn, 66
  características clínicas, 66
  definição, 66
  histopatologia, 66
  tratamento, 66
  úlcera(s) por, 66f
   perianal, 66f
   vulvares, 66f
 de Fox-Fordyce, 79

  em parede abdominal, 79f
  definição, 79
  características clínicas, 79
  histopatologia, 80
  tratamento, 80
 de Paget, 127, 130f, 157
  apresentação clínica, 157
  considerações gerais, 157
  diagnóstico, 157
  tratamento, 157
  vulvar, 127, 157f, 158f
   achados microscópicos, 128
   características gerais, 127
   definição, 127
   diagnóstico, 128
    diferencial, 129
   fisiopatologia, 127
   tratamento, 129
 inflamatória(s), 63-80
  de Behçet, 63
  de Crohn, 66
  de Fox-Fordyce, 79
  dermatite vulvar, 65
  eczema vulvar, 65
  hidradenite, 74
   supurativa, 74
  penfigoide, 66
  psoríase, 68
  seborreia, 70
  trato sinusal, 71
  vitiligo, 73
  vulvite, 67
   plasmocitária, 67
 vulvares, 187-194
  na infância, 187-194
   coalescência de pequenos lábios, 187
   condiloma acuminado, 190
Donovanose
 apresentação clínica, 91
 definição, 91
 diagnóstico, 92
  diferencial, 92
 fisiopatologia, 91
 lesão(ões), 91f
  ulcerada, 92f
   com bordas hipertróficas
   granulomatis, 92f
  vegetantes, 91f
   com superfícies erosadas, 91f
 tratamento, 93
Dor
 vulvar, 111-115
  apresentação clínica, 112
  classificação, 111
  definição, 111
  diagnóstico, 112
  etiologia, 112
  fisiopatologia, 112
  tratamento 112
   cirúrgico, 114
   fisioterapia, 114
   medicações de uso tópico, 114
   medidas higiênicas, 112
   moduladores da dor, 114
DPEM (Doença de Paget Extramamária), 155

Drenagem
    de abscesso, 20*f*
        de glândula de Bartholin, 20*f*
            de conteúdo purulento, 20*f*
            incisão da mucosa para, 20*f*

E

Eczema
    vulvar, 65
        características clínicas, 65
        definição, 65
        hiperemia, 66*f*
        histologia, 65
        quadriculado da pele, 66*f*
            aumento do, 66*f*
        ressecamento, 66*f*
        tratamento, 65
Edema
    de pequenos lábios, 28*f*
    em região vestibular, 28*f*
Elefantíase
    dos genitais, 91*f*
        estiomene com, 91*f*
EM (Eritema Multiforme)
    achados microscópicos, 166
    apresentação clínica, 166
    definição, 166
    diagnóstico, 166
        diferencial, 166
    fisiopatologia, 166
    tratamento, 167
Encarceramento
    clitoriano, 52*f*
        atrofia vulvar com, 52*f*
            LP com, 52*f*
Endometriose
    características clínicas, 144
    definição, 144
    histopatologia, 144
    tratamento, 144
Epiderme
    camada basal, 44*f*
        vacuolização da, 44*f*
        colágeno, 44*f*
            homogeneização do, 44*f*
        com acantose, 53*f*, 54*f*
        com hipergranulose, 53*f*, 54*f*
        com ortoceratose, 53*f*, 54*f*
        com vacuolização basal, 53*f*
        infiltrado linfocitário, 44*f*, 54*f*
        retificação da, 44*f*
Episiotomia
    região de, 15*f*
        cicatriz em, 15*f*
Erosão, 14
    em fúrcula, 46*f*
        por trauma, 46*f*
    eritematosa, 13*f*
        extensa, 13*f*
            no vestíbulo, 13*f*
                em líquen plano erosivo, 14*f*
    pele brilhante com, 47*f*
Escama, 15
    fina, 15*f*
        placa eritematodescamativa com, 15*f*
            em criança com psoríase invertida, 15*f*

Esclerose, 13
    placa de, 13*f*
        em lesão vulvar, 13*f*
            de alto grau, 13*f*
Escoriação(ões)
    pontos de, 28*f*
        hiperemia com, 28*f*
    provocadas pela coçadura, 28*f*
Estiomene
    com elefantíase, 91*f*
    dos genitais, 91*f*
Estresse
    ansiedade e, 58*f*
    LSC associado a, 58*f*
Estria(s)
    de Wickham, 52*f*
        LP com, 52*f*
            vulvar, 52*f*
Exérese
    de cisto, 22*f*
        de inclusão epidérmica, 23*f*
            em centro cirúrgico, 23*f*
        de Skene, 22*f*
            procedimento cirúrgico para, 22*f*
Exulcera, 14
    em região perianal, 14*f*
        dolorosa, 14*f*
            sugestiva de lesão herpética, 14*f*

F

Ferida(s)
    vulvares, 93*f*
        anteriores, 93*f*
            história de, 93*f*
Fissura(s), 14
    de fossa navicular, 14*f*, 183*f*, 183*f*
    himenal, 183*f*
    na região perianal, 46*f*
    por atrofia, 184*f*
        vulvovaginal, 184*f*
            pós-menopausa, 184*f*
    vulvares, 180
        definição, 180
        em LE, 184*f*
        tipos de, 180
            de tecido anormal, 183
            no tecido normal, 180
        tratamento, 185
Fístula(s), 15
    hidradenite com, 15*f*, 74*f*, 79*f*
        axilar, 74*f*
        supurativa, 15*f*
        vulvar, 79*f*
Fordyce
    glândulas de, 4*f*
Fossa
    navicular, 14*f*
        fissura de, 14*f*
Fox-Fordyce
    doença de, 79
        características clínicas, 79
        definição, 79
        em parede abdominal, 79*f*
        histopatologia, 80
        tratamento, 80

G

Genital(is)
    elefantíase dos, 91*f*
        estiomene com, 91*f*
Gestante
    com lesões vulvares, 86*f*, 87*f*
        de condiloma latum, 87*f*
        erosadas, 86*f*
    condiloma em, 36*f*
        acuminado, 36*f*
Glândula
    de Bartholin, 20*f*
        abscesso de, 20*f*
            de conteúdo purulento, 20*f*
            incisão da mucosa para, 20*f*
    de Fordyce, 4*f*
Grande(s) Lábio(s), 6*f*
    cistos em, 22*f*
        de inclusão epidérmica, 22*f*
    úlcera no, 63*f*
        na doença de Behçet, 63*f*
Granuloma
    piogênico, 145, 145*f*
        características clínicas, 145
        definição, 145
        em grávida, 145*f*
        histopatologia, 146
        tratamento, 146
            peça cirúrgica, 146*f*

H

Hart
    linha de, 4*f*
Hemangioma
    área de necrose, 142*f*
    características clínicas, 141
    definição, 141
    histopatologia, 141
    tratamento, 142
    vulvar, 142*f*, 143*f*
        vasos dilatados, 142*f*
            lobulados, 142*f*
            violáceos, 142*f*
Hematoma
    apresentação clínica, 169
    definição, 169
    diagnóstico, 169
        diferencial, 170
    fisiopatologia, 169
    tratamento, 170
    traumático, 171*f*
    vulvar, 171*f*
        extenso, 171*f*
Hemorragia
    áreas com, 47*f*
        pele brilhante com, 47*f*
Herpes Vírus
    mulher com, 11*f*
        vesículas em, 11*f*
            em base hiperemiada, 11*f*
Herpes
    genital, 93
        achados microscópicos, 99
        apresentação clínica, 93
        definição, 93
        diagnóstico, 99

diferencial, 99
fisiopatologia, 93
hipertrófico, 98f
em mulher HIV-positivo, 98f
tratamento, 99
Hidradenite
supurativa, 15f, 74
axilar, 74f
com cicatrizes, 74f
com fístulas, 74f
com ulceração, 74f
características clínicas, 74
com fístulas, 15f
com úlceras, 15f
crural, 76f
definição, 74
glútea, 76f
histopatologia, 74
nas nádegas, 75f
peça cirúrgica, 78f
perianal, 78f
tratamento, 78
vulvar, 74f-79f
com cicatrizes, 74f, 79f
com fístulas, 79f
com nódulos, 74f, 79f
Hidradenoma
papilífero, 136, 137f
achados microscópicos, 136
apresentação clínica, 136
definição, 136
diagnóstico, 137
diferencial, 137
em região perineal, 137f
fisiopatologia, 136
tratamento, 137
Hímen
imperfurado, 178, 179f
apresentação clínica, 178
definição, 178
diagnóstico, 178
diferencial, 178
fisiopatologia, 178
tratamento, 178
Hiperceratose
acantose com, 37f
na psoríase, 69f
ungueal, 69f
na região perianal, 46f
Hiperemia
com pontos de escoriações, 28f
em pequenos lábios, 28f
em região vestibular, 28f, 67f
hipopigmentação com, 46f
em pregas genitocrurais, 46f
perianal, 46f
perineal, 46f
vulva com, 27f, 28f
Hipergranulose
acantose com, 37f
epiderme com, 53f, 54f
Hiperpigmentação
placa eritematosa com áreas de, 10f
em lesão vulvar, 10f
de alto grau, 10f
Hipertrofia
de pequenos lábios, 178, 180f, 181f

apresentação clínica, 178
definição, 178
diagnóstico, 178
diferencial, 180
fisiopatologia, 178
tratamento, 180
Hipopigmentação
central, 43f, 45f
com hiperemia, 46f
em pregas genitocrurais, 46f
perianal, 46f
perineal, 46f
com prolapso genital, 45f
discreta, 46f
isolada, 44f
Histiocitose
de células de Langerhans, 103
achados microscópicos, 104
apresentação clínica, 104
características gerais, 103
definição, 103
diagnóstico, 104
diferencial, 104
fisiopatologia, 104
tratamento, 104
Homogeneização
do colágeno, 44f
da epiderme, 44f
HPV (Vírus do Papiloma Humano), 4, 31
condiloma por, 173f
acuminado, 173f

I

ICBD (*The International Criteria for Behçet Disease*), 64
diagnósticos de Behçet, 65q
Impetigo Bolhoso
bolhas por, 12f
em região vulvar, 12f
até raízes de coxa, 12f
Incisão
da mucosa, 20f, 22f
para drenagem de abscesso, 20f
de glândula de Bartholin, 20f
periuretral, 22f
cisto após, 22f
em elipse bilateral, 23f
com hemostasia, 23f
e sutura, 23f
Inclusão Epidérmica
cisto de, 21-24
achados microscópicos, 21
apresentação clínica, 21
definição, 21
diagnóstico, 23
diferencial, 23
em grandes lábios, 22f, 24f
fisiopatologia, 21
posterior, 21f
tratamento, 23
excisão cirúrgica, 24f
exérese, 23f
vaginal, 21f
exposto, 21f
Infância
doenças vulvares na, 187-195
coalescência, 187

de pequenos lábios, 187
condiloma acuminado, 190
DF, 193
LE, 189
Infecção(ões), 27-39
manejo de, 82f
que causam úlcera genital, 82f
fluxograma, 82f
candidíase, 27, 28f
achados microscópicos, 28
apresentação clínica, 27
definição, 27
diagnóstico, 29
diferencial, 29
edema, 28f
de pequenos lábios, 28f
em região vestibular, 28f
escoriações, 28f
provocadas pela coçadura, 28f
fisiopatologia, 27
hiperemia, 28f
com pontos de escoriações, 28f
em pequenos lábios, 28f
em região vestibular, 28f
secreção branca, 27f
exteriorizando pelo introito vaginal, 27f
tratamento, 29
vulva, 27f, 28f
com descamação, 27f
com hiperemia, 27f, 28f
com liquenificação, 27f
descamativa, 27f
hiperemiada, 28f
Tinea cruris, 29, 30f
achados microscópicos, 29
apresentação clínica, 29
definição, 29
diagnóstico, 29
diferencial, 29
fisiopatologia, 29
tratamento, 29
molusco contagioso, 30
apresentação clínica, 31f
definição, 30
diagnóstico, 31
diferencial, 31
fisiopatologia, 31
lesões de, 31f
papulosas umbilicadas, 31f
tratamento, 31
condiloma acuminado, 31
acantose, 37f
com hiperceratose, 37f
com hipergranulose, 37f
com paraceratose, 37f
achados microscópicos, 36
apresentação clínica, 32
definição, 31
diagnóstico, 36
diferencial, 36
em gestante, 36f
fisiopatologia, 32
gigante, 33f, 34f
de Buschke-Löwenstein, 33f, 34f
lesão(ões) condilomatosa(s), 32f, 35f
coalescente, 35f

em períneo, 32f
em porção caudal da vulva, 32f
eritematosa, 35f
excisão completa da, 32f, 35f
extensa em couve-flor, 32f
gigante, 35f
múltiplas, 35f
vegetante, 35f
perianal, 33f
volumosa lesão de, 33f
tratamento, 37
vacina HPV, 39
Infiltrado
linfocitário, 44f, 53f, 54f
na epiderme, 44f, 53f
denso, 53f
Introito
vaginal, 24f, 27f, 170f
cisto mucoso em, 24f
condiloma em, 170f
secreção exteriorizando pelo, 27f
branca, 27f
ISSVD (Sociedade Internacional para o Estudo das Doenças Vulvovaginais), 9, 41
terminologia pela, 117q
da NIV, 117q
2004, 117q
2015, 117q
IST (Infecções Sexualmente Transmissíveis), 17
adenopatia ligada às, 99q
inguinal, 99q
características, 99q
úlceras não ligadas às, 101-104
de decúbito, 101
de Lipschütz, 102, 103f
factícia, 102
genital aguda, 102
histiocitose, 103
de células de Langerhans, 103
úlceras relacionadas com, 81-99
abordagem das, 83f
cancro mole, 88
características das, 99q
sinopse das, 99q
donovanose, 91
herpes genital, 93
LGV, 90
sífilis, 81

L

Lábio
inferior, 63f
úlcera de Behçet em, 63f
Laceração(ões)
perineais, 170f
pós-parto, 170f
graus de, 170f
Langerhans
células de, 103
histiocitose de, 103
achados microscópicos, 104
apresentação clínica, 104
características gerais, 103
definição, 103
diagnóstico, 104
diferencial, 104

fisiopatologia, 104
tratamento, 104
LAST (Lower Anogenital Squamous Terminology), 117
LE (Líquen Escleroso), 48f
mulher com, 9f
na infância, 189
apresentação clínica, 189
considerações gerais, 188
definição, 188
diagnóstico, 188
clínico, 190f
hemorrágico, 189f
tratamento, 189
vulvar, 189f
NIV associada a, 123f
diferenciada, 123f
vulvar, 30f, 41, 42f
achados microscópicos, 47
apresentação clínica, 43
áreas de erosão, 47f
pele frágil com, 47f
atrofia das estruturas, 47f
clássico, 42f, 47f
e síndrome de Turner, 42f
com leucoplasia, 50f
definição, 41
diagnóstico, 48
clínico, 49f
diferencial, 49
e carcinoma, 48f, 51f
epidermoide, 51f
escamoso, 48f
extragenital, 42f, 43f
fisiopatologia, 42
fissura anterior, 47f
hemorrágico, 48f
infantil, 48f
manchas pelo, 30f
hipocrômica, 30f
pele brilhante, 47f
com erosões, 47f
com petéquias, 47f
com áreas de hemorragia, 47f
pele fina do, 46f
prolapso na, 46f
tratamento(s), 49
cirurgia, 50
medicamentosos, 50
Leiomioma
características clínicas, 144
definição, 144
histopatologia, 145
tratamento, 145
vulvar, 145f
Lentigo
simples, 105
definição, 105
fisiopatologia, 105
apresentação clínica, 105
achados microscópicos, 105
diagnóstico, 106
diferencial, 106
tratamento, 106
Lesão(ões)
aftosa, 64f
na mucosa jugal, 64f

condilomatosa(s), 13f, 32f, 35f
coalescente, 35f
em porção caudal, 32f
da vulva, 32f
de períneo, 32f
em vulva, 13f
e lesões satélites, 13f
perianais, 13f
perineais, 13f
eritematosa, 35f
excisão completa da, 32f, 35f
extensa, 32f
em couve-flor, 32f
gigante, 35f
múltiplas, 35f
em pequenos lábios, 35f
em sulcos interlabiais, 35f
em vestíbulo vaginal, 35f
vegetante, 35f
de condiloma, 33f
volumosa, 33f
perianal, 33f
de herpes simples, 97f
erosivas, 52f
eritematosas, 52f
LP vulvar com, 52f
herpética, 14f
exúlcera, 14f
em região perianal, 14f
dolorosa, 14f
intraepitelial, 118f-123f, 125f
escamosa, 118f-123f, 125f
de alto grau, 118f-123f, 125f
de baixo grau, 122f
na doença de Paget, 130f
com aspecto eczematoide, 129f
bem delimitada, 129f
com placas de epitélio branco, 128f
em placa hiperplásica, 128f
com áreas eritematosas, 128f
eritematosa, 129f
vulvar, 131f
planejamento cirúrgico, 131f
na donovanose, 91f, 92f
ulcerada, 92f
com bordas hipertróficas
granulomatis, 92f
vegetantes, 91f
com superfícies erosadas, 91f
na histiocitose, 104f
de células de Langerhans, 104f
discretamente hemorrágicas, 104f
edemaciadas, 104f
hiperemiadas, 104f
papulares, 104f
ulceradas, 104f
na psoríase, 69f
com espessamento, 69f
com fissura, 69f
na linha média, 69f
em nádega, 69f
interglútea, 69f
com hipocromia, 69f
na úlcera, 103f
de Lipschütz, 103f
kissing, 103f
no cancro mole, 89f

ulcerada(s), 89f
　　dolorosas, 89f
　　vulvar, 92f
　no herpes genital, 94f
　　de primoinfecção herpética, 94f
　　exulceradas, 94f
　　　dolorosas, 94f
　　ulceradas, 95f
　　　dolorosas, 95f
　no hidroadenoma papilífero, 137f
　　nodulares, 137f
　　　da cor da pele, 137f
　　　rósea, 137f
　papulosas, 31f
　　umbilicadas, 31f
　　　de molusco contagioso, 31f
　precursoras, 117
　　de câncer de vulva, 117
　　　classificação das, 117
　trato sinusal e, 71f
　　hiperemiada, 72f
　　　próxima à cicatriz de episiotomia, 72f
　　nodular, 72f
　　　com hiperpigmentação cutânea, 72f
　　　com retração cutânea, 72f
　　papular, 71f
　　　com orifício, 71f
　ulcerada, 64f, 67f
　　em base da língua, 64f
　　vestibular, 67f
　　　aveludada, 67f
　　　hiperemiada, 67f
　verrucosas, 35f
　　múltiplas, 35f
　　　agrupadas, 35f
　　　isoladas, 35f
　　　na região perianal, 35f
　　　na vulva, 35f
　　　no períneo, 35f
Lesão(ões) de Pele, 9-15
　elementares, 9
　　primárias, 9
　　　bolha, 12
　　　mácula, 9
　　　mancha, 9
　　　nódulo, 11
　　　pápula, 10
　　　placa, 10
　　　pústula, 12
　　　vesícula, 11
　　secundárias, 13
　　　cicatriz, 15
　　　crosta, 15
　　　erosão, 14
　　　escama, 15
　　　esclerose, 13
　　　exúlcera, 14
　　　fissura, 14
　　　fístula, 15
　　　liquenificação, 13
　　　rágade, 14
　　　úlcera, 14
　　　vegetação, 13
　vulvar, 13f
　　de alto grau, 13f
　　　placa de esclerose, 13f

Leucoplasia
　LE com, 50f
LGV (Linfogranuloma Venéreo)
　apresentação clínica, 90
　definição, 90
　diagnóstico, 90
　　diferencial, 91
　fisiopatologia, 90
　tratamento, 91
Linfadenopatia
　inflamatória, 90f
　　extensa, 90f
　　　com pontos de drenagem, 90f
Linfangioma
　características clínicas, 146
　definição, 146
　histopatologia, 146
　mulher com, 11f
　　nódulos em, 11f
　　　císticos, 11f
　　vesículas em, 11f
　　　múltiplas, 11f
　tratamento, 146
　volumoso, 147f
　　tipo cavernoso, 147f
Língua
　base da, 64f
　　lesão em, 64f
　　　ulcerada, 64f
Linha
　de Hart, 4f
Lipoma
　características clínicas, 143
　definição, 143
　histopatologia, 143
　tratamento, 143
　vulvar, 143f, 144f
　　no monte de vênus, 143f
Lipschütz
　úlcera de, 102, 103f
　　achados microscópicos, 103
　　apresentação clínica, 102
　　características gerais, 102
　　definição, 102
　　diagnóstico, 103
　　　diferencial, 103
　　fisiopatologia, 102
　　tratamento, 103
Liquenificação, 13
　área de, 13f
　　por coçadura, 13f
　vulva com, 27f
　　em candidíase vulvar, 13f
LP (Líquen Plano)
　erosivo, 51
　definição, 51
　fisiopatologia, 51
　vulvar, 51f, 52f
　　com atrofia vulvar, 52f
　　com encarceramento clitoriano, 52f
　　com erosão, 53f
　　　de vestíbulo, 53f
　　　em mucosa, 53f
　　com estrias de Wickham, 52f
　　com lesões erosivas, 52f
　　　eritematosas, 52f
　　com sinéquia, 52f

　　　de pequenos lábios, 52f
　vaginal, 51f
　na língua, 51f
　na mucosa oral, 51f
　apresentação clínica, 52
　achados microscópicos, 53
　diagnóstico, 53
　　diferencial, 54
　tratamento, 54
　e LE, 53f
　　concomitantes, 53f
LSC (Líquen Simples Crônico)
　achados microscópicos, 56
　apresentação clínica, 56
　definição, 55
　diagnóstico, 58
　　diferencial, 59
　fisiopatologia, 55
　tratamento, 59
　vulvar, 56f, 57f
　　associado, 57f
　　　à ansiedade, 57f
　　　à dermatite, 57f
　　　ao estresse, 57f
　　primário, 57f, 58f
　　secundário, 56f
　　　à dermatomicose, 56f
　　　candidíase vulvovaginal, 57f

M

Mácula(s), 9
　hiperpigmentada, 9f
　hipopigmentada, 9f
　na melanose, 105f-107f
　　acastanhada, 105f, 106f
　　enegrecida, 106f
　no nevo, 107f
　　castanha, 107f
　vitiligo vulvar com, 73f
　　com bordos delimitados, 73f
　　hipocrômica, 73f
　　simétrica, 73f
Mancha(s), 9
　eritematosas, 30f
　　até o monte pubiano, 30f
　　e raízes das coxas, 30f
　　de bordas levemente elevadas, 30f
　hiperpigmentada, 9f
　hipocrômica, 30f, 44f, 73f
　　central, 30f
　　em face externa, 30f
　　　de grande lábio, 30f
　　em face interna, 44f
　　em região supraclitoriana, 44f
　　pelo LE vulvar, 30f
　　perianal, 44f
　　perineal, 44f
　　vitiligo vulvar com, 73f
　hipopigmentada, 9f
　na melanose, 105f-107f
　　acastanhada, 105f-107f
　　enegrecida, 106f, 107f
Mão(s)
　vitiligo em, 74f
Marca(s)
　corporais, 170f
　　de violência física, 170f

Marsupialização
  ato operatório da, 19*f*
    resultado final no, 19*f*
  cicatriz de, 19*f*
    após procedimento, 19*f*
Melanoma
  apresentação clínica, 159
  considerações gerais, 158
  diagnóstico, 160
  estadiamento, 159
  in situ, 131, 132*f*
    achados microscópicos, 132
    apresentação clínica, 132
    características gerais, 131
    definição, 131
    diagnóstico, 132
      diferencial, 133
    fisiopatologia, 131
    tratamento, 133
      peça cirúrgica, 133*f*
      vulvectomia simples, 133*f*
  tratamento, 160
  vulvar, 159*f*
Melanose
  achados microscópicos, 107
  apresentação clínica, 107
  definição, 107
  diagnóstico, 108
    diferencial, 108
  fisiopatologia, 107
  máculas, 107*f*-109*f*
    acastanhadas, 107*f*, 108*f*
    enegrecidas, 108*f*
  manchas, 107*f*-109*f*
    acastanhadas, 107*f*-109*f*
    enegrecidas, 108*f*, 109*f*
  tratamento, 108
Menacme
  mulher no, 2*f*
    vulva de, 2*f*
Mieloma
  múltiplo, 98*f*
    em tratamento, 98*f*
      com manifestação herpética, 98*f*
Miscelânea, 177-185
  fissura vulvares, 180
  hímen imperfurado, 178
  hipertrofia, 178
    de pequenos lábios, 178
  sinéquia, 177
    de pequenos lábios, 177
    da mulher adulta, 177
MM (Melanoma Maligno), 158
  em clitóris, 159*f*
Molusco Contagioso
  apresentação clínica, 31*f*
  definição, 30
  diagnóstico, 31
    diferencial, 31
  fisiopatologia, 31
  lesão exuberante de, 11*f*
    em mulher imunocomprometida, 11*f*
      com nódulos coalescendo, 11*f*
      com pápulas coalescendo, 11*f*
  lesões de, 31*f*
    papulosas umbilicadas, 31*f*
  tratamento, 31

Monte Pubiano
  região de, 12*f*
    pústulas em, 12*f*
MRSA (*Staphylococcus aureus* Resistente à Meticilina), 17
Mucosa
  incisão de, 20*f*, 22*f*
    para drenagem de abscesso, 20*f*
      de glândula de Bartholin, 20*f*
    periuretral, 22*f*
      cisto, 22*f*
  jugal, 64*f*
    lesão na, 64*f*
      aftosa, 64*f*
  vestibular, 3*f*
Mucoso
  cisto, 24-25
    achados microscópicos, 24
    apresentação clínica, 24
    bilocular, 25*f*
      do vestíbulo, 25*f*
    definição, 24
    diagnóstico, 24
      diferencial, 24
    em introito vaginal, 24*f*
    em terço superior, 24*f*
      do pequeno lábio, 24*f*
    fisiopatologia, 24
    tratamento, 25
Mulher
  com candidíase vulvar, 13*f*
    área de liquenificação em, 13*f*
      por coçadura, 13*f*
  com doença de Behçet, 14*f*
    úlceras vulvares em, 14*f*
      dolorosas, 14*f*
      múltiplas, 14*f*
  com herpes vírus, 11*f*
    base hiperemiada em, 11*f*
    vesículas em, 11*f*
  com LE, 9*f*
    nevo melanocítico em, 9*f*
      juncional, 9*f*
  com lesão vulvar, 10*f*
    de alto grau, 10*f*
      pápulas enegrecidas em, 10*f*
      placa eritematosa em, 10*f*
        com áreas de hiperpigmentação, 10*f*
  com linfangioma, 11*f*
    nódulos em, 11*f*
      císticos, 11*f*
    vesículas em, 11*f*
      múltiplas, 11*f*
  imunocomprometida, 11*f*
    lesão exuberante em, 11*f*
      de molusco contagioso, 11*f*
        com nódulos coalescendo, 11*f*
        com pápulas coalescendo, 11*f*
Músculo(s)
  do períneo, 6*f*

N

Nádega(s)
  hidradenite supurativa nas, 75*f*
Nevo(s)
  achados microscópicos, 107

apresentação clínica, 107
  definição, 107
  diagnóstico, 108
    diferencial, 108
  fisiopatologia, 107
  mácula castanha, 107*f*
  melanocítico, 9*f*
    juncional, 9*f*
  pápula negra, 108*f*
  tratamento, 108
NIC (Neoplasia Intraepitelial Cervical), 36
NIV (Neoplasia Intraepitelial Vulvar)
  características clínicas, 118*q*
  diferenciada, 121*f*-123*f*
    associada a LE, 121*f*
  escamosa, 117-126
    achados microscópicos, 122
    apresentação clínica, 118
    câncer de vulva, 117
      lesões precursoras de, 117
        classificação das, 117
    definição, 117
    diagnóstico, 123
    fisiopatologia, 117
    prognóstico, 125
    tratamento, 123
  não escamosa, 127-133
    doença de Paget, 127
    melanoma *in situ*, 131
  terminologia da, 117*q*
    ISSVC, 117*q*
Nódulo(s), 11
  císticos, 11*f*
    em mulher com linfangioma, 11*f*
  coalescendo, 11*f*
    hidradenite com, 74*f*, 79*f*
    lesão exuberante com, 11*f*
      de molusco contagioso, 11*f*
    vulvar, 74*f*, 79*f*
      em mulher imunocomprometida, 11*f*
Nuck
  canal de, 147, 148*f*
  cisto do, 147, 148*f*
    características clínicas, 147
    definição, 147
    histopatologia, 147
    tratamento, 147

O

Onicólise
  na psoríase, 69f
    ungueal, 69*f*
Ortoceratose
  epiderme com, 53*f*, 54*f*

P

Paget
  doença de, 127, 130*f*, 157
    apresentação clínica, 157
    considerações gerais, 157
    diagnóstico, 157
    tratamento, 157
    vulvar, 127, 157*f*, 158*f*
      achados microscópicos, 128
      características gerais, 127

definição, 127
diagnóstico, 128
diferencial, 129
fisiopatologia, 127
tratamento, 129
Palato
úlcera no, 63f
na doença de Behçet, 63f
Papilomatose
vestibular, 5f
Pápula(s), 10
enegrecidas, 10f
eritematosas, 85f
por todo tegumento, 85f
na roséola sifilítica, 85f
Paraceratose
acantose com, 37f
Paracoccidiodomicose, 91f
Pé
vitiligo em, 73f
Penfigoide
características clínicas, 66
definição, 66
histologia, 66
tratamento, 67
Pequeno(s) Lábio(s), 3f
edema de, 28f
hiperemia em, 28f
hipertrofia de, 178, 180f, 181f
apresentação clínica, 178
definição, 178
diagnóstico, 178
diferencial, 180
fisiopatologia, 178
tratamento, 180
lesões múltiplas em, 35f
sinéquia de, 52f, 177
da mulher adulta, 177
apresentação clínica, 177
definição, 177
diagnóstico, 177
diferencial, 177
fisiopatologia, 177
tratamento, 177
LP, 52f
terço superior, 24f
cisto mucoso em, 24f
Perda
de substância linear, 14f
após cada coito, 14f
Perianal
região, 46f
fissura na, 46f
Perineal
hiperemia, 46f
hipopigmentação com, 46f
Períneo
anatomia do, 1f
lesões no, 35f
verrucosas, 35f
múltiplas, 35f
músculos do, 6f
Petéquia(s)
pele brilhante com, 47f
Placa(s), 10
de esclerose, 13f
em lesão vulvar, 13f

de alto grau, 13f
de hiperemia, 70f
na psoríase, 70f
em região perianal, 70f
em vulva, 70f
eritematodescamativa, 15f
com escama fina, 15f
nos grandes lábios, 15f
de criança com psoríase invertida, 15f
eritematosa, 10f, 30f
até o monte pubiano, 30f
e raízes das coxas, 30f
com áreas de hiperpigmentação, 10f
de bordas levemente elevadas, 30f
hiperplásica, 128f
lesão em, 128f
na doença de Paget, 128f
Pólipo
fibroepitelial, 135
achados microscópicos, 136
apresentação clínica, 135
de volume, 135f
médio, 135f, 136f
pequeno, 135f
definição, 135
diagnóstico, 136
diferencial, 136
fisiopatologia, 135
pediculado, 136f
grande, 136f
tratamento, 136
Prega(s)
genitocrurais, 46f
vulvares, 27f
mais demarcadas, 27f
Prolapso
genital, 45f, 101f
hipopigmentação com, 45f
trauma pelo, 101f
úlcera de decúbito por, 101f
Psoríase
características clínicas, 68
definição, 68
descamação, 68f
de couro cabeludo, 68f
histopatologia, 68
invertida, 15f
criança com, 15f
placa eritematodescamativa em, 15f
com escama fina, 15f
lesão, 69f
com espessamento, 69f
com fissura, 69f
na linha média, 69f
em nádega, 69f
interglútea, 69f
com hipocromia, 69f
placas, 70f
de hiperemia, 70f
em região perianal, 70f
em vulva, 70f
pustulosa, 70f
e albinismo oculocutâneo, 70f
tratamento, 68
ungueal, 69f
hiperceratose, 69f

onicólise, 69f
vulvar, 68f
placa eritematosa, 68f
com descamação, 68f
com escamas prateadas, 68f
Pústula(s), 12, 13f
em região de monte pubiano, 12f

R

Rágade, 14
Região
perianal, 35f, 70f
lesões verrucosas na, 35f
múltiplas, 35f
placas de hiperemia em, 70f
na psoríase, 70f
perineal, 46f
erosão na, 46f
hiperceratose na, 46f
vestibular, 28f, 67f
edema em, 28f
hiperemia em, 28f, 67f
Retificação
da epiderme, 44f
Roséola
lesões de, 85f
na região vulvar, 85f
sifilítica, 85f

S

Seborreia
características clínicas, 70
definição, 70
histopatologia, 71
tratamento, 71
vulva com lesões, 71f
crônicas, 71f
hiperemiadas, 71f
pruriginosas, 71f
Secreção
branca, 27f
exteriorizando, 27f
pelo introito vaginal, 27f
Sepultamento
do clitóris, 45f
Sífilis
adenite inguinal, 84f
adenopatia inguinal, 84f
bilateral, 84f
apresentação clínica, 83, 88
cancro duro, 83f, 84f
na região perianal, 84f
definição, 81
diagnóstico, 87
diferencial, 88
fisiopatologia, 83
lesões, 84f-87f
concomitantes, 84f
de condiloma latum, 84f-86f
perianal, 84f
papulosas, 86f
de roséola, 85f
na região vulvar, 85f
descamativas, 84f
palmoplantares, 84f
papuloerosadas, 87f

múltiplas, 87f
placa esbranquiçada, 85f
  com bordas irregulares, 85f
  na mucosa jugal, 85f
roséola sifilítica, 85f
secundária, 172f
  após abuso sexual, 172f
tratamento, 88
Sinéquia
  de pequenos lábios, 177, 178f
    da mulher adulta, 177
      apresentação clínica, 177
      definição, 177
      diagnóstico, 177
        diferencial, 177
      fisiopatologia, 177
      tratamento, 177
  vulvar, 177f
Siringoma, 147f
  características clínicas, 147
  definição, 147
  histopatologia, 147
  tratamento, 147
Skene
  cisto de, 20-21
    achados microscópicos, 21
    apresentação clínica, 20
    definição, 20
    diagnóstico, 21
      diferencial, 21
    fisiopatologia, 20
    posterior, 20f
    tratamento, 21
      exérese de, 22f
Substância
  linear, 14f
    perda de, 14f
      após cada coito, 14f
Sulco(s)
  interlabiais, 35f
    lesões múltiplas em, 35f

T

Tecido
  vulvar, 170f
    rotura de, 170f
      por acidente, 170f
Tinea cruris
  achados microscópicos, 29
  apresentação clínica, 29
  definição, 29
  diagnóstico, 29
    diferencial, 29
  fisiopatologia, 29
  tratamento, 29
Trato
  sinusal, 71
    características clínicas, 71
    definição, 71
    histopatologia, 71
    lesão hiperemiada, 72f
      próxima à cicatriz de episiotomia, 72f
    lesão papular, 71f
      com orifício, 71f
    tratamento, 71
      peça cirúrgica, 72f

Trauma, 167-172
  abuso sexual, 169
  hematoma, 167
  úlcera de decúbito por, 101f
    pelo prolapso genital, 101f
Tuberculose
  cutânea, 91f
Tumor(es)
  benignos, 135-147
    epiteliais, 135-138
      ceratose seborreica, 138
      hidradenoma papilífero, 136
      pólipo fibroepitelial, 135
    não epiteliais, 139-147
      angioceratoma, 139
      cisto do canal de Nuck, 147
      de célula granular, 145
      dermatofibroma, 148
      endometriose, 146
      granuloma piogênico, 145
      hemangioma, 141
      leiomioma, 144
      linfangioma, 146
      lipoma, 143
      siringoma, 147
  hiperpigmentado, 132f
  malignos, 151-155
    epiteliais, 151-155
      adenocarcinoma, 153, 154
        de células claras, 153
        mucinoso, 154
      CAA, 152
      carcinoma epidermoide, 151
      CBC, 152
      CV, 153
    não epiteliais, 157-164
      AA, 160
      DFSP, 160
      doença de Paget, 157
      melanoma, 158

U

Úlcera(s), 14
  de Behçet, 63f, 64f
    em lábio inferior, 63f
    genital, 64f
    no palato, 63f
  genital(is), 82f
    ligadas às ISTs, 83f
      abordagem das, 83f
    manejo de infecções, 82f
      fluxograma para, 82f
  hidradenite com, 15f
    supurativa, 15f
  não ligadas às ISTs, 101-104
    de decúbito, 101
      achados microscópicos, 101
      apresentação clínica, 101
      características gerais, 101
      definição, 101
      diagnóstico, 101
        diferencial, 102
      tratamento, 102
    de Lipschütz, 102, 103f
      achados microscópicos, 103
      apresentação clínica, 102
      características gerais, 102

      definição, 102
      diagnóstico, 103
        diferencial, 103
      fisiopatologia, 102
      tratamento, 103
    factícia, 102
      achados microscópicos, 102
      apresentação clínica, 102
      características gerais, 102
      definição, 102
      diagnóstico, 102
        diferencial, 102
      tratamento, 102
    genital aguda, 102
      achados microscópicos, 103
      apresentação clínica, 102
      características gerais, 102
      definição, 102
      diagnóstico, 103
        diferencial, 103
      fisiopatologia, 102
      tratamento, 103
    histiocitose, 103
      de células de Langerhans, 103
  por doença de Crohn, 66f
    perianal, 66f
    vulvares, 66f
  relacionadas com ISTs, 81-99
    abordagem das, 83f
    cancro mole, 88
    características das, 99q
      sinopse das, 99q
    donovanose, 91
    herpes genital, 93
    LGV, 90
    sífilis, 81
  vulvares, 14f, 63f
    em doença de Behçet, 14f, 63f
      dolorosas, 14f
      múltiplas, 14f
      no grande lábio, 63f
Ulceração
  hidradenite com, 74f
    axilar, 74f

V

Vacina
  HPV, 39
Vacuolização
  basal, 53f
    epiderme com, 53f
  da camada basal, 44f
  da epiderme, 44f
Vaso(s)
  no hemangioma vulvar, 142f
    dilatados, 142f
    lobulados, 142f
    violáceos, 142f
Vegetação, 13
Verruga(s)
  anogenitais, 38f
    manejo de, 38f
      fluxograma de, 38f
  genitais, 39f
    tratamento de, 39f
      fluxograma de, 39f

Vesícula(s), 11, 12f
   de conteúdo citrino, 94f
   em base hiperemiada, 11f
      em mulher com herpes vírus, 11f
   múltiplas, 11f
      em mulher com linfangioma, 11f
Vestíbulo
   erosão eritematosa no, 13f
      extensa, 13f
         em líquen plano erosivo, 14f
   vaginal, 35f
      lesões múltiplas em, 35f
Vitiligo
   características clínicas, 73
   definição, 73
   em pé, 73f
   histopatologia, 73
   nas mãos, 74f
   tratamento, 73
   vulvar, 73f
      com mácula, 73f
         com bordos delimitados, 73f
         hipocrômica, 73f
         simétrica, 73f
      com mancha hipocrômica, 73f
Vulva
   anatomia da, 1-7
      clitóris, 3f
      e períneo, 1f
      glândulas de Fordyce, 4f
      mucosa vestibular, 3f
   com descamação, 27f
   com hiperemia, 27f, 28f
   com liquenificação, 27f
   descamativa, 27f
   hiperemiada, 28f
   lesões condilomatosas em, 13f
   e lesões satélites, 13f
      perianais, 13f
      perineais, 13f
   lesões na, 35f
      verrucosas, 35f
      múltiplas, 35f
   normal, 2f
      de criança, 2f
      com 9 meses, 2f
      de mulher, 2f
         no climatério, 2f
         no menacme, 2f
      de recém-nascida, 2f
   placas em, 70f
      de hiperemia, 70f
      na psoríase, 70f
   porção caudal da, 32f
      lesões em, 32f
         condilomatosas, 32f
Vulva
   câncer de, 117
      lesões precursoras de, 117
         classificação das, 117
   com áreas eritematosas, 128f
      com placa de epitélio branco, 128f
   com aspecto hiperplásico. 128f
      com áreas escoriadas. 128f
Vulvectomia
   simples, 50f, 133f
      no melanoma *in situ*, 133f
      pós-operatório de, 50f
         imediato, 50f
         tardio, 50f
Vulvite
   plasmocitária, 67
      características clínicas, 67
      com lesão ulcerada, 67f
      vestibular, 67f
      definição, 67
      histopatologia, 67
      tratamento, 67
Vulvodínia, 111-114
   algoritmo investigativo, 113f
   apresentação clínica, 112
   classificação, 111
   definição, 111
   diagnóstico, 112
   etiologia, 112
   fisiopatologia, 112
   pesquisa de, 113f
   tratamento 112
      cirúrgico, 114
      fisioterapia, 114
      medicações, 114
         de uso tópico, 114
      medidas higiênicas, 112
      moduladores da dor, 114
Vulvovaginite
   herpética, 94f, 95f, 98f
      aspecto clinico de, 94f
      cicatrizes após, 95f
         hipertróficas, 95f
      com exulcerações dolorosas, 95f
      em grávida, 98f
         portadora de HIV, 98f
   por cândida, 96f
VVG (Síndrome Vulvovaginal-Gengival), 52, 53f

W

Wickham
   estrias de, 52f
      LP com, 52f
         vulvar, 52f